Zorg rondom neurologie

Zorg rondom neurologie
Handboek voor de verpleegkundige praktijk

Onder redactie van:
Paul van Keeken
Berna Rood
Marria Wester
Hanna van Hemert-van der Poel
Henk Hoff
Jan Kuks

Bohn Stafleu van Loghum
Houten 2010

© 2010 Bohn Stafleu van Loghum, onderdeel van Springer Uitgeverij

Alle rechten voorbehouden. Niets uit deze uitgave mag worden verveelvoudigd, opgeslagen in een geautomatiseerd gegevensbestand, of openbaar gemaakt, in enige vorm of op enige wijze, hetzij elektronisch, mechanisch, door fotokopieën of opnamen, hetzij op enige andere manier, zonder voorafgaande schriftelijke toestemming van de uitgever.

Voor zover het maken van kopieën uit deze uitgave is toegestaan op grond van artikel 16b Auteurswet j° het Besluit van 20 juni 1974, Stb. 351, zoals gewijzigd bij het Besluit van 23 augustus 1985, Stb. 471 en artikel 17 Auteurswet, dient men de daarvoor wettelijk verschuldigde vergoedingen te voldoen aan de Stichting Reprorecht (Postbus 3051, 2130 KB Hoofddorp). Voor het overnemen van (een) gedeelte(n) uit deze uitgave in bloemlezingen, readers en andere compilatiewerken (artikel 16 Auteurswet) dient men zich tot de uitgever te wenden.

Samensteller(s) en uitgever zijn zich volledig bewust van hun taak een betrouwbare uitgave te verzorgen. Niettemin kunnen zij geen aansprakelijkheid aanvaarden voor drukfouten en andere onjuistheden die eventueel in deze uitgave voorkomen.

ISBN 978 90 313 50476
NUR 897

Ontwerp omslag: Boekhorst Design, Culemborg
Voor het gebruik van het logo is toestemming verleend door de beroepsvereniging V&VN, afdeling Neuro en Revalidatie.
Ontwerp binnenwerk: TEFF Typography, Hurwenen
Automatische opmaak: Crest Premedia Solutions (P) Ltd, Pune, India

Bohn Stafleu van Loghum
Het Spoor 2
Postbus 246
3990 GA Houten

www.bsl.nl

Inhoud

	Inleiding	**1**
	Aanleiding voor dit boek	2
	Verantwoording	2
	Indeling	3
	Literatuur	4
1	**De professie van de neuroverpleegkundige**	**5**
	Paul van Keeken, Marria Wester	
	1.1 Inleiding	5
	1.2 De neuroverpleegkundige, een bijzondere verpleegkundige	6
	1.3 De domeinen van de neuroverpleegkunde	9
	1.4 Professionele rollen	19
	1.5 Taakgebieden van de neuroverpleegkundige	23
	1.6 Kerncompetenties van de neuroverpleegkundige	26
	1.7 Kenmerken en vereisten van multidisciplinaire samenwerking	26
	1.8 Beroepsontwikkeling en belangenbehartiging	29
	Literatuur	32
2	**Anatomie en fysiologie van het zenuwstelsel**	**33**
	Henk Hoff, Jan Kuks	
	2.1 Inleiding - cellen van het zenuwstelsel	33
	2.2 Het perifere zenuwstelsel	35
	2.3 Het centrale zenuwstelsel	37
	2.4 Ruggenmerg	39
	2.5 Hersenstam en kleine hersenen	43
	2.6 De grote hersenen	46
	2.7 Belangrijke baansystemen	49
	2.8 De effectoren van het zenuwstelsel	56
	Literatuur	58

3	**Functies en stoornissen**	**59**
	Paul van Keeken, Hanna van Hemert-van der Poel	
3.1	Inleiding	59
3.2	Algemene mentale functies: bewustzijn, aandacht, vermoeidheid, slapen	60
3.3	Mentale functies (cognitieve functies, emotie en gedrag)	66
3.4	Sensorische functies en pijn	80
3.5	Stem en spraak	85
3.6	Spierfuncties en bewegingsfuncties	86
	Literatuur	91
4	**Ethiek**	**93**
	Carlo Leget	
4.1	Inleiding	93
4.2	Normen en waarden	94
4.3	Denkroutes en soorten ethiek	95
4.4	Autonomie en de wil van de patiënt	103
4.5	Stappenplan voor casuïstiek	105
	Literatuur	107
5	**Neuro-acute zorg**	**109**
	Marria Wester, Daphna Hoefnagel, Jan Kuks	
5.1	Inleiding	109
5.2	Onderzoek van de comateuze patiënt	112
5.3	Verhoogde intracraniële druk	116
5.4	Acute hersenbeschadiging	124
5.5	Letsel van wervelkolom en ruggenmerg	140
5.6	Gegeneraliseerde spierzwakte	147
5.7	De behandeling van hypertensie, verhoogde temperatuur en pijn	150
5.8	Delier	154
5.9	Voeding	158
5.10	De donorprocedure	159
	Literatuur	160
6	**Communicatie**	**165**
	Hanneke Kalf, Renske de Vries	
6.1	Inleiding	165
6.2	Prevalentie van neurologische taal- en spraakstoornissen	166
6.3	Neurologische taal- en spraakstoornissen	167
6.4	Communiceren met patiënten met taal- of spraakstoornissen	174
	Literatuur	180

7 Mobiliteit 183
Paul van Keeken, Berna Rood, Marria Wester

7.1	Inleiding	183
7.2	Wat is motoriek?	184
7.3	Besturing van het motorische systeem	186
7.4	De organisatie van bewegen	187
7.5	Psychomotoriek en sensomotoriek	190
7.6	Mobiliteit, observatie van mobiliteit en klinimetrie	192
7.7	Mobiliteit bij de ziekte van Parkinson	194
7.8	Mobiliteit bij een beroerte	199
7.9	Mobiliteit bij neuromusculaire aandoeningen	204
	Literatuur	207

8 Wassen, kleden en persoonlijke verzorging 209
Miebet van der Smagt

8.1	Inleiding	209
8.2	Stoornissen in wassen, kleden en persoonlijke verzorging	210
8.3	Problemen bij wassen, kleden en persoonlijke verzorging bij enkele neurologische ziektebeelden	223
8.4	Verpleegkundige interventies (acuut, revalidatie, palliatief)	226
	Literatuur	227

9 Eten en drinken 229
Berna Rood

9.1	Inleiding	229
9.2	Definities en indeling	229
9.3	Neurologische oorzaken van kauw- en slikstoornissen	231
9.4	Beïnvloedende factoren	232
9.5	Gevolgen van eet- en drinkproblemen	242
9.6	Eet- en drinkproblemen bij neurologische ziektebeelden	245
	Literatuur	250

10 Toiletgang 253
Will Somers

10.1	Inleiding stoornissen in de neurale aansturing van de uitscheidingsprocessen van blaas en darm	253
10.2	Neurale regulatie van blaas en darmen: functionele aansturing	254
10.3	Ordening continentiestoornissen en onderbreking van de neurale regulatie	262
10.4	(Her)leren van controle over automatische	

	functies blaas en darm	267
10.5	Verpleegkundig management bij continentie-stoornissen	272
10.6	Tot slot	273
Literatuur		274

11 Arbeid en huishouden 275
Bart van Oosteren

11.1	Inleiding	275
11.2	Arbeid versus huishouden	276
11.3	Neurologische aandoeningen	277
11.4	Spectrum van klachten	279
11.5	Arbeidsre-integratie na een neurologische aandoening	282
Literatuur		288

12 Dagbesteding en vrije tijd 289
Karin Kanselaar

12.1	Inleiding	289
12.2	Wet- en regelgeving	290
12.3	Dagbesteding	293
12.4	Vervoer	294
12.5	Hobby en vrije tijd	296
12.6	Ondersteunende instanties	297

13 Seksualiteit en (neuro)verpleegkundige zorg 301
Marria Wester

13.1	Inleiding	301
13.2	Seksuele gezondheid	302
13.3	Seksueel functioneren: het zenuwstelsel	304
13.4	Problemen met seksualiteit door neurologische stoornissen	309
13.5	Taken van de neuroverpleegkundige op het gebied van seksualiteit	318
13.6	Tot slot	322
Literatuur		322

14 De rol van naasten, hulpverleners en zorgsystemen 325
Marjan Hurkmans, Go Verheijden

14.1	Inleiding	325
14.2	De betekenis van externe factoren voor het functioneren met een neurologische aandoening	326
14.3	De naaste familie	327
14.4	Coping van de naasten	331
14.5	Hulpverleners in de gezondheidszorg	333
Literatuur		337

Bijlage: De inzet van hulpmiddelen 339
Geert Teerling
Inleiding 339
Hulpmiddelen voor mensen met functioneringsproblemen 339
Literatuur 343

Over de redactie 345

Over de auteurs 347

Register 351

Inleiding

Paul van Keeken

De laatste decennia laten vele ingrijpende ontwikkelingen zien op het gebied van de specialismen neurologie en neurochirurgie. Technische ontwikkelingen hebben bijvoorbeeld veel betere toepassingen opgeleverd voor beeldvormende diagnostiek. Andere technologie maakt nauwkeurig neurochirurgisch ingrijpen mogelijk. Er is veel meer aandacht gekomen voor wetenschappelijk onderzoek en de resultaten daarvan komen bijna wekelijks in de publiciteit. Er is een veel beter inzicht ontstaan in de werking van de hersenen, bijvoorbeeld op het gebied van plasticiteit en cognitie. Bestaande behandelingen zijn sterk verbeterd en nieuwe behandelvormen zijn mogelijk geworden. Trombolyse bijvoorbeeld biedt nu de mogelijkheid om een herseninfarct te behandelen, waarbij snelheid van handelen uitermate belangrijk is geworden, terwijl men voorheen niet veel meer kon doen dan afwachten.

Al deze ontwikkelingen hebben geleid tot veel medisch-technische veranderingen binnen de medische specialismen neurologie en neurochirurgie. In het kielzog daarvan is ook de ontwikkeling van het vakgebied van de neuroverpleegkundige buitengewoon krachtig geweest. Systematisch wetenschappelijk onderzoek heeft grote implicaties gehad voor de zorgverlening door de neuroverpleegkundige, zoals de signalering van en omgang met cognitieve problematiek en revalidatie bij CVA. Er zijn functieprofielen en competentieprofielen ontwikkeld die het werk van de neuroverpleegkundige in kaart brengen en beter inzichtelijk maken. Er zijn voor diverse ziektebeelden verpleegkundige nazorgpoli's ontstaan, bijvoorbeeld voor de ziekte van Parkinson en multipele sclerose, en binnen de neurologie werken nu verpleegkundig specialisten. De afdeling Neuro & Revalidatie (N&R) van de vereniging van Verpleegkundigen en Verzorgenden Nederland (V&VN) speelt een belangrijke rol in deze veranderingen. Deze afdeling is voortgekomen uit de vroegere Nederlandse Vereniging van Neuroverpleegkundigen en Verzorgenden, de NVNV. Bovendien staan de ontwikkelingen niet stil, getuige bijvoorbeeld het streven van de afdeling N&R naar erkenning van de vervolgopleiding neuroverpleegkunde en de opkomst van nurse practitioners en physician assistants in de neurologie en neurochirurgie. Kortom: er zit volop dynamiek in de specialismen neurologie en neurochirurgie en zeker ook in het vakgebied neuroverpleging!

Aanleiding voor dit boek

Dit boek is geschreven tegen bovenstaande achtergrond van ontwikkeling en verandering, vooral die op het gebied van de neuroverpleegkunde. Deze achtergrond heeft wel geleid tot publicaties op specifieke onderwerpen, zoals de verpleegkundige richtlijn voor mensen met de ziekte van Parkinson, maar nog niet tot publicaties met betrekking op de neuroverpleegkunde als geheel. Voor zover de bestaande literatuur ingaat op het brede werkterrein van de neuroverpleegkunde, gebeurt dat vooral vanuit het perspectief van de arts. Er bestond nog geen Nederlandstalig naslagwerk dat zich vanuit de verpleegkundige invalshoek richt op de neuroverpleegkundige. Dat deed de behoefte en de wens ontstaan om een dergelijk naslagwerk wel te ontwikkelen. Bovendien is de beroepsgroep zelf verantwoordelijk voor het bieden van die verpleegkundige invalshoek. Vanuit deze behoefte en zienswijze is dit boek geschreven. Voor u ligt een naslagwerk dat zich vanuit het verpleegkundige perspectief richt op het brede taakgebied van de neuroverpleegkundige en waarvan de groep auteurs voor een groot deel uit neuroverpleegkundigen bestaat.

Verantwoording

De keuze om dit boek te schrijven vanuit de verpleegkundige invalshoek heeft vanzelfsprekend invloed op de inhoud. Het eigene van het vakgebied van de neuroverpleegkundige is dat het zich oriënteert op de gevolgen van de ziekte, zoals op het gebied van mobiliteit, ADL, communicatie en dagbesteding. In dit boek komen deze onderwerpen dan ook aan de orde. Voor informatie over ziekteleer, diagnostiek en behandeling wordt verwezen naar de literatuur die daarover beschikbaar is.

Dit boek heeft als doelgroep de neuroverpleegkundige. Een groot aantal onderwerpen uit haar werkterrein wordt behandeld. De auteurs beogen daarmee een handzaam naslagwerk te bieden dat de neuroverpleegkundige ondersteunt bij haar werk. Het boek kan ook dienstdoen in de vervolgopleiding tot neuroverpleegkundige en bij het leerproces om competent te worden en te blijven. Het boek geeft daarbij tevens een indruk van de uitgebreidheid, diversiteit en specialiteit van het vakgebied van de neuroverpleegkundige. Anderzijds is de pretentie van dit naslagwerk niet om compleet te zijn. Daarvoor is het werkterrein van de neuroverpleegkundige te uitgestrekt.

Dit boek is 'evidence-based' waar mogelijk, dat wil zeggen dat ten eerste alle beschrijvingen vergezeld gaan van zorgvuldige bronvermelding. Ten tweede is getracht om beschrijvingen van interventies te onderbouwen met evidentie, voor zover deze in de wetenschappelijke literatuur beschikbaar is. Die beschikbaarheid van evidentie is met betrekking tot de onderwerpen in dit boek niet altijd even groot en daarmee verschilt de 'state of the art' per onderwerp. De meeste interventies zijn nog niet of onvoldoende met deugdelijk onderzoek geëvalueerd. De beschrijvingen zijn echter niet bedoeld (en kunnen dus ook niet worden gebruikt) als richtlijn, omdat evidentie en meningen of interpretaties van de auteurs door elkaar worden gebruikt.

Het boek is geschreven door een groep auteurs bestaande uit neuroverpleegkundigen, neurologen, een physician assistant en logopedisten. Zij zijn allen experts in hun vakgebied, hebben een jarenlange ervaring en/of hebben diverse publicaties op hun naam staan. Deze auteurs hebben alleen of in kleine groepjes de hoofdstukken verzorgd. Hoewel het boek geschreven is door verschillende specialisten, waarbij de schrijfstijl kan verschillen, is de eenheid in het boek bevorderd door waar mogelijk de terminologie te baseren op de Internationale Classificatie van het Menselijk Functioneren (ICF, 2001). De ICF maakt deel uit van de classificatiesystemen die door de World Health Organization (WHO) zijn ontwikkeld. Het is een classificatie van 'gezondheidscomponenten', waarmee de samenstellende elementen van de gezondheid bedoeld worden. Daarmee biedt de ICF een begrippenkader dat zich vooral richt op de gevolgen van de ziekte. Met behulp van dit begrippenkader kan de actuele gezondheidstoestand van de patiënt worden beschreven, inclusief zijn dagelijks functioneren.

De voorloper van de ICF, de International Classification of Impairments, Disabilities and Handicaps (ICIDH) werd dan ook door de Wetenschappelijke Raad voor het Regeringsbeleid (WRR) aanbevolen voor dossiervoering, richtlijnen en protocollen (Zwetsloot-Schonk en De Vries Robbé, 1997). In Nederland hebben de medische, verpleegkundige en paramedische beroepsgroepen de voorkeur uitgesproken om de ICF als uitgangspunt voor het ontwikkelen van een begrippenkader te nemen. Dit maakt uitwisseling van informatie beter mogelijk. Daarmee kan de ICF niet alleen monodisciplinair waardevol zijn, maar ook voor interdisciplinaire samenwerking, ketenzorg en transmurale samenwerking.

Indeling

De opbouw van het boek is als volgt. De eerste vier hoofdstukken van het boek behandelen onderwerpen die meer algemeen van aard zijn of die tot de basiskennis gerekend kunnen worden. Zij vormen als het ware de achtergrond waartegen de overige hoofdstukken gelezen kunnen worden. Hoofdstuk 1 geeft een algemene beschrijving van de professie van de neuroverpleegkundige. Aan de orde komt onder meer waarom het belangrijk is dat er neuroverpleegkundigen zijn. Hoofdstuk 2 gaat in op de anatomie en fysiologie van het zenuwstelsel. In hoofdstuk 3 wordt een overzicht gegeven van de stoornissen die voort kunnen komen uit neurologische ziektebeelden. Deze stoornissen kunnen de dagelijkse activiteiten van patiënten met een neurologische aandoening in hoge mate beïnvloeden. Hoofdstuk 4 behandelt ethische kwesties. Ook dit hoofdstuk kan als een document beschouwd worden dat bij tal van neurologische onderwerpen een rol kan spelen wanneer bijvoorbeeld wilsbekwaamheid in het geding is. In hoofdstuk 5 wordt de acute neurozorg aan de orde gesteld. Dit is een voorbeeld van een omvangrijk onderwerp dat zich leent voor een naslagwerk op zich. In het kader van dit boek is gekozen om in dit hoofdstuk een keuze te maken uit veelvoorkomende acute problematiek zoals het neurotrauma, de neurovasculaire aandoeningen, intracraniële infecties en de dwarsleasie. Hoofdstuk 6 behandelt ook weer een onderwerp dat gerelateerd is aan alle andere: de problematiek met betrekking tot communicatie. Aan de orde komen de verschillende vormen van afasie, dysartrie en ook de problemen die ontstaan op grond van rechtshemisferische stoornissen. Hoofdstuk 7 gaat in op de mobiliteit en de problemen die zich kunnen voordoen bij het zich verplaatsen in bed, naar de rolstoel of bij het lopen. Mobiliteit is een belangrijk aspect binnen de neurorevalidatie. Dat geldt ook voor het wassen en kleden. Neuroverpleegkundigen bieden hier niet alleen hulp uit hygiënisch oogpunt, maar ook om de patiënt te leren om zich weer zoveel mogelijk zelf te verzorgen. Hoofdstuk 8 behandelt de zorg op dit gebied. In hoofdstuk 9 komen het eten en drinken aan de orde. De problematiek op dit terrein kan omvangrijk zijn en varieert van levensbedreigende situaties bij het zich verslikken, via dreigende ondervoeding, tot de impact op het sociale leven van de patiënt. Ook de toiletgang is een groot zorggebied bij patiënten met een neurologische aandoening. Dit thema wordt behandeld in hoofdstuk 10. De hoofdstukken 11 t/m 14 gaan over onderwerpen die gerelateerd zijn aan deelname aan het maatschappelijk leven, het onderhouden van relaties en de gevolgen van de aandoening op de familie. Zo worden veel patiënten met een neurologische aandoening geconfronteerd met grote moeilijkheden bij het oppakken van hun werk of bij het huishouden. Hoofdstuk 11 gaat hierop in. Hoofdstuk 12 geeft onder meer een overzicht van de mogelijkheden die er zijn voor ondersteuning van de patiënt bij vrije tijd en dagbesteding. Hier kunnen neuroverpleegkundigen vooral met voorlichting een grote rol spelen. Hoofdstuk 13 behandelt vraagstukken op het gebied van seksualiteit, een onderwerp dat gelukkig uit de taboesfeer komt en waarbij ook weer voorlichting van groot belang kan zijn. Ten slotte komen in hoofdstuk 14 de externe factoren aan de orde. In dit hoofdstuk wordt de nadruk gelegd op de rol van de naaste familie, hoe zij omgaan met de veranderde situatie en hun copingstrategieën.

In de bijlage vindt u informatie over het inzetten van hulpmiddelen vanuit het perspectief van de patiënt.

Literatuur

WHO-FIC Collaborating Centre Nederland. ICF, Nederlandse vertaling van de International Classification of Functioning, Disability and Health. Houten: Bohn Stafleu van Loghum, 2001.

Zwetsloot-Schonk JJM, Vries Robbé PF de. Ontwikkelingsprincipes voor de richting van de informatievoorziening van de curatieve zorg. Den Haag: Wetenschappelijke Raad voor het Regeringsbeleid. Werkdocument nr. 94, 1997.

1 De professie van de neuroverpleegkundige

Paul van Keeken en Marria Wester

1.1 Inleiding

De huidige maatschappij heeft een belangrijke invloed op de verpleegkundige beroepsuitoefening. Zo zorgen demografische veranderingen als vergrijzing, de verschillende culturen, individualisering, zelfbewustzijn en mondigheid van de burger, de afname van het aantal jongeren (potentiële beroepsbeoefenaren) en een toename van het aantal alleenstaanden voor een grotere vraag naar verpleegkundige zorg op maat. Door de vergrijzing zal de vraag naar specifieke kennis en kunde op neurologisch gebied toenemen. De zorg heeft de laatste tijd een aantal nieuwe begrippen toegevoegd aan haar jargon, zoals vraaggerichte zorg, het accent op coördinatie van de zorg, het werken en denken in zorgketens, meer aandacht voor preventie en patiëntveiligheid, de invoering van de 'diagnose-behandelcombinatie' (DBC), elektronische patiëntendossiers (EPD) en internationalisering. Gezien deze veranderingen zal er vraag zijn naar breed inzetbare verpleegkundigen die hun vakinhoudelijke deskundigheid kunnen verbinden met deskundigheid op het gebied van zorgcoördinatie maar vooral ook op specifieke vakgebieden.

De beroepsvereniging Verpleegkundigen & Verzorgenden Nederland' (V&VN) heeft in mei 2006 het rapport *Verpleegkundige toekomst in goede banen* over de toekomstige beroeps- en opleidingsstructuur aangeboden aan de minister van VWS. Het belangrijkste advies daarin is om de verpleegkunde in te delen in vier gebieden: preventieve, acute, intensieve en chronische zorg. Per deelgebied wordt er weer een onderscheid gemaakt tussen somatische aandoeningen, psychische problemen en gedragsstoornissen. Daardoor ontstaan er acht deelgebieden waarin verpleegkundigen werkzaam kunnen zijn. Een andere belangrijk advies is om het beroep op twee niveaus uit te oefenen. Niveau één betreft de verpleegkundige (basis) en niveau twee de verpleegkundig specialist. Wat dat precies gaat betekenen voor de opleiding neuroverpleegkunde is nog niet helemaal duidelijk.

In dit hoofdstuk wordt daarom beschreven over welke competenties de neuroverpleegkundige hoe dan ook zal moeten beschikken om de patiënt met neurologische problemen en de gevolgen daarvan toereikend te kunnen verplegen of verzorgen. Het beroepsdeelprofiel van de neuroverpleegkundige van de V&VN-afdeling Neuro & Revalidatie (afdeling N&R) beschrijft aan welke vereisten de neuroverpleegkundige moet voldoen. In een Europees project gesubsidieerd door het Leonardo Da Vinci-fonds is er een Europees Competentie Profiel (ECP) ontwikkeld. Het Nederlandse Beroepsdeelprofiel heeft daarvoor als basis gediend. Dit hoofdstuk is een compilatie van beide met actuele aanvullingen. In paragraaf 1.2 wordt eerst verantwoord waarom de neuroverpleegkundige een bijzondere verpleegkundige is, waarna in paragraaf 1.3 de domeinen worden aangegeven die extra competenties vragen van de neuroverpleegkundige. Paragraaf 1.4 beschrijft de professionele rollen, paragraaf 1.5 de taakgebieden en paragraaf 1.6 de kerncompetenties van de neuroverpleegkundige. Een zeer belangrijk aspect van het werk van de neuroverpleegkundige is de multidisciplinaire samenwerking. Dit is het onderwerp van paragraaf 1.7. Tot slot gaat paragraaf 1.8 in op beroepsontwikkeling en de belangenbehartiging.

1.2 De neuroverpleegkundige, een bijzondere verpleegkundige

1.2.1 Specifieke problemen bij neurologische aandoeningen

Het middelpunt van de neuroverpleegkundige beroepsuitoefening is de patiënt met een neurologisch ziektebeeld en alle symptomen die daarbij horen. De gevolgen van neurologische stoornissen en beperkingen vragen om een specifieke aanpak.

In de acute fase zijn nogal eens de vitale functies gestoord. Hierin is er niet zoveel verschil met andere patiëntengroepen maar toch is er een aantal specifieke klachten dat om extra kennis, aandacht en een specifieke behandeling vraagt. Voorbeelden zijn intracraniële drukverhoging, neurologische uitvalsverschijnselen die tot een belangrijke lichamelijke handicap of verlies van bewustzijn leiden en neuropsychologische veranderingen.

Neurologische patiënten worden daarnaast geconfronteerd met een combinatie van *sensomotorische, cognitieve en emotionele* en *gedragsmatige problemen*. Voorbeelden daarvan zijn hemiplegie, hemianesthesie, hypo- of hypertonie, spasmen, sensibiliteitsstoornissen (hypo- of hypersensibiliteit), afasie, apraxie, agnosie, gebrek aan ziekte-inzicht, geheugenproblematiek, *neglect* en andere aandachts- en concentratiestoornissen. Daarnaast kunnen stoornissen optreden als hemianopsie, tremoren en hyperkinesie, ataxie en verschillende pijnsyndromen. Vooral de cognitieve of neuropsychologische aspecten en de emotionele en gedragsmatige aspecten maken het werk complex.

Neurologische stoornissen leggen patiënten vaak enorme beperkingen op die van grote invloed zijn op beleving van ziekte en leven. Deze beperkingen zijn zichtbaar in het gedrag van de getroffen patiënt en hebben effect op zijn of haar omgeving. De patiënt kan in meer of mindere mate afhankelijk worden, of kan door vermoeidheid en sensomotorische stoornissen taken niet meer volbrengen. De bewegingsruimte wordt kleiner waardoor sociaal isolement dreigt. Ook emotioneel worden de patiënt en diens familie op de proef gesteld. Een depressie is vaak het gevolg.

Dit alles illustreert dat een neuroverpleegkundige bekend moet zijn met veel gebieden, variërend van levensbedreigende situaties en neurorevalidatie tot chronische en/of palliatieve zorg. De hierna gepresenteerde casussen maken duidelijk dat de verpleegkundige niet alleen in de acute situatie moet kunnen optreden maar ook tijdens de chronische fase van een neurologische aandoening.

Casus 1.1 Een patiënt met een beroerte in de rechterhemisfeer

De heer Rood is een corpulente man van 48 jaar. Hij drinkt graag een borreltje en rookt ongeveer 25 sigaretten per dag. Sinds een half jaar zit hij zonder werk. Daarvóór werkte hij als metselaar bij een groot bouwbedrijf. Hij was onder behandeling bij de huisarts voor hypertensie maar koos ervoor de voorgeschreven therapie (bètablokker) en leefregels (roken en alcoholgebruik verminderen) niet op te volgen.

Acute fase
Tijdens een bezoek aan zijn stamkroeg raakt de heer Rood bewusteloos. Hij wordt vervoerd naar de spoedeisende hulp waar hij wordt onderzocht door een neuroloog. Er wordt een CT-scan gemaakt. De diagnose luidt: bloeding in de rechter temporoparietale streek.

Meneer wordt opgenomen op de stroke-unit. Hij is erg suf en heeft een temperatuur van 38,5 °C. Zijn bloeddruk is 190/110 mmHg. Hij vertoont uitvalsverschijnselen aan de linker lichaamshelft, reageert niet op prikkels die links worden aangeboden en heeft geen aandacht voor de linker lichaamshelft. Hij gaat regelmatig op zijn hand liggen.

Het stroke-protocol wordt gehanteerd; de vitale functies worden zorgvuldig bewaakt en geregistreerd. Er vindt regelmatig overleg plaats met de neuroloog over veranderingen om vroegtijdig te kunnen ingrijpen bij bijvoorbeeld een stijging van de temperatuur of de bloeddruk.

De verpleegkundige belt mevrouw Rood. Zij komt met haar 16-jarige dochter en raakt volledig van slag als ze haar man zo ziet liggen. De verpleegkundige legt de toestand van de heer Rood uit en gaat in op haar reactie. Het lijkt erop dat mevrouw Rood niet goed begrijpt wat er aan de hand is. Er wordt voor de volgende dag een gesprek geregeld voor haar en haar dochter met de neuroloog en de verpleegkundige. Die geeft mevrouw Rood en haar dochter brochures mee om thuis te lezen en zich op die manier goed te kunnen voorbereiden op het gesprek met de neuroloog.

Belangrijke aspecten voor de revalidatie en de chronische fase
Naast de hemianopsie heeft de heer Rood een uitgesproken neiging om geen aandacht te besteden aan de linkerhelft van de visuele ruimte. Tijdens de wasbeurt en het scheren moet de verpleegkundige hem steeds aanmanen om ook

> zijn linkerkant te verzorgen. Hij is erg suf en lijkt niet te begrijpen dat hij een beroerte heeft doorgemaakt. Linkerarm en -been zijn paretisch.

Naast bewaking van de vitale functies, signaleren en interpreteren van de symptomen en ingrijpen als de situatie dat vereist, heeft de verpleegkundige ook de taak de familie op te vangen en te begeleiden en van uitgebreide informatie te voorzien.

> **Casus 1.2 Diagnose: ziekte van Parkinson**
>
> Mevrouw Van Arnhem, 45 jaar, is op haar aandringen door de huisarts naar de neuroloog verwezen. Zij heeft sinds ongeveer vijf jaar een tremor aan haar rechterhand, die vooral toeneemt bij spanning. Ze is getrouwd en heeft twee zoontjes van 7 en 9 jaar oud.
> Als mevrouw naar een feestje gaat, vragen mensen haar waarom ze zo trilt. Ze schaamt zich hier erg voor. Ook is ze trager geworden en sneller geïrriteerd als er een beroep op haar wordt gedaan. Mevrouw ziet er verzorgd en jong uit, maar vanbinnen heeft ze het gevoel alsof 'de veroudering heeft ingezet' en dit maakt haar onzeker. Ze wil graag de oorzaak weten van de tremor. Zelf denkt ze aan Parkinson; de huisarts geeft haar propranolol en symmetrel, met redelijk resultaat. Hij zorgt voor een verwijzing naar de neuroloog.
> De neuroloog stelt de diagnose ziekte van Parkinson en past de behandeling aan. Hij stuurt de patiënte door naar de parkinsonverpleegkundige voor voorlichting en ondersteuning in de toekomst. Er vindt een reeks gesprekken plaats met de patiënte en haar naasten. In het multidisciplinaire team worden de bevindingen besproken.

De behandeling en begeleiding worden afgestemd op de situatie en het ziekteverloop. De (parkinson)verpleegkundige voert op een professionele manier gesprekken met de patiënt en zijn partner om alle problemen zo goed mogelijk in kaart te brengen. Een aantal problemen behoort tot de taak van de neuroloog; andere problemen kunnen soms gemakkelijker met de verpleegkundige worden besproken dan met de neuroloog. Redenen daarvoor kunnen zijn dat de verpleegkundige meer tijd heeft en meer aandacht besteedt aan de betekenis die de ziekte van Parkinson heeft voor de kwaliteit van leven van de patiënt. De verpleegkundige kan bijvoorbeeld gericht vragen stellen over zaken als seksualiteit, veranderingen in de relatie en hoe zich dit uit. De klachten die een patiënt ondervindt kunnen een direct gevolg zijn van de aandoening; dit soort informatie is belangrijk voor de neuroloog om zijn (medicamenteuze) behandeling aan te passen of de patiënt door te verwijzen naar een logopedist, ergotherapeut of fysiotherapeut. De ziektebeleving is een belangrijk onderwerp van gesprek voor de verpleegkundige omdat hij of zij samen met de patiënt en zijn partner kan werken aan wat mogelijk is aan de verbetering van kwaliteit van leven. Ook kan de verpleegkundige ondersteuning, begrip of troost bieden.

1.2.2 Uitgangspunten van de neuroverpleegkunde

De uitgangspunten van de neuroverpleegkunde zijn als volgt te omschrijven:
- Neuroverpleegkunde is hoofdzakelijk gebaseerd op de specifieke individuele behoeften van de patiënt met neurologische stoornissen en de daaruit voortvloeiende beperkingen.
- Neuroverpleegkundige zorg is zoveel mogelijk gebaseerd op wetenschappelijke inzichten en praktijkgebaseerde ervaringen. De neuroverpleegkundige werkt met gevalideerde richtlijnen, protocollen, zorgprogramma's en gedragsregels.
- De neuroverpleegkundige draagt de kenmerken van haar vak over aan collega-verpleegkundigen en verzorgenden, met als doel kennis en kunde te verspreiden ter verbetering van de zorg.
- De neuroverpleegkundige is een actief lid van het multidisciplinaire team.
- De neuroverpleegkundige is op de hoogte van het beroepsdeelprofiel en de internationale ontwikkelingen op dit terrein en levert een actieve bijdrage aan de ontwikkeling van haar vak als lid van de beroepsvereniging.

1.3 De domeinen van de neuroverpleegkunde

In de neuroverpleegkunde zijn drie domeinen te onderscheiden:
1 (neuro-)acute zorg;
2 neurorevalidatie/zorg voor de chronische patiënt;
3 neuropalliatieve zorg.

De domeinen hebben geen betrekking op de locatie of context waarin de neuroverpleegkundige werkt (ziekenhuisafdeling, intensive care, verpleeghuis, revalidatiecentrum of thuiszorg). Ze duiden een terrein aan waarop de neuroverpleegkundige extra competenties dient te ontwikkelen. De competenties die worden vereist binnen de drie domeinen zijn in elke context van toepassing. Zo kunnen acute problemen zich voordoen in een chronische fase en blijft er sprake van chronische problematiek in acute situaties, zoals casus 1.3 illustreert.

> **Casus 1.3 ALS en slikklachten**
>
> Mevrouw Wilmink heeft amyotrofe laterale sclerose (ALS). Ze woont sinds kort in een verpleeghuis omdat ze zich thuis niet meer kon verzorgen. Door ernstige slikklachten heeft ze een flinke aspiratiepneumonie opgelopen. De verpleegkundigen en verzorgenden moeten haar vitale functies extra bewaken en maken gebruik van een slikprotocol. Ondanks het chronische karakter van de aandoening ALS heeft de complicatie aspiratiepneumonie gezorgd voor

een acute situatie. Er moet medicamenteus ingegrepen worden om de pneumonie te bestrijden. De verpleegkundige of verzorgende zorgt ervoor dat de medicijnen op een juiste manier worden toegediend en houdt daarbij rekening met de slikklachten.

De ademhaling wordt geobserveerd. Mevrouw Wilmink wordt door de verpleegkundigen/verzorgenden in een goede houding gezet om de ademhaling te ondersteunen. Angst en paniek moeten daarbij worden vermeden. Mevrouw krijgt zuurstof toegediend. De conditie van mevrouw Wilmink wordt door middel van gezond eten en drinken hersteld. Het geven van eten en drinken vereist bij deze patiënt een zorgvuldige en geduldige aanpak. Het slikprotocol dient hierbij als hulpmiddel en evaluatiemiddel.

Voor het chronische karakter van deze aandoening betekent een aspiratiepneumonie een terugval. De gevoelens van verlies en rouw vragen om een warme belevingsgerichte benadering van de verpleegkundige/verzorgende.

1.3.1 Neuro-acute zorg of Multi-systeemontregeling

In acute situaties is alles gericht op:
– omkeren of voorkómen van levensbedreigende situaties;
– voorkómen van blijvende schade;
– controleren van de vitale functies en in samenwerking met de neuroloog of intensivist deze functies stabiliseren.

In de acute fase moet de neuroverpleegkundige weten hoe te handelen. Er is geen tijd om te overleggen. Met vastberadenheid, kunde en kennis van zaken kan de neuroverpleegkundige in de acute fase in verschillende omstandigheden optreden.

Door ernstige beschadiging van het ruggenmerg of van de hersenen raken vitale functies ontregeld. Vooral de cruciale rol van de hersenstam wordt in deze situaties duidelijk. Bij beschadiging van de hersenstam worden immers de ademhaling, de bloeddruk en de functie van het hart bedreigd. Maar ook de opvang van een patiënt die een epileptisch insult heeft doorgemaakt, een schub (exacerbatie) bij multipele sclerose, of on-offwisselingen bij de ziekte van Parkinson zijn situaties die adequaat ingrijpen vereisen.

In de neurochirurgie kan de acute situatie ontstaan door de aandoening, maar ook door de neurochirurgische ingreep en de complicaties daarvan. In sommige gevallen dient de snelheid van handelen zo groot te zijn dat de patiënt binnen enkele minuten op de operatiekamer is. Hierbij speelt dat als gevolg van de grote verscheidenheid aan veranderingen door de neurochirurgische interventie de acute zorg niet altijd geprotocolliseerd is. Bovendien kan de druk waaronder gehandeld moet worden, sterk worden vergroot door de context van de verpleegafdeling, waar gelijktijdig met de acutezorgsituatie ook de zorgverlening aan andere patiënten gecontinueerd dient te worden.

Bij de analyse van een acuut probleem spelen sensomotorische, cognitieve en emotionele stoornissen en gedragsstoornissen in de context van het ziektebeeld een rol. Door deze stoornissen is de patiënt soms niet in staat om zelf adequate signalen af te geven. Het komt er daarom in grote mate op aan dat de neuroverpleegkundige een juiste inschatting maakt en op de juiste wijze reageert. Een onschuldig lijkende hoofdpijn kan in het ene geval aanleiding zijn om een pijnstiller te geven, maar in een ander geval kan deze hoofdpijn een aanleiding zijn om met spoed de arts te roepen of tot een acute ingreep over te gaan. Andere interventies in de acute fase zijn gericht op bloeddrukcontrole, ademhaling en saturatie, bewustzijn en behandeling van metabole of hematologische stoornissen, zoals een hyperglykemie en polycytemie

De familieleden en andere naasten worden als eersten geconfronteerd met de plotseling wisselende conditie die horen bij de verschillende neurologische ziektebeelden. Het is een taak van de neuroverpleegkundige om hen als mantelzorgers passende begeleiding en opvang te bieden.

Controle van de lichaamstemperatuur na een herseninfarct is noodzakelijk omdat een te hoge lichaamstemperatuur een ongunstig effect heeft op de prognose. Bij andere neurologische aandoeningen gaat het om de observatie van exacerbaties, shockverschijnselen en dergelijke.

Casus 1.4 Observatie in de acute fase van een beroerte

Een vrouw van 45 – gehuwd, twee kinderen van 15 en 12 – wordt opgenomen op de stroke-unit. Ze ziet er verzorgd uit. Ze is vanmorgen om acht uur via de spoedeisende eerste hulp overgebracht naar de afdeling neurologie. Er is een CT-scan gemaakt en laboratoriumonderzoek verricht. De diagnose is een herseninfarct. Mevrouw krijgt op de stroke-unit een rt-PA-oplossing toegediend. Daarna moet ze intensief bewaakt worden. De verpleegkundige bewaakt de vitale functies, bloeddruk, ademhaling, O_2-saturatie, lichaamstemperatuur, glucose en het bewustzijn. De patiënt en de familie worden geïnformeerd en begeleid.

De bevindingen van de observaties van de vitale functies worden met de neuroloog besproken en er wordt gestart met neurorevalidatie. Het plan van aanpak hangt af van de gediagnosticeerde uitvalsverschijnselen op motorisch, sensorisch en neuropsychologisch gebied. Dit vraagt om een multidisciplinaire aanpak. De coördinatie daarvan is in handen van de neuroverpleegkundige.

1.3.2 Neurorevalidatie

Sensomotorische, cognitieve en emotionele stoornissen grijpen diep in in het bestaan van de neurologische patiënt en diens naasten. Zij worden beperkt in de uitvoering van verschillende activiteiten en in hun deelname aan het sociale leven (participatie). Neurorevalidatie is een intensieve fase waarin mensen strijden om hun kwaliteit van leven op een aanvaardbaar niveau te krijgen of te houden. Er zijn veel verschillende neurologische aandoeningen die om een specifieke revalidatie vragen. Enkele gevalsbeschrijvingen zullen dit verduidelijken (kader 1.1, casus 1.5 en 1.6).

Kader 1.1 Uit het dagboek van een dwarslaesiepatiënt

'Ik had een dwarslaesie Asia A niveau TH4. Asia A wil zeggen dat ik totaal niets kan voelen of bewegen onder mijn niveau.

Gelukkig zijn mijn ouders er altijd voor me geweest. Elke dag stonden zij aan mijn bed om me moed in te praten. Ze steunden me door dik en dun. Zonder hen had ik het nooit gehaald!

Na een paar weken ziekenhuisopname werd ik naar het revalidatiecentrum gebracht. Mijn moreel was beneden alle peil! Ik zag er het nut niet van in om zo verder te leven. Twee dagen lang heb ik gehuild. Het was heet en ik had koorts. Een hel. Door mijn verlamming kon ik niet meer plassen en werkte mijn stoelgang niet meer. In het revalidatiecentrum hadden ze een vaste katheter ingebracht om mijn urine op te vangen. Mijn ontlasting werd om de twee dagen verwijderd. Dit was echt gênant, ik zakte steeds dieper weg. Na dagen vonden ze de oorzaak van mijn hoge koorts, een infectie van de urinewegen door de katheter. Na een paar dagen antibiotica verdween de koorts. Ik maakte kennis met een neuroverpleegkundige die mij begeleidde. Dit is dan de mooie kant van het verhaal! De steun die ik van haar kreeg, heeft me erdoor gehaald. Ik zag het leven weer positief in en zette de revalidatie in met moed en zelfvertrouwen. Het revalidatieteam was geweldig.'

Casus 1.5 Patiënt met een herseninfarct

Meneer Zondag is een 62-jarige man met een rechtszijdige verlamming en een globale afasie door een beroerte. Zelfs het 'ja' en 'nee' verwisselt hij. Meneer Zondag kan zich nog niet goed op een andere manier dan met woorden uiten, en het is duidelijk dat hij niets begrijpt van de verbale boodschappen. Hij begint vaak te huilen. Hij krijgt intensieve logopedie en de verpleegkundigen oefenen regelmatig met hem. Zij proberen mevrouw Zondag en haar twee zoons daar zoveel mogelijk bij te betrekken. Daarnaast leert meneer Zondag zichzelf te wassen en aan te kleden, te staan en te lopen. De verwachting is dat hij over een aantal maanden weer bij zijn vrouw in zijn eigen huis kan wonen. Mevrouw Zondag en zijn kinderen geven aan bang te zijn voor de toekomst. Ze weten zich geen raad met de communicatieproblemen.

> **Casus 1.6 Een patiënt met de ziekte van Parkinson**
>
> Meneer Van Eindhoven, 71 jaar, is al vijftien jaar bekend met de ziekte van Parkinson. Hij woont met zijn vrouw zelfstandig. Overdag kan hij zich met de hulp van zijn vrouw redden. Hij loopt tijdens goede momenten met een stok en soms maakt hij gebruik van een rolstoel. Elke dag valt hij regelmatig, tot op heden gelukkig nog zonder gevolgen. Hij heeft via het Centrum indicatiestelling zorg een scootmobiel gekregen, maar hij moet nog met het vervoermiddel leren omgaan. Geestelijk is hij goed, hij regelt thuis nog alle geld- en bankzaken.
>
> 's Nachts moet hij zeker 3 à 4 keer uit bed om te plassen. Hij is dan 'off', kan zich niet bewegen en is erg angstig. Met de hulp van zijn vrouw kan hij uit bed komen. Zijn vrouw slaapt naderhand onmiddellijk weer in. Vroeg in de morgen, rond 04.00 uur, wordt hij wakker van kramp in zijn benen. Om 07.00 staat hij op en dan duurt het anderhalf tot twee uur voor hij weer een beetje kan functioneren. Hij gebruikt overdag veel medicijnen waaronder sinemet, requip, paracetamol en een digoxinepreparaat. Tijdens het gesprek met de parkinsonverpleegkundige zegt hij veel behoefte aan seks te hebben en in zijn hoofd hier de hele dag mee bezig te zijn. Zijn vrouw schaamt zich als hij zo praat.

Neurorevalidatie is gericht op:
- herleren van functies en activiteiten in situaties waar herstel mogelijk is, ook al is dat maar gedeeltelijk;
- compenseren van functies en activiteiten in situaties waarin herstel niet mogelijk is;
- strategietraining in situaties waarin de patiënt kan leren om een veilige, effectieve en efficiënte oplossing toe te passen voor zijn problemen;
- behoud van functies en activiteiten wanneer herstel moeilijk is, bijvoorbeeld bij de ziekte van Parkinson, MS, ALS, dementie en verschillende neuromusculaire aandoeningen;
- generalisatie: het toepassen van (op)nieuw geleerde activiteiten onder verschillende omstandigheden en/of met verschillende doelen. Bijvoorbeeld: opstaan vanuit verschillende stoelen, gaan staan om je voor de spiegel te scheren en gaan staan om naar het toilet te lopen, van lopen in de oefenzaal via lopen op de afdeling naar lopen op straat, ADL in het revalidatiecentrum en ADL thuis;
- preventie van complicaties;
- hervinden van kwaliteit van leven, acceptatie van een blijvende handicap, adaptatie aan leven met een handicap en participatie in de maatschappij;
- preventie van een recidief.

1.3.3 Neuropalliatieve zorg

Palliatieve zorg heeft als doel de kwaliteit van leven van patiënten en hun naasten te verbeteren door het ontstaan van belastende symptomen te voorkómen en het lijden te verlichten door vroege diagnostiek en een adequate behandeling. Het gaat hierbij om de groep patiënten die geconfronteerd wordt met levensbedreigende aandoeningen. Zij lijden aan somatische problemen zoals pijn, extreme vermoeidheid, benauwdheid, jeuk, misselijkheid en braken. Daarnaast is er veel aandacht voor psychische, sociale, culturele en spirituele problemen.

Palliatieve zorg vraagt er ook om dat de betrokken hulpverleners elkaar ondersteunen bij de emotioneel zware taken.

Aspecten van palliatieve zorg zijn:
- verlichten van pijn en andere belastende symptomen;
- benadering van sterven als een normaal proces dat hoort bij het leven;
- integratie van psychologische, sociale, culturele en spirituele aspecten in de patiëntenzorg;
- hulp aan patiënt en naasten om het ziekteproces goed te doorstaan en bij verliesverwerking;
- hulp aan de patiënt om zijn levensactiviteiten zo lang mogelijk te behouden;
- benadering van de problemen vanuit een eensluidende diagnose en doelstelling om de patiënt en zijn naasten te ondersteunen in het lijden en de verliesverwerking;
- pogen de kwaliteit van leven te verbeteren of zo lang mogelijk te behouden en daardoor een positieve invloed uitoefenen op het ziekteverloop;
- meewerken aan behandelingen die de kwaliteit van leven verbeteren of mogelijk verlengen, zoals radiotherapie en chemotherapie.

Palliatieve zorg is er *niet* op gericht de dood te bespoedigen of uit te stellen.

In de palliatieve zorg voor de neurologische patiënt moet er bijzondere aandacht zijn voor de combinatie van sensomotorische, cognitieve en emotionele stoornissen. Enkele voorbeelden zijn communicatieproblemen als gevolg van afasie, gebrek aan ziekte-inzicht, het onvermogen pijn te voelen of pijn op de juiste plaats te lokaliseren en het onvermogen activiteiten te plannen wegens apraxie, sensibiliteitsproblemen en/of motorische uitvalsverschijnselen. De zorg is vaak zo complex dat een multidisciplinaire benadering vereist is (zie casus 1.6). De combinatie van deze factoren geeft aanleiding tot de noodzaak van speciale competenties bij neuroverpleegkundigen. Ook neuropalliatieve zorg vindt plaats in alle situaties waar neurologische patiënten verzorgd worden.

Specifieke symptomen waarop bij de neuropalliatieve behandeling van de neurologische patiënt gelet moet worden zijn: neuropatische, nociceptieve of viscerale pijn, spraak- en slikproblematiek, cognitieve problemen zoals afasie, apraxie, gebrek aan ziekte-inzicht, agnosieën en neglect. Daarnaast delier, verlammingsverschijnselen, gevoelsstoornissen, vermoeidheid, motorische problemen zoals akinesie of on-offproblematiek, mictie- en defecatieproblemen, spasmen, tremoren en ataxie.

> **Casus 1.7 Een terminale patiënt met multipele sclerose**
>
> Meneer Huibers, 63 jaar, lijdt aan multipele sclerose. Genezing is niet meer mogelijk. Sinds twee maanden is er sprake van een volledige verlamming van armen en benen. Hij kan alleen nog gesteund zitten en zeer beperkt met zijn hoofd draaien. Hij heeft een dysartrie waardoor hij moeilijk is te verstaan. De ademhaling geeft weinig problemen. Vooral het laatste jaar komen er complicaties bij zoals decubitus, diabetes en incontinentie. De patiënt verblijft thuis in een aangepast huis met alle mogelijke hulpmiddelen en met een maximaal zorgsysteem (mantelzorg, thuiszorg en een zorgzame huisarts).
>
> Meneer Huibers is voor een periode van zes weken opgenomen geweest in een verpleeghuis vanwege ernstige decubituswonden. Op verzoek van mevrouw Huibers en hun drie kinderen wordt hij nu weer thuis verzorgd ondanks omvangrijke problematiek.
>
> Hij heeft veel pijn, is extreem vermoeid en lijdt onder de toenemende afhankelijkheid. Dit wordt gecompliceerd door decubitus, een suprapubische blaaskatheter, obstipatie en pijnlijke aambeien. Het beleid is gericht op symptoombestrijding en verbeteren van de kwaliteit van leven. Muziek en het voorlezen van verhalen geven nog wat plezier. Cannabis in de vorm van Bediol granulaat geeft nog enige verlichting van pijn. De laatste dagen kan hij echter ook dit niet meer verdragen omdat hij te moe is.

In de palliatieve zorg kunnen de refractaire symptomen gaan overheersen en palliatieve sedatie is dan nog de enige oplossing. Een refractair symptoom is een symptoom waarbij geen van de conventionele behandelingen (voldoende snel) effectief is en/of waarbij de behandelingen gepaard gaan met onaanvaardbare bijwerkingen.

De neuroverpleegkundige is vaak de eerste deskundige die op basis van observatie en gesprekken met de patiënt signaleert dat de ingezette therapie niet meer afdoende is. Zij brengt de meeste tijd door bij de patiënt. De patiënt blijft klagen en zijn of haar leven wordt beheerst door pijn, benauwdheid, vermoeidheid of andere belastende symptomen. De enige manier om in deze fase nog kwaliteit van leven te bieden is door met sederende middelen belastende symptomen te bestrijden.

Palliatieve sedatie

Palliatieve sedatie (zie casus 1.8) is 'het opzettelijk verlagen van het bewustzijn van een patiënt in de laatste levensfase'. Het doel is het verlichten van het lijden. Het verlagen van het bewustzijn is een middel om dat te bereiken. Het uitgangspunt hierbij is dat palliatieve sedatie een vorm van normaal medisch handelen is met als doel optimale symptoombestrijding. Hierin verschilt het van euthanasie, waarbij een juridisch protocol gehanteerd moet worden. Het is van groot belang dat palliatieve sedatie op juiste indicatie, proportioneel en adequaat wordt toegepast. Niet de mate van bewustzijnverlaging, maar de mate van symptoomcontrole bepaalt de dosering, de combinaties en de gebruiksduur van medicamenten die worden ingezet bij palliatieve sedatie. De (tussentijdse) evaluatie(s) en besluitvormingsprocessen moeten gericht zijn op het adequaat verlichten van het lijden van de patiënt, waardoor er een rustige en aanvaardbare situatie ontstaat. Het verlagen van het bewustzijn om het lijden te verlichten is aan de orde in de laatste levensfase, waarin de dood op redelijk korte termijn verwacht wordt.

> **Casus 1.8 Een patiënt met terminale longkanker**
>
> Meneer Scott (48 jaar) is in de laatste fase van longkanker met metastasen naar de hersenen. Hij is benauwd en heeft veel cognitieve stoornissen. Hij begrijpt de talige informatie nauwelijks en heeft een absoluut gebrek aan inzicht in zijn eigen situatie. Hij herkent zijn vrouw en kinderen niet. Hij reageert soms agressief als hij wordt verzorgd.
> De laatste dagen is hij erg onrustig en verward (delier), zijn benauwdheid neemt toe. De neuroloog is erg terughoudend met de medicatie om het delier te bestrijden omdat het lastig wordt zijn toestand te beoordelen. Voor de benauwdheid krijgt de patiënt morfine toegediend.
> De familie geeft aan de situatie niet meer aan te kunnen. De ontluistering wordt hun mentaal te veel. In de teambespreking brengt de neuroverpleegkundige de vraag in of palliatieve sedatie voor meneer Scott een passende behandeling is. De neuroloog wil dit bespreken met de familie.

Voordat de beslissing tot palliatieve sedatie genomen wordt, moet de neuroverpleegkundige de volgende zaken hebben overwogen:
- onderscheid kunnen maken tussen de daadwerkelijke behoeften van de patiënt en de eigen behoeften of ideeën over een goede dood;
- reflecteren op eigen handelen;
- onderkennen wanneer iets gedaan en wanneer iets gelaten moet worden;
- uitvoeren van interventies vanuit de deskundigheid van de eigen discipline;
- onderkennen van grenzen aan de eigen expertise;
- het adequaat betrekken van andere disciplines voor specifieke zorg of advies.

De arts is verantwoordelijk voor het inzetten van de palliatieve sedatie. Toestemming is nodig van de patiënt of zijn wettelijke vertegenwoordiger. Het is belangrijk dat de neuroverpleegkundige bij deze gesprekken aanwezig is voor de opvang en begeleiding van de familie en de patiënt na de gesprekken. Vaak zitten zij nog met vragen, angsten en onzekerheden.

Thema's laatste levensfase

In de laatste levensfase worden vier centrale thema's onderscheiden waarin ondersteuning nodig kan zijn:
1 zich zorgen maken over de nabije toekomst;
2 loslaten van het leven;
3 de balans opmaken van het leven;
4 achterlaten van dierbaren en op een waardige manier afscheid nemen.

Factoren die van invloed zijn op het zich voordoen van psychosociale problematiek in de laatste levensfase zijn gerelateerd aan het individu (culturele en religieuze achtergrond, levensfase en levensverhaal) en de ondersteuning die de patiënt ontvangt vanuit zijn omgeving (draagkracht van het gezin, communicatie met naasten en het sociale netwerk).

Het inventariseren van psychosociale behoeften vanuit het perspectief van de vier geïdentificeerde centrale thema's en factoren die van invloed zijn, biedt een mogelijkheid tot het systematisch in kaart brengen van psychosociale problematiek en de behoefte aan professionele ondersteuning van individuele patiënten.

1.3.4 Betekenis van de domeinen

In veel gevallen overlappen de beschreven domeinen van neuro-acute zorg, neurorevalidatie en neuropalliatieve zorg elkaar gedeeltelijk (figuur 1.1). De situatie waarin de patiënt met een neurologische stoornis komt te verkeren is eenvoudigweg niet binnen één domein te passen. De problemen zijn vaak zo complex dat ze vragen om een benadering vanuit de verschillende domeinen. De drie domeinen beschrijven het geheel van kennis en kunde dat noodzakelijk is om de patiënt adequaat te verplegen en de indeling is niet gebonden aan een specifieke setting waarin de patiënt wordt verpleegd. De verschillende casussen illustreren dat.

De drie beschreven domeinen zijn niet alleen voorbehouden aan neuroverpleegkundigen. Andere disciplines zoals fysiotherapie, ergotherapie en logopedie opereren vanuit hun vakgebied ook binnen deze domeinen. Binnen de algemene verpleegkundige basisopleidingen komen deze domeinen niet of veel te weinig aan bod. Een neuroverpleegkundige dient daarom extra deskundigheid en competenties te ontwikkelen met betrekking tot de drie domeinen. Dit kan via vervolgopleidingen, aanvullende cursussen en via het opdoen van praktische werkervaring.

Dit betekent voor het beroep van de neuroverpleegkundige:
– Neuroverpleegkundigen verzorgen patiënten met specifieke behoeften ontstaan door neurologische stoornissen. Het gaat om een mix van verstoorde vitale functies, sensomotorische, cognitieve, emotionele en gedragsstoornissen.

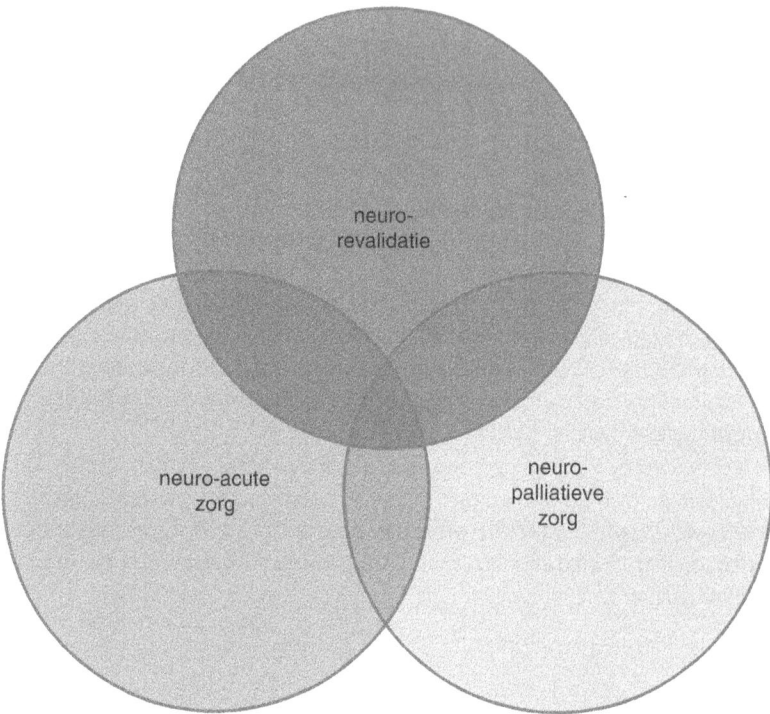

Figuur 1.1
De drie overlappende domeinen in de neuroverpleegkunde.

- Neuroverpleegkunde is een vak met specifieke kennis en een specifieke set competenties.
- Neuroverpleegkunde is een specialisme.

Dit betekent voor afdelingen en management:
- Om de kwaliteit van zorg te garanderen heeft de organisatie de plicht om de behoeften van de patiënt te analyseren, het personeel daarvoor te selecteren en begeleiden en te groeien naar een organisatie met competente verpleegkundigen.
- De organisatie heeft een plan van aanpak voor het begeleiden of opleiden van verpleegkundigen met verschillende competenties en competentieniveaus.
- De analyse van patiëntenbehoeften en de personele competenties vormen de basis voor een inventarisatie van de materialen die nodig zijn om de patiënt adequaat te verplegen, zoals hoog-laagbedden, tilliften, meetinstrumenten, aangepaste stoelen.
- De organisatie draagt zorg voor een goede samenwerking van het multidisciplinaire team binnen de drie domeinen.

Dit betekent voor het onderwijs:
- Een groot aantal patiënten in Europa (15.500.000) lijdt aan een neurologische aandoening. Voor de opleiding tot verpleegkundige betekent dit dat opleidingsinstituten voldoende neurologie en neurologische verpleegkunde in hun curriculum moeten opnemen.
- De competenties die de verpleegkundige moet bezitten voor de complexe zorg van de neurologische patiënt met sensomotorische, cognitieve en emotionele stoornissen vraagt om competentiegericht onderwijs.
- Het onderwijssysteem moet competentiegericht zijn en gericht op de drie domeinen van neuro-acute, neurorevalidatie en neuropalliatieve zorg. Het moet bovendien de mogelijkheid bieden om zich als verpleegkundige in deze domeinen te specialiseren.

Dit betekent voor wetenschappelijke ontwikkelingen:
- De drie domeinen geven kaders aan voor het wetenschappelijk onderzoek en voor het ontwikkelen van een *body of knowledge* waarop neuroverpleegkundigen hun handelen kunnen baseren.
- De neuroverpleegkundige is onderdeel van het multidisciplinaire team. Zorg wordt vanuit dat principe georganiseerd. Onderzoek naar evidencebased handelen zal ook vaak multidisciplinair van karakter moeten zijn.

1.4 Professionele rollen

In de Nederlandse situatie zijn er voor de hbo-verpleegkundige rollen beschreven, waarin het professionele gedrag tot uiting komt. Dit geldt ook in de neuroverpleegkunde; de rollen maken duidelijk wat de neuroverpleegkundige moet weten en kunnen en wat zij doet in de dagelijkse praktijk.

Deze rollen zijn:
- zorgverlener
- regisseur
- ontwerper
- coach/leraar/supervisor
- beroepsbeoefenaar.

1.4.1 De rol van zorgverlener

Kenmerkend voor de rol van zorgverlener is dat het de meest fundamentele rol is die verpleegkundigen vervullen, ongeacht hun opleidingsniveau.

De verpleegkundige verleent zorg op basis van actuele wetenschappelijke inzichten en hanteert professionele standaarden en normen in de zorgverlening. Ze komt tegemoet aan de noden en behoeften van de patiënt en kan conflicten hanteren die soms ontstaan tussen professionele standaarden en de wensen van de patiënt en zijn naasten. In de neuroverpleegkunde zijn er binnen de rol van zorgverlener nog twee speciale deelrollen, namelijk die van de 'input manager' en die van 'degene die verantwoordelijkheid verschaft'.

De *input manager* gebruikt alle mogelijke soorten input en communicatie bij de zorg voor neurologische patiënten (zie kader 1.2). 'Input' staat voor alle mogelijke prikkels (stimuli) voor de zintuigen. Neuroverpleegkundigen zijn voortdurende bezig de zintuigen te prikkelen of juist te ontzien, om voor de patiënt de omgeving toegankelijk en hanteerbaar te maken.

> **Kader 1.2 Intermezzo**
>
> Mevrouw Jansen van 33 jaar is opgenomen met een subarachnoïdale bloeding. Zij wordt prikkelarm verpleegd.
> Mevrouw Roos is een dame van 78 jaar die lijdt aan dementie. Ze wordt zoveel mogelijk op zaal verpleegd om haar een houvast te geven aan de structuur van de dag. Met Realiteits Oriëntatie Training (ROT) wordt geprobeerd de realiteit voor haar zo lang mogelijk vast te houden.

Een tweede specifieke deelrol binnen de rol van zorgverlener in de neuroverpleegkunde is het *nemen of verschaffen van verantwoordelijkheid* (zie kader 1.3). Door de cognitieve stoornissen kan het zijn dat de neurologische patiënt geen zorg voor zichzelf kan dragen. Hij ziet het gevaar niet en/of toont geen initiatief om actie te ondernemen. De neuroverpleegkundige moet voortdurend op zoek gaan naar een evenwicht tussen enerzijds het beschermen van de patiënt en overnemen van verantwoordelijkheid en anderzijds het aanmoedigen van de patiënten om verantwoordelijkheid te tonen en te nemen. Bovendien moet de neuroverpleegkundige in deze twee facetten zien te slagen zonder te bevoogdend over te komen. In het verplegen moet voor de neurologische patiënt zo mogelijk een lerend element besloten liggen.

> **Kader 1.3 Intermezzo**
>
> Meneer Pool heeft een beroerte gehad. Hij zit in een rolstoel. Als hij deze voortbeweegt komt zijn linkerarm tussen de spaken van het wiel. Toch rijdt hij door. De verpleegkundige leert hem aandacht te besteden aan zijn linkerarm door middel van cognitieve verbale training en zorgt dat er een blokkeringssysteem wordt aangebracht op de rolstoel.
> Annelies Leerintveld (22) heeft na hersenletsel moeite met haar geheugen; ze mag nog niet zelfstandig naar buiten. De verpleegkundige neemt de verantwoordelijkheid hierover. Ze begeleidt Annelies tijdens de wandeling en reikt haar strategieën aan om haar te leren zelfstandig op pad te gaan.

Vereisten voor de rol van zorgverlener

- In iedere situatie wordt er opnieuw een afweging gemaakt tussen technisch handelen en wat moreel verantwoord kan worden.
- Het handelen wordt beoordeeld in het licht van de theorie en/of wetenschappelijk onderzoek.

- De patiënt is telkens het uitgangspunt en niet het medisch specialisme.
- De patiënt en zijn naasten worden gestimuleerd om hun eigen keuzen te maken. De zorgverlener gaat een samenwerkingsrelatie aan met als doel zorgverlening in te zetten om kwaliteit van leven van de patiënt en zijn naasten te bevorderen. Dit doet zij door hen te motiveren voor herstel en therapie, hen voor te bereiden op problemen en hoe deze te hanteren enzovoort.
- De geboden zorg is belevingsgericht.
- Het werk van de zorgverlener is gebaseerd op de meest actuele en professionele standaarden en waarden en de zorgverlener volgt de professionele en ethische codes.

1.4.2 De rol van regisseur

Naast het verlenen van zorg is het nodig om die zorg te coördineren en te regisseren. De regisseur zorgt ervoor dat zorgverleners hun werkzaamheden onderling op elkaar afstemmen om de zorg te stroomlijnen. Doel is continuïteit van zorg en het handhaven van continuïteit van de zorgsituatie door de hele zorgketen.

De regisseur werkt in teamverband (zie kader 1.4). In de neuroverpleegkunde is een taak binnen de rol van regisseur: de multidisciplinaire teamspeler. Binnen deze subrol is de neuroverpleegkundige zich er steeds van bewust dat er vele professionele beroepsbeoefenaren betrokken moeten zijn om aan de behoeften van een neurologische patiënt te voldoen.

> **Kader 1.4 Intermezzo**
>
> Voor de behandeling van en zorg voor een patiënt met een hersentumor zijn zowel een neurochirurg als neuroverpleegkundigen nodig. Het multidisciplinaire team kan vervolledigd worden door een neuropsycholoog, een apotheker, een fysiotherapeut, een ergotherapeut, een logopedist, een sociaal werker, een geestelijk verzorger enzovoort. De regisseur coördineert de activiteiten van het multidisciplinaire team. Ze zorgt ervoor dat er geen hiaten of ongewilde overlappingen bestaan binnen de zorg. Ze controleert of alle betrokken professionele medewerkers handelen volgens de afspraken.

Vereisten voor de rol van regisseur

- Bemiddelen en onderhandelen binnen en buiten de grenzen van het mono- en multidisciplinaire team als de situatie daarom vraagt.
- Continuïteit van zorg wordt afgestemd op de kwaliteit van leven van de patiënt en zijn naasten.
- De vereiste sociale vaardigheden voor een goede regie zijn: adequaat kunnen onderhandelen met diverse partijen, beschikken over overtuigings-

kracht, kennis en inzicht hebben in de sociale kaart, initiatief nemen en creatief zijn in het bedenken van oplossingen.
- Begrip en kennis hebben van de vaardigheden van de teamleden zodat de zorg gecoördineerd kan worden.

1.4.3 De rol van ontwerper

De verpleegkundige moet in staat zijn verpleegbeleid te ontwerpen voor een patiënt of een groep patiënten. De ontwerper heeft een productieve taak met aandacht voor effectiviteit en efficiëntie. Het gaat hierbij om het bedenken van oplossingen en vuistregels als het standaard verpleegbeleid niet volstaat om het doel te bereiken. Verbeteren en vernieuwen van zorg staat hierin centraal. De ontwerper speelt een sleutelpositie in het verbinden van onderzoek en praktijk en is in staat om veranderingen te plannen en te initiëren.

Vereisten voor de rol van ontwerper

- De suggesties en oplossingen die bedacht worden om het verpleegbeleid te verbeteren zijn goed onderbouwd en worden ondersteund door wetenschappelijk onderzoek, vakliteratuur en kennis van andere disciplines.
- Toepassen en invoeren van nieuwe technieken en/of protocollen geschiedt op een effectieve en efficiënte manier.
- Vaardigheden zoals plannen, organiseren, opdrachten geven, coördineren, controleren en evalueren, evenals het begrijpen van veranderende inzichten op basis van wetenschappelijk onderzoek.

1.4.4 De rol van coach/leraar/supervisor

Een coach/leraar/supervisor heeft als functie teamleden te stimuleren, te motiveren en feedback te geven en te ontvangen. Maar zij geeft ook raad, wijst mensen op bepaalde ontwikkelingen en helpt hen bij problemen. Een goede coach geeft mensen inzicht in hun actuele en toekomstige mogelijkheden. Coachen kan gericht zijn op medewerkers die aan het begin staan van hun loopbaan maar ook op ervaren krachten die om raad en steun vragen in complexe situaties.

De coach zorgt voor een competentiegebaseerde training en is in staat mensen te stimuleren om op een constructieve manier bij te leren.

De coach publiceert haar eigen bevindingen en artikelen, zodat meer verpleegkundigen iets kunnen opsteken van haar rol en van de veranderingen in de praktijk.

Vereisten voor de rol van coach

- De medewerkers leggen zonder schroom hun problemen voor aan de coach en verwerven daardoor inzicht in hun problemen, hun gevoelens en gedrag. Zij voelen zich gesteund en gesterkt in de uitoefening van hun taken.

– Medewerkers vergroten onder begeleiding van de coach hun vaardigheden en kunnen op die manier hun competentie ontwikkelen en een hoger niveau bereiken binnen de neuroverpleegkunde.

1.4.5 De rol van beroepsbeoefenaar

Als beroepsbeoefenaar is de verpleegkundige lid van de beroepsgroep V&VN en van de afdeling Neuro & Revalidatie. Binnen de beroepsgroep is de neuroverpleegkundige actief in de ontwikkeling van taken en opvattingen over de neuroverpleegkunde en de daarbij behorende verantwoordelijkheden. Deze verantwoordelijkheid kan niet los worden gezien van maatschappelijke ontwikkelingen.

Vereisten voor de rol van beroepsbeoefenaar

– De positie en het imago van de neuroverpleegkundige in de gezondheidszorg worden geanalyseerd vanuit een historisch perspectief en er wordt een positief imago uitgedragen van het vak neuroverpleegkunde.
– De beroepsbeoefenaar blijft de visie op het verplegen van de neurologische patiënt aanscherpen op basis van inzicht en kennis.
– De beroepsbeoefenaar is actief lid van de beroepsvereniging V&VN-afdeling Neuro & Revalidatie om bovenstaande aspecten te realiseren.

1.5 Taakgebieden van de neuroverpleegkundige

In deze paragraaf wordt de functie van de neuroverpleegkundige geïllustreerd aan de hand van de verschillende taakgebieden. De classificatie van deze taken verwijst naar het schema dat gebruikt wordt in het Europees Functie Profiel voor neuroverpleegkundigen (EFP, 2005). Het schema benadrukt alleen die taken en competenties (nodige vaardigheden) die specifiek zijn voor de neuroverpleegkundige (kader 1.5).

Kader 1.5 Taakgebieden van de neuroverpleegkundige

Taakgebied A: Vaststellen van de benodigde zorg
De neuroverpleegkundige volgt en beoordeelt de behoeften en situatie van de neurologische patiënt. Dit doet zij door een anamnese af te nemen van de patiënt en zijn of haar naasten. De situatie die betrekking heeft op beperkingen in activiteiten en de daarmee in verband gebrachte sensomotorische, cognitieve en emotionele stoornissen moet vergeleken worden met de premorbide situatie. Samen met de betrokken leden van het behandelteam maakt de neuroverpleegkundige een analyse van de oorzaken van de problemen en de gevolgen.
  Kortom:
• de vraag naar verpleegkundige zorg wordt geïntroduceerd en onderzocht;

- er wordt informatie verzameld/geëvalueerd;
- een verpleegkundige diagnose wordt geformuleerd en afgestemd op de teamdiagnose.

Taakgebied B: Zorgplanning
De neuroverpleegkundige draagt bij tot de planning van de taken, met oog voor prioriteiten, complexiteit en passende kwalificaties van de betrokken verpleegkundigen.
Kortom:
- het resultaat van de specifieke zorg voor een neurologische patiënt wordt beschreven;
- interventies worden gepland in overleg met de betrokken disciplines;
- het verwachte resultaat van de verpleegkundige behandeling wordt geformuleerd;
- verpleegkundige interventies worden gekozen.

Taakgebied C: Uitvoering van de zorg
De neuroverpleegkundige verleent zorg in uiteenlopende situaties: bij spoedgevallen, revalidatie, neurochirurgie, neurologie en pediatrische neurologie/neurochirurgie en thuis, in het verzorgingshuis en het verpleeghuis. De neuroverpleegkundige kent de interventies die binnen haar eigen domeinen en competenties passen. Kennis en kunde worden verkregen door specifieke neurologische scholing (neuroverpleegkundige expertise, follow-upeducatie, neurorevalidatiecursus, stroke-carescholing, palliatieve zorg enzovoort).

De neuroverpleegkundige voert interventies uit die relevant zijn voor de expertise van andere disciplines en die in overleg met die andere disciplines tot uitvoering worden gebracht. Interventies die buiten de competenties van de neuroverpleegkundige vallen worden doorverwezen naar de experts die het beste kunnen instaan voor een deskundige benadering van de neurologische patiënt.

Kortom, de neuroverpleegkundige is voldoende competent:
- in het verlenen van neuro-acute zorg;
- in het omgaan met de beperkingen in communicatie, bewegingsactiviteiten, ADL en interpersoonlijk gedrag bij patiënten;
- in het verlenen van neuropalliatieve zorg;
- in het verlenen van neurorevalidatie;
- in het verschaffen van ondersteuning, informatie, raad en preventie;
- in het uitvoeren van instrumentele technische zorg;
- in de coördinatie van zorg.

Taakgebied D: Evaluatie van de zorg
De evaluatie van de zorg voor neurologische patiënten is gericht op de verpleegkundige zorg en interventies waarvoor gekozen is in samenwerking met andere disciplines. De wensen van de patiënt, het opnieuw aanleren of behouden van functies en activiteiten en de levenskwaliteit zullen in de evaluatie centrale thema's zijn. Het verschaffen van informatie en advies, bedoeld

voor zelfmanagement, zal niet alleen de levenskwaliteit in de gegeven situatie helpen optimaliseren maar ook de mogelijkheden op sociaal, economische en gemeenschapsniveau.

Kortom, evaluatie van zorg gaat over de volgende vragen:
- Is er voldaan aan de wens van de patiënt en zijn naasten?
- Was de zorg gericht op herleren en/of behoud van functies en activiteiten en was dit succesvol?
- Was de zorg gericht op acceptatie van de ontstane handicap en was de begeleiding daarin toereikend?
- Kreeg de patiënt genoeg gelegenheid om het verlies te verwerken?
- Heeft de zorg bijgedragen tot het hervinden van kwaliteit van leven?
- Was de zorg gericht op adaptatie aan leven met een handicap en participatie in de maatschappij en was dit succesvol?
- Was de zorg gericht op generalisatie en was dit succesvol?
- Was de zorg gericht op preventie en was dit succesvol?

Taakgebied E: Beroepsspecifieke taken
Gedurende de laatste decennia heeft de neuroverpleegkunde een enorme ontwikkeling doorgemaakt die gezorgd heeft voor erkenning en registratie. Daarbij horen ook de beroepsspecifieke taken, zoals:
- lidmaatschap van een beroepsvereniging en participatie daarin;
- uitdragen van een goed imago van het vak door verspreiden van specifieke vakkennis, enthousiasme en kundigheid.

Taakgebied F: Organisatiespecifieke taken
Neuroverpleegkunde vindt een plaats binnen alle takken van de gezondheidszorg. Binnen een instelling is de neuroverpleegkundige gebonden aan organisatiespecifieke regels. In een ziekenhuis is de neuroverpleegkundige belast met de patiënt in een acute situatie en maakt daarbij deel uit van een multidisciplinair behandelingsteam. In de thuiszorgsetting is de neuroverpleegkundige de aangewezen persoon om de zorg voortdurend aan te passen aan de sociale omstandigheden van de patiënt. In elke situatie is het de verantwoordelijkheid van de neuroverpleegkundige om de kwaliteit van de professionele praktijk te optimaliseren.

De taakdomeinen A tot en met D (zie kader 1.4) bevatten samen een systematische benadering van de verpleegkunde. Wat de zorgprocessen betreft (A-D) bestaan er verschillen in competenties voor de drie domeinen aangezien procedures, evaluaties en interventies tussen de drie domeinen verschillen. De context is ook verschillend; zo is de tijd om te observeren, analyseren en beslissingen te nemen bijvoorbeeld veel korter binnen de acute neurologische zorg dan in de neurorevalidatie en neuropalliatieve zorg. De taakdomeinen E en F zijn hetzelfde (of met enkel kleine variaties) voor alle drie de domeinen.

1.6 Kerncompetenties van de neuroverpleegkundige

Hoe competenties te definiëren, vormt nog een punt van discussie. De studie van de Nederlandse Onderwijsraad maakt duidelijk dat er geen algemene definitie van het concept van competenties gegeven kan worden. Het is echter duidelijk dat competenties een cluster vormen van bekwaamheden, kennis, attitudes, karakteristieken, ambities en inzichten. Dikwijls is één bepaalde competentie een voorwaarde voor de andere. Bovendien ontwikkelen competenties zich altijd in een bepaalde context. Die specifieke context is van cruciaal belang voor veranderingen in iemands competenties. Met andere woorden, competenties ontwikkelen zich voortdurend.

- Een context is een (professionele) situatie waarbinnen beroepsspecifieke taken worden uitgevoerd.
- Bovendien is een competentie gericht op handelen op basis van beroepsspecifieke eisen dat moet leiden tot een toereikend resultaat, product of uitkomst.
- Er kunnen criteria opgesteld worden voor competent gedrag en/of resultaat, product of uitkomst, met als doel dit gedrag te evalueren.
- Kennis en vaardigheden zijn de vereiste instrumenten om een vak uit te oefenen. Dat kan op een persoonlijke manier, maar wel volgens de professionele standaarden.
- Handelen wordt gestuurd en gevormd door persoonlijke kenmerken en opvattingen. Deze moeten passen binnen de normen van het beroep van neuroverpleegkundige.

In professioneel verband bepalen de professionele rollen de handelswijze. De context wordt het beste begrepen door de verschillende dimensies, variabelen en kritische incidenten, eigen aan die context, te beschrijven. Daarom worden er in het onderstaande model van Geerdink en Jongepier rollen en kritische incidenten toegevoegd. Voorbeelden daarvan zijn het al dan niet snel beschikbaar zijn van artsen op de afdeling, de mate van protocollisering, de mate van complexiteit van de zorg, de werkdruk of tijdsdruk waaronder de zorg verleend moet worden, de mate waarin begeleiding aan stagiaires invloed heeft op de zorgverlening, het beschikbaar zijn van hulpmiddelen en de mate van samenwerking met andere beroepsgroepen.

1.7 Kenmerken en vereisten van multidisciplinaire samenwerking

Een multidisciplinair team op de afdeling neurologie kan gezien worden als een groep experts op dat gebied. Zij versterken elkaar op het gebied van kennis en kunde. Dit gebeurt niet altijd automatisch; daarvoor zijn de achtergronden en opleidingen van de disciplines te divers, verschillen het taalgebruik en het vakjargon te zeer en hebben de teamgenoten niet altijd het inzicht hoe het werk van de disciplines in elkaars verlengde kan liggen. Kenmerken van een goedlopend multidisciplinair team zijn:
- het is organisatiegebonden;

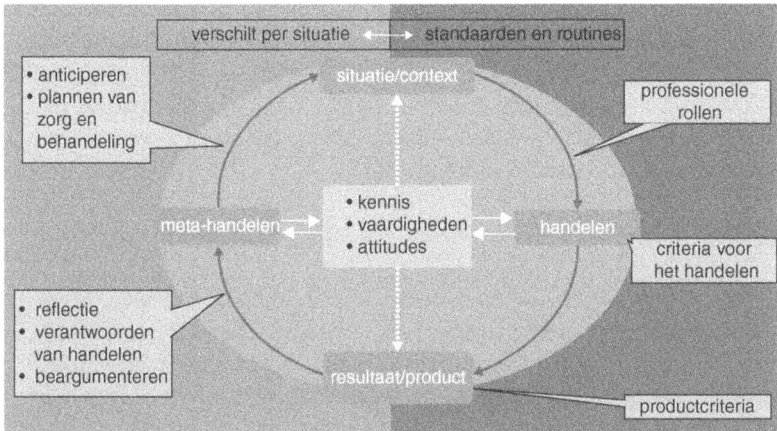

Figuur 1.2
Model voor de beschrijving van competenties. Het model laat de samenhang tussen de componenten zien.
Bron: IOWO Nijmegen, A. Geerdink en P. Jongepier (2002).

– er is een variëteit aan activiteiten te herkennen;
– de leden zijn gelijkwaardig;
– het is gericht op informatie-uitwisseling en ontwikkeling;
– er bestaat een gedeelde verantwoordelijkheid.

1.7.1 Organisatiegebonden

Wil een multidisciplinair team slagen in zijn doelstelling om kennis en kunde met elkaar te delen, dan moet het voldoen aan een aantal voorwaarden. Allereerst moeten de leden het als 'aantrekkelijk' ervaren om hun kennis en vaardigheden met elkaar uit te wisselen. Dat lijkt eenvoudiger dan het is. Niet alle activiteiten zullen door iedere deelnemer als even aantrekkelijk worden ervaren (zie casus 1.9).

> **Casus 1.9 Een multidisciplinair probleem?**
>
> Meneer Jansen heeft een parese links en vertoont neglectachtige verschijnselen. Een van de doelen van de behandeling is om voor hem zelfstandige toiletgang te bereiken. De verpleegkundigen hebben moeite hem te mobiliseren. Daarom vragen ze de fysiotherapeut om lopen en toiletgang op de afdeling te trainen in plaats van in de oefenzaal. De fysiotherapeut geeft aan wel te willen trainen op de afdeling, maar vindt dat het toilet tot het verpleegkundige gebied behoort.

Een andere voorwaarde is dat de betrokken leden zich open uitspreken. Multidisciplinaire samenwerking vraagt om feedback, participatie en een grote mate van helderheid.

Vragen als: wat vindt iedereen ervan, of: hoe wordt de werkwijze van de verschillende deskundigen gewaardeerd, zijn centrale thema's waarop elk teamlid een gelijkwaardige inbreng heeft.

1.7.2 Een variëteit aan activiteiten en toch een gezamenlijke diagnose

Iedere discipline heeft zijn eigen beroepsactiviteiten. Het is eenvoudig om die activiteiten met mensen uit de eigen discipline te bespreken omdat zij hetzelfde jargon hanteren en soms aan een half woord genoeg hebben. Het gebeurt regelmatig dat doelstellingen geformuleerd worden per vakgebied. Dit is geen probleem zolang ze ten dienste staan van de gemeenschappelijke doelstelling. Die gemeenschappelijke doelstelling is moeilijker te stellen omdat deze vakoverstijgend moet zijn. Toch is het in de behandeling een belangrijk vertrekpunt.

Als men het vertrouwen heeft dat men elkaar iets te bieden heeft, kan een gezamenlijke doelstelling geformuleerd worden.

Centrale vragen voor de teamvorming met een variëteit aan activiteiten:
- Welke problemen heeft de patiënt en wat willen we bereiken?
- Hoe kunnen we elkaar behulpzaam zijn bij het vormgeven van een plan van aanpak?
- Welke resultaten willen we inter- en monodisciplinair bereiken?
- Wat wil ieder brengen en halen bij de verschillende deskundigen?
- Welke activiteiten kunnen we gezamenlijk ontplooien (bijvoorbeeld meneer Jansen die naar het toilet gaat met de fysiotherapeut en de verpleegkundige; zie casus 1.9)?
- Hoeveel tijd is er beschikbaar?

1.7.3 De leden zijn gelijkwaardig

De activiteiten die de leden van het team met elkaar ondernemen, vormen *the proof of the pudding*: smaakt het niet, dan mislukt de samenwerking. Voelt iemand zich een ondergeschikt ingrediënt, dan zal dat de smaak niet verbeteren maar nadelig beïnvloeden. Het vereist inlevingsvermogen van de teamleden om te zien wat de wensen en belangen van de overige teamleden zijn en welke creativiteit er aan de dag gelegd moet worden om hieraan optimaal tegemoet te komen.

Kernbegrippen zijn respect voor elkaars deskundigheid, waardering, vertrouwen en geven en nemen. Voelt het team aan als een eenheid, dan zullen de betrokkenen steeds meer verantwoordelijkheid nemen voor het reilen en zeilen binnen het team.

1.7.4 Informatie-uitwisseling en -ontwikkeling

Bij de zorg voor en behandeling van een neurologische patiënt vertrekken de verschillende teamleden vanuit het perspectief van hun eigen deskundigheid. In het multidisciplinaire verband betekent dit:
- de verschillende disciplines leveren kennis en kunde die voor de betrokkenen waardevol en bruikbaar is in de behandeling van de neurologische patiënt;
- de uitwisseling van de behandelingsaspecten vindt structureel plaats;
- de overlegmomenten zijn deskundig vormgegeven en vinden plaats onder deskundige leiding;
- leermomenten worden geëvalueerd en geconsolideerd.

1.7.5 Gedeelde verantwoordelijkheid

Alle teamleden dragen samen de verantwoordelijkheid voor het functioneren van het team. Dit heeft een verplicht karakter. Deze verantwoordelijkheid kan van tevoren afgesproken worden in de vorm van een bepaald beleid. Het kan voor het team belangrijk zijn daarvoor een coördinator aan te wijzen. In veel gevallen is dit een verpleegkundige maar dit is niet per se noodzakelijk. Van belang is dat de teamleden door actieve participatie vaardigheden opdoen die hun ontwikkeling stimuleren.

1.8 Beroepsontwikkeling en belangenbehartiging

De titel 'neuroverpleegkundige' bestaat officieel niet. Er is een functieprofiel geschreven door de Nederlandse Vereniging Neuroverpleegkundigen en Verzorgenden (NVNV), die later is opgegaan in de V&VN-afdeling Neuro & Revalidatie (N&R). Van dit functieprofiel is een update gemaakt in de vorm van een beroepsdeelprofiel en later zijn hierop het European Function Profile en het European Competence Profile gebaseerd. De verschijning van deze profielen is een voorbeeld van beroepsontwikkeling binnen de neuroverpleegkunde. Hierin spelen landelijke samenwerkingsverbanden een grote rol.

1.8.1 Verpleegkundigen & Verzorgenden Nederland (V&VN)

Rond 1974 kreeg de beroepsontwikkeling een impuls met de oprichting van de landelijke Werkgroep Neurochirurgie door een groepje enthousiaste verpleegkundigen. Mevrouw Hooning van Duyvenbode was oprichtster van deze werkgroep. Zij werd later erelid van de in 1993 ontstane Nederlandse Vereniging van Neuroverpleegkundigen en Verzorgenden (NVNV). Binnen de NVNV waren naast de neurochirurgische verpleegkundigen ook de neurologieverpleegkundigen en -verzorgenden vertegenwoordigd. In 2008 is de NVNV samen met andere beroepsverenigingen gefuseerd met de Algemene Vergadering van Verpleegkundigen en Verzorgenden (AVVV). De nieuwe vereniging heet nu: Verpleegkundigen & Verzorgenden Nederland (V&VN). Zij behartigt de belangen van alle verpleegkundigen en verzorgenden. De NVNV werd na de fusie de afdeling Neuro & Revalidatie (N&R) binnen de V&VN. Globaal kan men stellen dat de V&VN zich sterk maakt voor belangenbehartiging van verpleegkundigen en verzorgenden in het algemeen. Zij treedt namens deze beroepsgroepen op in contacten met onder andere de overheid, de zorgverzekeraars, de zorginstellingen en de media. Een belangrijke dienst van de V&VN is het kwaliteitsregister.

Men kan lid worden van de V&VN alleen of een gecombineerd lidmaatschap van V&VN met de afdeling N&R hebben. Anders gezegd: men moet eerst lid zijn van de vereniging V&VN om vervolgens ook lid te kunnen worden van de afdeling N&R van de V&VN. Een lidmaatschap van alleen de afdeling N&R is niet mogelijk.

1.8.2 De afdeling Neuro & Revalidatie

De afdeling N&R richt zich vooral op de inhoudelijke beroepsontwikkeling en in sommige gevallen op belangenbehartiging, bijvoorbeeld als het gaat om erkenning van de beroepsgroep neuroverplegenden. Doel van de afdeling N&R is om een *body of knowledge* op het gebied van neurologie, neurochirurgie en revalidatie te bouwen en te streven naar competente verpleegkundigen en verzorgenden die de meest actuele kennis en standaarden (*evidence-based* c.q. *best practice*) toepassen. De afdeling werkt aan het bewustzijn bij verpleegkundigen en verzorgenden dat ze onderdeel uitmaken van een groter geheel (interne en externe ketens, multidisciplinaire samenwerking). De afdeling N&R wil dit bereiken door krachtenbundeling van verpleegkundigen en verzorgenden uit diverse werkvelden en met diverse functies, en van wetenschappers en onderwijskundigen, door inzet van moderne media, door samenwerking met andere beroepsgroepen en patiëntenverenigingen en door internationale samenwerking.

De afdeling N&R is opgebouwd uit diverse groepen die zich bezighouden met neurologische en revalidatieziektebeelden en zorggebieden. Er zijn werkgroepen, domeingroepen en taakgroepen.

Werkgroepen

Een werkgroep heeft als thema de ketenbrede zorg en behandeling van patiënten met een bepaalde diagnose of indicatie. De werkgroep draagt bij aan de ontwikkeling van de zorg en aan onderzoek en onderwijs rond dit thema. Er bestaan werkgroepen op het gebied van:
– epilepsie
– CVA
– ziekte van Parkinson
– multipele sclerose
– neuro-oncologie
– neurochirurgie
– neuromusculaire aandoeningen
– revalidatie
– hoofdpijn.

Domeingroepen

De domeingroep heeft als doel bij te dragen aan het bouwen van een body of knowledge in de acute, revalidatie- en/of palliatieve fase van neurologische, neurochirurgisch of revalidatiezorg door de (wetenschappelijke) onderbouwing ervan te bevorderen. De domeingroep verzamelt en ordent wetenschappelijke literatuur over meetinstrumenten, interventies en andere kennis op het gebied van de domeinen Neuro-Acute Zorg, Revalidatie en Palliatieve Zorg en adviseert de relevante werk- en taakgroepen hierover. Omgekeerd worden de leden van de domeingroep gevoed met wensen en voorstellen voor onderzoeksvragen uit de praktijk en vanuit de werkgroepen. Bovendien stimuleert en adviseert de domeingroep onderzoeksinstellingen en wetenschappers met betrekking tot onderzoek op de drie domeinen.

Taakgroepen

Een taakgroep is verantwoordelijk voor de uitvoering van een specifieke taak. Er zijn taakgroepen op het gebied van congresorganisatie, communicatie (publicaties en *Community of Practice*) en kwaliteit en onderwijs.

Internationale samenwerking is er met de European Association of Neuroscience Nurses (EANN) en de World Federation of Neuroscience Nurses (WFNN). Deze organisaties organiseren iedere vier jaar een internationaal congres en zijn actief op het gebied van onderwijs en wetenschap (zie kader 1.6).

Kader 1.6 Beroepsontwikkeling en opleiding

Op de volgende websites zijn alle ontwikkelingen te volgen rond het beroep van de neuroverpleegkunde en de weg naar een erkende vervolgopleiding:
- http://www.venvn.nl van de algemene beroepsvereniging, Verpleegkundigen & Verzorgenden Nederland;
- http://neuro.venvn.nl/ van de afdeling Neuro & Revalidatie;
- http://www.bvnv.be van de Belgische zustervereniging, de Belgische Vereniging voor Neuro- Verpleegkundigen;
- http://www.eann.net van de Europese vereniging, de European Association of Neuroscience Nurses;
- http://www.wfnn.nu van de werelfederatie, de World Federation of Neuroscience Nurses;
- http://www.neuroblend.eu: dé site voor onderwijs op het gebied van neuroverpleegkunde in Europa, met een curriculum voor een neuroverpleegkundige opleiding en vele praktijkvoorbeelden.

Vervolgopleidingen in Nederland zijn te vinden in Groningen, Amsterdam, Utrecht en Nijmegen.

Groningen: Wenckebach Instituut, http://wencke4.housing.rug.nl/winkel/winkelframeverpleeg.htm

Amsterdam: Amstel Academie, http://www.vumc.nl/afdelingen/Amstel-Academie/verpleegkundige_vervolgopleiding

Utrecht: Universitair Medisch Centrum Utrecht, http://www.umcutrecht.nl/onderwijs

Nijmegen: Radboud Zorgacademie, http://www.umcn.nl

Literatuur

AVVV. Beroepsdeelprofiel Neuroverpleegkundige. Utrecht: Algemene Vereniging Verpleegkundigen en Verzorgenden, 2004.

Banich MT. Cognitive neuroscience and neuropsychology. 2nd ed. Boston: Houghton Mifflin Company, 2004.

Bos ES. Competentie, verheldering van een begrip. Heerlen: Open Universiteit, 1998.

Cranenburgh B van. Neurorevalidatie; uitgangspunten voor therapie en training na hersenbeschadiging. Maarssen: Elsevier gezondheidszorg, 2004.

Geerdink A, Jongepier P. Naar een hanteerbaar competentiebegrip. Nijmegen: IOWO, 2002.

Hickey JV. The clinical practice of neurological and neurosurgical nursing. 4th ed. New York: Lippincott Williams & Wilkins, 1997.

Kaemingk M, Esch M van, Horstink M, Rood B, Smaets C, Spaendonk K, Swart B de, Tinselboer L. Multidisciplinaire zorgplannen Parkinson. Nijmeegs Kenniscentrum Neurorevalidatie. Arnhem: Drukkerij Kemperman, 2003.

Kalf H, Rood B, Dicke H, Keeken P van. Slikstoornissen bij volwassenen. Houten: Bohn Stafleu van Loghum, 2008.

Kant J, Srenger C. Faciliteren van kenniskringen, praktijkboek voor begeleiders van groepen die kennis willen delen en ontwikkelen. Soest: Uitgeverij Nelissen, 2004.

Keeken P van, Woerd N van der. European Competence Profile. ECP-4-project van Leonardo da Vinci Nederland. Den Bosch, 2008. www.neuroblend.eu

Murrell R. Quality of life and neurological illness: a review of the literature. Neuropsychol Rev 1999;9:209-29.

Onstenk J, Bruijn E de, Berg J van den. Een integraal concept van competentiegericht leren en opleiden, achtergronden en theoretische verantwoording. 's-Hertogenbosch: CINOP, 2004.

Pool A, et al. Met het oog op de toekomst. Utrecht: NIZW, 2001.

Smith MK. InfED encyclopedia. Competence and competency. UDACE, 1996, revised 2005. http://www.infed.org/biblio/b-comp.htm

Smith KW, Avis NE, Assmann SF. (1999). Distinguishing between quality of life and health status in quality of life research: A meta-analysis. Qual Life Res 1999;8(5):447-59.

Wester M, et al. NVNV. Functieprofiel voor neuroverpleegkundigen. Duiven: De Reus Communicatie en Publiciteit, 2001.

WHO-FIC Collaborating Centre. Internationale classificatie van het menselijk functioneren (ICF). Houten: Bohn Stafleu van Loghum, 2001. (Nederlandse vertaling 2002).

2 Anatomie en fysiologie van het zenuwstelsel

Henk Hoff en Jan Kuks

2.1 Inleiding - cellen van het zenuwstelsel

De functionele eenheid van het zenuwstelsel is de zenuwcel ofwel het neuron, bestaande uit een cellichaam, axon en dendrieten. In het cellichaam bevinden zich de celkern en verschillende organellen die verantwoordelijk zijn voor onder andere eiwitsynthese en energievoorziening. De grootte van het cellichaam is veelal evenredig aan de lengte van het axon. Zenuwcellen ontvangen informatie van zintuigorgaantjes of andere gevoelsorgaantjes (zie paragraaf 2.2 en 2.4) dan wel van naburige zenuwcellen. Ze geleiden die informatie voort door middel van elektrische stroompulsen die als actiepotentialen kunnen worden gemeten. De snelheid van de geleiding kan meer dan 100 m/sec bedragen. De informatie kan weer op een volgende zenuwcel worden overgedragen via een nauw contact van een zenuwuitloper met een andere zenuwuitloper of direct op het cellichaam. Dit contact tussen twee cellen is niet elektrisch maar chemisch. De zenuwuitloper van de eerste cel geeft een chemisch stofje af (transmitter) en de volgende cel vangt dit op door gespecialiseerde orgaantjes (receptoren) zodat er een nieuwe elektrische actie kan ontstaan. Zo'n nauw contact tussen twee zenuwen wordt 'synaps' genoemd. Het is in feite een soort transformator tussen twee verschillende elektrische systemen. Voorbeelden van transmitters zijn acetylcholine, glutaminezuur, gamma-aminoboterzuur, noradrenaline, dopamine en serotonine.

In het centrale zenuwstelsel is er – naast neuronen – een tweede celgroep van belang, namelijk neurogliacellen of kortweg glia. Deze cellen zijn nodig voor het normaal functioneren van het zenuwstelsel. Typen neurogliacellen zijn:
1 astrocyten, die een verbinding vormen tussen bloedvatsysteem en zenuwweefsel;
2 oligodendroglia, die de omhulling van zenuwuitlopers (myelineschede) produceren;
3 microglia, met een immunologische en fagocyterende rol.

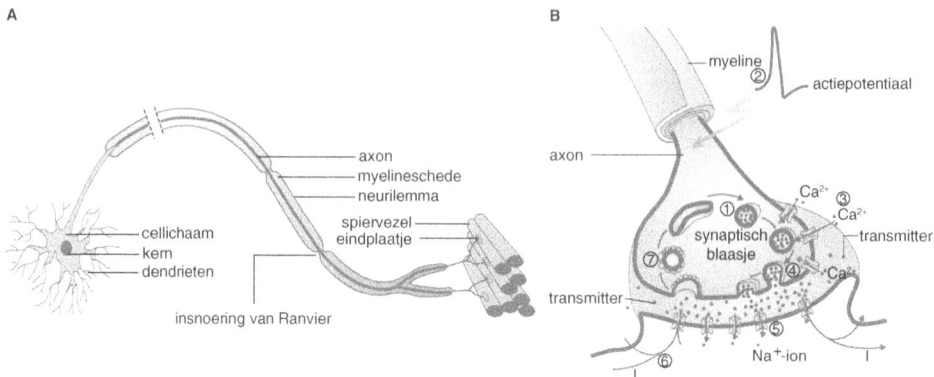

Figuur 2.1
Links: schema van een motorische zenuwcel.
Rechts: indirecte transmissie in een synaps. In de presynaptische cel worden neurotransmittermoleculen gesynthetiseerd en opgeslagen in synaptische blaasjes (1). Een actiepotentiaal komt aan op het synapseinde van de presynaptische cel (2). Als gevolg daarvan worden spanningsgestuurde calciumpoorten in het synapseinde geopend, waardoor calciumionen uit het interstitium het synapseinde binnenstromen. Hierop bewegen met neurotransmittermoleculen gevulde blaasjes zich naar het membraan, waarmee ze versmelten (3). Uitstorten van de neurotransmitter in de synapsspleet volgt (4). Gediffundeerde neurotransmitter bindt over de synapsspleet aan chemisch gestuurde natriumpoorten (5). Deze poorten worden nu geopend, wat leidt tot een lokale depolarisatie (6). Hoe meer neurotransmitter de synapsspleet oversteekt, hoe sterker de depolarisatie. Als de depolarisatie in het postsynaptische membraan groot genoeg is om de drempelwaarde te overschrijden, komt een actiepotentiaal in de postsynaptische cel tot stand. Nu kan de impuls zijn weg vervolgen. Binnen 20 ms na de impulsoverdracht over de synaps wordt de neurotransmitter alweer afgebroken. Kleine delen van het presynaptische membraan worden ingesnoerd tot nieuwe blaasjes die worden omgevormd om opnieuw met neurotransmitter te kunnen worden gevuld (7).

In het perifere zenuwstelsel wordt het myeline om de zenuwen gevormd door de cellen van Schwann. Zenuwvezels worden vaak vergeleken met elektriciteitsdraden en het myeline wordt dan gezien als isolatiemateriaal. Helemaal gaat deze analogie echter niet op. Het myeline heeft namelijk ook de functie om de geleidingssnelheid langs een zenuwuitloper in sterke mate te vergroten. Dat betekent dat verlies van myeline een aanzienlijke vermindering van zenuwfunctie teweegbrengt.

Verschillende neurologische ziekten zijn terug te voeren op afwijkingen in deze elementen van het zenuwstelsel. Dementieën zoals de ziekte van Alzheimer berusten op degeneratie van neuronen. Dit geldt ook voor amyotrofe laterale sclerose, spinocerebellaire ataxieën, bewegingsstoornissen zoals de ziekte van Parkinson en vele andere ziekten. Multipele sclerose is een aandoening waarbij vooral de myelinescheden in het centrale zenuwstelsel zijn aangedaan. Epilepsie is weer een aandoening van neuronen, waarbij er vooral sprake is van overprikkelbaarheid. Astrocytomen, die de hoofdmoot van de primaire hersentumoren uitmaken, ontstaan uit gliacellen. In het perifere zenuwstelsel ontstaan zenuwaandoeningen (neuropathieën) door afwijkingen aan axonen en/of van de myelineschede.

2.2 Het perifere zenuwstelsel

2.2.1 Het willekeurige zenuwstelsel (somatomotorische systeem)

Het lichaam is letterlijk van top tot teen voorzien van zenuwen. In de huid bevinden zich zenuwuiteinden die voor een deel verbonden zijn met gevoelsorgaantjes; hierdoor wordt informatie over pijn, temperatuur en allerlei soorten aanraking opgenomen en vervoerd. Men spreekt van *exteroceptieve gewaarwording* ofwel 'gevoel voor de buitenwereld'. Er zijn nog twee andere typen gewaarwording. Vanuit spieren, zenuwen en gewrichten lopen zenuwen naar centraal met informatie over beweging en (veranderende) spierspanning. Dit is *proprioceptieve informatie* ofwel 'gevoel voor de eigen wereld'; men noemt dit ook wel 'diep gevoel'. Vanuit de inwendige organen zoals het maag-darmstelsel, longen, hart lopen zenuwen naar het ruggenmerg met vooral informatie over pijn. Dit is de *enteroceptieve gewaarwording* ofwel 'gevoel voor de binnenwereld'. Al deze informatie wordt samengevat in het begrip *sensibiliteit*.

Omdat het hier gaat om zenuwen die vanuit de periferie naar centraal informatie vervoeren worden ze *afferente zenuwen* genoemd. Ook vanuit de zintuigen als oog, oor, evenwichtsorgaan, tong en reukslijmvlies lopen afferente zenuwen naar centraal (zie paragraaf 2.4).

Vanuit het centrale zenuwstelsel lopen *efferente zenuwen* naar perifeer om spieren en klieren in gang te zetten; dit zijn de *motorische zenuwen*. Zenuwen voor willekeurig te beïnvloeden spieren in de hoofdregio komen uit de hersenstam (zie paragraaf 2.6); voor de rest van het lichaam verzorgt het ruggenmerg de willekeurige spieren (zie paragraaf 2.5).

2.2.2 Het onwillekeurige zenuwstelsel (autonome systeem)

Er zijn ook efferente motorische zenuwen die lopen naar spieren die niet willekeurig te besturen zijn (zoals het hart, spieren van het darmstelsel en de longen, van de baarmoeder en van een deel van de blaas). Deze zenuwen behoren tot het *autonome zenuwstelsel*. Ook klieren (zoals traanklieren, zweetklieren, speekselklieren) worden door het autonome zenuwstelsel verzorgd.

Het autonome zenuwstelsel is verdeeld in een sympathisch deel (voor fight-, fright-, flight-reacties, dus voor momenten waarop actie gevraagd wordt) en een parasympathisch deel (voor rest-, relax-, digest-reacties, dus wanneer er sprake is van ontspanning en gelegenheid tot spijsvertering).

2.2.3 Cellichamen in het perifere zenuwstelsel

De cellichamen van de afferente zenuwen liggen in kluitjes achter het ruggenmerg: de *dorsale ganglia*. Naast het zeer lange axon dat naar de periferie

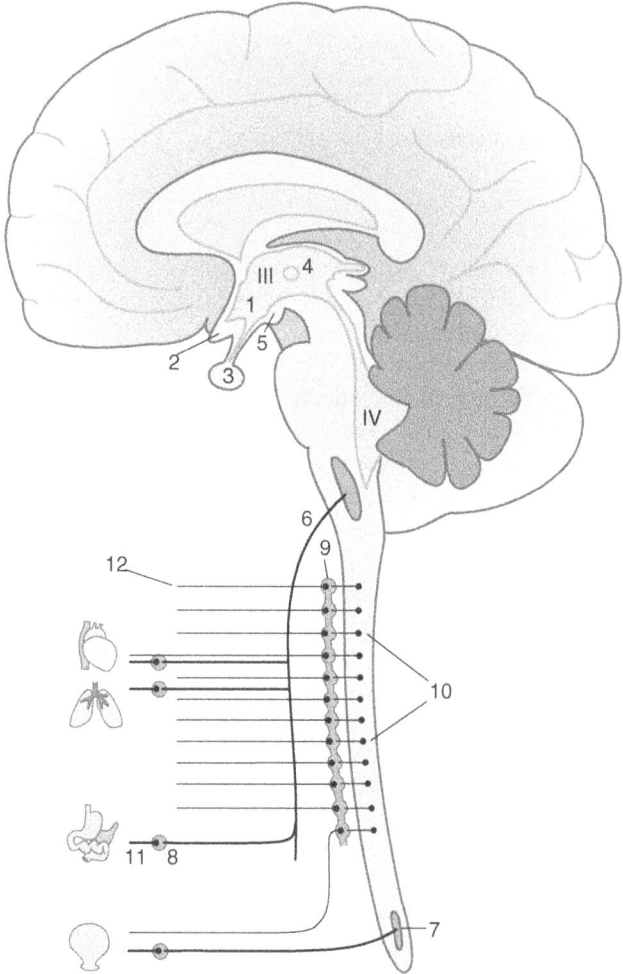

Figuur 2.2
Overzicht van het autonome zenuwstelsel. 1 hypothalamus, 2 chiasma opticum, 3 hypofyse, 4 adhesio interthalamica, 5 corpus mammillare, 6 N. vagus, 7 parasympathisch kerngebied in het sacrale ruggenmerg van waaruit innervatie van de blaas plaatsvindt, 8 parasympathisch ganglion nabij het eindorgaan, 9 prevertebrale sympathische grensstreng (hierin het derde neuron), 10 sympathische cellichamen (tweede neuron) in de zijhoorn van het ruggenmerg, 11 postganglionaire parasympathische vezels, 12 postganglionaire sympathische vezels, III derde ventrikel, IV vierde ventrikel.
Bron: Kuks & Snoek, 2007.

loopt is er een tweede axon dat het ruggenmerg ingaat. De cellichamen van de efferente motorische neuronen van het willekeurige zenuwstelsel liggen voor in het ruggenmerg; de *motorische voorhoorn*. Ze worden ook wel motore voorhoorncellen genoemd. De cellichamen van de autonome motorische neuronen liggen vóór het ruggenmerg (sympathicus) of dicht bij het betreffende orgaan (parasympathicus) in *autonome ganglia* bijeen.

Het perifere zenuwstelsel begint bij de cellichamen van de motorische cellen, dus vóór in het ruggenmerg, en eindigt bij de cellichamen van de sensibele cellen, dus in de dorsale ganglia. Zie figuur 2.6 verderop in dit hoofdstuk.

2.3 Het centrale zenuwstelsel

Het perifere zenuwstelsel loopt dus vanuit en naar het centrale zenuwstelsel (CZS). Het CZS is opgebouwd uit ruggenmerg (medulla spinalis), hersenstam (medulla oblongata, pons, mesencephalon), kleine hersenen (cerebellum), tussenhersenen (diencephalon: thalamus, hypothalamus, hypofyse) en grote hersenen (telencephalon). Het gehele CZS weegt ongeveer 1,5 kg.

De grote hersenen bestaan uit twee helften, de hemisferen. De buitenkant van een hemisfeer is de hersenschors (cortex). De hemisfeer bestaat uit vier buitenste delen: de frontale, temporale, pariëtale en occipitale kwab.

2.3.1 Ventrikelsysteem en liquor

Binnen in de hemisferen liggen twee met vocht gevulde ruimten, de zogenoemde zijventrikels. Deze twee ventrikels staan met elkaar in verbinding en eveneens met het derde ventrikel dat midden onder in de hemisferen gelegen is. Via een nauw kanaaltje door het mesencephalon (het aqueduct) is er een verbinding met het vierde ventrikel dat achter boven de hersenstam, onder het cerebellum ligt. De aanmaak van het hersenvocht – liquor genoemd – vindt plaats in de plexus choroideus, een rijk doorbloed sponsachtig weefsel dat in alle vier de ventrikels gelegen is. De liquor stroomt vanuit het vierde ventrikel naar de ruimten om de hersenen en het ruggenmerg en wordt afgevoerd door het veneuze bloedvatensysteem.

Liquor kan beschouwd worden als een stootkussen ter bescherming van de hersenen bij plotselinge bewegingen van het hoofd. Andere functies van de liquor zijn tot op heden niet goed bekend. De totale hoeveelheid liquor is 150 milliliter en dagelijks wordt er 500 milliliter geproduceerd en geresorbeerd, zodat de liquor per dag ongeveer driemaal ververst wordt.

2.3.2 Hersenvliezen

De hersenen en het ruggenmerg worden verder beschermd door de schedel en wervelkolom en door drie hersenvliezen, de *meningen*. Het buitenste vlies is hard en wordt daarom dura mater genoemd. De arachnoidea, spinnenwebvlies genoemd vanwege de lange uitlopers naar binnen toe, ligt aan de binnenzijde tegen de dura aan. Onder pathologische omstandigheden kan zich een ruimte vormen tussen dura en arachnoidea, de subdurale ruimte, met hierin dan een subdurale bloeding of soms pus. Onder de arachnoidea ligt de subarachnoidale ruimte, waarin de grote bloedvaten liggen en hersenvocht

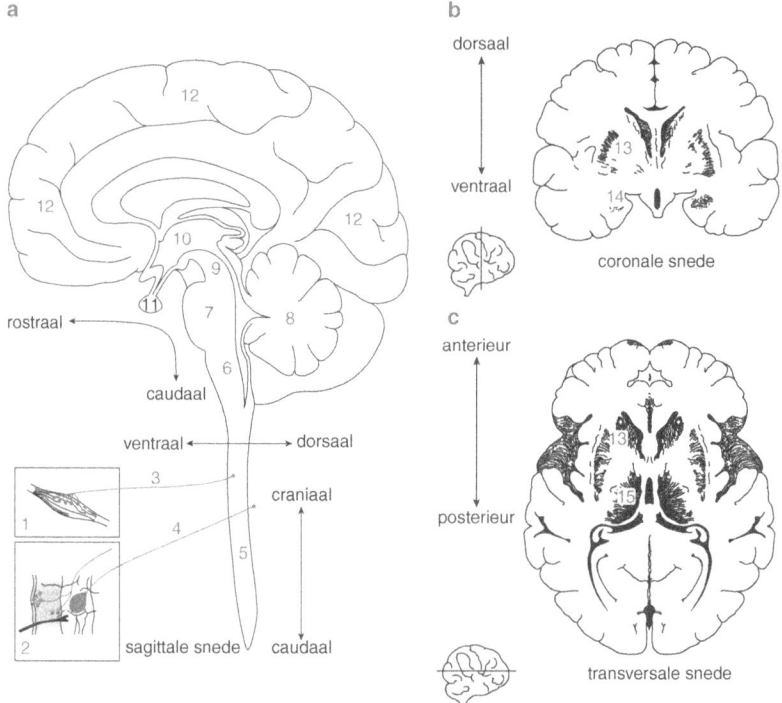

Figuur 2.3
Overzicht van het centrale zenuwstelsel, met gebruikte terminologie voor vlakken en richtingen, met (a) de sagittale snede, (b) de coronale snede en (c) de transversale snede. Het perifere zenuwstelsel is: 1 spier, 2 huid met sensibele receptoren, 3 perifeer motorisch neuron met cellichaam in het ruggenmerg, 4 perifeer sensibel neuron met cellichaam in het dorsale ganglion bij het ruggenmerg.
Het centrale zenuwstelsel is: 5 ruggenmerg, 6 medulla oblongata, 7 pons, 8 cerebellum, 9 mesencephalon, 10 hypothalamus, 11 hypofyse, 12 cortex, 13 basale kernen, 14 limbisch systeem, 15 thalamus.
Bron: Kuks & Snoek, 2007.

(liquor) circuleert. De pia mater, het zachte vlies, omgeeft het hersen- of ruggenmergoppervlak direct. De dura mater plooit zich in de hersenen op twee plaatsen naar binnen: de falx cerebri tussen de beide hersenhelften in de fissura longitudinalis tot aan het corpus callosum en het tentorium cerebelli tussen de occipitaalkwabben en het cerebellum.

Binnen in de dura mater liggen grote, met veneus bloed gevulde ruimten, de veneuze sinussen (figuur 2.5). Deze nemen liquor op. Ze staan in verbinding met de grote venen die bloed uit de hersenen afvoeren.

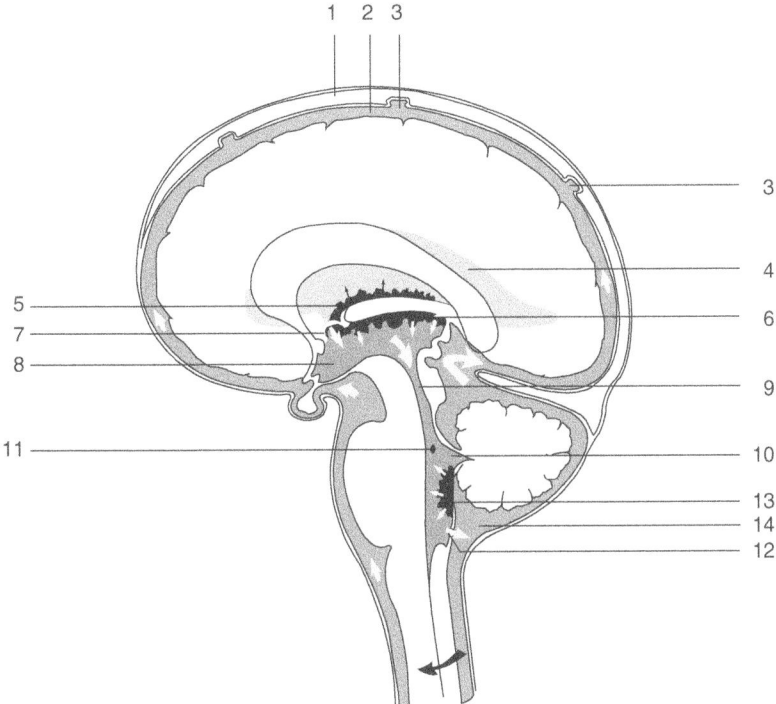

Figuur 2.4
Liquorruimte en liquorcirculatie. De liquor wordt geproduceerd door de plexus choroideus van de zijventrikels (5), van het derde ventrikel (6) en van het vierde ventrikel (13). Uit de zijventrikels (4) stroomt de liquor door het foramen interventriculare (foramen van Monro, 7) naar het derde ventrikel (8), vervolgens door het aqueduct (9) naar het vierde ventrikel (10), vanwaar de liquor door de foramina van Luschka (11) en Magendie (12) de buitenkant van het CZS bereikt, onder andere de cisterna cerebellomedullaris (cisterna magna, 14). De terugresorptie vindt voor het grootste deel plaats uit de liquorruimte aan de convexiteit (2), via de granulaties van Pacchioni (3) naar de sinus sagittalis superior (1).
Bron: Kuks & Snoek, 2007.

2.4 Ruggenmerg

Het ruggenmerg is 40 tot 50 cm lang met een doorsnede van 1 cm en eindigt ter hoogte van de lumbale discus L1-L2. Binnen het wervelkanaal liggen ook de ventrale en dorsale zenuwwortels en cauda equina, die tot het perifere zenuwstelsel behoren.

Centraal in het ruggenmerg ligt de grijze stof, in dwarsdoorsnede een soort H-figuur, met twee dorsale hoorns waar een deel van de afferente neuronen voor de sensibiliteit eindigt, en twee ventrale hoorns die motorische neuronen voor de skeletmusculatuur bevatten, de motorische voorhoorncellen.

Rond de grijze stof van het ruggenmerg ligt de witte stof, met gemyeliniseerde zenuwbundels met ascenderende (opstijgende) en descenderende (afdalende) zenuwbanen. De belangrijkste daarvan zijn: de *tractus cortico-*

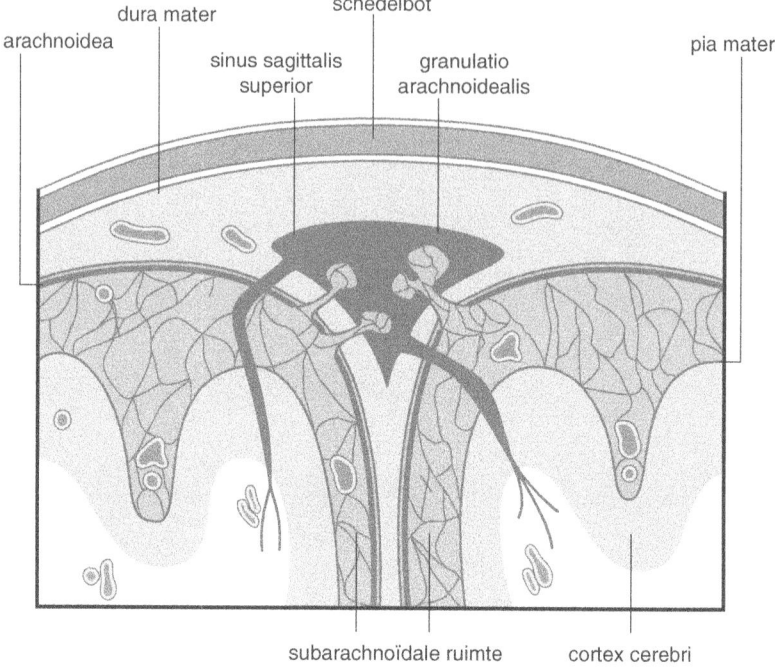

Figuur 2.5
Relatie tussen de subarachnoïdale ruimte en de veneuze sinus in de dura mater.
Bron: Kuks & Snoek, 2007.

spinalis als descenderende zenuwbaan voor de motoriek en als ascenderende banen de *achterstrengen* (funiculus posterior), de *tractus spinothalamicus* en de *tractus spinocerebellaris*.

De achterstrengen geleiden de fijne tastzin en discriminatiezin, de tractus spinothalamicus geleidt de ruwe tast/druk, pijn- en temperatuurszin, de tractus spinocerebellaris geleidt informatie van spier- en gewrichtsreceptoren naar het cerebellum (zie figuur 2.6 en paragraaf 2.7).

2.4.1 Vascularisatie van het ruggenmerg

De *arteriële bloedvoorziening* van het ruggenmerg (figuur 2.7) wordt verzorgd door takken van de arteria vertebralis: de *arteria spinalis anterior* en de twee *arteriae spinalis posteriores*.

Er zijn anastomosen met de segmentale radiculaire arteriën, die door de foramina intervertebralia binnenkomen en met anterieure en posterieure takken het ruggenmerg bereiken, lopend langs de ventrale en dorsale spinale zenuwwortels.

De *veneuze drainage* van het ruggenmerg verloopt via *anterieure en posterieure spinale venen*, die via anterieure en posterieure radiculaire venen naar de epidurale veneuze plexus lopen, gelegen tussen de dura mater en het periost van de wervel. Via een externe veneuze vertebrale plexus en ascenderende lum-

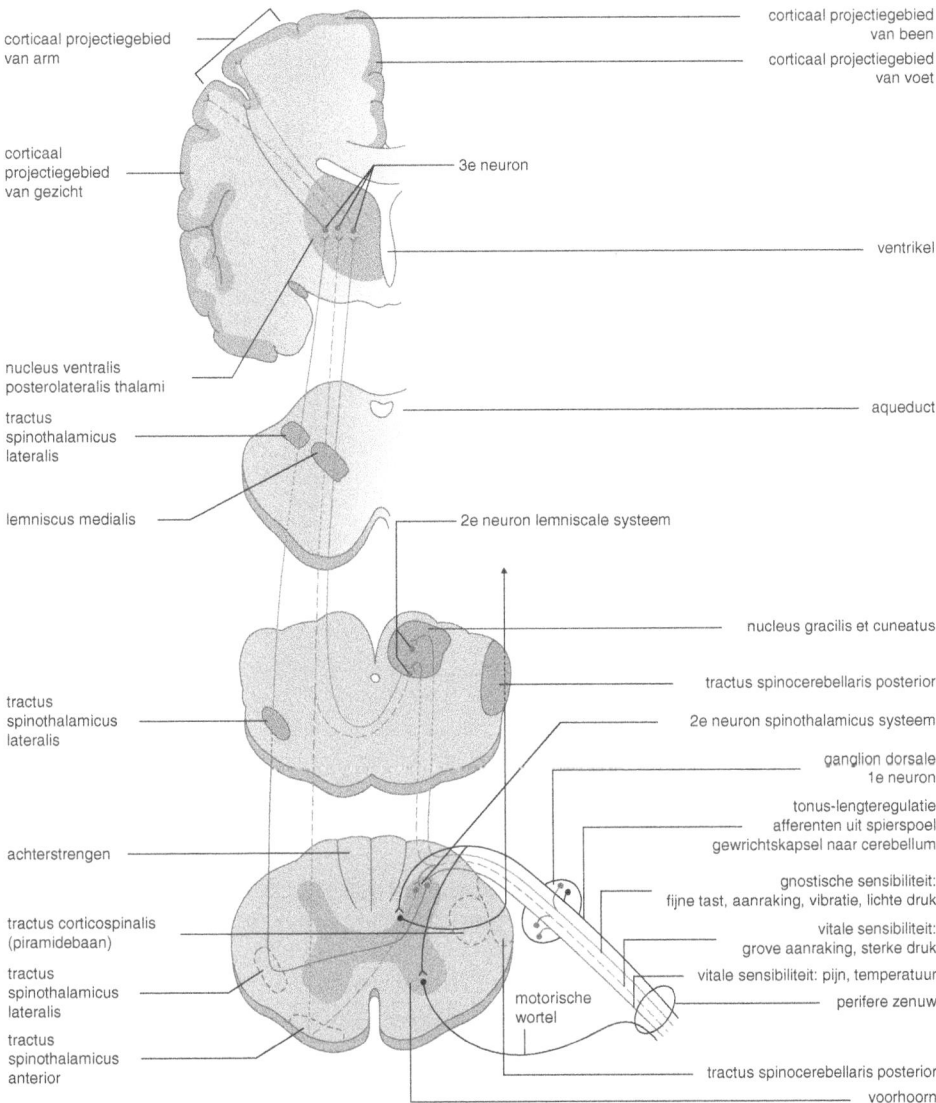

Figuur 2.6
Voornaamste sensibele verbindingen.
Bron: Kuks & Snoek, 2007.

bale venen vindt verdere afvoer plaats. De vena vertebralis voert bloed af van de veneuze vertebrale plexus van de halswervels.

2.4.2 Spinale reflexen

Wanneer een sensibele prikkel het ruggenmerg bereikt, treedt er vaak direct een motorische reactie op door een reflex via het ruggenmerg: een *spinale*

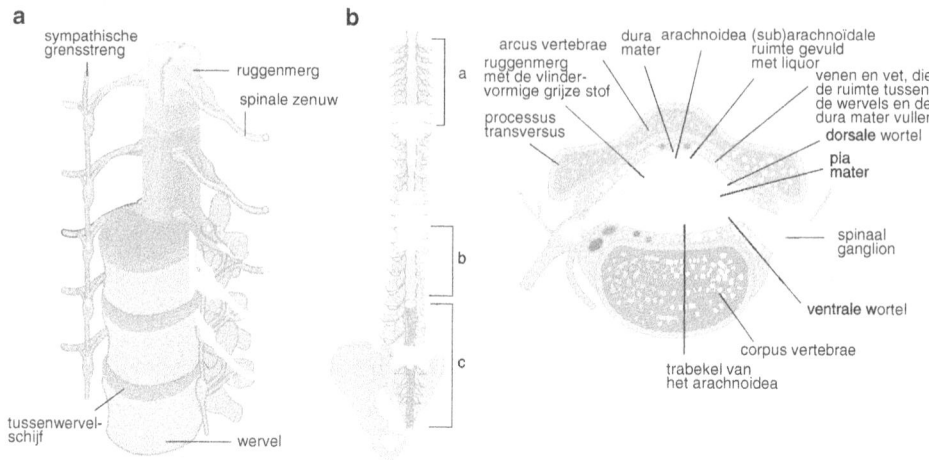

Figuur 2.7
a Schema van de bouw van ruggenmerg en grensstrengen.
b Ruggenmerg. Links: Schematische weergave van het achteraanzicht van het ruggenmerg. Bij de min of meer spoelvormige verdikking cervicaal (a) en lumbaal (b) treden de zenuwen uit die de spieren van de armen respectievelijk de benen verzorgen. De cauda equina bestaat uit in het onderste gedeelte van het wervelkanaal naar beneden lopende wortels van spinale zenuwen (c). Rechts: Ligging van het ruggenmerg in het wervelkanaal (dwarsdoorsnede).
Bron: Tervoort & Jüngen, 2009.

reflex. Daarnaast wordt informatie naar hogere delen van het zenuwstelsel doorgespeeld voor bewuste gewaarwording en de regeling van complexe bewegingen.

Spinale reflexen zijn er om snel en automatisch te kunnen reageren op pijnprikkels en andere gevoelsprikkels. Dit is belangrijk: het zou niet goed zijn als we eerst moesten nadenken wat de reden van een pijngewaarwording is; beter is het om maar direct arm of been terug te trekken.

Een bekend voorbeeld uit de neurologische praktijk is verder de spierrekreflex, zoals die aan armen en benen kan worden opgewekt. Door een tik met de reflexhamer op de kniepees wordt de kniestrekker (m. quadriceps femoris) gerekt waardoor proprioceptieve informatie naar het ruggenmerg loopt. Het zenuwstelsel is conservatief: bij een spierrekking probeert het onwillekeurig de spier weer te verkorten maar bij een juiste techniek is de onderzoeker het zenuwstelsel te vlug af. De korte tik van de reflexhamer – en dus de spierrekking – is alweer voorbij wanneer de motorische reactie uit het ruggenmerg komt. De spier wordt tijdelijk even extra verkort en daardoor schiet het been omhoog. Voor een dergelijke reflex is dus afferente invoer, een segment van het ruggenmerg en efferente uitvoer nodig. Bij zenuwaandoeningen (neuropathieën) is de reflex afwezig, vooral wanneer het gaat om sensibele stoornissen. Afwezige reflexen zijn kenmerkend voor een aandoening van het

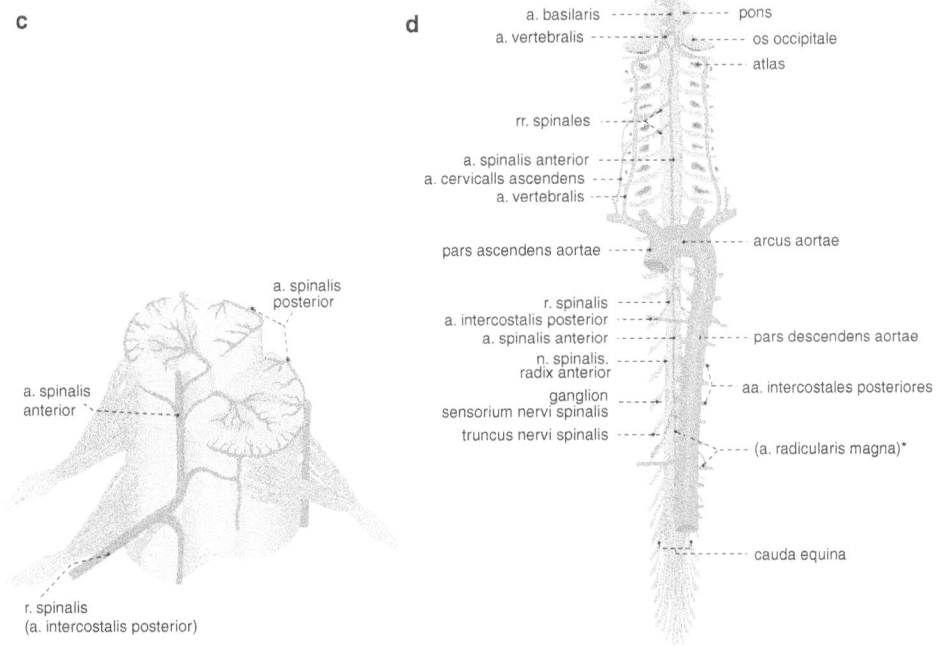

Figuur 2.7
c en d Arteriën van het ruggenmerg, medulla spinalis.

perifere zenuwstelsel; in zeldzame gevallen worden ze veroorzaakt door een plaatselijke stoornis in het ruggenmerg.

De spinale reflexen worden gecontroleerd door hogere delen van het zenuwstelsel. Zou dat niet het geval zijn, dan zou er steeds op een geringe sensibele prikkel een uitbundige reactie optreden waardoor bewegingen houterig zouden worden en er steeds een verhoogde spierspanning (*spasticiteit*) zou bestaan. Hoge reflexen wijzen dus op een aandoening van het centrale zenuwstelsel.

Een bijzondere reflex is de voetzoolreflex. Bij strijken vanaf de hiel langs de laterale voetrand via de bal van de voet naar mediaal treedt er doorgaans een grijpreactie op van de tenen (plantairflexie); ook kan het zijn dat er geen reactie optreedt. Dat zijn normale voetzoolreflexen. Wanneer de grote teen naar boven beweegt (dorsaalflexie), dan is er een ontremde voetzoolreflex en dit wijst altijd op een aandoening van het centrale zenuwstelsel. Soms is het vanwege terugtrekreacties lastig om de voetzoolreflex op waarde te schatten.

2.5 Hersenstam en kleine hersenen

De hersenstam bestaat uit het *mesencephalon* (middenhersenen), de *pons* (brug) en de *medulla oblongata* (verlengde merg). De hersenstam bevat opstijgende en afdalende banen die de grote en kleine hersenen met het ruggenmerg ver-

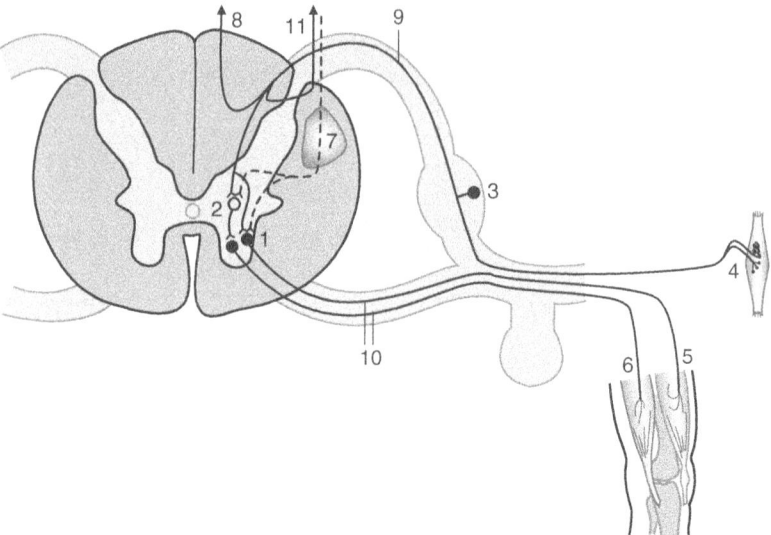

Figuur 2.8
Proprioceptieve reflexboog. 1 Motorische voorhoorncel (PMN), 2 inhiberend interneuron, 3 cellichaam sensibel neuron in dorsale ganglion, 4 spierspoeltje (in agonist), 5 agonist, 6 antagonist, 7 piramidebaan ofwel tractus corticospinalis (CMN), 8 achterstrengen, 9 afferente baan, 10 efferente baan, 11 tractus spinocerebellaris.
Bron: Kuks & Snoek, 2007.

binden. Voorts liggen in de hersenstam celkernen (kernen zijn hier kluiten van zenuwcellichamen, ze worden ook 'nuclei' en soms 'ganglia' genoemd) voor vitale functies van cardiovasculaire aard, ademhaling en bewustzijn, en kernen van de derde tot en met twaalfde hersenzenuw voor hoofd- en halsgebied. Een belangrijke kern in het mesencephalon is de substantia nigra, van waaruit zenuwvezels lopen naar het corpus striatum, van belang voor het extrapiramidale systeem (zie grote hersenen, paragraaf 2.6).

Het cerebellum ligt achter/boven de hersenstam. Het bestaat net als de grote hersenen uit een schors van grijze stof (met drie cellagen), kerngebieden, witte stof en een oppervlak met sulci en gyri. Het cerebellum is met drie grote zenuwbundels (pedunculi) aan iedere zijde van het vierde ventrikel verbonden met de hersenstam.

De belangrijkste functie van het cerebellum is coördinatie van bewegingen: het regelen dat de juiste hoeveelheid motoriek op de juiste tijd op de juiste plaats komt.

2.5.1 De hersenzenuwen

Er zijn twaalf zenuwen die informatie vanuit zintuigen in het hoofd naar centraal vervoeren en vanuit de hersenstam signalen doorgeven naar de spieren en klieren van het hoofd (tabel 2.1). De kernen van de derde en vierde hersenzenuw liggen in het mesencephalon, de kern van de vijfde ligt van het

Tabel 2.1 Overzicht van de hersenzenuwen.

		afferent	efferent
I	N. olfactorius	reuk	
II	N. opticus	visus	
III	N. oculomotorius		oogbewegingen (behalve die door de vierde en zesde hersenzenuw verzorgd worden)
IV	N. trochlearis		oogbewegingen (kijken naar puntje van de neus)
V	N. trigeminus	gevoel mond en gezicht	kauwen
VI	N. abducens		oogbewegingen (naar opzij kijken)
VI	N. facialis	smaak	motoriek aangezicht
VIII	N. vestibulocochlearis	gehoor, evenwicht	
IX	N. glossopharyngeus	smaak, gevoel keel	slikken
X	N. vagus	enteroceptieve sensibiliteit	slikken, parasympathicus gehele lichaam
XI	N. accessorius		schouder- en nekspieren
XII	N. hypoglossus		tongspieren

mesencephalon tot in het ruggenmerg, de kernen van de zesde, zevende en achtste hersenzenuw liggen in de pons, de kernen van de negende tot en met de twaalfde zenuw in de medulla oblongata.

Er is dus een zekere gelijkenis tussen hersenstam en ruggenmerg, in die zin dat ook de hersenstam sensibele informatie (van aangezicht en overige hoofdhuid) binnenkrijgt en spieren van de hoofdregio verzorgt. De hersenstam doet echter meer. Ook sensorische informatie uit alle andere zintuigen (behalve de reuk) komt de hersenstam binnen en verder verzorgt de hersenstam voor vrijwel het gehele lichaam het parasympathische autonome systeem. Zo kent de hersenstam ook reflexen, die in de kliniek van belang zijn om de functie van de hersenstam te onderzoeken (tabel 2.2).

Dit is vooral van belang bij patiënten in ernstige toestand na een trauma of bij een ruimte-innemend proces in de hersenen (zie hoofdstuk 5). Vooral de pupilreflex wordt heel veel gebruikt. Van belang is te beseffen dat deze reflex dus via de N. opticus, het mesencephalon en de N. oculomotorius loopt en dat afwijkende pupilreacties duiden op een stoornis in een van deze structuren. Zie figuur 5.1 in hoofdstuk 5.

Tabel 2.2	Hersenstamreflexen.	
pupilreflex	belichten van één oog levert pupilvernauwing in beide ogen	mesencephalon, N. II en III
masseterreflex	tik op loshangende kaak doet tanden op elkaar klikken	pons, N. V
corneareflex	strijken met watje over hoornvlies of aanraken wippers doet ogen dichtknijpen	pons, N. V en VII
oculocefale en oculovestibulaire reflex	draaien van hoofd of gehoorgang volspuiten met water doet ogen bewegen	pons, mesencephalon, N. III, VI, VIII

2.6 De grote hersenen

De cortex (schors) van de grote hersenen (telencephalon) bevat groeven (sulci) en windingen (gyri); diepe groeven worden fissuren genoemd. Er is een verdeling in grijze stof met veel zenuwcelkernen, zoals de hersenschors (cortex) en dieper gelegen verzamelingen van zenuwcellen (nuclei), en daarnaast witte stof met gemyeliniseerde zenuwvezels, georganiseerd in zenuwbanen die verschillende delen van het CZS met elkaar verbinden.

De grijze stof van de cerebrale cortex is afhankelijk van de plaats 1,5 tot 4 mm dik en bevat zes lagen cellen. Een belangrijke groep zenuwcellen/kernen diep in de hemisferen zijn de basale ganglia (bestaande uit nucleus caudatus, putamen en globus pallidus, samen striatum genoemd), die betrokken zijn bij controle van de motoriek (tonus, houding en beweging): het *extrapiramidale systeem*.

Bij de in banen georganiseerde zenuwvezels worden drie typen onderscheiden:
1 associatievezels, die verschillende delen van de cortex binnen dezelfde hemisfeer verbinden;
2 commissurale vezels, die de twee hemisferen verbinden; hiervan is het corpus callosum (de balk) de grootste;
3 projectievezels, die van de cortex naar lagere gebieden lopen en vice versa.

Zoals eerder beschreven bestaan er vier kwabben in de hemisfeer. Deze zijn gescheiden door groeven: tussen de lobus frontalis en lobus parietalis ligt de sulcus centralis (Rolandi), tussen de lobus parietalis en lobus occipitalis ligt de sulcus parietooccipitalis, tussen de lobus temporalis en de lobus frontalis de fissura lateralis (Sylvii), die meer naar boven en achter ook de grens tussen lobus temporalis en parietalis vormt, en ten slotte ligt tussen de beide hemisferen de fissura longitudinalis.

Het diencephalon ligt rondom het derde ventrikel. De belangrijkste kerngebieden zijn de *thalamus,* die als voorstation van de hersenschors een belangrijke rol speelt bij sensibele en motorische functies, en de *hypothalamus,* onder meer het hoofdkwartier van het autonome zenuwstelsel en het hormonale systeem.

In de mediaanlijn boven het derde ventrikel ligt de *epithalamus* met de glandula pinealis en onder de hypothalamus en bodem van het derde ventrikel gaat de hypofysesteel naar de *hypofyse,* gelegen in de sella turcica, met belangrijke endocriene functies.

2.6.1 Corticale functies

De vier kwabben van het telencephalon

De frontale cortex heeft met actie te maken. Hier worden plannen beraamd en bewegingen opgezet. Het meest naar achteren gelegen deel is de gyrus precentralis, dit is de primaire motorische cortex, waar de piramidebaan ontspringt voor de willekeurige motoriek.

In de pariëtale cortex vindt vooral verwerking van indrukken plaats, bijvoorbeeld in het meest naar voren gelegen deel, de gyrus postcentralis; dit is de primaire somatosensorische cortex, waar de sensibele informatie uiteindelijk terechtkomt.

De cortex van de occipitaalkwab is de visuele cortex, waar de informatie uit het oog terechtkomt.

De temporaalkwab bevat onder andere de gyrus temporalis superior met de auditieve cortex en de uncus, waar de zenuwbanen van de reuk eindigen.

Het limbische systeem

Het corticale weefsel van het limbische systeem (figuur 2.9) met hippocampus en amygdala ligt tussen de temporaalkwab en het diencephalon; de hippocampus speelt een belangrijke rol bij het geheugen en de amygdala bij impulsief sociaal en emotioneel gedrag.

De neuropsychologische functies

In tegenstelling tot in de lagere hersendelen (bijvoorbeeld het ruggenmerg) vindt in de grote hersenen meestal een denkproces plaats zodat de reactie meer is dan een directe reflex. Ook deze cognitieve functies zijn georganiseerd binnen de cerebrale hemisferen en omvatten onder meer taal, begrip, ruimtelijke oriëntatie, uitvoeren van geleerde bewegingen, geheugen en problemen oplossen.

Wat deze cognitieve functies betreft is er een links-rechtsspecialisatie. Bij 95% van de mensen vinden analytische processen zoals taal, rekenen en schrijven plaats in de linkerhemisfeer. Ruimtelijke en emotionele processen

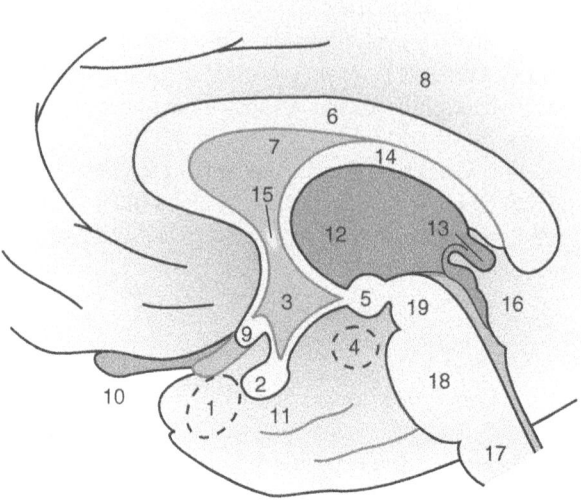

Figuur 2.9
Het limbische systeem en omgevende structuren: 1 amygdala, 2 hypofyse, 3 hypothalamus, 4 plaats van pes hippocampi in de mesiotemporale cortex, 5 corpus mammillare, 6 corpus callosum, 7 septum pellucidum tussen de beide zijventrikels, 8 gyrus cinguli, 9 chiasma opticum, 10 bulbus olfactorius, 11 entorhinale cortex, 12 mediale zijde van de thalamus, 13 epifyse, 14 fornix hippocampi, 15 commissura anterior, 16 corpora quadrigemina (colliculi superiores en inferiores), 17 medulla oblongata, 18 pons, 19 mesencephalon.
Bron: Kuks & Snoek, 2007.

spelen zich vooral aan de andere kant af. Met verder de voor-achterwaartse organisatie (actie voor, perceptie achter) in gedachten kunnen diverse stoornissen geplaatst worden:
- spraak- en taalstoornis in de zin van afasie: gyrus frontalis inferior (motorische afasie) en gyrus temporalis superior (sensorische afasie), *bij 95% in* de linkerhemisfeer;
- stoornis in lezen, rekenen en schrijven: fronto-parietotemporaal rond de fissura lateralis van de dominante hemisfeer, in de regel de linkerhemisfeer;
- stoornis in de ruimtelijke oriëntatie bij pariëtale laesies rechts.
- inprentingsstoornis: mediane deel van de temporaalkwabben;
- verlies van het vermogen om geleerde bewegingen uit te voeren (apraxie): pariëtale cortex en premotorische frontale cortex;
- stoornis in het gedrag en plannen/uitvoeren van handelingen: prefrontale cortex.

2.6.2 Vascularisatie van de hersenen

De *arteriële doorbloeding* van de hersenen wordt verzorgd door de twee arteriae carotides en het vertebrobasilaire systeem, bestaande uit de twee arteriae vertebrales, die zich verenigen tot arteria basilaris (figuur 2.10). De carotiden en de arteria basilaris komen samen in de circulus arteriosus van Willis die in de subarachnoïdale ruimte onder de hersenen ligt. Vanuit deze cirkel ontspringen voor links en rechts een arteria cerebri anterior en middenin beiderzijds de arteria cerebri media; achter ontspringen links en rechts de arteria cerebri posterior en diverse arteriën voor de bloedverzorging van hersenstam en cerebellum.

De *arteria cerebri anterior* loopt over het corpus callosum in de fissura longitudinalis en voorziet het mediale oppervlak van de lobus frontalis en lobus parietalis van bloed, alsmede de motorische en sensibele cortex van het hersengebied dat de benen verzorgt.

De *arteria cerebri media* is de grootste van de drie cerebrale arteriën. Deze loopt in de fissura lateralis Sylvii en voorziet het laterale oppervlak van de lobus frontalis, lobus parietalis en lobus temporalis van bloed, inclusief de motorische en sensibele cortex van het lichaam, behalve het gebied van de benen.

De *arteria cerebri posterior* loopt rond het mesencephalon en voorziet de occipitaalkwab van bloed met de visuele cortex en het inferomediale deel van de temporaalkwab.

De *veneuze drainage* van de hersenen bestaat uit oppervlakkige venen, diepe venen en durale veneuze sinussen (figuur 2.11). Het diepe veneuze systeem draineert naar de vena cerebri magna (Galeni) en vandaar naar de sinus rectus. De durale sinussen zijn de sinus sagittalis superior en inferior, sinus rectus, sinus transversus, sinus sigmoideus en monden uit ten slotte in de vena jugularis interna.

2.7 Belangrijke baansystemen

2.7.1 Sensorische systemen

De invoer van informatie uit de buitenwereld in het centrale zenuwstelsel verloopt via speciale sensorische banen vanuit de zintuigen. Van de zintuigcellen met hun receptoren gaat de informatie via hersenzenuwen naar delen van de grote hersenen die gespecialiseerd zijn in reuk, zien, smaak, gehoor, gevoel en evenwicht. Een belangrijke informatiebron is al eerder ter sprake gekomen, namelijk het gevoel vanuit de huid (exteroceptie), de gewrichten, pezen en spieren (proprioceptie) en de inwendige organen (enteroceptie).

De geleiding van de exteroceptieve sensorische banen van zien, horen en tast zijn neurofysiologisch te onderzoeken met *evoked potentials* (EP): *visual evoked potentials* (VEP) voor de banen van het zien, *auditory brainstem-evoked potentials* (ABEP) voor de banen van het horen en *somato-sensory evoked poten-*

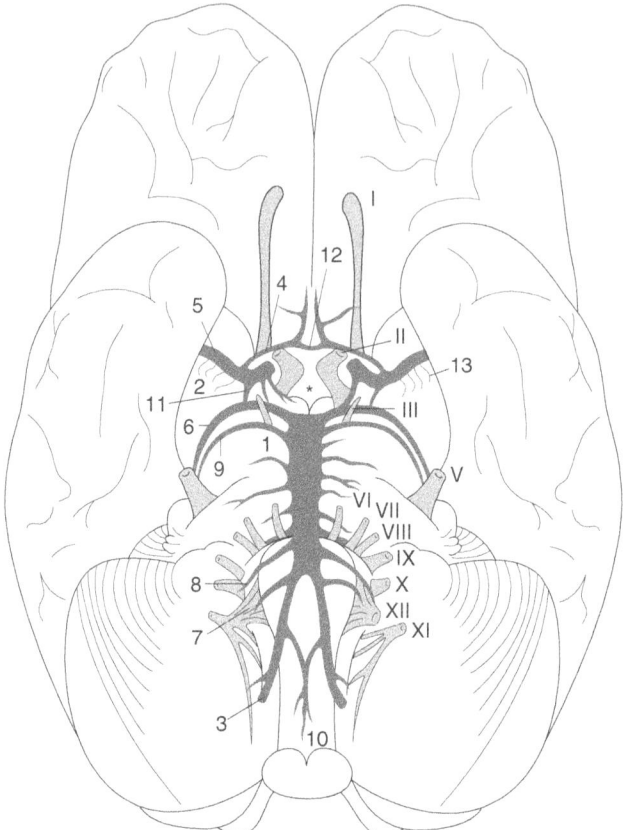

Figuur 2.10a
Vaatvoorziening van de hersenen: cirkel van Willis. 1 a. basilaris, 2 a. carotis, 3 a. vertebralis, 4 a. cerebri anterior, 5 a. cerebri media, 6 a. cerebri posterior, 7 a. cerebelli posterior inferior (pica), 8 a. cerebelli anterior inferior (aica), 9 a. cerebelli superior, 10 a. spinalis anterior, 11 a. communicans posterior, 12 a. communicans anterior, 13 aa. lenticulostriatae, * hypofyse en corpora mammillaria. I-XII zijn hersenzenuwen; de n. trochlearis (IV) is in deze ventrale voorstelling niet te zien, omdat deze als enige hersenzenuw dorsaal uittreedt.
Bron: Kuks & Snoek, 2007.

tials (SSEP) voor de banen van tast. Een laesie in de banen geeft vertraging van de gemeten geleidingssnelheden en een verminderde of afwezige respons.

De reuk

Reukreceptoren (chemoreceptoren) zijn gespecialiseerde zenuwcellen, gelegen in het reukepitheel van de neusholte. Van hier loopt de nervus olfactorius (eerste hersenzenuw) naar de bulbus olfactorius en vandaar de tractus olfactorius naar het binnenste (inferomediale) deel van de temporaalkwab.

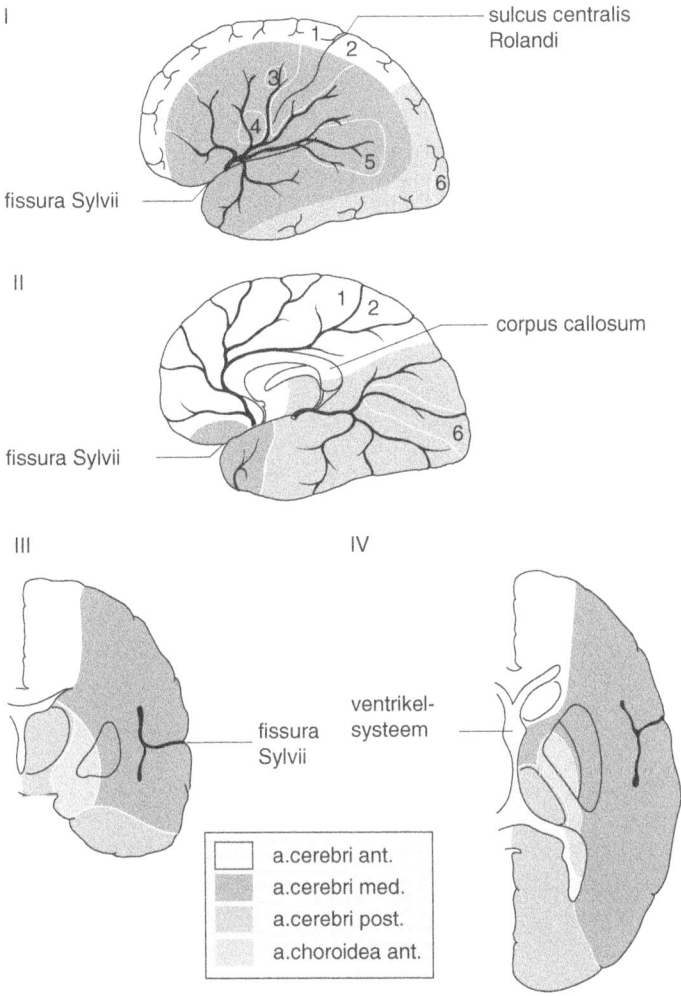

Figuur 2.10b
Arteriële verzorgingsgebieden van de grote hersenhemisferen. I lateraal aanzicht; II mediaal aanzicht; III coronale snede; IV sagittale, horizontale snede. 1 motorische schors, 2 sensibele schors, 3 frontaal blikcentrum, 4 voorste spraakgebied (Broca), 5 achterste spraakgebied (Wernicke), 6 optische schors.
Bron: Kuks & Snoek, 2007.

Het zien

Van de retinacellen met fotoreceptoren in de vorm van staafjes en kegeltjes verloopt de nervus opticus (tweede hersenzenuw) naar de thalamus van de grote hersenen (figuur 2.12). Een deel is gekruist via het chiasma opticum. Vanuit de thalamus wordt de visuele informatie verder geleid via de radiatio optica in de temporaalkwab en de pariëtaalkwab naar de primaire visuele cortex in de occipitaalkwab. De visuele banen lopen zodanig dat alles wat rechts

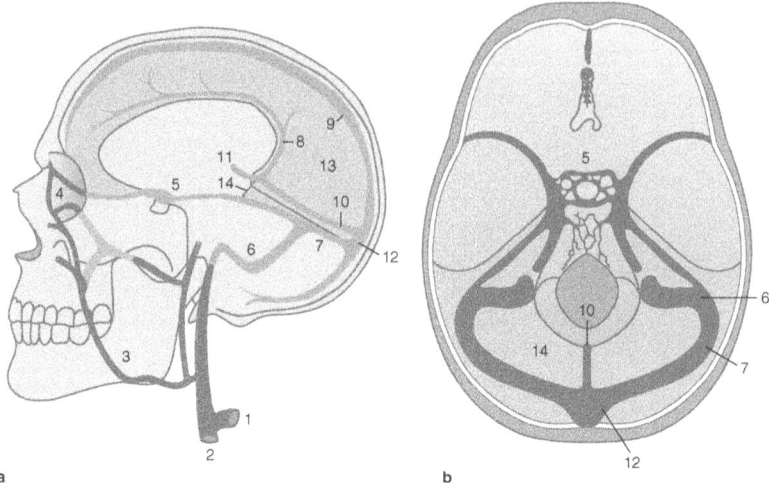

Figuur 2.11
De voornaamste onderdelen van het veneuze systeem en enkele durastructuren in (a) het sagittale en (b) het transversale vlak. De intracranieel verlopende vaten zijn in a lichtblauw getekend, delen van de dura mater zijn grijs gekleurd. 1 v. subclavia, 2 v. jugularis interna, 3 v. facialis, 4 v. ophthalmica, 5 sinus cavernosus, 6 sinus sigmoideus, 7 sinus transversus, 8 sinus sagittalis inferior, 9 sinus sagittalis superior, 10 sinus rectus, 11 v. cerebri magna, 12 confluens sinuum, 13 falx cerebri, 14 tentorium cerebelli.
Bron: Kuks & Snoek, 2007.

in de wereld gezien wordt in de linkerhemisfeer terechtkomt. Dat is voor het organisme gunstig omdat de rechter lichaamshelft ook vanuit de linkerhemisfeer wordt bestuurd.

Uitval bij het oog veroorzaakt monoculaire blindheid; uitval meer centraal, voorbij het chiasma opticum, veroorzaakt halfzijdige blindheid aan elk van beide ogen. Een patiënt met een probleem in de rechterhemisfeer ziet dus bijvoorbeeld met elk van beide ogen de linkerkant van de wereld niet meer.

De smaak

Via chemoreceptoren in de mond-keelholte gaan smaakvezels via de nervus facialis (zevende hersenzenuw) en nervus glossopharyngeus (negende hersenzenuw) naar de hersenstam en vandaar opstijgend via de thalamus naar de smaakcortex, nabij de sensibele pariëtale cortex voor de mondholte.

Het gehoor

Van het binnenoor met haarcellen (mechanoreceptoren) van het orgaan van Corti loopt de nervus cochlearis (achtste hersenzenuw) via de hersenstam opstijgend naar de primaire gehoorcortex in de temporale cortex (figuur

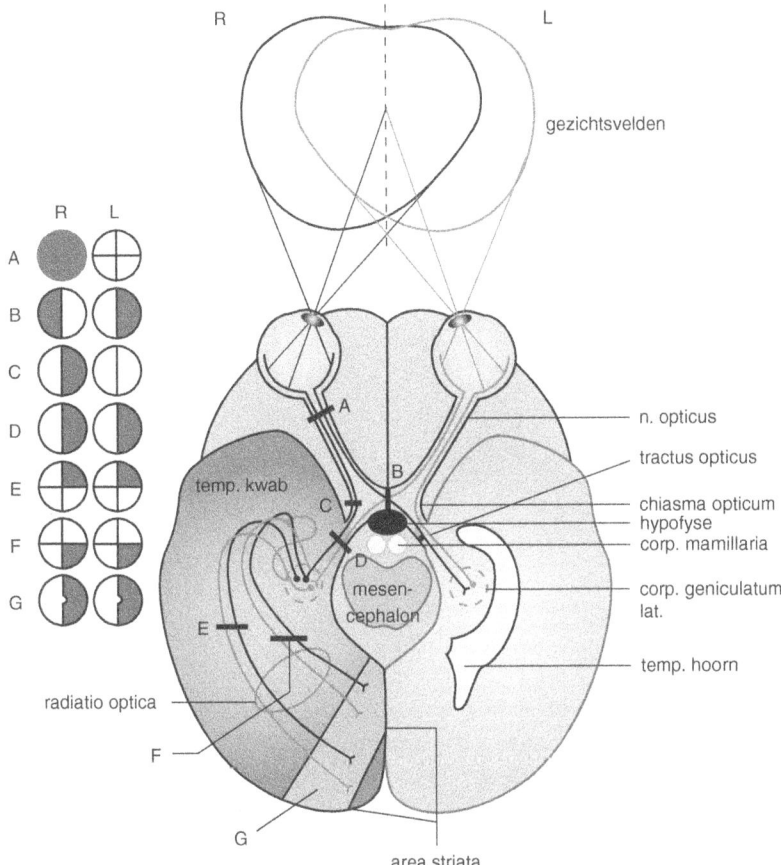

Figuur 2.12
Halfschematische tekening van het visuele systeem, terwijl men tegen de basis van de hersenen aankijkt. De gezichtsvelden overlappen elkaar gedeeltelijk. De linkerkant van ieder gezichtsveld wordt geprojecteerd op de rechter occipitale schors. Na het corpus geniculatum laterale lopen de vezels van de radiatio optica waaiervormig om de temporale hoorn heen. De uitval van de gezichtsvelden is gearceerd. De met A t/m G aangegeven gezichtsvelddefecten zijn resultaten van tests met een van beide ogen afgedekt.
Bron: Kuks & Snoek, 2007.

2.13). Informatie uit één oor komt in beide hemisferen terecht, dus door een cerebraal proces wordt men niet doof.

Het evenwicht

Van de haarcellen van het labyrint (mechanoreceptoren) loopt de nervus vestibularis (achtste hersenzenuw) naar de nuclei vestibulares in de medulla oblongata. Van hier zijn er verbindingen met cerebellum (evenwicht), kernen van de oogspierzenuwen (coördinatie van hoofd- en oogbewegingen) en spi-

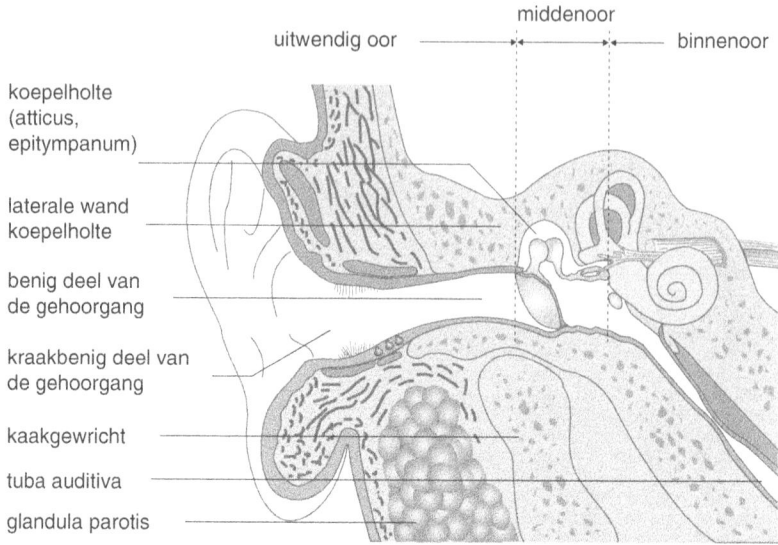

Figuur 2.13
Het gehoororgaan.
Bron: Huizing et al., 2009.

nale motorneuronen in het ruggenmerg. Van de nuclei vestibularis gaat de zenuwbaan via de thalamus naar de cerebrale pariëtotemporale cortex.

Het diepe gevoel (gnostische sensibiliteit)

Vanuit gevoelsreceptoren uit de huid, gewrichten, pezen, spieren en ingewanden wordt informatie doorgegeven aan perifere zenuwen waarvan het cellichaam in het dorsale ganglion bij het ruggenmerg ligt. Een andere uitloper vanuit deze cel loopt het ruggenmerg in.

Vervolgens zijn er twee routes naar de hersenschors, het lemniscale systeem en het ventrolaterale systeem (zie verder).

Het *lemniscale systeem*, gelegen in de achterstrengen van het ruggenmerg (zie paragraaf 2.4), zorgt voor de geleiding van de fijne tastzin en discriminatiezin. Via de achterwortels binnenkomend verloopt deze sensibiliteit via de achterstrengen van het ruggenmerg naar de medulla oblongata. Daar vindt kruising plaats naar de contralaterale zijde. Als lemniscus medialis vervolgt de baan zijn weg door de verdere hersenstam naar de thalamus en vandaar naar de sensibele cortex pariëtaal.

Het pijngevoel (vitale sensibiliteit)

Het *ventrolaterale systeem* van de tractus spinothalamicus vervoert ruwe tast/druk-, pijn- en temperatuurszin. Ook deze sensibiliteit komt via de achterwortels het ruggenmerg binnen, maar kruist dan direct naar de contralaterale zijde en loopt eveneens naar de thalamus en vandaar naar de pariëtale sensibele cortex via de tractus spinothalamicus (zie paragraaf 2.4).

Klinisch betekent dit, dat bij een sensibele stoornis boven het niveau van de hersenstam de sensibiliteit aan de contralaterale lichaamshelft uitvalt.

Zoals eerder beschreven vervoeren perifere zenuwen informatie over pijn. Bij een klap of een verwonding worden zenuwuiteinden geprikkeld door de mechanische prikkel of door chemische stoffen die ten gevolge van de beschadiging vrijkomen. Dit wordt nociceptieve pijn genoemd. Deze reageert dikwijls op paracetamol of aspirineachtige middelen. De pijn gaat via de zenuw naar het cellichaam in het dorsale ganglion (het eerste neuron) en dit stuurt een uitloper naar een volgende cel waarvan het cellichaam (het tweede neuron) in de achterzijde van de binnenkant van het ruggenmerg ligt. Deze zenuwcel ontvangt informatie van diverse andere perifere neuronen, bijvoorbeeld vanuit interne organen. Wanneer zo'n cel in het ruggenmerg geactiveerd wordt, is er een pijngewaarwording op de plaats vanwaar de huidzenuw komt. Dat betekent dat een pijnprikkel uit het hart die door een zenuwcel in het ruggenmerg wordt opgevangen vanuit een andere regio lijkt te komen, namelijk vanuit de schouder, de linkerarm of de kaakregio. Dit is zogeheten *referred pain*.

Vanaf het tweede neuron verloopt de pijninformatie via bovengenoemde tractus spinothalamicus naar het derde neuron in de thalamus. Onderweg is informatie afgegeven naar een gebied in het mesencephalon dat rondom het aqueduct ligt (het zogenoemde periaqueductale grijs). In dit gebied liggen zenuwcellen die gevoelig zijn voor morfine. Hiervandaan lopen banen terug naar beneden en door deze banen wordt het tweede neuron in het ruggenmerg geremd. De transmitter die in deze baan van belang is, is serotonine. Stimuleren van deze baan dempt het pijngevoel en toedienen van middelen die de werking van serotonine versterken (antidepressiva) kan dus pijnstillend werken.

Soms komt pijn vanuit de zenuw zelf omdat er ergens een beschadiging is opgetreden. Dit is *neuropathische pijn*. Het is een meer diffuse, branderige, irritante pijn die wordt waargenomen op het deel van de huid dat door de zenuw verzorgd wordt. Deze pijn reageert slecht op paracetamol en aanverwante middelen maar beter op bepaalde anti-epileptica of middelen die de werking van serotonine versterken (ze worden vaak als antidepressiva gebruikt).

2.7.2 Motorische systemen

De neuronen van de piramidebaan voor controle van de willekeurige skeletmusculatuur ontspringen in de motorische schors van de frontaalkwab. Dit is het *piramidale systeem*. Via de capsula interna lopen de axonen als tractus corticobulbaris naar de motorische kernen van de hersenstam en als tractus corticospinalis naar de motorische voorhoorncellen van het ruggenmerg. De piramidebanen kruisen in de hersenstam (decussatio pyramidum) naar de contralaterale zijde. Bij een probleem in het piramidale systeem worden bewegingen houterig door verhoogde spierspanning (spasticiteit).

Het *extrapiramidale systeem* beïnvloedt de controle van beweging, houding en spiertonus. Kerngebieden die ertoe behoren zijn de basale ganglia, nuclei vestibulares en formatio reticularis. Bij een probleem in het extrapiramidale systeem worden bewegingen te klein.

Het *cerebellaire systeem* bestaat uit verbindingen van motorische gebieden van de cerebrale cortex en het cerebellum, waarvan een deel via de thalamus verloopt. Bij een probleem in het cerebellaire systeem worden bewegingen te groot.

Klinisch veroorzaakt een piramidebaanstoornis boven de hersenstam een verlamming van de contralaterale lichaamshelft. Ook stoornissen van het extrapiramidale systeem veroorzaken contralaterale verschijnselen. Voor de coördinatiefunctie van het cerebellum geldt dit niet: een eenzijdige cerebellaire laesie veroorzaakt coördinatiestoornissen van de lichaamshelft aan dezelfde zijde (ipsilateraal).

2.8 De effectoren van het zenuwstelsel

De werking van het zenuwstelsel zou vrij zinloos zijn wanneer er geen mogelijkheid was uiting te geven aan wat er in zenuwcircuits rondgaat en voorgekookt is. Die mogelijkheid is er echter wél, namelijk via spieren en klieren (samen effectoren genoemd). Het is niet moeilijk zich te realiseren dat iedere vorm van uiting via deze weg verloopt: voortbewegen, gebaren maken, het weergeven van emoties door gelaatstrekken, het produceren van stemgeluid, het voortbewegen van voedsel in het darmstelsel en van bloed door het vaatstelsel gebeurt allemaal via spieracties. Het produceren van geuren, transpiratie, stoffen om lichaamsfuncties aan te sturen (hormonen) en om voedsel te verteren (enzymen) gebeurt door klieren en ook hier speelt het zenuwstelsel dus een belangrijke rol. Klierweefsel valt onder het aandachtsgebied van de internist, vooral de endocrinoloog.

Wat het *spier*weefsel betreft zijn er drie soorten te onderscheiden:
1 dwarsgestreepte spieren; deze zijn willekeurig te bewegen, ze worden ook wel skelet- of somatische spieren genoemd;
2 gladde spieren, deze zijn niet willekeurig te bewegen, ze worden ook wel onwillekeurige of viscerale spieren genoemd;
3 de hartspier, ook deze functioneert op zichzelf maar heeft ook kenmerken van dwarsgestreept spierweefsel.

De neuroloog houdt zich wat betreft het spierstelsel vrijwel uitsluitend bezig met dwarsgestreepte spieren.

Dwarsgestreepte spieren bestaan uit spiervezels (figuur 2.14). Dit zijn bundels lange eiwitten (actine en myosine) die in de lengte naast elkaar liggen en zich aan elkaar vasthouden met behulp van brugverbindingen (het troponine-tropomyosinecomplex). Een spier levert kracht door samen te trekken en dit samentrekken gebeurt doordat langgerekte spiereiwitten (actine en myosine) zich aan elkaar optrekken via genoemde brugverbindingen (figuur 2.15). Bij de spiercontractie kan de spiercel 30-40% verkort worden.

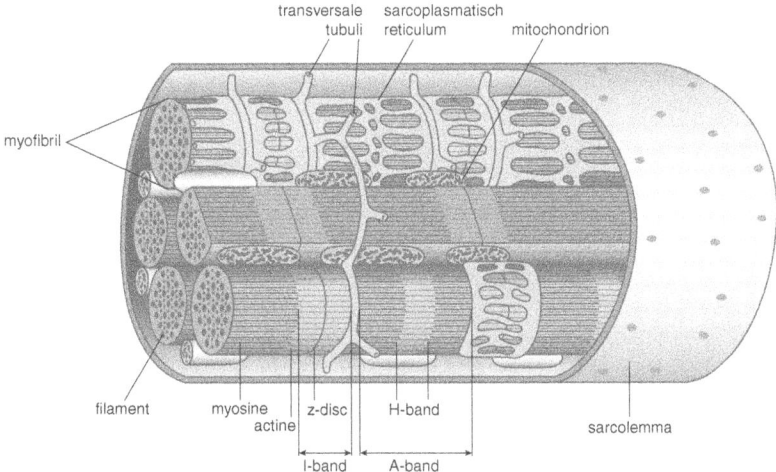

Figuur 2.14
Eén spiervezel, met daarin vele fibrillen, omgeven door het sarcoplasmatische reticulum dat in contact staat met het T-tubulisysteem, dat weer verbinding heeft met het spiervezelmembraan (sarcolemma).
Bron: Kuks & Snoek, 2007.

Er zijn twee typen spiervezels:
1 rode spiervezels met veel van het pigment myoglobine, die vooral geschikt zijn voor langdurige activiteit zoals het handhaven van een houding;
2 witte spiervezels, die vooral geschikt zijn voor snelle spiercontractie zoals afwisselende bewegingen.

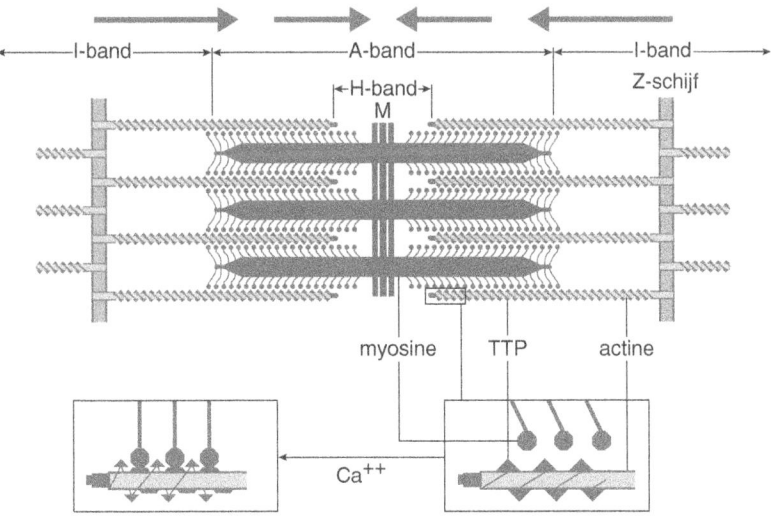

TTP = troponine-tropomyosinecomplex

Figuur 2.15
Schematische weergave van contractiele spiereiwitten.
Bron: Kuks & Snoek, 2007.

In de regel zijn de willekeurige spieren door pezen aan het skelet gehecht zodat bij spiercontractie een beweging kan ontstaan.

Literatuur

Huizing EH, et al., Keel-neus-oorheelkunde en hoofd-halschirurgie. Houten: Bohn Stafleu van Loghum, 2009.

Kuks JBM, Snoek JW. Klinische neurologie, 16^e druk. Houten: Bohn Stafleu van Loghum, 2007.

Tervoort MJ, Jüngen IJD. Medische en fysiologie en anatomie. Houten: Bohn Stafleu van Loghum, 2009.

3 Functies en stoornissen

Paul van Keeken en Hanna van Hemert-van der Poel

3.1 Inleiding

Patiënten met een neurologische aandoening onderscheiden zich van andere patiëntengroepen doordat zij te kampen hebben met een combinatie van mentale of cognitieve, sensorische en emotionele stoornissen. Deze stoornissen kunnen per patiënt qua ernst sterk wisselen en ook de combinatie van stoornissen verschilt van patiënt tot patiënt. Dit is een van de redenen waarom bijvoorbeeld het verloop van de ziekte en de mate van invalidisering per patiënt sterk kunnen variëren, ook al is de medische diagnose hetzelfde. Maar ook binnen het ziekteverloop van één patiënt kunnen de ernst en de combinatie van stoornissen veranderen. Dit heeft gevolgen voor de hulpverlening, die telkens aan de actuele stand van zaken moet zijn aangepast. Kennis hebben van functies en stoornissen, het kunnen herkennen van stoornissen en de zorg daarop kunnen afstemmen zijn daarom essentiële competenties van de neuroverpleegkundige.

In dit hoofdstuk worden functies en stoornissen besproken die veel voorkomen bij patiënten met neurologische ziektebeelden. Dat gebeurt aan de hand van de ICF, de Nederlandse vertaling van de International Classification of Functioning, Disability and Health (2001), ontwikkeld door de World Health Organization (WHO). De ICF bevat een raamwerk van classificaties die samen een gestandaardiseerd begrippenkader vormen voor het beschrijven van het menselijk functioneren en de problemen die zich daarin kunnen voordoen. De ICF beoogt hiermee een basis te leggen voor een gemeenschappelijke standaardtaal. Achtereenvolgens komen aan de orde de algemene mentale functies in paragraaf 3.2, de mentale functies in paragraaf 3.3, de sensorische functies en pijn in paragraaf 3.4 en de stem- en spraakfuncties in paragraaf 3.5. Als laatste worden in paragraaf 3.6 de spierfuncties en bewegingsfuncties besproken. De codering achter de functies verwijst naar de codering in de ICF. De letter b in deze codering heeft betrekking op het domein functies. Het eerste cijfer van de numerieke code verwijst naar het betreffende hoofdstuk in de ICF (eerste niveau van de indeling); het tweede en derde cijfer horen bij de betreffende functie (tweede niveau).

3.2 Algemene mentale functies: bewustzijn, aandacht, vermoeidheid, slapen

3.2.1 Bewustzijn (b110)

Onder het bewustzijn worden in de ICF algemene functies verstaan die gerelateerd zijn aan de mate van bewustzijn en alertheid inclusief de helderheid en de mate van het wakker zijn. Een normaal bewustzijn is een toestand waarin men zich een juiste voorstelling maakt van de buitenwereld en van zichzelf. Het bij bewustzijn zijn is belangrijk om informatie goed te kunnen verwerken.

Het centrum dat verantwoordelijk is voor de regulatie van het bewustzijn is gelegen in de hersenstam. Er wordt onderscheid gemaakt tussen enerzijds de inhoud van het bewustzijn – de waarnemingen, gedachten, gevoelens en intenties waarvan men zich bewust is – en anderzijds activering: de mate van aandacht voor de omgeving.

De mate van bewustzijn kan geobserveerd worden met behulp van de Glasgow Coma Scale (GCS). Dit is een instrument waarbij reactiepatronen worden gescoord zoals het openen van de ogen, motorische reacties en verbale reacties. De uitkomsten leiden tot de zogeheten EMV-score (*Eye*, *Motor function*, *Verbal reaction*), die bestaat uit drie individuele waarden, bijvoorbeeld EMV=1-3-1. De EMV-score van een normaal georiënteerd wakker persoon is 4-6-5. De EMV-score bij coma bedraagt 1-5-2 of lager.

> **Casus 3.1 Voorbeeld van een arousalstoornis**
>
> Een patiënte van 80 jaar wordt opgenomen met een CVA van de rechterhemisfeer. Ze heeft een parese van de linker lichaamshelft en een slikprobleem. De dag na opname wordt ze suffer; als ze gewassen is valt ze snel weer in slaap en het bezoek klaagt erover dat patiënte ook tijdens de bezoekuren snel indut. Als ze aangesproken wordt, reageert ze weer vlot en georiënteerd. 's Avonds blijkt haar temperatuur opgelopen te zijn tot 38,5 graden en begint ze te kuchen. Op de X-thorax blijkt ze een verslikpneumonie te hebben opgelopen die na behandeling duidelijk invloed heeft op de alertheid van patiënte. Er is sprake van een arousalstoornis.

Het arousal- of activatieniveau is een aanduiding voor de continuïteit van bewustzijn. Dit betreft mentale functies die zorgen voor voortdurende waakzaamheid, alertheid en het zich bewust zijn van zijn omgeving. Signalen van zowel binnen het lichaam (bijvoorbeeld aandrang om te plassen) als komende van buiten het lichaam (bijvoorbeeld geluid of licht) kunnen deze functies prikkelen. Bij een verlaagde *arousal* zijn de reacties van de patiënt wisselend adequaat of traag (casus 3.1). De patiënt voert een handeling niet goed uit, de aandacht tijdens de handeling is verminderd of de patiënt valt in slaap wanneer geen activiteit plaatsvindt.

Stoornissen in het bewustzijn kunnen ontstaan wanneer de hersenstam of een of beide hersenhelften beschadigd raken door bijvoorbeeld een bloeding, infarct, trauma, infectie, tumor of intoxicatie. Bij stoornissen van het bewustzijn bij neurologische aandoeningen gaat het vooral om afname van de activering van het bewustzijn (van suf tot slaperig of onwekbaar), waarbij de inhoud verandert (delier) of verdwijnt (coma).

Bij een delier is er sprake van een lichte daling van het bewustzijn. De alertheid, maar ook de inhoud van het bewustzijn is gestoord. Er zijn aandachts- en concentratiestoornissen. De patiënt is snel afgeleid, heeft geen greep meer op de situatie en kan geen gedachtelijn vasthouden. Er kunnen waarnemingsveranderingen voorkomen evenals (visuele) hallucinaties, vaak in combinatie met onrustig, ontremd en agressief gedrag.

Bij een coma is het bewustzijn veel sterker gedaald. Het arousalniveau is zo laag, dat er geen sprake van aandacht meer is. De patiënt lijkt in een slaaptoestand te zijn, opent bij aanspreken of bij pijnprikkels de ogen niet, voert geen opdrachten uit en geeft geen verbale reacties.

Een vegetatieve toestand lijkt op coma, met dit verschil dat de patiënt de ogen kan openen en met de oogleden kan knipperen. Er is geen oogcontact of andere vorm van communicatie. Het kan lijken of de patiënt nu eens wakker is en dan weer slaapt. Hierbij is de hersenschors grotendeels beschadigd en functioneert alleen de hersenstam. De patiënt smakt, geeuwt, kreunt, en buigt en strekt ledematen maar maakt geen doelgerichte bewegingen. Deze toestand kan permanent zijn maar kan ook tijdelijk voorkomen.

Bij het locked-in-syndroom lijkt de patiënt een bewustzijnsstoornis te hebben, maar heeft dat niet! Het syndroom ontstaat door een beschadiging in het voorste gedeelte van de pons. Het bewustzijn is normaal, maar de patiënt kan zich niet bewegen, niet spreken en bijna alle mogelijkheden tot contact zijn weggevallen. Vaak is de enige manier om te communiceren door middel van oogbewegingen van de patiënt. Dan blijkt dat de patiënt in staat is om met 'ja' of 'nee' bewegingen van de ogen adequaat te antwoorden.

Van hersendood is sprake wanneer de hersenen en de hersenstam volledig en onherstelbaar zijn uitgevallen, maar de hartactie en de circulatie blijven bestaan. Dat kan omdat de hartactiviteit relatief onafhankelijk is van de hersenstam. De patiënt wordt beademd omdat voor de ademhaling wel een intacte hersenstam nodig is. Er zijn geen reacties op de GCS, de pupillen zijn wijd en lichtstijf en er zijn geen oogbewegingen op te wekken.

Kader 3.1 Bewustzijn

We vinden ons bewustzijn zo belangrijk dat we ons niet kunnen voorstellen het te moeten missen. Maar wie creëert die angst voor het verlies? Ons bewustzijn zelf! Het bewustzijn zelf is verantwoordelijk voor de illusie dat het vreselijk zou zijn wanneer we dat bewustzijn niet zouden hebben. Maar als we geen bewustzijn meer hebben, zijn we ons ook niet bewust van het feit dat het er niet is.

Tegenover het bewustzijn staat het onbewuste. We zijn geneigd te denken dat het bewustzijn aan de touwtjes trekt: het neemt belangrijke beslissingen en delegeert een aantal zaken naar het middenkader of de werkvloer. We denken dat het bewustzijn alles aanstuurt en dat ons gedrag begint met bewust genomen beslissingen. Dit is niet zo. In de meeste gevallen speelt het onbewuste een veel belangrijker rol. Het belang van onbewuste processen wordt onderschat en dat van bewuste processen overschat.

Jaynes schreef in zijn boek *Consciousness in the breakdown of the bicameral mind*:

'Consciousness is a much smaller part of our mental life than we are conscious of, because we cannot be conscious of what we are not conscious of. How simple is that to say; how difficult to appreciate! It is like asking a flashlight in a dark room to search around for something that does not have light shining upon it. The flashlight, since there is light in whatever direction it turns, would have to conclude that there is light everywhere. And so the consciousness can seem to pervade all mentality when actually it is not.' (Overgenomen uit: Ap Dijksterhuis, Het slimme onbewuste, denken met gevoel. Amsterdam, 2008).

3.2.2 Oriëntatie (b114)

Oriëntatie wordt in de ICF gedefinieerd als algemene mentale functies gerelateerd aan het weten en schatten van de relatie die men heeft met zichzelf, met andere personen, met tijd en met de omgeving. Er wordt onderscheid gemaakt in oriëntatie in tijd, plaats, ruimte en persoon. Oriëntatie in tijd is het zich bewust zijn van dag, datum, maand en jaar. Oriëntatie in plaats heeft betrekking op de plaats waar men zich bevind, zoals de onmiddellijke omgeving, maar ook de stad of het land. Bij ruimtelijke oriëntatie gaat het om het vinden van de weg in een vertrouwde omgeving. Bij oriëntatie in persoon gaat het om de eigen identiteit (naam, adres, geboortedatum) en die van bekende personen en personen in de onmiddellijke omgeving. Wanneer oriëntatie globaal wordt onderzocht stelt men vragen als: 'Welke dag is het?', 'Welke datum is het vandaag?', 'Waar bent u?' en 'Wie ben ik?'.

Oriëntatie is moeilijk als losstaande functie te zien, omdat vaak integratie van diverse functies vereist is. Voor ruimtelijke oriëntatie zijn bijvoorbeeld onder meer de visus en het geheugen van belang, evenals imaginatie en visualisatie. Daardoor is het mogelijk om zich bijvoorbeeld een bekende kamer of straat voor te stellen.

Gedesoriënteerd zijn kan grote gevolgen hebben. Een (alleenstaande) alzheimerpatiënt bijvoorbeeld kan bij desoriëntatie in plaats en ruimte zodanig in de problemen raken dat hij of zij uit huis geplaatst moet worden.

3.2.3 Intellectuele functies (b117)

Intellectuele functies zijn algemene mentale functies die nodig zijn voor het begripsvermogen en om constructief de verschillende mentale functies inclusief alle cognitieve functies en hun ontwikkeling gedurende het leven te integreren. Een nauwkeuriger definitie is moeilijk te geven (zie kader 3.2) omdat er in de literatuur nauwelijks overeenstemming bestaat over de vraag om welke functies het precies gaat. In tests wordt intelligentie wel gemeten. Hierbij is het begrip hanteerbaar gemaakt voor bijvoorbeeld schoolkeuzen of beroepskeuzen. Iemand wordt dan intelligenter dan een ander genoemd wanneer hij beter presteert op een gegeven serie opgaven.

> **Kader 3.2 Definitieniveaus van intelligentie**
>
> Vroon (1980) stelt dat, redenerend vanuit een acceptabel definitieniveau, nog vrijwel onbekend is wat intelligentie is. Na analyse van definities stelt hij dat in de wetenschap drie definitieniveaus te onderscheiden zijn. Op het eerste niveau gaat het om een verbale, in zekere zin intuïtieve omschrijving van een verschijnsel, in dit geval intelligentie. Een voorbeeld van een dergelijke omschrijving is dat intelligentie het vermogen is om een probleem op te lossen. Een dergelijk bewering is niets anders dan tautologie: er wordt nodeloos herhaald. Op een iets hoger definitieniveau, het tweede, wordt het mogelijk het verschijnsel intelligentie te meten. Dergelijke definities noemt men rationeel. 'Intelligentie is wat deze test meet', hoort op dit niveau thuis. Omdat het ontbreekt aan reflecties over het hoe en waarom, zijn operationele definities in de meeste wetenschappen niet zo gewild. Vandaar dat men streeft naar het derde definitieniveau, waar in de eerste plaats een theorie over de aard van het begrip wordt verondersteld.

Bij verschillende neurologische aandoeningen speelt achteruitgang van intellectuele functies een rol. Daarbij kan gedacht worden aan degeneratieve aandoeningen, zoals dementiebeelden, maar ook bij aandoeningen als multipele sclerose, de ziekte van Parkinson en epilepsie. Patiënten merken dat zij hun intellectuele functies minder goed kunnen hanteren of zelfs kwijtraken. Dit kan het effect zijn van de ziekte zelf of van de medicatie die wordt gebruikt.

3.2.4 Temperament en persoonlijkheid (b126)

De ICF definieert temperament en persoonlijkheid als algemeen mentale functies gerelateerd aan het aangeboren vermogen van het individu om op een bepaalde manier te reageren op situaties, inclusief de cluster van mentale eigenschappen die een persoon onderscheidt van anderen. Voorbeelden van deze functies lopen sterk uiteen van psychische stabiliteit, flexibiliteit, nauwgezetheid en ondernemend zijn, tot vriendelijkheid en gewetensvol en sociaal zijn.

Veranderingen in temperament en persoonlijkheid door hersenletsel kunnen leiden tot grote veranderingen in gedrag. Dat wordt het duidelijkst bij het frontalekwabsyndroom, wanneer er sprake is van letsel aan de frontaalkwab(ben). Symptomen bij het frontalekwabsyndroom zijn onder meer ontremming, kritiekverlies, decorumverlies, verlies van tact, egocentrisch gedrag, kinderlijk gedrag, euforie en affectieve vervlakking. Maar ook minder uitgesproken persoonlijkheidsveranderingen komen voor. Voorbeelden zijn het blijven vertellen van grappen met een seksuele lading zonder op te merken dat de omgeving dat niet op prijs stelt. Een ander voorbeeld is de neiging om net iets te luid te lachen.

Stoornissen in temperament en persoonlijkheid kunnen ernstige consequenties op vele terreinen hebben. Het ziekteverloop kan sterk beïnvloed worden door dergelijke stoornissen. Complicaties kunnen optreden door bijvoorbeeld impulsief en ontremd gedrag. Revalidatie kan gehinderd worden door gebrek aan motivatie. Binnen het gezin of de relatie van de patiënt kunnen persoonlijkheidsveranderingen leiden tot grote spanningen en re-integratie in het arbeidsproces kan sterk bemoeilijkt worden door bijvoorbeeld een verlies van verantwoordelijkheidsgevoel.

Persoonlijkheidsveranderingen zijn moeilijk op te sporen via vragenlijsten. Hulpverleners zijn vaak aangewezen op ervaring en hun 'klinische blik'. Ook observatie van de interactie met familie en bekenden van de patiënt kan belangrijke informatie opleveren.

3.2.5 Energie en driften (b130) en vermoeidheid

Energie en driften zijn binnen de ICF omschreven als algemeen mentale functies gerelateerd aan fysiologische en psychologische mechanismen die ervoor zorgen dat het individu volhardend streeft naar het voldoen aan bepaalde behoeften en algemene doelen. Het gaat om bijvoorbeeld de mate van kracht en uithoudingsvermogen (energieniveau), bewuste of onbewuste drijfveren (motivatie), natuurlijke behoeften en verlangens naar bijvoorbeeld eten en drinken (begeerte), de dringende behoefte om stoffen te nuttigen (hunkering) en het reguleren van en het weerstand bieden aan plotselinge behoeften om iets te doen (driftbeheersing).

Vermoeidheid geeft een stoornis in het energieniveau aan. Vermoeidheid is een kernsymptoom van veel neurologische aandoeningen en kan door meerdere factoren beïnvloed worden. Bijvoorbeeld door verlammingsverschijnselen, zoals bij een beroerte, kosten de gewone dagelijkse bewegingen meer inspanning en daardoor meer energie. Cognitieve stoornissen kunnen vermoeidheid veroorzaken, omdat de patiënt niet in staat is om handelingen automatisch uit te voeren en bij alles moet nadenken. De ziekte zelf kan de patiënt sterk vermoeid maken, zoals door chronische ontstekingen van het zenuwstelsel bij multipele sclerose of door chronische spieraandoeningen bij myasthenia gravis en polymyositis. Ook medicatie, zoals anti-epileptica, kan van invloed zijn op het ontstaan van vermoeidheid.

Vermoeidheid kan zich uiten in verminderde lichamelijke activiteit en verlies van conditie, waardoor de patiënt sneller kortademig wordt. Ook kan de patiënt sneller in slaap vallen na een activiteit als wassen of aankleden, of de patiënt heeft moeite om het zichzelf verzorgen vol te houden. Zelfs zitten zonder actief te zijn kan erg vermoeiend zijn. Bovendien kan vermoeidheid andere neurologische stoornissen versterken en bijvoorbeeld een tekort aan aandacht en concentratie verder doen toenemen. Frustraties en emoties die door vermoeidheid en moeizaam functioneren kunnen ontstaan, kunnen op zich ook weer extra energie kosten.

Instrumenten die vermoeidheid in kaart brengen zijn de Fatigue Severity Scale (FSS) en de Checklist Individual Strength (CIS). De FSS is een vragenlijst waarin de patiënt aangeeft in hoeverre de vermoeidheid invloed heeft op het functioneren en wanneer dat het meest het geval is. De CIS meet moeheid, concentratie, motivatie en lichamelijke activiteit.

3.2.6 Slaap (b134)

De ICF beschrijft slaap als algemeen mentale functie gerelateerd aan het zich periodiek, reversibel en selectief fysiek en mentaal terugtrekken uit de eigen onmiddellijke omgeving, wat gepaard gaat met karakteristieke fysiologische veranderingen. Daarbij worden onder meer genoemd de hoeveelheid slaap, het inslapen, het doorslapen en de kwaliteit van de slaap (zie ook kader 3.3).

Slaapproblemen zijn een belangrijke oorzaak van vermoeidheid bij patiënten met neurologische aandoeningen. Deze problemen kunnen samenhangen met de aard en de ernst van de neurologische uitval, bijvoorbeeld door een verminderde gevoeligheid van het ademhalingscentrum kunnen ademhalingsstoornissen ontstaan (cheyne-stokes-ademhaling, centrale apneu). Hierdoor daalt 's nachts de zuurstofopname en kan de patiënt overdag last hebben van vermoeidheid en slaperigheid. Een patiënt met de ziekte van Parkinson kan problemen hebben met het gaan verliggen doordat hij blijft vasthouden aan een niet-adequate bewegingsstrategie en moeite heeft met omdraaien en andere automatische bewegingen. Problemen met in- en doorslapen en de kwaliteit van de slaap kunnen ook samenhangen met veranderde fysieke omstandigheden. Voorbeelden hiervan zijn incontinentie en liggen in een nat bed, verminderde mobiliteit waardoor het gaan verliggen bemoeilijkt wordt, pijn, of hypertonie en spasticiteit waardoor het bewegen gehinderd wordt. Ook de opname in een ziekenhuis of verpleeghuis kan leiden tot slaapproblemen of het omdraaien van het waak-slaapritme, zoals dat bij oudere patiënten of bij de ziekte van Alzheimer het geval kan zijn.

Kader 3.3 Normale slaap

Een derde van ons volwassen leven besteden we aan slapen, gemiddeld acht uur per nacht. De slaap kent verschillende slaapstadia, stadium I en II (ondiepe slaap), slaapstadium III en IV (diepe slaap) en droomslaap (rapid eye movement-slaap, REM-slaap). Slaap kan gemeten worden met een slaap-EEG (= hypnogram, figuur 3.1). In het begin van de nacht is er sprake van twee tot drie slaapcycli. Een slaapcyclus bestaat uit een opeenvolging van alle slaapstadia gevolgd door een periode van REM-slaap. In het tweede deel van de nacht is er vooral ondiepe slaap en droomslaap.

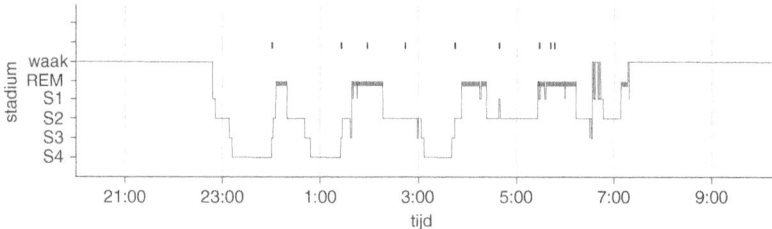

Figuur 3.1
Normaal hypnogram.

Bij veel neurologische ziektebeelden kan de slaap verstoord zijn, wat kan leiden tot vermoeidheid en slaperigheid met dutjes overdag. Bij patiënten met neurologische stoornissen die klagen over deze verschijnselen overdag is het belangrijk te kijken naar de kwaliteit en de kwantiteit van de nachtslaap en verstorende factoren hierin zoals pijn, ademhalingsstoornissen, incontinentie.

3.3 Mentale functies (cognitieve functies, emotie en gedrag)

3.3.1 Aandacht (b140)

De ICF-definitie van aandacht luidt: specifiek mentale functies gerelateerd aan het zich richten op een externe stimulus of een innerlijke ervaring gedurende een vereiste periode. Het gaat daarbij onder meer om het vasthouden van de aandacht, het veranderen van het aandachtsgebied, het verdelen van de aandacht en het delen van de aandacht. Aandacht kunnen richten, vasthouden en verdelen is belangrijk voor andere functies zoals waarnemen, geheugen en denken en is sterk gerelateerd aan begrippen als arousal en tempo van informatieverwerking. Ook is er samenhang tussen aandacht en emoties. Bij angst bijvoorbeeld zal men zijn aandacht eerder richten op stimuli die te maken hebben met de angst. Aandacht kan automatisch gericht worden, bijvoorbeeld op een lichtflits of op het geluid van piepende banden, maar kan ook bewust op iets belangrijks gefocust zijn. Dit laatste wordt ook wel selectieve aandacht genoemd en maakt het mogelijk om in een omgeving met vele stimuli toch gericht te zijn op datgene wat op dat moment het belangrijkste is. Een voorbeeld hiervan is een boek lezen met de radio aan. Niet-relevante stimuli worden als het ware weggefilterd.

Naast selectiviteit kent aandacht ook de dimensie intensiteit. Deze twee dimensies van aandacht worden samengebracht in het begrip concentratie. Geconcentreerd een taak uitvoeren wil zeggen dat er sprake is van selectief zowel als intensief bezig zijn.

Aandachtsstoornissen kunnen zich in verschillende vormen manifesteren en zijn vooral bij de uitvoering van dagelijkse handelingen te observeren. Bij een hersenbeschadiging is er zeer vaak sprake van een verminderde snelheid van informatieverwerking, trager denken en trager handelen, bijvoorbeeld de ondertiteling van de televisie niet meer kunnen bijhouden. Bij verstoorde selectieve aandacht reageert de patiënt op allerlei prikkels en is zeer snel afgeleid. Een volle toilettas kan er bijvoorbeeld toe leiden dat de patiënt door ieder artikel in de tas wordt afgeleid en geen enkele activiteit adequaat afmaakt.

Ook het verdelen van de aandacht kan gestoord zijn. Normaalgesproken komen er veel situaties voor waarbij de aandacht verdeeld moet worden over meerdere taken tegelijkertijd, bijvoorbeeld een auto besturen, het verkeer in de gaten houden én een gesprek voeren met een medepassagier. Maar wanneer door een hersenbeschadiging de informatieverwerking vertraagd is en de aandacht niet meer verdeeld kan worden, is het uitvoeren van meer activiteiten tegelijk niet meer mogelijk. De patiënt kan niet meer lopen en tegelijk een gesprek voeren.

Verandering van aandachtsgebied, ook wel flexibiliteit van aandacht genoemd, is een belangrijke functie wanneer de aandacht gewisseld moet worden tussen activiteiten, bijvoorbeeld tussen het luisteren naar instructies en het uitvoeren van de handeling. Hierbij wordt telkens een wisselend beroep gedaan op (cognitieve) functies. Wanneer de flexibiliteit van aandacht verminderd is, heeft de patiënt er bijvoorbeeld moeite mee om in een gesprek van onderwerp te wisselen, of om over te gaan naar het wassen van het volgende lichaamsdeel. De patiënt blijft dan doorgaan met wassen op dezelfde plaats. Aandachtsstoornissen kunnen bij verschillende neurologische aandoeningen voorkomen zoals bij een beroerte, een hersentumor, epilepsie, of bij status na een schedeltrauma.

3.3.2 Geheugen (b144)

Geheugen wordt beschreven als specifieke mentale functies gerelateerd aan het opslaan en bewaren van informatie en het terugvinden van informatie. Er zijn vele manieren om de geheugenfuncties in te delen, maar een veel gehanteerde model is dat waarbij onderscheid gemaakt wordt in het zintuiglijke geheugen, het kortetermijngeheugen ofwel werkgeheugen en het langetermijngeheugen ofwel episodisch geheugen. Prikkels die aangeleverd worden door de zintuigen komen binnen via het zintuiglijke geheugen, dat niet bewust toegankelijk is. Daar wordt de informatie slechts zeer kort vastgehouden voor eerste analyse en selectie. Vervolgens komt de informatie in het kortetermijngeheugen, ook wel het werkgeheugen genoemd. In hoeverre dat gebeurt is mede afhankelijk van de arousal, de mate van selectieve aandacht en van emoties. In het kortetermijngeheugen (werkgeheugen) kan een beperkte hoeveelheid informatie maximaal enkele minuten bewaard worden. Daarbij wordt de informatie bewerkt, getransformeerd en gerelateerd aan eerder opgeslagen kennis uit het langetermijngeheugen (episodisch geheugen). Deze processen spelen bijvoorbeeld een rol bij het leren, lezen en denken. Het kortetermijngeheugen heeft een beperkte capaciteit en informatie verdwijnt snel. Echter wanneer er sprake is van herhaling of van diepere verwerking komt de informatie in het langetermijngeheugen.

Dit geheugen heeft veel minder beperkingen qua duur en capaciteit en kent ook weer een onderverdeling. Daarbij gaat het niet zozeer om structureel verschillende geheugens, maar meer om een verzameling van processen en systemen. Onderscheiden worden het declaratieve of expliciete (bewuste) geheugen en het procedurele of automatische geheugen (zie kader 3.4). Het declaratieve geheugen bestaat uit het semantische en het episodische geheugen. Het semantisch geheugen bevat algemene feitenkennis, los van tijd en plaats waarop deze kennis verkregen is, bijvoorbeeld: 'het Witte Huis staat in Washington'. Bij het episodisch geheugen is men zich wel bewust dat men de informatie als een persoonlijke ervaring heeft opgedaan op een bepaald moment en/of op een bepaalde plaats. Een voorbeeld is het zich herinneren dat het vorig jaar een mooie zomer was. Het procedurele geheugen bevat kennis over procedures en vaardigheden zoals autorijden, fietsen en traplopen. Het gaat daarbij om activiteiten die in hoge mate automatisch en onbewust verlopen.

Kader 3.4 Expliciet en impliciet geheugen

Het expliciete geheugen (ook wel declaratieve geheugen genoemd) bestaat uit:
- *werkgeheugen*: het vermogen om gedurende korte tijd (seconden) een beperkt aantal items (bijv. cijfers, voorwerpen) in het geheugen vast te houden en te reproduceren;
- *episodisch geheugen*: persoonlijk ervaren gebeurtenissen die aan een bepaalde tijd en context zijn gebonden;
- *antegraad geheugen*: nieuwe informatie;
- *retrograad geheugen*: gebeurtenissen in het verleden;
- *semantisch geheugen*: betekenis van woorden, begrippen en algemene kennis, niet gebonden aan een bepaalde tijd of context.

Het impliciete geheugen (ook wel procedurele geheugen genoemd) bestaat uit aangeleerde, automatische, reflexmatige en complexe handelingen die niet beschikbaar zijn voor bewuste reflectie, zoals autorijden, zwemmen en verschillende handvaardigheden.

Een hersenbeschadiging leidt al snel tot geheugenstoornissen. Dat heeft te maken met de verschillende hersengebieden die een rol spelen bij geheugenprocessen. Daarom is er ook maar zelden sprake van volledige uitval van de geheugenfuncties. Toch kan de impact van geheugenstoornissen enorm zijn. Allerlei functies en vaardigheden kunnen verminderd raken zoals lezen, schrijven, rekenen, redeneren, maar ook spreken, plannen, begrijpen enzovoort. Stoornissen van het zintuiglijk geheugen uiten zich vooral als stoornissen in de perceptie (zie paragraaf 3.3.5). Patiënten met problemen met het kortetermijngeheugen (antegrade geheugen) zijn zeer snel vergeten wat er zojuist gebeurd is. Ze lijken niet gehoord te hebben wat net verteld is, zijn vaak hun spullen kwijt en kunnen op de afdeling de weg niet vinden. Bij een stoornis van het episodische geheugen kan de patiënt vergeten zijn dat hij vanochtend therapie heeft gehad of dat hij eergisteren een fruitmand van zijn collega's kreeg. Ook kan de patiënt kwijt zijn wanneer belangrijke gebeurtenissen in zijn leven hebben plaatsgevonden. Een stoornis in het procedurele geheugen kan ertoe leiden dat een patiënt zeer veel moeite heeft om een nieuwe vaardigheid te leren, of om bijvoorbeeld te leren zich met één arm aan te kleden. Ook het leren hanteren van een nieuw hulpmiddel kan moeilijk zijn.

Het geheugen is sterk gerelateerd aan andere functies zoals aandacht, concentratie, waarneming en taal. Het is daarom moeilijk om zekerheid te krijgen dat het om een geheugenstoornis gaat; eerst moeten allerlei andere stoornissen uitgesloten zijn (zie tabel 3.1). De functies van opslaan en vasthouden van informatie zijn gelokaliseerd in het limbische systeem en de multimodale cerebrale cortex. Bij het ophalen van informatie zijn de frontale systemen betrokken; hieronder wordt verstaan de prefrontale cortex, basale kernen en delen van de thalamus. Dit verklaart waarom verschillende aandoeningen van deze systemen (m. Parkinson, hydrocefalus) toch dezelfde cognitieve stoornissen kunnen veroorzaken.

Tabel 3.1	Tests van het expliciete geheugen (naar Hijdra, 2006).
onderdeel	test
werkgeheugen	aantal woorden of cijfers noemen, of voorwerpen laten zien, die de patiënt meteen na aanbieding moet herhalen (normaal kunnen 5 tot 6 items gereproduceerd worden)
episodisch geheugen	
• anterograad	laat de patiënt woorden nazeggen, voorwerpen zien, of een verhaaltje voorlezen; na verloop van tijd (tien minuten) vraagt men welke woorden, voorwerpen of onderdelen van het verhaaltje hij nog weet
• retrograad	informeer naar gebeurtenissen die weken tot jaren geleden hebben plaatsgevonden (scholing, verhuizingen, huwelijk, historische gebeurtenissen)
semantisch geheugen	- vraag naar de betekenis van woorden of afbeeldingen
	- laat overeenkomsten en verschillen tussen begrippen uitleggen
	- onderzoek 'category fluency' (zoveel mogelijk dieren, beroepen enz. laten opnoemen)

3.3.3 Stemming (b152)

De ICF definieert stemming als specifiek mentale functies gerelateerd aan het gevoel en aan de affectieve componenten van mentale stoornissen. Het gaat onder meer om het reguleren van de stemming, het bereik van de stemming (allerlei ervaringen en gevoelens die te maken kunnen hebben met bijvoorbeeld boosheid, verliefdheid of angst) en adequaatheid van stemming (congruentie van gevoel en affect met de omgeving, zoals verdriet en onzekerheid bij een slechtnieuwsgesprek).

Stemmingsstoornissen worden ook wel emotionele stoornissen genoemd. Voorbeelden zijn depressie, verhoogde prikkelbaarheid, emotionele labiliteit en vlakheid. De oorzaak van stemmingsstoornissen kan natuurlijk liggen in de reactie op het ziek zijn en de gevolgen daarvan, zoals het ervaren niet goed meer te kunnen functioneren en niet meer in je eigen huis kunnen wonen. Maar bij neurologische aandoeningen kan de schade aan de hersenen zelf ook tot stemmingsstoornissen leiden. De impact van dit soort stoornissen op de kwaliteit van leven kan groot zijn en het revalidatieproces kan sterk gehinderd worden doordat de patiënt niet de motivatie kan opbrengen om te trainen. Depressiviteit bijvoorbeeld kan betrekking hebben op de interesse voor en het plezier in activiteiten, maar ook op gewicht, slapen, vitaliteit en energie, zelfbeeld, concentratie, geheugen, denken, besluitvaardigheid, motoriek, enzovoort. Emotionele vervlakking kan zich niet alleen uiten als een verminderd emotioneel reageren op gebeurtenissen en zelfs onverschilligheid, maar ook als meer moeite hebben met het zich inleven in emoties van anderen. Dat kan weer tot problemen leiden op het gebied van relaties, wonen en werk. Emotionele stoornissen op basis van een neurologische aandoening als een beroerte, epilepsie of multipele sclerose kunnen zich uiten in bijvoorbeeld dwanghuilen of dwanglachen. De patiënt huilt of lacht dan heftig zonder daar controle over te hebben en zonder het te willen. Dwanghuilen of -lachen is te beschouwen als een gevolg van een ontremming van het brein. Een normale reactie van de omgeving, zoals empathie of begrip tonen, werkt vaak averechts. Het negeren van de emotie en het bespreken van de oorzaak van het dwangmatige karakter van het huilen of lachen met de patiënt en zijn naasten heeft vaak meer effect.

3.3.4 Perceptie (b156)

Perceptie wordt omschreven als specifiek mentale functies gerelateerd aan het herkennen en interpreteren van sensorische stimuli. Het gaat om informatie die via de zintuigen binnenkomt in het brein: horen, zien, ruiken, proeven en voelen. Deze informatie wordt herkend en begrepen en men spreekt dan van auditieve perceptie (geluid en klanken), visuele perceptie (onderscheiden van vormen, grootte, kleuren), perceptie van geur en smaak en tactiele perceptie (door tast onderscheiden van ruwheid, hardheid, gladheid en temperatuur). Ook behoort visuospatiële perceptie tot deze functies. Dit is het met behulp van visus onderscheiden van de relatieve positie van objecten in de omgeving.

Perceptie, ook wel waarneming genoemd, wordt ingedeeld in drie niveaus. Op het eerste niveau wordt informatie door de zintuigen geregistreerd en doorgestuurd naar de hersenen. Er is nog geen sprake van bewustwording. Daarna volgt op het tweede niveau herkenning van deze informatie, worden ruimtelijke vormen waargenomen en kan er sprake zijn van complementering (een geheel maken ook al zie je maar een gedeelte van een voorwerp). Dit gebeurt in de associatieve schors. De verwerking van de informatie op deze wijze en de herkenningsprocessen op dit niveau vinden plaats binnen een sensorische modaliteit, bijvoorbeeld op de tast herken je een muntstuk in je broekzak. Ten slotte wordt op het derde niveau de informatie geïnterpreteerd en begrepen in haar context. Ook vindt op het derde niveau integratie plaats met andere modaliteiten van waarnemen en met andere functies, zoals het geheugen. Dit leidt er bijvoorbeeld toe dat iemand in een winkel met een witte jas en een mes wordt herkend als slager en niet als chirurg. Herkennen, begrijpen en interpreteren samen worden ook wel gnosis genoemd.

Stoornissen op het eerste niveau worden ook wel primaire stoornissen genoemd. Het gaat dan om bijvoorbeeld bepaalde toonhoogten niet meer kunnen horen, doofheid, slecht zien, (halfzijdige) gezichtsvelduitval, of verlies van gevoeligheid voor een bepaalde smaak of geur. Op het tweede en derde niveau zijn er stoornissen in het herkennen van de specifieke vorm of kleur van een voorwerp, of kan men bijvoorbeeld bij het zien van alleen een voorwiel en een stuur niet het geheel van een fiets herkennen die achter een muur staat. Of de patiënt herkent een voorwerp zoals een kam in het geheel niet meer en weet niet waarvoor het dient. Hieronder worden twee specifieke stoornissen op het gebied van perceptie besproken: de agnosie en het *neglect*.

Agnosie

Een agnosie is een stoornis in het herkennen, waarbij de zintuigfuncties intact zijn. Voorbeelden zijn het niet herkennen van vormen en kleuren, maar ook van gezichten, geuren, smaak, geluiden en lichaamsdelen. Doordat de informatie binnenkomt en verwerkt wordt via verschillende modaliteiten, kan het zijn dat een hersenbeschadiging leidt tot een agnosie in de ene modaliteit, maar niet in een andere. Bijvoorbeeld een patiënt herkent zijn echtgenote niet aan haar gezicht maar wel aan haar stem. Op deze wijze zijn agnosieën te onderscheiden aan de hand van hun modaliteit. De bekendste zijn de visuele agnosie, de akoestische agnosie en de tactiele agnosie.

Een visuele agnosie kan zich uiten in het niet meer herkennen van vormen, zoals voorwerpen en gezichten, of van kleuren. De gevolgen kunnen divers van aard zijn en een grote impact hebben. Een patiënt bijt dan rustig in een overrijpe of rotte appel, omdat de bruine kleur hem niet verontrust. Het uitvoeren van allerlei dagelijkse activiteiten zoals wassen en aankleden of je brood smeren zijn zeer problematisch omdat de benodigde spullen niet herkend worden. De patiënt gebruikt zijn scheerapparaat als een kam. Maar wanneer het apparaat wordt aangezet, helpt het geluid om te herkennen dat het bedoeld is voor scheren. De patiënt kan de weg op de afdeling niet terugvinden en herkent zijn eigen kamer niet meer. Klokkijken kan problemen opleveren en soms kan visuele agnosie ertoe leiden dat een patiënt bepaalde emoties en gezichtsuitdrukkingen bij anderen niet herkent.

Bij een akoestische agnosie herkent de patiënt geluiden en klanken niet meer. Ook hier kunnen de gevolgen groot zijn. De patiënt herkent stemmen of intonaties niet meer, waardoor gesprekken niet goed gevolgd kunnen worden of geheel verkeerd geïnterpreteerd worden. Of de patiënt kan moeilijk duiden uit welke richting een geluid komt, wat problemen geeft in het verkeer. Hij herkent zijn favoriete muziekstukken niet meer of reageert niet adequaat op geluidssignalen. De wekker wordt niet afgezet, de telefoon wordt niet opgenomen, de kraan blijft lopen of een alarmsignaal wordt genegeerd.

Een tactiele agnosie uit zich in twee verschillende vormen. De eerste is een stoornis in de elementaire tastfunctie waarbij het voelen van vorm, grootte, hardheid en ruwheid gestoord is. Bij de tweede vorm worden objecten niet herkend wanneer ze alleen door tasten worden waargenomen. Een portefeuille in de achterzak stoppen lukt dan niet, net als oorbellen indoen, een strik op je rug maken of spullen uit de toilettas halen zonder te kijken. Allerlei dagelijkse handelingen lukken dan alleen als er visuele controle is. Aanwijzingen voor een tactiele agnosie verkrijgt men wanneer men de patiënt voorwerpen in zijn hand geeft die hij moet herkennen zonder te kijken.

Minder bekend maar met vaak onderschatte gevolgen voor de kwaliteit van leven zijn de agnosieën op het gebied van reuk (anosmie) en smaak. Patiënten kunnen deze stoornissen als heel vervelend ervaren omdat ze bijvoorbeeld niet meer kunnen genieten van voeding waar ze voorheen zo van hielden. Ook zijn deze stoornissen niet ongevaarlijk als het gaat om bijvoorbeeld de herkenning van de geur van aardgas en de smaak van bedorven eten.

Naast de indeling van agnosieën op basis van modaliteit zijn er ook vormen van agnosie die bovenmodaal zijn. Het gaat hierbij om de somatoagnosie, die vanwege de ICF-indeling besproken wordt bij het ervaren van zelf en tijd, en de spatiële agnosie, die betrekking heeft op ruimtelijke waarneming. Een patiënt kan problemen ondervinden met begrippen die betrekking hebben op ruimte, zoals afstand, voor en achter, binnen en buiten, recht en schuin, onder en boven, ver weg en dichtbij. Ook hierdoor kunnen allerlei dagelijkse activiteiten moeizaam verlopen. Een mouw die binnenstebuiten zit wordt niet herkend, kleding wordt achterstevoren aangetrokken, een kopje wordt half op het schoteltje gezet of net naast de tafel. Ook kunnen er problemen zijn met het beschrijven van een kamer, of van een weg die moet worden afgelegd.

Neglect

Casus 3.2 Een voorbeeld van neglect

Een rechtshandige vrouw van 58 jaar wordt opgenomen op de afdeling interne geneeskunde vanwege klachten van kortademigheid, waardoor zij bedlegerig is geworden. Bij nader onderzoek blijkt er sprake te zijn van longmetastasen met pleuravocht. De oorspronkelijke tumor is gelokaliseerd in de rechtermamma.

> Tijdens het verplegen valt op dat patiënte nauwelijks reageert als er iemand haar kamer binnenkomt (de deur zit aan de linkerzijde van het bed gezien vanuit de patiënt). Ook valt op dat ze tijdens de hulp bij het wassen op bed haar linkerkant niet wast en vaak 'vergeet' om haar linkerkous aan te doen. Wanneer ze wordt getest blijkt er geen sprake te zijn van een hemianopsie of gevoelsstoornis in de linkerkant van haar lichaam bij testen van het gevoel aan de linkerzijde. Wanneer echter beiderzijds een gevoelsprikkel wordt toegediend, geeft patiënte aan alleen rechts iets te voelen. Ditzelfde valt op bij testen van het gezichtsveld: als alleen het linker gezichtsveld wordt getest ziet patiënte alles goed, maar bij testen van beide gezichtsvelden tegelijkertijd blijkt ze alleen aan de rechterzijde te zien. Op de MRI is een hersenmetastase te zien in het rechter tempero-occipitale gebied.

Een *neglect* is een stoornis die zich uit in verwaarlozing van de lichaamshelft en de ruimte tegengesteld aan de beschadigde hersenhelft (zie casus 3.2). Vaak wordt dit gezien bij beschadiging van de niet-dominante hersenhelft (meestal de rechter). Hierbij moet uitgesloten zijn dat de verwaarlozing kan worden verklaard door andere waarnemingsstoornissen, zoals zintuiglijke stoornissen. De patiënt is zich niet bewust van deze verwaarlozing.

Een neglect wordt in de literatuur op verschillende manieren beschouwd. In bovenstaande beschrijving is een neglect een stoornis in de waarneming, maar het wordt ook opgevat als een stoornis in bewustzijn en aandacht. Daarnaast is er verschil in opvatting over de symptomen van een neglect. Daarbij wordt neglect enerzijds gezien als een syndroom met verschillende symptomen die geordend zijn naar zwaarte van het neglect. Sommige verschijnselen treden op bij een lichte vorm van neglect, andere worden pas waargenomen bij een ernstiger vorm.

Anderzijds bestaat er de opvatting dat er verschillende vormen van neglect zijn zoals een hemi-inattentie, extinctie, motorisch neglect en neglect voor intern gegenereerde voorstellingen.

Een *hemi-inattentie* is het niet voldoende waarnemen van een eenzijdige prikkel, die in alle sensorische modaliteiten kan voorkomen. Voorwaarde is dat de zintuiglijke waarneming niet gestoord is. De prikkel wordt wel waargenomen wanneer de patiënt zijn aandacht op die zijde gericht heeft maar wanneer dat niet het geval is, wordt niet op de prikkel gereageerd. Bij dagelijkse activiteiten uit dit zich in bijvoorbeeld het niet geheel afdrogen van de aangedane lichaamshelft, de trui die blijft hangen aan de aangedane zijde, de ene helft van de tanden wordt goed gepoetst en de andere helft nauwelijks, de aangedane zijde wordt nauwelijks geschoren en aftershave wordt niet aan de aangedane zijde opgedaan. Dit alles gebeurt zonder dat de patiënt dit in de gaten heeft. Andere typische uitingen zijn het tussen de spaken komen van de vingers van de aangedane hand bij het rolstoelrijden, of het telkens met de aangedane zijde tegen de deurpost stoten. Soms lokaliseert een patiënt een pijnprikkel aan de aangedane zijde foutief aan de niet-aangedane zijde.

Voor het *extinctie*fenomeen is het kenmerkend dat een prikkel aan de aangedane zijde wel wordt waargenomen, maar wanneer er twee prikkels tegelijk worden toegediend dooft de prikkel aan de aangedane zijde uit. Voorbeelden van uitingen van het extinctiefenomeen zijn het zich exclusief richten van de patiënt op mensen die aan de niet-aangedane zijde staan, terwijl er ook mensen aan de aangedane zijde staan, of een voorwerp uit de aangedane hand laten vallen wanneer de aandacht zich richt op de andere hand.

Bij een *motorisch neglect* schakelt de patiënt de aangedane lichaamshelft niet of onvoldoende in, terwijl dit niet verklaard kan worden op grond van een parese. Dit uit zich bijvoorbeeld in het uittrekken van de mouw met de tanden, spullen alleen met de niet-aangedane hand uit de toilettas pakken en de tandenborstel niet vasthouden maar op de wastafel leggen alvorens er tandpasta op te doen.

Van een *intern gegenereerde voorstelling* is sprake wanneer men zich een beeld vormt over een situatie of een ruimte. Bij een neglect op dit gebied beschrijft de patiënt bijvoorbeeld maar de helft van een ruimte. Het meubilair of de mensen die zich bevonden aan de neglectzijde worden niet beschreven.

3.3.5 Hogere cognitieve functies (b164)

Hogere cognitieve functies worden gedefinieerd als specifiek mentale functies gecorreleerd aan de frontale hersenkwab, inclusief complex doelgericht gedrag zoals voorkomt bij het nemen van beslissingen, abstract denken, plannen en het uitvoeren van plannen, mentale flexibiliteit en het bepalen welk gedrag adequaat is onder welke omstandigheden. Deze functies worden vaak de uitvoerende of executieve functies genoemd. Het gaat onder meer om het creëren van ideeën, het gecoördineerd samenvoegen van delen tot een geheel, ordenen en systeem aanbrengen, tijdmanagement, veranderen van strategie, inzicht, doelen stellen, evalueren en beoordelen. Deze functies zorgen voor de regulering en aansturing van gedrag en zijn des te meer van belang in complexe situaties of wanneer een situatie niet routinematig benaderd of opgelost kan worden.

Stoornissen in hogere cognitieve functies leveren doorgaans een negatieve bijdrage aan het herstel van functioneren of aan aanpassingsprocessen. Veelvoorkomende stoornissen zijn een stoornis in ziekte-inzicht, initiatiefverlies, verstoorde planning en organisatie, verstoorde flexibiliteit, impulsiviteit en gestoorde zelfcontrole en zelfcorrectie.

Bij een stoornis in het ziekte-inzicht (anosognosie) heeft een patiënt geen inzicht in de gevolgen die een ziekte heeft voor zijn functioneren. Vaak ontkent hij dat er sprake is van een parese of van gehandicapt zijn en is daarbij niet op andere gedachten te brengen. 'Haal dat werkblad van mijn rolstoel af, dan loop ik naar huis!' kan een uitspraak zijn van een patiënt met deze stoornis die niet in staat is tot enige zelfstandige mobiliteit. Ook het inzicht ontbreekt dat hij zich anders gedraagt dan vóór de ziekte. Deze ontkenning van de impact van de ziekte komt niet voort uit een wens om de gevolgen niet onder ogen te zien; door de hersenbeschadiging is de patiënt zich absoluut niet bewust van zijn beperkingen.

Initiatiefverlies betekent een verminderd vermogen om uit zichzelf te beginnen met een activiteit. De patiënt kan apathisch lijken. Ook al wijzen alle factoren in de omgeving in de richting van een bepaalde activiteit, de patiënt doet niets. De patiënt zit aan een gedekte tafel waaraan ook andere mensen de maaltijd gebruiken, het diner staat klaar en het eten is opgeschept, maar de patiënt begint niet met eten. Pas wanneer hij daartoe gestimuleerd wordt door aanmoediging of het samen inzetten van de handeling wordt de patiënt actiever.

Bij de functies planning en organisatie verwijst planning naar doelgericht naar oplossingen zoeken en de onderdelen van de gekozen oplossing in de goede volgorde zetten. Organisatie of regulatie wil zeggen het doelgericht en flexibel toepassen van het plan en het controleren of het gedrag effectief is. In de klinische neuropsychologie gaat het bij planning en organisatie om doelgericht handelen in een tijdsspanne van enkele minuten tot jaren. Bovendien gaat het om handelen en gedrag bij een taak die anders dan anders is, waarbij de normale routine doorbroken wordt en waarbij men dus niet op basis van automatisme kan handelen. Bij gezonde mensen komt het vasthouden aan routinematig gedrag terwijl dat even niet kan veel voor. Je weet bijvoorbeeld dat je moet omrijden omdat de weg die je dagelijks rijdt tijdelijk is afgesloten, maar toch sla je routinematig die weg in om even verder tot de ontdekking te komen dat er een fout in de planning was. Bij een stoornis in planning en organisatie kan een patiënt problemen ondervinden omdat hij niet kan vasthouden aan zijn normale routine van bijvoorbeeld opstaan, wassen en aankleden. Dat kan zich bijvoorbeeld uiten in het feit dat de patiënt naar de badkamer gaat en zich uitkleedt, om dan tot de ontdekking te komen dat hij geen kleding en toilettas heeft meegenomen.

Gestoorde flexibiliteit is het verminderde vermogen om het gedrag aan te passen aan de veranderde omstandigheden. Men blijft vasthouden aan dezelfde strategie, ook al loopt een handeling vast. Bijvoorbeeld een patiënt met de ziekte van Parkinson heeft moeite met opstaan uit een stoel omdat hij wel afzet met de armen maar onvoldoende naar voren komt met zijn romp. Hij blijft zich afzetten om omhoog te komen maar bedenkt niet dat hij ook naar voren moet komen.

Impulsiviteit op basis van een hersenbeschadiging kan gevaarlijke situaties in de hand werken. De patiënt kan moeilijk wachten en laat zich leiden door een stimulus. Hij ziet een stoel en gaat zitten, ook al is de stoel nog te ver weg. Je vertelt de patiënt dat je hem van de rolstoel in bed gaat helpen en hij doet het zelf al.

Bij een gestoorde zelfcontrole en zelfcorrectie is er een verminderd vermogen om te reflecteren op het eigen gedrag of hoe een probleem is aangepakt. Er is een gebrek aan kritisch besef. Dat kan ook betrekking hebben op de feedback die door anderen wordt gegeven. Wanneer een handeling niet goed verloopt en de patiënt zijn handelen niet verandert, lijkt het of hij de aanwijzingen of instructies die een hulpverlener geeft niet hoort en blijft hij volharden op de eenmaal ingeslagen weg.

3.3.6 Mentale functies gerelateerd aan taal (b167)

De ICF-definitie luidt: Specifiek mentale functies gerelateerd aan het herkennen en gebruiken van tekens, symbolen en andere componenten van een taal. Het gaat hierbij om mentale functies gerelateerd aan taalreceptie en taalexpressie (van gesproken taal, geschreven taal en gebarentaal) en integratieve taalfuncties. Deze laatste betreffen specifiek mentale functies gerelateerd aan het integreren van semantische en symbolische betekenis, de grammaticale eigenschappen en de ideeën bij de productie van boodschappen in gesproken, geschreven of andere vormen van taal.

Het is van belang om taal en spraak van elkaar te onderscheiden. Bij taalvermogen gaat het om het complexe vermogen om te communiceren door middel van talige symbolen. Bij spraak staat primair de motorische mondelinge expressie van taal voorop. Een stoornis in het taalvermogen (bijvoorbeeld afasie) is een mentale stoornis; een stoornis in de spraak (dysartrie) wordt gezien als een motorische stoornis van mond, tong en keel.

De meest voorkomende taalstoornissen na een hersenaandoening zijn de afasie in haar verschillende vormen, waaronder ook agrafie (stoornissen in het schrijven) en alexie (stoornissen in het lezen) en de rechter hemisferische taalstoornis.

Bij afasie wordt onderscheid gemaakt in vier hoofdtypen afasie, die zich bij patiënten in diverse mengvormen kunnen manifesteren. Men spreekt van de globale afasie, de broca-afasie, de wernicke-afasie en de amnestische afasie. Om het type afasie vast te stellen, wordt gekeken naar het mondelinge taalbegrip, de mate van vloeiend kunnen spreken en de mate waarin naspreken mogelijk is.

Bij een globale afasie zijn alle aspecten van taal (begrijpen, spreken, lezen en schrijven) gestoord. Wanneer de patiënt zich uit, gebeurt dat soms met slechts een enkel woord of een korte (zinloze) uiting die dan telkens herhaald wordt (*recurring utterance*). Soms wordt een enkel woord op schrift nog herkend en ook kan een patiënt soms vanuit de context een verband leggen. Bijvoorbeeld de patiënt begrijpt wat je bedoelt wanneer er bezoek is en je wijst op die persoon en vraagt of dat de dochter is. Het begrijpen en gebruiken van betekenisvolle gebaren is ook gestoord.

Bij een broca-afasie valt op dat het spreken niet vloeiend is. De patiënt heeft moeite met het vormen van zinnen en spreekt in telegramstijl. Ook zijn er woordvindingsproblemen en kan het spreken bemoeilijkt worden door een verbale apraxie. Ook naspreken en hardop lezen zijn niet mogelijk. Automatisch gesproken taal kan wel mogelijk zijn, bijvoorbeeld bij veelgebruikte rijtjes zoals tellen of het opnoemen van de dagen van de week. Het begrip van gesproken en geschreven taal is meestal redelijk intact.

Een wernicke-afasie wordt gekenmerkt door vloeiend spreken, met normale intonatie en klemtoon. Inhoudelijk is de taal afwijkend. De patiënt laat inhoudswoorden weg of vervangt ze door niet-bestaande woorden, zonder dat zelf in de gaten te hebben. Bijvoorbeeld: 'Mijn dit neemt me straks mee naar de daar.' Ook is er sprake van spraakdwang. Het is voor toehoorders moeilijk om te begrijpen waar het om gaat en de patiënt neemt ze dat ook nog eens kwalijk, omdat het inzicht in de eigen stoornis veelal ontbreekt. Bovendien begrijpt de patiënt niet wat door anderen gezegd wordt en ook zijn er problemen bij het lezen en schrijven.

Bij de amnestische afasie is er vooral sprake van woordvindingsproblemen en zijn het begrip, het lezen en het schrijven niet opvallend gestoord. Het spreken gaat vloeiend. De patiënt kan gebaren gebruiken of een woord omschrijven, maar naarmate het vinden van de juiste woorden moeilijker is, wordt ook het voeren van een gesprek veel lastiger.

Veelgebruikte termen bij afasie zijn motorische of expressieve afasie (voor een broca-afasie) en sensorische of receptieve afasie (voor een wernicke-afasie). Deze termen doen ten onrechte vermoeden dat de patiënt alleen een stoornis in het spreken (expressieve afasie) of het begrijpen (receptieve afasie) heeft. Dit is onjuist; zowel patiënten met een broca- als met een wernicke-afasie hebben stoornissen in het begrijpen en het uiten, zij het op een andere wijze en van verschillende ernst.

Alexie is een stoornis die al dan niet in combinatie met een afasie voorkomt en die op zichzelf ook verschillende uitingsvormen kent. Een voorbeeld is het niet herkennen van geschreven woorden. Ook komt het voor dat de patiënt wel losse letters kan lezen, maar daaruit geen woord kan herkennen, of losse woorden ziet zonder het geheel van de zin te kunnen lezen.

Ook een agrafie kan zich op verschillende manieren uiten, bijvoorbeeld in het verkeerd schrijven van de vorm van de letters of het verwisselen of vervangen van letters in een woord. De rechter hemisferische taalstoornis is minder bekend dan de afasie, maar de communicatie kan er in ernstige mate door verstoord raken. Het gaat bij deze stoornis om het verkeerd hanteren van taal in een bepaalde context. Het vinden van de juiste woorden en ook het begrijpen van woorden en het vloeiend spreken vormen niet het probleem. Daarom wordt deze taalstoornis soms niet herkend. Het probleem komt veel meer tot uiting in de manier waarop taal gebruikt wordt in een groter verband, zoals in een uitdrukking of bij het stellen van een vraag. De patiënt neemt dan 'een kat in de zak kopen' letterlijk op. Of de patiënt heeft geen gevoel voor de zinsbouw en de intonatie, waardoor hij het bijvoorbeeld niet in de gaten heeft wanneer er een vraag wordt gesteld. Ook komt het regelmatig voor dat er problemen zijn met humor. De patiënt begrijpt grapjes niet, vertelt een schuine mop in een totaal ongepaste situatie, of maakt een ongepaste grap midden in een serieus verhaal van een ander. Dit laatste kan ook een voorbeeld zijn van een verminderd gevoel voor beurtgedrag in een gesprek, zodat de patiënt ongepast vaak het woord voert. Verder kunnen er bij de rechter hemisferische taalstoornis problemen optreden bij het begrijpen van het centrale thema van een gesprek of een tekst, of is er een verminderd gevoel voor het leggen van verbanden. De patiënt is vooral gericht op details. Dit kan het erg bemoeilijken om een gesprek te volgen of om een verhaal in een goede opbouw te vertellen. Bij deze patiënten ontbreekt het vaak ook aan ziekte-inzicht.

3.3.7 Bepalen van sequentie bij complexe bewegingen (b176)

Bij het bepalen van sequentie bij complexe bewegingen gaat het om specifiek mentale functies gerelateerd aan het bepalen van de volgorde en de coördinatie van complexe, doelgerichte bewegingen. Het gaat hierbij om het handelen en om stoornissen in het handelen. Er zijn verschillende vormen van handelen te onderscheiden, waarbij de hersenen telkens op een andere manier worden ingeschakeld. Zo is er het op eigen initiatief handelen en handelen na externe prikkels, emotioneel handelen, cognitief weldoordacht handelen, automatisch handelen, bewust en gecontroleerd handelen, continu handelen en handelen met een einde. Een hersenbeschadiging kan leiden tot problemen bij een of meer vormen van handelen terwijl andere vormen nog steeds ongestoord verlopen.

De basis voor het handelen wordt gelegd door onder meer de waarneming. Zintuiglijke registratie, herkenning en begrijpen leveren de benodigde informatie voor het handelen maar zorgen ook voor feedback tijdens het uitvoeren. Bij de uitvoering van de handeling worden vier fasen onderscheiden. Informatie uit waarneming leidt tot het selecteren van een handeling. In de tweede fase wordt het bijpassende handelingsprogramma opgeroepen, waarbij de juiste motorische beweging wordt gekozen. Vervolgens worden de verschillende deelhandelingen in de juiste volgorde gerangschikt waarna timing en snelheid van de handeling bepaald worden. Gedurende de uitvoering van de handeling leidt informatie van (visuele) waarneming voortdurend tot bijstelling van het handelen en aanpassing aan de situatie. Dit gebeurt door automatische aanpassingen van onder meer tonus, lichaamshouding, beweging en tempo.

Een ernstige beperking van het doelgericht, willekeurig en aangeleerd handelen wordt een apraxie genoemd. Maar het is niet zo dat aan iedere handeling die niet goed verloopt een apraxie ten grondslag ligt. Dit komt door de grote verwevenheid van het handelen met onder meer waarneming en motoriek. Er is pas sprake van een apraxie wanneer de beperking in het handelen niet is toe te schrijven aan diverse andere stoornissen, zoals op het gebied van tonus, sensibiliteit, coördinatie, bewustzijn, geheugen, aandacht, arousal, taal, motivatie, visus, gehoor en ruimtelijk analyseren. Dit wil zeggen dat een dergelijke stoornis niet zodanig op de voorgrond mag staan dat het de gestoorde uitvoering van de handeling verklaart.

Een apraxie komt vooral voor waneer de linkerhemisfeer is aangedaan. Bij een apraxie is vaak het gehele handelen aangedaan, niet alleen dat van de aangedane zijde. Soms wordt een apraxie gekoppeld aan de gestoorde uitvoering van een specifieke handeling, zoals een kledingapraxie. Maar het komt niet vaak voor dat alleen die betreffende handeling gestoord is, zodat een indeling van apraxie op basis van activiteiten omstreden is. De meest omschreven indeling van apraxie is die waarbij onderscheid wordt gemaakt in ideatoire en ideomotorische apraxie.

Een ideatoire apraxie is een stoornis met betrekking tot het handelingsconcept of het handelingsplan. Dit plan kan grotendeels ontbreken, of de patiënt voert wel deelhandelingen uit maar doet dat in de verkeerde volgorde of slaat stappen over. De patiënt weet niet wat hij moet doen of wat de volgende stap is. De patiënt zit bijvoorbeeld voor de wastafel. Alles ligt klaar om zich te verzorgen maar de patiënt onderneemt geen actie of moet bij iedere deelhandeling opnieuw tot actie aangezet worden. Ook persevereren, het telkens opnieuw een deelhandeling uitvoeren, kan een uiting zijn van het niet weten wat de volgende stap is. Soms zijn deelhandelingen van een activiteit te herkennen, maar het geheel klopt niet. Bijvoorbeeld de melk wordt op het schoteltje geschonken, de koffie in de suikerpot en een leeg kopje wordt naar de mond gebracht om te drinken. Bij het kleden kunnen ook veel problemen zichtbaar worden. Uitkleden lukt soms nog wel, maar bij het aankleden trekt de patiënt zijn trui als een broek aan. Dit zou ook kunnen gebeuren door een stoornis in het herkennen, maar als een dergelijke stoornis niet op de voorgrond staat kan er sprake zijn van een apraxie.

Bij een ideomotorische apraxie weet de patiënt wel wát hij moet doen, maar niet hoe. Er is dus een handelingsplan, maar dit kan niet vertaald worden in het daadwerkelijk uitvoeren van de handeling. Bijvoorbeeld weet hij dat hij schone kleding bij elkaar moet zoeken maar het lukt niet. Bij het scheren of bij het tandenpoetsen worden verkeerde bewegingen gemaakt. Bij een jas achter de rug aantrekken komt de arm maar niet in de mouw terecht omdat de handeling motorisch niet goed wordt uitgevoerd.

Ook zijn er vormen van apraxie die betrekking hebben op het onvermogen om een handeling efficiënt uit te voeren in de ruimte. Voorbeelden zijn een draad door het oog van de naald halen, iets in perspectief schetsen, of een voorwerp uit een bouwpakket construeren.

3.3.8 Ervaren van zelf en tijd (b180)

De ICF beschrijft het ervaren van zelf en tijd als specifiek mentale functies gerelateerd aan het zich bewust zijn van de eigen identiteit, het eigen lichaam, de eigen positie in de realiteit van de eigen omgeving en van tijd. Het ervaren van zelf is het zich bewust zijn van de eigen identiteit en de eigen positie in relatie tot de eigen omgeving. Onder lichaamsbeeld wordt verstaan het zich een beeld vormen en het zich bewust zijn van het eigen lichaam. Het ervaren van tijd is het subjectief ervaren van de duur en het verstrijken van de tijd.

Een stoornis van het ervaren van zelf is bijvoorbeeld een somatoagnosie. Daarbij herkent een patiënt delen van het eigen lichaam niet als zijnde van zichzelf, of kan een lichaamsdeel niet benoemen. Wanneer bijvoorbeeld omstanders hun handen bij de handen van de patiënt op tafel leggen, is de patiënt niet in staat zijn eigen handen te herkennen. Bij de ADL wast de patiënt de arm van de verpleegkundige, in plaats van zijn eigen arm. Beroemd is het verhaal van de patiënt die waarschuwt dat er nog iemand anders in zijn bed ligt, want er ligt nóg een arm in bed. Ook kan door een stoornis in het lichaamsschema het aankleden heel moeilijk zijn. Een en ander kan ertoe leiden dat de patiënt afstand neemt en vervreemd raakt van zijn eigen lichaam, of van de aangedane lichaamszijde. De patiënt noemt zijn verlamde arm bijvoorbeeld 'dat ding', verwaarloost een deel van het lichaam compleet, of ontkent zelfs dat er een probleem is met een deel van zijn lichaam.

Ook de beleving van duur en verstrijken van tijd kan verstoord raken. Vaak gebeurt dat op basis van een samenspel van verschillende stoornissen van bijvoorbeeld geheugen, bewustzijn, taal, aandacht en waarneming. Een patiënt kan dan bijvoorbeeld tijdsduur niet goed inschatten en klaagt bij de familie dat hij aan zijn lot wordt overgelaten en heel lang moet wachten tot er iemand komt.

3.4 Sensorische functies en pijn

3.4.1 Visuele functies (b210)

Visuele functies worden in de ICF beschreven als sensorische functies gerelateerd aan het waarnemen van licht en het waarnemen van de vorm, de grootte, de contour en de kleur van visuele stimuli. Neurologische aandoeningen (zie kader 3.5) kunnen invloed hebben op de visuele functies, vooral met betrekking tot het deel van het gezichtsveld dat kan worden gezien als de ogen niet bewegen. Het gaat dan om beperkingen in het gezichtsveld door neurologische uitval en niet door een beschadiging van de ogen. Bekende stoornissen die dan optreden zijn het kokerzien en de vooral bij een CVA voorkomende hemianopsie.

Bij het kokerzien vallen, uitgaande van het normale gezichtsveld, rondom delen weg zodat alleen in het midden een beperkt beeld overblijft. Overzicht hebben en diepte zien worden dan ernstig gehinderd. Bij een hemianopsie lijkt het alsof men door een bril kijkt waarvan beide glazen aan de linker- of rechterzijde zijn afgeplakt. Ook daardoor verliest een patiënt een deel van het gezichtsveld en ziet personen en objecten aan de aangedane zijde niet, ook niet als ze bewegen. Dit kan bijvoorbeeld leiden tot tegen deurposten oplopen of gevaarlijke situaties in het verkeer, of simpelweg tot schrikreacties zoals wanneer de mond afgeveegd wordt met een servet dat plotseling uit het niets komt. Toch kan de patiënt zich bewust zijn van de stoornis, in tegenstelling tot wanneer er sprake is van een visueel neglect. Daarom kan bij een hemianopsie de patiënt geleerd worden om het hoofd te draaien om ook het uitgevallen gezichtsveld te kunnen zien.

Kader 3.5 Corticale visuele stoornissen

Bij beschadigingen van de visuele cortex (occipitaalkwab) kunnen hogere corticale functiestoornissen optreden, waarbij de patiënt wel dingen kan zien, maar de interpretatie van de waargenomen beelden niet goed of anders dan normaal verloopt. Zo kan de patiënt erover klagen dat hij een voorwerp dat hij heeft gezien, steeds terugziet in andere beelden. Bijvoorbeeld een vaas op het nachtkastje wordt ook gezien als de patiënt naar het plafond kijkt of naar de muur tegenover zijn bed. Dit repeterende beeld noemen we pallinopsie.

Ook voor het herkennen van een gezicht is een interpretatie van het beeld in de visuele cortex en nabijgelegen gebied nodig. Als patiënten dit niet kunnen, noemen we dat prosopagnosie. Het is in dit geval altijd belangrijk dat er geen bijkomende problemen zijn zoals afasie, waarbij de patiënt wel het gezicht herkent maar door zijn afasie de naam die erbij hoort niet kan noemen of uitspreken!

Andere vormen van corticale visuele stoornissen zijn het syndroom van Balint, waarbij de patiënt ieder voorwerp op zich waarneemt, maar ze niet tegelijk kan zien. Deze patiënten kunnen bijvoorbeeld geen klokkijken, omdat je hiervoor twéé wijzers tegelijk moet waarnemen om tot de juiste tijd te komen. Een patiënt zal dus kunnen zien waar de kleine wijzers staat óf waar de grote wijzer staat. Hij zal zeggen dat het twee uur is als de kleine wijzer óf de grote wijzer bij de twee staat. In het laatste geval is het dan in werkelijkheid tien over het hele uur. Een digitale klok biedt meestal geen uitkomst omdat men bij getallen ook meer cijfers tegelijk moet kunnen zien. Bij deze stoornis is het dus van belang onderscheid te maken met desoriëntatie in tijd, door bijvoorbeeld te vragen welk deel van de dag het is (ochtend, middag, avond).

3.4.2 Functies van aan het oog verwante structuren (b215)

De ICF beschrijft de functies van aan het oog verwante structuren als functies van structuren in en om het oog die visuele functies faciliteren. Hiertoe worden functies gerekend van de interne oogspieren (met inbegrip van accommodatie, pupilreflex), van het ooglid, van de externe oogspieren, van de traanklieren en stoornissen zoals bij nystagmus. In het kader van neurologische uitval worden hier de pupilreflex, nystagmus en de functies van de externe oogspieren besproken.

De pupilreflex zorgt ervoor dat de grootte van de pupil wordt aangepast aan de hoeveelheid licht: de pupil wordt nauwer naarmate er meer licht op het netvlies valt en groter wanneer er minder licht op valt. De pupilreflex beschermt daarmee het netvlies tegen te fel licht en heeft daarnaast een functie in het scherpstellen van het beeld. Bij een beschadiging van de hersenen kunnen afwijkingen aan de pupilreflex ontstaan. De grootte van de pupillen kan verschillen en de reactie op licht kan vertraagd zijn of zelfs geheel ontbreken (lichtstijve pupillen).

Nystagmus is het verschijnsel waarbij de oogbollen onwillekeurig en ritmisch bewegen. Dit verschijnsel komt veelal voor op grond van een neurologisch ziektebeeld, maar kent ook andere oorzaken. Daardoor kan de gezichtsscherpte verminderen naarmate de afstand tot een voorwerp groter wordt, omdat de ogen zich niet vast kunnen fixeren op een voorwerp.

Een ziekte als MS kan invloed hebben op de bewegingen van de oogspieren. Daardoor kan duizeligheid ontstaan omdat de beelden die de ogen opvangen vervormd raken.

3.4.3 Hoorfuncties (b230)

Hoorfuncties worden in de ICF beschreven als het waarnemen van de aanwezigheid van geluiden en het onderscheiden van locatie, toonhoogte, luidheid en kwaliteit van geluiden.

Gehooruitval op basis van een neurologisch ziektebeeld wordt veelal veroorzaakt door een aandoening bij de schedelbasis of een brughoektumor. Wanneer daardoor de nervus acusticus (achtste hersenzenuw ofwel gehoors- en evenwichtszenuw) beschadigd raakt, kan aan één zijde het gehoor verminderen of kunnen er oorsuizingen ontstaan.

3.4.4 Gewaarwordingen gepaard gaande met hoorfuncties en vestibulaire functies (b240)

Binnen de ICF worden gewaarwordingen gepaard gaande met hoorfuncties en vestibulaire functies beschreven als gewaarwordingen als duizeligheid, valneigingen, oorsuizen en draaiduizeligheid.

Duizeligheid ontstaat doordat omgevingsinformatie onvolledig of misvormt in de hersenen aankomt. Die informatie wordt geleverd niet alleen via het zien, maar ook door de proprioceptie (zie paragraaf 3.4.7) en via het evenwichtsorgaan. Het evenwichtsorgaan ofwel labyrint is gelegen in het binnenoor en zorgt voor vestibulaire functies gerelateerd aan positie, balans en beweging. Bij draaiduizeligheid beweeg je niet maar lijkt het alsof je draait of dat voorwerpen in de omgeving draaien of bewegen. Dit kan samengaan met misselijkheid, braken, evenwichtsstoornissen en valneiging. Dit kan bijvoorbeeld voorkomen bij MS doordat de zenuwverbindingen naar specifieke hersengebieden of die gebieden zelf zijn aangedaan.

3.4.5 Smaak (b250)

Smaak is het waarnemen van kwaliteiten als bitter, zoet, zuur en zout. Gerelateerd aan neurologische uitval gaat het hierbij om stoornissen als ageusie (niet kunnen proeven) en hypogeusie (verminderde smaakgewaarwording). De oorzaak van smaakstoornissen kan, behalve in de mondholte of in de tong, ook liggen in de smaakzenuw, bijvoorbeeld op basis van beschadiging door een tumor of bestraling, of in het centraal zenuwstelsel. Soms wordt een smaakstoornis ervaren, terwijl de eigenlijke oorzaak ligt in een verminderd reukvermogen.

3.4.6 Reuk (b255)

De ICF beschrijft reuk als het waarnemen van geuren en luchtjes. Hersenbeschadigingen die inwerken op de nervus olfactorius (eerste hersenzenuw of reukzenuw) kunnen leiden tot stoornissen als anosmie of hyposmie, afwezig c.q. verminderd reukvermogen (kader 3.6). Dit kan bijvoorbeeld het geval zijn bij de ziekte van Parkinson, de ziekte van Alzheimer of meningitis.

> **Kader 3.6 Verminderd reukvermogen**
>
> Een vrouw van 57 jaar wordt verwezen vanwege een verminderde reuk sinds tien jaar. Verder klaagt ze over toenemende traagheid en een tremor van de rechterhand. Bij testen blijkt er tandrad te zijn van de rechterarm en beweegt deze niet mee tijdens lopen. Er is opvallend eczeem van het gelaat, vooral op de neusbrug en rond de neus. De diagnose ziekte van Parkinson wordt gesteld.
> Verminderde reuk komt bij acht van de tien patiënten met de ziekte van Parkinson voor. Vaak treedt dit verschijnsel al jaren voorafgaand aan de andere symptomen van de ziekte op.
> Bij verminderd reukvermogen moet ook worden gedacht aan een scheltrauma in de voorgeschiedenis, vooral wanneer er sprake is geweest van een voorste schedelbasisfractuur waarbij vezels van de N. olfactorius zijn afgescheurd van de schedelbasis waardoorheen ze naar de neusholte lopen. Daarnaast is een meningeoom van deze eerste hersenzenuw een belangrijke oorzaak van stoornissen in het reuk- (en smaak)vermogen.

3.4.7 Proprioceptie (b260)

Proprioceptie wordt beschreven als het waarnemen van de relatieve positie van lichaamsdelen en van het lichaam als geheel. Dit is het gevoel van houding van gewrichten en van beweging, ook wel dieptesensibiliteit of gnostische sensibiliteit genoemd. Dit is het gevoel dat ervoor zorgt dat iemand met gesloten ogen, van wie bijvoorbeeld de arm in een bepaalde stand wordt gebracht, in staat is om de andere arm in precies dezelfde stand te brengen.

Gestoorde proprioceptie komt bijvoorbeeld voor bij CVA of neurotrauma. Een stoornis op dit terrein kan ertoe leiden dat een patiënt bijvoorbeeld tijdens het lopen niet goed voelt dat zijn been naar voren beweegt. Of hij kan de positie van een lichaamsdeel niet goed bepalen in de ruimte en voelt bijvoorbeeld niet wanneer een arm of been buiten bed hangt.

3.4.8 Tast (b265)

Tast is binnen de ICF het waarnemen van oppervlakten en hun textuur of kwaliteit. Tast wordt samen met sensorische functies verwant aan temperatuur en andere stimuli (paragraaf 3.4.10) ook wel oppervlaktesensibiliteit genoemd.

Bij tast gaat het om het gevoel aan te raken of aangeraakt te worden, of het gevoel een voorwerp aan te raken en te voelen. Wanneer dit gevoel gestoord is, is dit gevoel verminderd of zelfs afwezig. Meestal uit een dergelijke stoornis zich in een gedeelte van het lichaam zoals aan de aangedane zijde bij een CVA. Een patiënt voelt dan minder of niet dat hij aangeraakt wordt, of is niet in staat een voorwerp, zoals een muntstuk, te herkennen door het te voelen.

3.4.9 Sensorische functies verwant aan temperatuur en andere stimuli (b270)

De ICF beschrijft deze functies als sensorische functies betrekking hebbend op het waarnemen van temperatuur, vibratie, druk en schadelijke stimulus. Hierbij gaat het niet om aanraking van een persoon of een voorwerp, maar om het voelen van warmte, kou en druk.

Ook hier uit een stoornis zich in een gedeelte van het lichaam. Vaak raakt dan ook de beschermende functie verminderd en kan schade aan de huid of slijmvliezen ontstaan. Een patiënt met polyneuropathie kan bijvoorbeeld een verminderd gevoel hebben aan de voeten. Hierdoor kan hij niet voelen dat er een steentje in zijn schoen zit. Een patiënt met een CVA kan onder de douche brandwonden oplopen omdat de temperatuur niet gevoeld wordt. Of een patiënt verbrandt zijn mond doordat de temperatuur van voeding of drank onvoldoende wordt gevoeld.

3.4.10 Pijngewaarwording (b280)

Pijngewaarwording is het waarnemen van een onplezierig gevoel duidend op mogelijke of feitelijke schade aan een onderdeel van het menselijk lichaam. Hiertoe worden gerekend gegeneraliseerde pijn en onder meer uitstralende, stekende, brandende, doffe en schrijnende pijn en stoornissen zoals bij myalgie (spierpijn), analgesie (ongevoeligheid voor pijn) en hyperalgesie (verhoogde gevoeligheid voor pijn). Pijngewaarwording wordt samen met oppervlaktesensibiliteit ook wel vitale sensibiliteit genoemd.

In de pijnbeleving worden verschillende soorten pijn onderscheiden.

Nociceptieve pijn ontstaat door weefselschade. Door de beschadiging van weefsel vrijgekomen stoffen prikkelen de zenuwuiteinden waardoor men pijn voelt. Voorbeelden van deze pijn zijn pijn bij fracturen, bij blauwe plekken en bij iatrogene oorzaken zoals een operatie. De pijn verdwijnt als de weefselschade herstelt. Neurogene pijn (zie casus 3.3) ontstaat door directe schade aan de perifere zenuwen. Deze pijn heeft een ander karakter dan de nociceptieve pijn. Een voorbeeld hiervan is de pijn bij het syndroom van Guillain-Barré, een acute ontsteking van de zenuwen in armen en benen en een auto-immuunreactie op een infectie. Ook fantoompijn, de pijn die voortduurt in een geamputeerd ledemaat, is een voorbeeld van neurogene pijn. Door de doorsnijding van de zenuw naar het geamputeerde ledemaat verandert de input naar het centraal zenuwstelsel. Dit heeft een ontremmende en verstorende werking op de pijnwaarneming in de hersenen, waardoor de patiënt het ledemaat dat geamputeerd is nog steeds waarneemt maar op een abnormale manier.

Pijn kan door een hersenbeschadiging ook indirect veroorzaakt worden, vooral bij verlammingen. Schouderpijn, zoals bij CVA, kan samenhangen met een verminderde beweeglijkheid van het schoudergewricht. Ook kunnen waarnemingsproblemen en neglect een rol spelen. Daardoor kan de patiënt te weinig aandacht hebben voor de aangedane arm zodat deze zich voortdurend in een belastende positie of houding bevindt.

> **Casus 3.3 Neurogene pijn bij gordelroos**
>
> Een vrouw van 79 jaar wordt verwezen naar de oogarts vanwege hevige pijn op haar rechter voorhoofd. Daarbij is er sprake van verminderd sluiten van het rechter ooglid. Bij fronsen is er een verminderde aanspanning van de M. frontalis. Bij onderzoek wordt een patroon van kleine rode plekjes met een blaasje erin gezien in de eerste tak van de nervus trigeminus rechts in het gelaat. De diagnose luidt: herpes zoster van het gelaat. Na enkele weken zijn de blaasjes vrijwel verdwenen, maar heeft patiënte heftige pijn in het aangedane gebied, die haar dag en nacht hindert. Deze pijn reageert niet op gewone pijnstillers zoals paracetamol en ook morfine heeft geen effect. Er wordt gestart met gabapentine, een middel dat inwerkt op neurogene pijnen en dat ook wordt gebruikt als anti-epilepticum. Dit heeft een gunstig effect op de heftige pijn.

3.5 Stem en spraak

3.5.1 Stem (b310)

De ICF beschrijft stem als de productie van verschillende geluiden door de passage van lucht door de larynx, inclusief onder meer stoornissen zoals bij afonie (geen stemgeluid meer kunnen voortbrengen) en dysfonie (stoornis in de stemvorming).

Een hersenbeschadiging kan leiden tot een verkeerde aansturing of een verkeerd gebruik van de spieren van het strottenhoofd en van de ademhalingsspieren. Dit kan leiden tot een hypokinetische dysfonie, waarbij er sprake is van onvoldoende sluiting van de stembanden door hypotonie van de strottenhoofdspieren. Anderzijds kan er sprake zijn van een hyperkinetische dysfonie waarbij de stemgeving gestoord is doordat de lucht te krachtig langs de stembanden wordt geperst. Dit uit zich in een schorre stem.

3.5.2 Articulatie (b320)

Onder articulatie verstaat de ICF functies gerelateerd aan de productie van spraak, waartoe onder meer stoornissen zoals bij verschillende vormen van dysartrie worden gerekend. Een stoornis op dit gebied wordt een dysartrie genoemd. Een dysartrie is geen taalstoornis maar een uitspraakstoornis. Bij een dysartrie kan men de woorden wel vinden, maar worden ze niet goed uitgesproken. Een voorbeeld van een dysartrie is de uitspraak die ontstaat wanneer men te veel gedronken heeft. De impact van een dysartrie kan zeer groot zijn omdat het goed kunnen communiceren in het dagelijks leven een zeer belangrijke vaardigheid is. Oorzaken zijn een gestoorde motoriek (centraal of perifeer) of een gestoorde coördinatie op basis van een aandoening van het cerebellum of het extrapiramidale systeem. Ziektebeelden waarbij een dysartrie kan ontstaan zijn beroerte, MS, de ziekte van Parkinson en de ziekte van Huntington.

Er worden verschillende vormen van dysartrie onderscheiden. Een bulbaire dysartrie kan ontstaan op basis van uitval van het perifere motorische neuron of van de spieren zelf. Er is dan sprake van een zwakke ademhaling, een zwakke stemgeving en een gestoorde articulatie, vooral van klanken waarbij de lippen of tong betrokken zijn (bijvoorbeeld de P of T). Een bulbaire dysartrie is een voorbeeld van een slappe dysartrie, waarbij het voornaamste kenmerk zwakte is. Bij een pseudobulbaire dysartrie ofwel spastische dysartrie verloopt het spreken onduidelijk en langzaam en klinkt de stem juist gespannen. Hiervan kan sprake zijn bij dubbelzijdige laesies van de corticobulbaire banen. Een cerebellaire dysartrie ofwel atactische dysartrie geeft een irregulaire spraak met variaties in toonhoogte en stemvolume en een soms explosieve articulatie. Ook komen mengvormen voor zoals bij ALS, waarbij een combinatie van verschijnselen kan voorkomen passend bij een slappe en een spastische dysartrie.

3.5.3 Vloeiendheid en ritme van spreken (b330)

Vloeiendheid en ritme van spreken worden in de ICF beschreven als functies gerelateerd aan de productie van een vloeiende en ritmische wijze van spreken, inclusief snelheid van spreken en spraakmelodie; prosodie en intonatie. Stoornissen op dit terrein komen onder andere voor bij de ziekte van Parkinson en MS.

3.6 Spierfuncties en bewegingsfuncties

3.6.1 Spiersterkte (b730)

Onder spiersterkte verstaat de ICF functies gerelateerd aan de kracht ontwikkeld door de contractie van een spier of van spiergroepen. Spiersterkte wordt bepaald door het aantal spiervezels dat wordt aangespannen en de lengte van de spier. Een beweging ontstaat door enerzijds aanspannen van de agonistspier, die daardoor korter wordt, en anderzijds ontspannen van de antagonistspier, die daardoor langer wordt. Op deze wijze kan bijvoorbeeld de elleboog worden gebogen: de biceps wordt aangespannen en daardoor korter, terwijl de triceps aan de andere zijde ontspant en daardoor langer wordt. Hoe minder spiervezels aanwezig zijn (atrofie), hoe minder krachtig de spier. Wanneer de zenuw die de spier innerveert beschadigd is, kan de spier niet meer worden aangespannen en verliest hierdoor gaandeweg spiervezels. Hierdoor ontstaat na een acute verlamming, bijvoorbeeld bij doorsnijding van een zenuw, een minder krachtige spier. Een beschadiging van de overgang van zenuw naar spier, de synaps, kan leiden tot versnelde uitputting van de spier, zoals bij myasthenia gravis. De patiënt kan dan als het ware tijdelijk verlamd zijn, of tijdens langduriger bewegingen sneller uitgeput raken, bijvoorbeeld aan het einde van de dag.

3.6.2 Spiertonus (b735)

De ICF verstaat onder spiertonus functies gerelateerd aan de spanning aanwezig in niet-actieve spieren en de weerstand die spieren bieden wanneer ze passief worden gerekt. Met spiertonus wordt dus de rustspanning in een spier bedoeld. Bij een normale tonus is er een goed evenwicht tussen de agonistspier en de antagonistspier, waardoor bewegingen goed gecoördineerd en soepel verlopen. De tonus in de spieren bepaalt ook de stabiliteit van de gewrichten. Zo wordt de balans in de knie bepaald door de spierspanning in de quadricepsspier aan de voorzijde en de hamstrings aan de achterzijde. Een verminderde spierspanning in de quadriceps kan tot ontwrichting van het gewricht leiden, soms zelfs tot uit de kom schieten. Hetzelfde geldt bij toegenomen spierspanning.

De spiertonus kan verminderd zijn. Dit treedt vooral op bij een letsel van de spier zelf, maar ook bij verstoringen in de spier-zenuwovergang, letsel van de zenuw die de spier innerveert en bij beschadiging van het centrale zenuwstelsel. De laatste oorzaak komt vooral voor in het acute stadium van een neurologische aandoening, zoals bij een spinale shock bij een acute dwarslaesie. Men spreekt dan van een slappe parese. Door de verminderde of afwezige tonus in een of meer spieren kan tijdens het verplegen een ledemaat sneller bekneld raken tussen beddengoed of een bedrand. Bij het verplaatsen van de patiënt kan letsel ontstaan doordat het los bungelende ledemaat tegen meubilair slaat. Soms kan het daarom nodig zijn een ledemaat met verminderde spierspanning te beschermen in een sling, mitella of brace.

De tonus kan ook verhoogd zijn: dit wordt gezien bij spasticiteit en dystonie. Spasticiteit kan ontstaan bij een beschadiging ergens in de motorische baan vanaf de motorische cortex tot op ruggenmergniveau. Het is een karakteristiek patroon van verhoogde tonus in de buigspieren van de armen en strekspieren van de benen. Spasticiteit betekent niet altijd krachtsverlies; de bewegingen worden vooral ánders doordat de normale beweging van agonisten en antagonisten niet meer in balans is. Bewegingen verlopen daardoor niet meer soepel maar houterig en slecht gecoördineerd. Ook kunnen spontane verkrampingen optreden van de aangedane ledematen (spasmen), die vaak pijnlijk zijn. Door de extreme spierspanning kunnen gewrichten overbelast raken. Spieren en banden kunnen vergroeien in een bepaalde stand waardoor contracturen ontstaan. Zowel spasticiteit als spasmen kunnen de verzorging van de neurologische patiënt ernstig belemmeren. Een patiënt kan door spasme ernstig gehinderd worden in zijn functioneren. Bijvoorbeeld het aantrekken van een jas of trui kan erg lastig zijn wanneer de elleboog door spasme voortdurend een flexiestand aanneemt. Een spastische hand kan moeilijk te verzorgen zijn omdat de vingers niet geopend kunnen worden. De mobiliteit van de patiënt kan ernstig beperkt worden door spasme. Er zijn manieren om spasme te beïnvloeden, zoals het verlengen van een spier bij een beweging of bij een houding, zoals ook gebeurt bij kramp in de kuit. Ook input kan spasme beïnvloeden, bijvoorbeeld wanneer men een PVC-pijpje in een spastische hand geeft kan deze zich (tijdelijk) wat ontspannen.

Dystonie komt aan de orde in paragraaf 3.6.5.

3.6.3 Motorische reflexfuncties (b750)

Motorische reflexfuncties zijn functies gerelateerd aan de onwillekeurige contractie van spieren die automatisch wordt opgewekt door specifieke stimuli. Een reflex is een stereotiep antwoord op een bepaalde prikkel, verlopend over het centraal zenuwstelsel en optredend buiten de wil van een persoon. Een motorische reflex komt tot stand door een sensibele prikkel, die op ruggenmergniveau of op stamniveau wordt beantwoord met een motorische reactie. Deze reflexboog wordt gemoduleerd door controle vanuit de cortex, de hersenschors. Meestal heeft deze controle een remmend effect, dus de reflex wordt er minder heftig van of minder snel.

De belangrijkste motorische reflexen zijn al in de baarmoeder aanwezig, denk aan de zuigreflex en de slikreflex. Andere reflexen ontstaan direct na de geboorte, zoals de ademhalingsreflex, de huilreflex en de stareflex bij pasgeboren. In de loop van het leven ontwikkelen we reflexen om te gaan lopen en andere reflexen die ons in staat stellen om bewegingen te automatiseren (zonder nadenken uitvoeren). Vanaf de geboorte is het sensibele systeem een belangrijke schakel in het ontwikkelen van pijnreflexen en andere motorische reacties op input in bijvoorbeeld het visuele systeem, zoals dichtknijpen van het oog bij fel licht. Ook in het autonome systeem komt reflexactiviteit voor: denk aan de defecatie- en de mictiereflex: als het rectum of de blaas uitrekt doordat deze gevuld raakt met feces of urine, treedt bij een bepaalde vullingsgraad de motorische ledigingreflex op en wordt de inhoud geloosd. Op een gegeven moment, wanneer we zindelijk worden, treedt vanuit de cortex een controle van deze ruggenmergreflex op en kunnen we zelf het moment bepalen waarop we, wanneer de reflex optreedt, ook daadwerkelijk gaan urineren door de willekeurige controle op de sfincter tijdelijk op te heffen (corticale functie).

Uit dit alles volgt dat de motorische reflexfuncties kunnen worden verstoord door allerlei aandoeningen, zowel op het sensibele niveau, op ruggenmergniveau of op corticaal niveau, als op het niveau van de verbinding tussen het ruggenmerg en de spier die de motorische reactie moet uitvoeren.

Bij een dwarslaesie kan er bijvoorbeeld een beschadiging zijn van de reflexen van blaas en rectum op ruggenmergniveau. Hierdoor kan er een verstoring ontstaan van de blaaslediging: alleen als de blaas heel vol wordt, lekt er door de hoge druk op de sfincter wat urine uit (overloopblaas). Aan de andere kant kan bij een CVA een reflexblaas ontstaan: zodra de blaas maar iets urine bevat, treedt lediging op. Dit komt door het wegvallen van de remmende invloed van de corticospinale banen op de ruggenmergreflex.

Patiënten kunnen door stoornissen in de reflexfunctie vooral beperkt worden in hun mobiliteit. Bijvoorbeeld door de gekruiste strekreflex. Deze zorgt ervoor dat het been buigt wanneer men in iets scherps stapt. Het andere been strekt dan. Bij een CVA-patiënt kan het buigen van het aangedane been bemoeilijkt worden door een gekruiste strekreflex wanneer het niet-aangedane been al gebogen is. Een ander voorbeeld betreft de asymmetrische tonische nekreflex. Deze reflex heeft te maken met de stand van het hoofd. Aan de kant waarnaar het hoofd gericht is, hebben de ledematen op basis van deze reflex de neiging te strekken, terwijl aan de andere zijde een buiging te zien is. Een CVA-patiënt kan de neiging hebben het hoofd naar de niet-aangedane zijde te draaien en de aangedane arm te buigen. Wanneer een patiënt die te lang in de rolstoel zit wil gaan verzitten, kan het gebeuren dat door strekking in het niet-aangedane been bij het afzetten op basis van deze reflex het uiteindelijke resultaat is dat de patiënt onderuitzakt en nog slechter zit.

3.6.4 Onwillekeurige bewegingsreacties (b755)

De ICF-definitie spreekt van functies gerelateerd aan onwillekeurige contracties van grote spieren of van alle spieren van het lichaam opgewekt door lichaamshouding, balans en dreigende stimuli. Het betreft houdingsreacties, oprichtreacties, instelreacties, evenwichtsreacties, steunreacties en afweerreacties. Veelal zijn deze reacties sterk geautomatiseerd en verlopen ze min of meer onbewust. In het dagelijks leven spelen ze een zeer grote rol bij het handhaven van de houding of van het evenwicht. Ook behoeden ze voor lichamelijke schade door een val te breken, bijvoorbeeld wanneer iemand struikelt en snel een been naar voren plaatst als opvangreactie om niet te vallen. Maar ook als iemand snel over een tafel heen aan het andere eind iets wil oppakken, daarbij over de tafel buigend en reikend naar het voorwerp, zal de andere hand op de tafel steunen om daar niet bovenop te vallen.

Bij neurologische aandoeningen kunnen deze reacties verstoord raken. Een ernstig aangedane CVA-patiënt kan bijvoorbeeld moeite hebben met de richtreacties van het hoofd. Normaal richten hoofd en romp zich bij het zitten, staan en lopen op elkaar zodat het hoofd automatisch rechtstaat, met de ogen op een horizontale lijn. Wanneer een patiënt onvoldoende in staat is hoofd en romp op elkaar te richten, dan zal het hoofd scheef hangen en zal hij waarschijnlijk geheel scheef in de stoel zitten. Normaalgesproken zorgen evenwichtsreacties er bijvoorbeeld voor dat bij het gaan liggen op de zij vanaf zitten op de rand van het bed de benen de andere kant op zwaaien. Wanneer er onvoldoende evenwichtsreacties zijn, is het voor de patiënt heel lastig om op de zij te gaan liggen. Het gevolg kan zijn dat de patiënt naar achteren gaat en scheef in bed komt te liggen. Een patiënt met de ziekte van Parkinson kan voldoende richtreacties hebben om te gaan staan. Wanneer vervolgens bij het inzetten van het lopen de patiënt door startproblemen niet in gang komt, kunnen onvoldoende evenwichts- en steunreacties tot een val leiden. Een belangrijke stoornis die invloed heeft op de balanshandhaving is de ataxie. Dit is een cerebellaire stoornis waarbij het gecoördineerd bewegen ontbreekt, zonder dat er sprake is van spierzwakte.

3.6.5 Controle van willekeurige bewegingen (760)

Onder willekeurige bewegingen worden functies verstaan, gerelateerd aan controle over en coördinatie van willekeurige bewegingen. Deze bewegingen komen tot stand door signalen vanuit de cortex, via de corticospinale banen en de zenuwen naar de spier. Een storing op elk van deze niveaus kan leiden tot een verstoring van de willekeurige beweging. De basale kernen en het cerebellum hebben een modulerende werking op deze bewegingen door verbindingen tussen de basale kernen en de cortex, het verloop van de corticospinale banen en directe cerebellospinale banen. De modulerende werking van verbindingen met cerebellum en basale kern heeft vaak te maken met de onderlinge afstemming tussen diverse bewegingen. Denk aan hoe spierspanning tot stand komt, het automatische karakter van bewegingen en de coördinatie van bewegingen.

Bij een verstoring van de willekeurige beweging kan gedacht worden aan een verlamming, waarbij de beweging niet of beperkt mogelijk is. Daarnaast kan er sprake zijn van een dystonie, waarbij bepaalde spieren overmatig worden aangespannen en de beweging vertraagd en met een verhoogde tonus verloopt. Net als bij de onwillekeurige bewegingen (paragraaf 3.6.4) kan er ook hier sprake zijn van een coördinatieprobleem wanneer er beschadiging is van de cerebellaire banen. Bewegingen verlopen dan ongecoördineerd, waarbij naast een (cerebellaire) tremor ook uitschietende bewegingen kunnen worden gezien.

3.6.6 Onwillekeurige bewegingen (b765), inclusief tremoren

Onwillekeurige bewegingen zijn functies gerelateerd aan niet-intentionele, niet- of semidoelgerichte onwillekeurige contracties van een spier of spiergroep. Onwillekeurige bewegingen treden op zonder dat de patiënt dit wil of de intentie heeft om een beweging uit te voeren. Voorbeelden van onwillekeurige bewegingen zijn tics, dystonieën, myoklonieën en tremoren. Bij epilepsie kunnen ook onwillekeurige bewegingen optreden maar hierbij doen zich ook andere verschijnselen voor zoals bewustzijnsdaling, incontinentie of tongbeet.

Bij tics treedt kortdurende aanspanning op van een aantal spiergroepen. Hierdoor ontstaat een vreemde beweging, vaak in het gelaat zoals oogknipperen, maar ook in de armen en benen. Een bekende aandoening waarbij tics worden gezien is het syndroom van Gilles de la Tourette. Daarbij worden ook stembandtics gezien waarbij de patiënt geluiden maakt. Deze aandoening ontstaat vooral op basisschoolleeftijd. Het is niet duidelijk waar in het zenuwstelsel tics ontstaan.

Dystonie is hiervóór beschreven. Bij myoklonieën is er sprake van schokken, meestal in de proximale extremiteit (bovenarm en schouder) of in de romp (axiale myoklonieën). De schokken zijn vaak symmetrisch en duren kort. Kenmerk is dat de patiënt bij bewustzijn blijft. Een myoklonie kan overal in de motorische baan ontstaan, vanaf de cortex tot op ruggenmergniveau. Men onderscheidt corticale en subcorticale myoklonieën.

Bij een tremor is er sprake van onevenwichtige, onwillekeurige aanspanning van de agonist en antagonist, waardoor er een trillen ontstaat van een extremiteit of van het hoofd. Ook de stembanden kunnen een tremor vertonen. Er wordt onderscheid gemaakt tussen rusttremoren en actietremoren. Een voorbeeld van een rusttremor is bij de ziekte van Parkinson de karakteristieke 'geldtel'-tremor van de hand in rust, die meestal verdwijnt bij beweging. Een actietremor treedt juist op bij beweging en is meestal hinderlijker voor de patiënt dan een rusttremor. Denk aan het eten van soep met een lepel, waarbij de patiënt door de tremor de lepel niet zonder soep te morsen naar zijn mond kan brengen. Een tremor van het hoofd is vaak voor de omgeving een vervelend gezicht maar kan de patiënt ook hinderen bij het tot zich nemen van voedsel. Een deel van de tremoren wordt veroorzaakt door storingen in het extrapiramidale systeem, zowel in de basale ganglia (bijv. bij de ziekte van Parkinson) als in het cerebellaire systeem (bijv. bij MS).

Literatuur

Deelman BG, Eling PATM, Haan EHF de, Zomeren AH van. Klinische neuropsychologie. 8e druk. Amsterdam: Boom, 2004.
Hijdra A, Koudstaal PJ, Roos RAC. Neurologie. Maarssen: Elsevier gezondheidszorg, 2003.
Hijdra A. Klinische diagnostiek bij vergeetachtigheid. In: Biemond cursus: cognitieve stoornissen. Utrecht: Nederlandse Vereniging voor Neurologie, 2006, pp. 5-12.
Kuks JBM, Snoek JW. Klinische neurologie. Houten: Bohn Stafleu van Loghum, 2007.
Rood WB. Verpleegproblemen bij CVA-patiënten. In: Effectief verplegen 3. Dwingelo: Kavanah, 2006.
Vandermeulen JAM, Derix MMA, Avezaat CJJ, Mulder Th, Strien JW van. Niet-aangeboren hersenletsel bij volwassenen. Maarssen: Elsevier gezondheidszorg, 2003.
Vingerhoets G, Lannoo E. Handboek Neuropsychologie. De biologische basis van het gedrag. Leuven: Uitgeverij Acco, 2002.
Wade DT. Measurement in neurological rehabilitation. Oxford: Oxford University Press, 1992.
WHO-FIC Collaborating Centre. Internationale classificatie van het menselijk functioneren (ICF). Houten: Bohn Stafleu van Loghum, 2001.

4 Ethiek

Carlo Leget

> **Casus 4.1 Een parkinsonverpleegkundige vertelt**
>
> Meneer Van Velzen, 76 jaar, komt sinds twee jaar op het verpleegkundig spreekuur van de parkinsonverpleegkundige. Het is een vriendelijke man. Sinds de dood van zijn vrouw, nu vier jaar geleden, woont hij alleen. Hoewel de ziekte van Parkinson steeds meer ongemakken en beperkingen met zich meebrengt, lijkt het redelijk goed te gaan met hem. De afgelopen maanden is een aantal keren bij hem aangekaart dat hij baat zou kunnen hebben bij ondersteuning door de ergo- en fysiotherapeut, maar dit wijst hij van de hand. Hij zegt niet meer zoveel te willen: geen drukte, geen nieuwe mensen, geen verdere hulp. Ook hulp van zijn dochters weert hij af. Hij is altijd een trotse en zelfstandige man geweest die weinig contact zocht met anderen. In de laatste paar telefonische contacten die de parkinsonverpleegkundige met meneer Van Velzen had, klonk hij wat neerslachtig. Op een middag belt een van zijn dochters de verpleegkundige op en vertelt dat haar vader zich verwaarloost en dat ze hem twee keer heeft betrapt op een poging tot zelfdoding. De parkinsonverpleegkundige probeert contact op te nemen met meneer, maar deze wil daar niets van weten.

4.1 Inleiding

Wanneer mensen over 'ethiek' of 'ethische kwesties' beginnen, gaat het vaak over problemen, dilemma's of moeilijke situaties. En die zijn er genoeg voor neuroverpleegkundigen. Het verhaal van meneer Van Velzen (casus 4.1) is hier een voorbeeld van. Toch valt ethiek niet helemaal samen met problemen en dilemma's. Ethiek is eigenlijk niets anders dan op een systematische en kritische manier nadenken over wat moreel goed is om te doen. In dit hoofdstuk wordt eerst uitgelegd hoe kennis van ethiek nuttig kan zijn voor het gewone verpleegkundig handelen. Vervolgens wordt gekeken naar het belang van ethiek wanneer er problemen optreden. Ten slotte wordt een stappenplan besproken voor het in groepsverband bespreken van morele problemen en het zoeken naar een oplossing. In dat kader zullen we terugkomen op het verhaal van meneer Van Velzen.

4.2 Normen en waarden

Wie handelt, en zorgverlening bestaat uit talloze handelingen, maakt keuzes. Meestal maken we keuzes zonder daarbij na te denken. Veel patronen zijn zo ingesleten dat we ze tamelijk onbewust uitvoeren. Doorgaans levert dat geen problemen op. Tot het een keer misloopt, en we gedwongen worden stil te staan bij wat eerst zo vanzelfsprekend leek. Nadenken over het handelen kan op veel manieren. Wanneer een patiënt met Parkinson niet meer wil leven en voeding weigert, kunnen we kijken wat praktisch haalbaar is, zoeken naar wat juridisch veilig is, of ons afvragen wat het meest efficiënt is vanuit de organisatie. Dergelijke vragen kunnen van belang zijn, maar ze blijven aan de oppervlakte. Eronder ligt een grotere en meer fundamentele vraag: wat maakt het leven voor de patiënt de moeite waard? Wat is echt van belang om een leven zinvol te laten zijn? Wat kan ervoor zorgen dat een patiënt kan zeggen: 'het is goed om in leven te zijn'? Ethiek gaat over de waarden die richting geven aan ons leven en ons handelen. Meestal liggen die waarden verborgen onder gewoontes, gebruiken en protocollen. In de ethiek worden dan ook verschillende niveaus onderscheiden waarop die waarden een rol spelen.

Het meest fundamentele, maar ook moeilijkst grijpbare niveau is dat van de waarden. Hier gaat het om de grote woorden als 'vriendschap', 'vertrouwen', 'rechtvaardigheid', 'eerlijkheid'. De dingen die niet te koop zijn, maar die het leven de moeite waard maken. Over die grote woorden zijn we het meestal wel eens. Ze zijn als het ware de magneten waarop ons geweten vaart en waarop we zoeken naar geluk. De Griekse filosoof Plato vergeleek ze met de sterren: je kunt ze niet bereiken, maar je hebt ze wel nodig om op koers te blijven.

Omdat je er niet bij kunt, is het in veel situaties belangrijk om ook concreter te weten wat je moet doen. Wat je dan nodig hebt zijn normen. Bij de waarde 'vertrouwen' bijvoorbeeld kun je heel concrete normen formuleren zoals 'geen vertrouwelijke informatie doorvertellen' of 'doen wat je beloofd hebt'. Veel normen zijn onuitgesproken aanwezig in ons dagelijks leven. Wanneer je als verpleegkundige bij een patiënt thuis komt, gaat die patiënt er bijvoorbeeld van uit dat je niet zelf in de koelkast gaat kijken of er nog iets lekkers te eten is. In een andere cultuur, of als kind bij je ouders thuis, zou dit wel vanzelfsprekend kunnen zijn. Normen zijn dus concrete vertalingen van waarden in een bepaalde cultuur. Ze vormen samen de moraal van een samenleving.

> **Kader 4.1 Ethiek en moraal**
>
> De begrippen 'ethiek' en 'moraal' worden vaak door elkaar gebruikt. Zo kun je zeggen dat iets 'niet ethisch' is, of 'niet moreel verantwoord'. En dan bedoel je hetzelfde. In ethische literatuur worden de begrippen echter vaak onderscheiden. Met 'moraal' wordt dan verwezen naar de geleefde praktijk van een groep mensen. Bijvoorbeeld dat je een patiënt aankijkt als je hem een hand geeft, of toestemming vraagt als je hem behandelt. Met 'ethiek' wordt dan bedoeld: het kritisch en systematisch nadenken over moraal. Moraal leer je dus van jongs af aan in het dagelijks leven. Ethiek leer je meestal in cursussen of opleidingen.

Als we normen en waarden met elkaar vergelijken, zijn er veel verschillen aan te wijzen. Maar duidelijk is dat beide elkaar nodig hebben. Als er alleen maar waarden zouden zijn, zouden mensen nog niet weten hoe ze nu concreet aan de slag moeten. Dat 'rechtvaardigheid' van belang is, daar zijn we het wel over eens. Maar betekent dat nu dat iedere patiënt evenveel zorgminuten krijgt, of dat je aan iedere patiënt de aandacht en tijd geeft die hij nodig heeft (en dus meer tijd besteedt aan mensen die het zwaarder hebben)? Beide zijn vormen van rechtvaardigheid en toch verschillen ze.

Anderzijds zou het ook niet goed zij als er alleen maar normen waren. Normen hebben een dwingend en voorschrijvend karakter. Dat maakt ze niet direct sympathiek. De echte drijfveer om je aan normen te houden ligt uiteindelijk in de achterliggende waarden die je belangrijk vindt. Daarom is het van belang om je bij normen steeds af te vragen waarop ze eigenlijk gebaseerd zijn.

De ethicus Henk ten Have heeft normen en waarden met elkaar vergeleken en komt tot de opsomming zoals te zien is in tabel 4.1 om het verschil duidelijk te maken.

4.3 Denkroutes en soorten ethiek

Ethiek is kritisch en systematisch nadenken over wat goed is om te doen, zo hebben we gezegd. Wanneer we nadenken over waarom iets goed is om te doen, volgen we onbewust altijd twee routes in het denken. Die hangen samen met het zojuist gemaakte onderscheid tussen normen en waarden. Nemen we als voorbeeld de vraag of een verpleegkundige een eenzame oude mevrouw, die hevig lijdt aan Parkinson, opzettelijk mag doden; niet omdat deze daar zelf om vraagt, maar omdat die mevrouw zo zielig is en zoveel medelijden oproept. Er kunnen allerlei redenen zijn waarom de gedachte in mensen opkomt en toch zullen de meeste zorgverleners zeggen dat dit niet mag. Maar waarom niet?

Een eerste route die het denken dan kan nemen is te zoeken naar normen en regels die er zijn: het behoort niet tot je professionele mogelijkheden, het mag niet van de wet (kwetsbare mensen mag je niet doden, en al helemaal

Tabel 4.1 Verschil tussen normen en waarden.	
waarden	normen
positief	negatief (dikwijls)
nooit ten volle haalbaar	in principe haalbaar
ernaar leven	naleven
tonen, voorleven	leren, voorschrijven
persoonlijk contact	delegeren aan instanties
opvoeden	afdwingen
inwendige betrekking op het goede	uitwendig gebod

niet als ze er niet om vragen), of van de kerk ('Gij zult niet doden.'). Een dergelijke manier van denken wordt 'deontologisch' genoemd (genoemd naar het Griekse *deon*: dat wat behoort) en is gericht op wat al in het verleden is vastgelegd. En vaststaand beginsel ('nooit doden', 'nooit liegen') wordt toegepast op de situatie waarin je verkeert.

Een tweede route die het denken kan nemen is meer gericht op wat er in de toekomst ligt: 'Je ondermijnt op die manier de zorgrelatie, waardoor ons zorgstelsel op den duur instort,' of: 'Je laadt een schuld op je waarmee je niet kunt leven.' Een dergelijke denkroute wordt 'teleologisch' genoemd (genoemd naar het Griekse 'telos': doel). Je hebt een doel voor ogen en maakt dan een afweging welke wijze van handelen past bij dat doel. Deze denkroute sluit aan bij het kijken naar de situatie in termen van waarden.

Binnen de teleologische denkroute valt weer onderscheid te maken tussen verschillende manieren waarop het doel wordt ingevuld. Zo zijn er stromingen in de ethiek die zoeken naar het maximale voordeel voor de grootste groep mensen, met minimaal nadeel voor degene die niet tot die groep behoren (utilisme). Andere stromingen leggen het criterium in een deugdzaam en gelukkig samenleven (eudaimonisme). Meer in het algemeen laten sommigen de morele goedheid van de handeling afhangen van het gevolg van de handeling (consequentialisme).

Binnen het ethische denken bestaan dus vele variaties. Bovendien maken wij onbewust ook vaak gebruik van die variaties. Over het algemeen is iedereen het erover eens dat je geen mensen moet doden: spontaan volgen we hier meestal de deontologische route van denken. Maar als het om zelfverdediging gaat, zullen veel mensen geneigd zijn om hier via de teleologische route een uitzondering te maken: 'om je leven te redden (= doel) mag je jezelf wel verdedigen', zo is dan de gedachte. Of: 'wanneer iemand er weloverwogen om vraagt verlost te worden uit ondraaglijk lijden (= doel), mag je iemand doden'.

> **Kader 4.2 Ethiek en recht**
>
> De praktijk van het menselijk handelen is het vertrekpunt van de ethiek. Die praktijk is altijd bepaald door een culturele context. Onderdeel van die context is ook het recht. In het recht is een aantal zaken geregeld dat het samenleven van mensen mogelijk moet maken. In het recht zitten dus opvattingen verborgen over de dingen waaraan een samenleving waarde hecht. Zo worden bijvoorbeeld het leven van kwetsbare patiënten en de privacy en het bezit van mensen door de wet beschermd. Op die manier vormt de juridische context het speelveld waarbinnen zorg wordt verleend. Maar met het speelveld is nog niet bepaald hoe het spel gespeeld moet worden. Dan komt de ethiek om de hoek kijken. De ethiek komt ook om de hoek kijken als het recht niet meer lijkt aan te sluiten op wat de meerderheid van de samenleving goed vindt. Zo is in Nederland euthanasie wettelijk mogelijk gemaakt door de wet te veranderen na een lange ethische discussie.
> Een belangrijk verschil tussen ethiek en recht is dat recht verplicht gesteld en afgedwongen kan worden, terwijl ethiek een beroep doet op de vrijheid en verantwoordelijkheid van mensen. Deze bijdrage is primair gericht op de ethische kant van de problematiek. Voor de details van de juridische kant van de zaak verwijzen we naar Leenen (2007).

De waarden die centraal staan in de ethiek van verpleegkundigen zijn geen kwestie van 'smaken verschillen'. Ze doen in beginsel een beroep op alle mensen. De waarde van 'vertrouwen' bijvoorbeeld, is een belangrijke basis van de gezondheidszorg. Het zou onwerkbaar zijn wanneer de ene zorgverlener deze waarde hoog in het vaandel heeft staan, en de ander er niets in ziet. Ethische waarden doen dus een appel op alle mensen in alle situaties. Anders (en meer filosofisch) uitgedrukt: ze zijn prescriptief en universaliseerbaar. Meer inhoudelijk is kenmerkend voor ethische waarden dat ze gericht zijn op het welzijn van alle mensen en afzien van eigenbelang. Ethiek staat en valt dus met het vermogen om je in te leven in een ander en veronderstelt een zeker ontwikkelingsniveau. Ethiek heeft daarmee ook alles te maken met communicatie en communicatieve vaardigheden.

Naast de twee denkroutes die we steeds weer tegenkomen in ethische redeneringen, zijn er in de afgelopen decennia verschillende voorstellen gedaan die ertoe moeten leiden dat er in de zorg op een goede manier aan ethiek wordt gedaan. In deze voorstellen komt een bepaalde kijk op ethiek naar voren. Ze zijn nooit neutraal, maar leggen de nadruk op elementen die van belang worden gevonden. Twee ervan zullen we kort bespreken, omdat ze wijdverbreid zijn in de praktijk en omdat ze kunnen helpen om de morele dimensie van het zorgen in beeld te krijgen. Voor andere varianten wordt verwezen naar de literatuur (zie Widdershoven, 2001).

4.3.1 De principebenadering

Het eerste model dat veel gebruikt wordt is dat van Tom Beauchamp en James Childress (2001). Deze twee Amerikanen hebben in 1979 al een voorstel gedaan voor een ethisch model dat inspeelt op de grote verschillen in denkbeelden die er kunnen zijn tussen arts, patiënt, familie en overige zorgverleners. In een multiculturele samenleving als de onze is het vaak niet eenvoudig om het eens te worden omdat achter morele verschillen dikwijls verschillen schuilgaan in onze visie op de mens. Sommigen zien patiënten bijvoorbeeld in de eerste plaats als individuen met wie je een contractuele verhouding hebt; anderen zien patiënten primair als mensen die altijd binnen een sociaal netwerk leven dat je ook moet meenemen in beslissingen. Willen we die mensvisies erbij betrekken, dan wordt het gesprek in de kliniek te uitgebreid en complex, zo stellen Beauchamp en Childress. Hun voorstel is daarom om die achterliggende vragen en fundamentele waarden buiten beeld te laten en uit te gaan van vier beginselen ('principles') waarover iedereen het met elkaar eens is: weldoen, niet-schaden, respect voor autonomie en rechtvaardigheid. Omdat ze als gemeenschappelijke basis kunnen dienen, fungeren ze als handvatten voor ethisch overleg. Het is dan de kunst om steeds die keuze te maken die zoveel mogelijk recht doet aan deze vier beginselen.

De beginselen van Beauchamp en Childress zijn voor een deel zo oud als de geneeskunde. Hippocrates formuleerde in de vijfde eeuw voor Christus al de beginselen van niet schaden en weldoen. Niet schaden is als het ware de ondergrens van iedere vorm van zorg. Daarnaast is het belangrijk om te kijken wat je voor een patiënt kunt betekenen en hoe je iemand zoveel mogelijk goed kunt doen. Maar weldoen is in principe oneindig en we kunnen nu eenmaal niet al onze tijd en energie in één patiënt steken. Daarom is het beginsel van rechtvaardigheid van belang om tot een eerlijke verdeling van zorg te komen. Het vierde beginsel, respect voor autonomie, is het meest recente. Het is pas opgekomen in de jaren zestig en zeventig van de twintigste eeuw, toen de mondigheid van patiënten steeds meer ruimte kreeg en de besluiten niet meer aan zorgverleners alleen werden overgelaten.

Met hun keuze om in te steken bij de flexibele principes, beginselen of vuistregels, proberen Beauchamp en Childress het midden te vinden tussen de concrete normen en protocollen aan de ene kant en de meer abstracte waarden aan de andere kant. Principes zijn handvatten waarmee het handelen richting krijgt, maar die in verschillende situaties anders toegepast kunnen worden. Ethiek kan dan helpen om het gesprek te verhelderen door te bekijken hoe de overgang van het ene naar het andere niveau gemaakt wordt.

Kader 4.3 De vier beginselen van Beauchamp en Childress

1 Respect voor autonomie (*respect for autonomy*)
2 Niet-schaden (*nonmalificence*)
3 Weldoen (*benificence*)
4 Rechtvaardigheid (*justice*)

Het model van Beauchamp en Childress is dankzij de praktische bruikbaarheid enorm succesvol gebleken en wijdverbreid geraakt. Toch is er ook kritiek gekomen op hun benadering.

Een eerste punt is bijvoorbeeld dat de principes zo algemeen zijn, dat ze nog concreet ingevuld moeten worden. Bij 'niet-schaden' bijvoorbeeld, is het de vraag of dan lichamelijke schade bedoeld wordt, of psychische of relationele schade? En welke van die drie is het belangrijkste? En hoe verhouden korte- en langetermijneffecten zich hier tot elkaar? Dikwijls zal men al pratend toch weer terechtkomen op achterliggende mensbeelden en is er dus aanvulling en uitleg nodig van de beginselen.

Een tweede kritiekpunt is dat Beauchamp en Childress niet duidelijk maken welk van de vier principes het belangrijkste is. Als ze met elkaar in conflict komen – bij veel morele problemen is er bijvoorbeeld een spanning tussen weldoen en respect voor autonomie – is de vraag hoe je dan bepaalt welk van de twee de doorslag geeft. In dat geval lijken de achtergrond en de persoonlijkheid van de zorgverlener toch heel bepalend te zijn. De ene zorgverlener zal respect voor autonomie invullen als 'u vraagt, wij draaien', de ander als een samen met patiënt en familie in gesprek zijn.

Een derde punt van kritiek is het verwijt dat het probleem versimpeld wordt door het terug te voeren op een conflict van principes. Bij morele problemen spelen allerlei ervaringen en nuances mee die te maken hebben met hoe we willen leven, wat ziekte en gezondheid voor iemand betekenen enzovoort. Dit soort wezenlijke zaken dreigt voortdurend buiten beeld te raken als we met het rastertje van de vier principes werken.

Een vierde kritiekpunt is dat de beginselenbenadering wel gepresenteerd wordt als een 'neutrale' benadering, maar dat er wel degelijk een bepaald mensbeeld onder verborgen ligt: een dat de mens ziet als een rationeel, zelfstandig, geïndividualiseerd en autonoom wezen. Maar mensen met neurologische aandoeningen zijn vaak niet zo rationeel en zelfstandig. De impact die dit heeft op de capaciteit om beslissingen te nemen is dan ook groot. Wat betekent 'respect voor autonomie' dan in zo'n geval? We zullen hierop later terugkomen. Eerst kijken we nog kort naar een alternatieve invalshoek.

4.3.2 De zorgethische benadering

Een belangrijk kritisch antwoord op de beginselenethiek is de zorgethiek. In de zorgethiek wordt wel openlijk gekozen voor een bepaald mensbeeld. Margaret Urban Walker (1998) bijvoorbeeld heeft het over drie belangrijke kenmerken van ons bestaan als mens. Het eerste kenmerk is dat we gedurende ons leven verschillende fasen van afhankelijkheid en onafhankelijkheid doorlopen. Zuigelingen, zieken, oude mensen: er zijn vele groepen die in een afhankelijke positie verkeren en niet zo autonoom zijn als de beginselenethiek suggereert. Het tweede kenmerk is dat we als mensen kwetsbaar zijn: dit geldt niet alleen voor ons lichaam, dat ziek kan worden, veroudert en sterft, maar bijvoorbeeld ook voor onze gevoelens. Ten slotte is het kenmerkend voor mensen dat we op elkaar aangewezen zijn als het gaat om het vormgeven van ons leven. Interdependentie is onlosmakelijk verbonden met mens zijn. Dit begint al in onze prille levensfase, maar blijft eigenlijk altijd gelden: ook voor zogenaamd autonome individuen. Want uiteindelijk zijn we voor belangrijke zaken als vriendschap, liefde, erkenning en respect afhankelijk van andere mensen.

Als we deze drie kenmerken serieus nemen voor onze visie op wat een mens is, kunnen we zorg zien als een gezamenlijk antwoord op onze menselijke kwetsbaarheid en afhankelijkheid. Een andere belangrijke denker in de zorgethiek, Joan Tronto (1993), formuleert het zo: 'Zorg is die typisch menselijke activiteit die alles insluit wat we doen om onze leefwereld te handhaven, voort te laten duren en te herstellen, zodat we er zo goed mogelijk in kunnen leven.'

Tronto onderscheidt verschillende fasen in het concrete zorgen. In iedere fase kunnen er dingen misgaan waardoor morele problemen optreden. We kunnen dan ook naar morele problemen kijken door de bril van die vier fasen om te zien waar we moeten bijstellen. De eerste fase is die van het oppikken van signalen dat er zorg nodig is. We moeten zien dat iemand het niet alleen kan en dat er hulp nodig is. Hier kan al een bron van morele problemen liggen, zeker als het gaat om patiënten die bijvoorbeeld vanwege hun neurologische aandoening niet duidelijk kunnen maken wat er scheelt. Willen we recht doen aan patiënten – en rechtvaardigheid is een morele waarde – dan begint dat met opmerkzaam zijn en 'geven om' mensen.

De tweede fase is die van het in beweging komen. Je kunt iets signaleren, maar denken 'dat is niet mijn pakkie-an, dat moet de fysiotherapeut maar oppikken'. In de tweede fase van Tronto nemen we de verantwoordelijkheid en komen we in beweging. Hier gaat het mis wanneer we dingen laten liggen, of zaken oppakken waar we eigenlijk niets mee te maken hebben.

De derde fase is die van het feitelijk zorg verlenen. Ook daar spelen allerlei morele kwesties een rol. Allereerst is dit verbonden met vakkundigheid. Als je niet weet hoe je een patiënt moet optillen, kun je grote ellende veroorzaken. Vakkundigheid heeft dus een ethische kant. Maar er is meer. Want die ethische kant zit ook in de manier waarop we werken. Je kunt in tien minuten iemand met liefdevolle aandacht wassen, of in diezelfde tien minuten iemand schoonmaken alsof het een auto is, terwijl je met je collega over de vakantie aan het praten bent.

De vierde fase, ten slotte, is die van de responsiviteit. Hier gaat het om de vraag of de zorg die geboden is ook adequaat is. Het gaat dus weer om het aftasten en evalueren of we werkelijk goede zorg hebben verleend. Wie dit laat liggen schiet ook moreel tekort, want blijkt eigenlijk niet echt geïnteresseerd in de patiënt. Met de vierde fase is de cirkel rond en kan bepaald worden of er nieuwe zorg nodig is.

> **Kader 4.4 Zorgethiek: fasen in het zorgproces**
>
> 1 Signaleren dat er zorg nodig is (*caring about*)
> 2 Verantwoordelijkheid op zich nemen (*taking care of*)
> 3 Zorg verlenen (*care-giving*)
> 4 Nagaan of de zorg ook adequaat is (*care receiving*)

4.3.3 Deugden in de zorg

Beauchamp en Childress zien de verhouding tussen zorgverlener en patiënt als een contract waarover beiden het eens moeten worden. De zorgethiek gaat meer uit van een zorgrelatie die een vertrouwensrelatie is, een verbond. De zorgethiek is zich er uitdrukkelijk van bewust dat mensen elkaars identiteit en dus elkaars autonomie bepalen. Daarmee is er niet alleen aandacht voor de vraag wat mensen doen en welke handelingen ze verrichten, maar ook voor de vraag hoe mensen zijn en vanuit welke houding ze zorg verlenen.

Deze insteek in de ethiek, die de nadruk legt op houdingen, is al heel oud. De Griekse filosoof Aristoteles (vierde eeuw voor Christus) legde al de nadruk op het feit dat het voor de ethiek veel interessanter is om te kijken naar de kwaliteiten die mensen langzaam verwerven door hun handelen. Die kwaliteiten zijn namelijk eigenschappen die een aantal voordelen hebben boven de benadering die uitgaat van waarden en deugden. We hebben al gezien dat waarden belangrijk zijn om richting te geven, maar heel abstract blijven. Daarom zijn er normen nodig om die mooie woorden concreet te vertalen in voorschriften en verboden. Maar die hebben weer het nadeel dat ze weinig inspirerend zijn en soms uitnodigen tot overtreding. Het mooie van de gedachte van Aristoteles was, dat er een tussenweg is via de kwaliteiten of houdingen. Aristoteles noemde de goede houdingen die mensen zich al doende eigen maken 'deugden'. Hoewel het woord in latere eeuwen wat braaf is gaan klinken, wordt er eigenlijk mee bedoeld dat iemand met die houding ergens in uitblinkt. Aristoteles formuleerde een aantal eigenschappen van deugden.

Om te beginnen zijn deugden een soort gulden middenweg tussen twee ondeugden. Beleefdheid is bijvoorbeeld een deugd die naar twee kanten kan ontsporen. Je kunt zo beleefd zijn dat het formeel wordt en mensen het idee krijgen dat je meer afstandelijk dan beleefd bent. Maar je kunt ook op zo'n vriendelijke manier beleefd zijn dat je te amicaal wordt en de beleefdheid uit beeld verdwijnt. Dat kan helemaal doorschieten naar onbeleefdheid.

In de tweede plaats is het ontwikkelen van deugden voor ieder mens een persoonlijk gevecht. Als je van nature wat verlegen bent, moet je al doende leren om op patiënten af te stappen. Als je van nature een flapuit bent, moet je juist leren om af en toe even je mond te houden. Bovendien blijkt dat deugden ook 'maatwerk' zijn, omdat ze te maken hebben met hoe we als mens zijn. De ene verpleegkundige kan alles zeggen tegen patiënten, de andere wordt al heel snel onbeleefd gevonden. Deugden hangen dus samen met het totaalplaatje van hoe we zijn als mens en als professional.

Hoe merk je nu dat je een deugd bezit? Doordat je op een spontane manier weet wat goed is in een bepaalde situatie. Het gaat je gemakkelijk af en je hebt er plezier in om zo te handelen. En daarmee komt een belangrijk voordeel van deugden boven normen en waarden aan het licht: zo wordt het namelijk minder van belang om steeds te moeten bedenken wat goed is. Als we onszelf de deugd van beleefdheid hebben eigen gemaakt, weten we automatisch hoe we beleefd moeten handelen. We doen het al voordat we erover hoeven nadenken. We hebben geen lijstje met voorschriften, verboden of geboden nodig en ook geen oriënterende waarden om ons op te richten, want we hebben ons de waarden al eigen gemaakt en ze zitten ons zo in de vingers dat het vanzelf gaat.

Zijn deugden nu hetzelfde als vaardigheden en competenties? Niet helemaal. Vaardigheden en competenties zijn verbonden met bepaalde activiteiten en handelingen. Ze zeggen nog niets over onze kwaliteiten als mens en zeker niet over onze morele kwaliteiten. Deugden zijn veel meer verbonden met wie we zijn als mens. Ze gaan verder dan onze professionaliteit en werken door in onze persoonlijke identiteit. Zo bepalen ze van binnenuit wat voor soort verpleegkundige iemand is. Dat neemt niet weg dat competenties en vaardigheden wel op deugden lijken, omdat we ze al doende leren en ze ons helpen om met plezier en gemak te handelen.

Ook in de zorgethiek hebben deugden een plaats. Bij vier fasen van zorg horen deugden, waardoor duidelijk wordt hoe goede zorg te maken heeft met de kwaliteiten van degene die zorgt. Bij al deze zorgdeugden geldt dat ze een 'gulden middenweg' vormen. Bij aandacht is er bijvoorbeeld aan de ene kant de ontsporing van onopmerkzaamheid en aan de andere kant die van overbezorgdheid. Het gaat steeds om het juiste midden, de juiste balans.

> **Kader 4.5 Deugden in de zorgethiek**
>
> 1 Aandacht (*attentiveness*)
> 2 Verantwoordelijkheid (*responsibility*)
> 3 Vakkundigheid (*competence*)
> 4 Responsiviteit (*responsiveness*)
>
> Als we deze twee benaderingen binnen de ethiek bekijken, kunnen we als conclusie stellen dat 'de ethiek' niet bestaat. Er zijn vele manieren om vanuit een ethische invalshoek naar het handelen te kijken en al die manieren zijn weer met verschillende accenten uitgewerkt. Het komt er dus op aan dat je als

zorgverlener leert om de waarden op het spoor te komen die jijzelf belangrijk vindt en vervolgens hulp krijgt om je ethische intuïties te verwoorden en met argumenten te onderbouwen. De ethiek als tak van de filosofie kan helpen om woorden te leveren en denkroutes te verhelderen. Voordat we een denkmodel introduceren om met elkaar moreel beraad te voeren, zullen we nog kort stilstaan bij een belangrijk moreel thema in de neurologieverpleegkunde: autonomie.

4.4 Autonomie en de wil van de patiënt

Vrijheid is een van de belangrijkste waarden in onze cultuur. Autonomie – in de zin van 'zelf kunnen bepalen wat je wilt' – staat voor veel mensen hoog in het vaandel. Dat komt tot uiting in zowel de ethische discussies als de wetgeving in de gezondheidszorg. Een belangrijke wet in dit opzicht is de Wet op de geneeskundige behandelingsovereenkomst (WGBO) die op 1 april 1995 in werking is getreden en naar verwachting in 2011 wordt vervangen door de Wet cliëntenrechten zorg (WCZ). Hierin is geregeld dat de patiënt recht heeft op informatie (of het weigeren van informatie, mits dit geen ernstig nadeel oplevert voor hemzelf of anderen), inzage in het eigen dossier, en bescherming van privacy. Tegenover al deze rechten staan plichten van de zorgverlener. Daarnaast moet een patiënt om toestemming gevraagd worden voor de behandelingen.

Volgens de Nederlandse wetgeving heeft iedere patiënt het recht om behandelingen te weigeren. Een zorgverlener of familie kan hier moeite mee hebben, maar het is uiteindelijk de patiënt die beslist of een handeling wel of niet gewenst is. Wanneer een oude, ernstig zieke patiënte bijvoorbeeld weigert vocht en voeding te nemen omdat ze niet langer wil leven, dan is dat wettelijk gezien haar goed recht. Toch is daarmee de kous niet af.

Omdat er zoveel waarde gehecht wordt aan autonomie, is het van belang dat deze autonomie ook enige kwaliteit heeft. Dat wil zeggen dat een patiënt ook begrijpt wat zijn of haar situatie is, wat een behandeling inhoudt en wat de prognose is. Dit alles is nodig om in vrijheid zelf te kunnen kiezen. Een adequaat begrip en een vrije keuze vormen samen de inhoud van wilsbekwaamheid. In de Nederlandse wetgeving wordt ervan uitgegaan dat iemand wilsbekwaam is, tenzij er aanwijzingen zijn voor het tegendeel. Maar wilsbekwaamheid is in de praktijk een lastig begrip. Daar zijn drie redenen voor.

Het eerste waarmee rekening gehouden moet worden is dat wilsbekwaamheid een gradueel begrip is. Tussen wilsbekwaamheid en wilsonbekwaamheid bestaat een glijdende schaal. Aan het ene uiterste vinden we patiënten die hun wil goed kunnen beargumenteren en kenbaar maken, aan het andere uitersten vinden we patiënten van wie de wil onbekend is om communicatieve of cognitieve redenen. Daartussenin bevindt zich een grote groep van mensen die ongeveer weten wat ze willen en dit rationeel en invoelbaar kunnen verwoorden; mensen die op het ene terrein wel wilsbekwaam zijn en op het andere niet; of mensen die onder invloed van medicijnen of ziektebeloop de ene periode wel wilsbekwaam zijn en de andere niet.

In de tweede plaats zijn er altijd subjectieve elementen in het bepalen van wilsbekwaamheid. Het is de arts die een inschatting maakt van de wilsbekwaamheid, en wanneer een patiënt een behandeling weigert die in de ogen van de arts zinvol is, is hij eerder geneigd om te twijfelen aan de wilsbekwaamheid van de patiënt.

In de derde plaats zijn patiënten sociale en lichamelijke wezens die ook via hun lichaam communiceren en hun keuzes maken in wisselwerking met de mensen met wie zij zich verbonden voelen. Dit vraagt om een aanpak die oog heeft voor processen. We hebben gezien hoe de zorgethiek hier oog voor heeft.

Wanneer het niet mogelijk is om vast te stellen wat een patiënt zelf wil, kunnen er – zowel ethisch als juridisch gezien – twee mogelijke wegen bewandeld worden. De eerste mogelijkheid is zo lang mogelijk de wil van de patiënt respecteren. De patiënt kan zijn wil delegeren door een vertegenwoordiger – meestal een familielid – aan te wijzen die dan voortaan alleen (curator) of in overleg met de patiënt (mentor) vaststelt wat er gedaan moet worden. We spreken dan van 'substituted judgement'. Een andere mogelijkheid om de wil van de patiënt te respecteren is het opstellen van een wilsverklaring waarin duidelijk staat wat er in specifieke omstandigheden gedaan moet worden. Deze oplossing lijkt het meest duidelijk en zeker. Toch zit er een aantal nadelen aan. Om te beginnen kan een patiënt onmogelijk van tevoren inschatten hoe zijn beleving van de situatie verandert gedurende het beloop van een ziekte. Iemand die altijd doodsbang is geweest om dement te worden, kan wanneer de ziekte zich volledig geopenbaard heeft gelukkiger zijn dan ooit. Een wilsverklaring roept dan serieuze vragen op. Bovendien kunnen zich allerlei onvoorziene ontwikkelingen voordoen: er kunnen in de tussentijd nieuwe behandelingsmogelijkheden ontwikkeld zijn, de verklaring kan gedateerd zijn, er kan onduidelijkheid zijn over de wijze waarop de tekst moet worden geïnterpreteerd, of het team kan een vermoeden hebben dat de wettelijke vertegenwoordiger zich met de wilsbeschikking in de hand meer hard maakt voor zijn eigen belangen dan voor de wil van de patiënt. Om deze redenen mogen wilsbeschikkingen alleen nooit doorslaggevend zijn. Ze dienen altijd serieus genomen te worden en meegenomen in de besluitvorming, maar vormen niet meer dan een (belangrijk) onderdeel hiervan.

De tweede weg die bewandeld kan worden wanneer er problemen zijn met de wilsbekwaamheid van een patiënt is die van het belang van de patiënt ('best interest'). Deze weg kan van belang worden wanneer de eerste weg (vertegenwoordiger of wilsbeschikking) problemen geeft, of wanneer niet (meer) te achterhalen is wat een patiënt gewild zou hebben. Zorgverleners hebben de plicht om het welzijn van de patiënt altijd in het oog te houden en in alle situaties op te komen voor het belang van de patiënt.

4.5 Stappenplan voor casuïstiek

Naast deze korte inleiding in de ethiek is het in de praktijk van belang om een concreet handvat te hebben voor ethische beslissingen. Er zijn vele manieren om systematisch een gesprek over ethiek te voeren. In het UMC St Radboud is de afgelopen jaren een stappenplan ontwikkeld dat – hoewel toepasbaar in heel Nederland – bekend staat als de 'Nijmeegse methode voor moreel beraad'. Het stappenplan is bedoeld als een hulpmiddel bij interdisciplinair overleg. Alle disciplines moeten daarbij aan bod komen, omdat ieder vakgebied een eigen kijk op de zaak heeft die een belangrijke aanvulling kan betekenen. Het werken met het stappenplan moet niet langer duren dan één uur. Meer tijd is er bovendien dikwijls niet. De ervaring heeft geleerd dat wanneer een groep regelmatig werkt met dit handvat, mensen leren om hun morele intuïties steeds beter te verwoorden en hun overtuigingen kunnen beargumenteren. En minstens zo belangrijk: ze leren te luisteren naar elkaar en gevoelig te worden voor andere invalshoeken. Want ook over de manier waarop we ethiek bedrijven kunnen we ethisch nadenken.

4.5.1 Het morele probleem

De eerste stap is van belang, om de focus van het beraad scherp te stellen. Het is de bedoeling zo concreet mogelijk te formuleren wat hier en nu de morele vraag is ('Mag ik wel of niet...'). Dit voorkomt dat in het gesprek allerlei zijpaden bewandeld gaan worden. In de casus van meneer Van Velzen is bijvoorbeeld een concrete morele vraag: 'Mag ik meneer Van Velzen zelf laten beslissen dat hij geen hulp nodig heeft?'

4.5.2 Inventarisatie van de feiten

Als tweede stap is het van belang dat alle relevante feiten op tafel komen. In het Nijmeegse stappenplan worden vier dimensies onderscheiden die van belang zijn.
1 Bij de medische dimensie komt alle informatie op tafel die betrekking heeft op diagnose, prognose, behandelingsalternatieven, kans van slagen en de verhouding tussen positieve en negatieve effecten. Een belangrijke medische vraag bij meneer Van Velzen uit de inleiding is bijvoorbeeld of er sprake zou kunnen zijn van een klinische depressie. Voor de morele vraag beantwoord kan worden moet hier eerst duidelijkheid over zijn.
2 Bij de verpleegkundige dimensie gaat het om de verpleegkundige diagnose, het verpleegplan, mogelijke zelfzorg of mantelzorg en afspraken over taakverdeling. Is meneer Van Velzen door zijn Parkinson en een eventuele depressie nog wel in staat om alleen te blijven wonen? Is zijn huidige situatie door mantelzorg in stand te houden, en wat als hij dit afwijst?
3 Bij de levensbeschouwelijke en sociale dimensie wordt gevraagd naar de levensbeschouwing van de patiënt en de eigen visie op de ziekte. Bovendien wordt gekeken naar de sociale context van de patiënt; de gevolgen voor partner, gezin en andere betrokkenen; de draagkracht van patiënt en

omgeving; en de vraag hoe de persoonlijke ontplooiing en sociale integratie van de patiënt bevorderd kunnen worden. Bij meneer Van Velzen zouden we ons kunnen afvragen hoe het komt dat hij zich verwaarloost. Heeft het leven voor hem geen zin meer? En hoe is dat ontstaan? Is hij na de dood van zijn vrouw in een sociaal isolement terechtgekomen? Waar haalde hij vroeger zijn levensplezier vandaan? Wat kunnen zijn dochters in deze situatie voor hem betekenen?

4 Bij de organisatorische dimensie, ten slotte, gaat het om de vraag of er voldoende capaciteit, personeel en apparatuur is om de zorgbehoeften te vervullen. Als meneer Van Velzen niet alleen kan blijven wonen, waar zou hij dan terechtkunnen? Of moet er een tijdelijke oplossing gezocht worden om een noodsituatie te overbruggen?

4.5.3 Waardering van de feiten

Nu de feiten op tafel liggen, wordt gekeken welke (morele) waarden een rol spelen in de casus. In het Nijmeegse stappenplan spelen twee perspectieven een rol.

1 Vanuit het perspectief van de patiënt wordt gevraagd naar de gevolgen van de ziekte en behandeling voor het welzijn van de patiënt (levensvreugde, bewegingsvrijheid, lichamelijk en geestelijke welbevinden enzovoort) en er wordt gekeken naar de autonomie van de patiënt (is deze op de hoogte en voldoende betrokken bij de besluitvorming, in hoeverre kan de beslissing aan de patiënt worden overgelaten?). Bij meneer Van Velzen zijn er twijfels over zijn autonomie, samenhangend met een eventuele klinische depressie. Dat er op dit moment nauwelijks nog van welzijn gesproken kan worden is duidelijk.

2 Vanuit het perspectief van de zorgverleners wordt gevraagd naar mogelijke meningsverschillen, de mate van overleg en het afbakenen van verantwoordelijkheden. Bovendien staat een aantal morele beginselen centraal (confidentialiteit, oprechtheid, collegialiteit en rechtvaardigheid) en wordt gevraagd naar de belangen van derden en de eventuele richtlijnen van de zorginstelling. In het geval van meneer Van Velzen zou het kunnen zijn dat er geen klinische depressie geconstateerd wordt en dat er vervolgens een meningsverschil ontstaat tussen de arts, die adviseert om het nog even aan te zien (autonomie), en de verpleegkundige, die vreest dat dit tot een derde suïcidepoging zal leiden en dit wil voorkomen (niet-schaden). Er zal dan onderling verder afgewogen moeten worden.

4.5.4 Besluitvorming

Voordat een beslissing wordt genomen, is het zinnig om je af te vragen of het probleem waarvoor een oplossing wordt gezocht nog steeds hetzelfde is. Soms blijken er na analyse twee morele problemen door elkaar te spelen. Of was het morele probleem eigenlijk een communicatief probleem. Dan is het zaak om de vraag bij te stellen alvorens tot besluitvorming te kunnen komen.

Bij de besluitvorming is het van belang de verschillende waarden tegen elkaar af te wegen en ervoor te zorgen dat er niets onder tafel verdwijnt. Soms blijven vragen onbeantwoord en moet toch een besluit genomen worden. Soms zijn tegen iedere optie bezwaren in te brengen (tragiek). Soms kan het helpen om fasen te onderscheiden in de tijd. Bij meneer Van Velzen is er duidelijk een conflict tussen het beginsel van autonomie en dat van weldoen of niet-schaden. Daar ligt ook het dilemma voor de parkinsonverpleegkundige. Het is goed dit te benoemen en ervoor te zorgen dat in de oplossing beide beginselen een plaats krijgen. Bijvoorbeeld doordat meneer Van Velzen in het geval van een depressie misschien tijdelijk opgenomen wordt (weldoen, nietschaden), maar dat hij verder zoveel mogelijk de regie over zijn leven kan blijven houden (autonomie).

De Nijmeegse methode voor moreel beraad is niet meer dan een uitgebreide checklist die gemaakt is op grond van gezond verstand en ervaring. Niet altijd zijn alle onderdelen van de lijst even relevant. Naarmate mensen er meer mee werken ontstaat een grotere gevoeligheid voor de vele dimensies. Dat wil niet zeggen dat er altijd een duidelijke uitkomst uitrolt. Een ethisch stappenplan is geen belastingformulier. Voor de onzekerheid van de uitkomst zijn een paar redenen aan te geven. Om te beginnen heeft ethiek te maken met menselijke vrijheid: het is een terrein waarop mensen keuzes kunnen en moeten maken. Ethiek helpt te verhelderen, maar kan zelf de keuzes niet maken. En afhankelijk van de morele gevoeligheid van degenen die meepraten, zullen er andere keuzes gemaakt worden. Een tweede reden heeft te maken met de verschillende typen van ethiek die we aan het begin van deze bijdrage tegenkwamen. Meestal komen we er al pratend achter dat we gebruikmaken van verschillende manieren van ethisch redeneren die elkaar aanvullen. Niemand is helemaal consistent in het denken. Dat is niet erg, maar het betekent wel dat ook in de route van argumentatie soms keuzes gemaakt moeten worden.

Literatuur

Beauchamp T, Childress J. Principles of biomedical ethics. 5th ed. Oxford: Oxford University Press, 2001.

Dartel H van, Manschot H. In: gesprek over goede zorg. Overlegmethoden voor ethiek in de praktijk. Amsterdam: Boom, 2003.

Have HAMJ ten, Meulen RHJ ter, Leeuwen E van. Medische ethiek. 3e druk. Houten: Bohn Stafleu van Loghum, 2009.

Koopmans RTCM, Sindram IPC, Dekkers WJM. Bewust weigeren van vocht en voedsel in een verpleeghuis om te overlijden: een zaak voor dokter en patiënt? Ned Tijdschr Geneeskd 2004;148:536-39.

Kuhse H. Some reflections on the problem of advance directives, personhood, and personal identity. Kennedy Institute of Ethics Journal 1999;9(4);347-64.

Leenen HJJ. Handboek gezondheidsrecht. Deel I: Rechten van mensen in de gezondheidszorg. 5e druk. Houten/Diegem: Bohn Stafleu van Loghum, 2007.

Steinkamp N, Uertz I. De Nijmeegse methode voor moreel beraad op de werkvloer. In: Pijnenburg M, Nuy M, red. Abstineren. Morele overwegingen bij het staken van levensverlengend handelen. Budel: Damon, 2002, pp. 17-23.

Tongeren P van. Deugdelijk leven. Een inleiding in de deugdethiek. Amsterdam: SUN, 2003.

Tronto J. Moral boundaries. A political argument for an ethic of care. New York/London: Routledge, 1993.

Walker MU. Moral understandings. A feminist study in ethics. New York/London: Routledge, 1998.

Widdershoven G. Ethiek in de kliniek. 2e druk. Amsterdam: Boom, 2001.

5 Neuro-acute zorg

Marria Wester, Daphna Hoefnagel en Jan Kuks

5.1 Inleiding

Alle organen in het lichaam zijn voor een goede functie afhankelijk van voldoende toevoer van zuurstof en voedingsstoffen. Het centrale zenuwstelsel (CZS) vormt hierop geen uitzondering. Dat is de reden dat bij een noodsituatie allereerst aandacht wordt besteed aan de 'vitale functies' ademhaling en bloedcirculatie. Het zenuwstelsel verdient daarna echter alle denkbare zorg want het speelt een kardinale rol bij het reguleren van de processen die van levensbelang zijn. Ademhaling wordt geheel vanuit het zenuwstelsel gereguleerd. Circulatie verloopt voor een deel automatisch maar alleen voor zover er geen bijzondere dingen gebeuren waardoor het lichaam zich aan de omgeving moet aanpassen. Wanneer dat wél het geval is, is het zenuwstelsel onontbeerlijk voor adequate bloeddruk en bloeddoorstroming. Verder heeft het zenuwstelsel een zekere invloed op de spijsvertering en stofwisseling. Het zenuwstelsel en de rest van het lichaam zijn dus 'tot elkaar veroordeeld' waarbij het zenuwstelsel letterlijk en figuurlijk vele touwtjes in handen heeft.

Stoornissen in de functie van het zenuwstelsel (zie kader 5.1) treden op bij problemen met de bloedtoevoer. Dit kan komen door onvoldoende aanlevering vanuit de lichaamscirculatie maar ook doordat de druk binnen het hoofd dusdanig is toegenomen dat de bloedstroom belemmerd wordt.

Ten tweede kan bij voldoende bloedtoevoer een afwijkende samenstelling van het bloed oorzaak zijn van gestoorde hersenfunctie; hypoglykemie, hypoxemie, stoornissen in het interne milieu, intoxicaties zijn hier voorbeelden van. Een derde oorzaak van problemen in het centrale zenuwstelsel is directe beschadiging door verhoogde druk; dit kan komen door intracraniële bloedingen, tumoren, stoornissen in de afvoer van liquor of geweldsinwerking van buiten. Directe beschadiging van zenuwweefsel kan ook optreden door ontstekingsactiviteit zoals bij een meningitis of encefalitis. Ten slotte kan een te hoge of te lage temperatuur interfereren met een goede hersenfunctie.

> **Kader 5.1 Oorzaken gestoorde functie van het CZS**
>
> - gestoorde bloedtoevoer;
> - gestoorde bloedsamenstelling;
> - compressie van zenuwweefsel;
> - ontsteking;
> - hyperthermie of hypothermie.

Wanneer hersenfuncties ontregeld raken, kan dat zich op twee manieren uiten. Ten eerste kan er uitval van functies optreden. Sommige hersengebieden remmen andere af en bij uitval daarvan kan er dus ontremming optreden zodat primitieve reacties ontstaan (bijvoorbeeld strekbewegingen, spasticiteit, pathologische voetzoolreflexen). Een tweede reactiepatroon kan hyperfunctie zijn. Een voorbeeld is epilepsie, maar het kan ook gaan om psychiatrische ontremming zoals hallucinaties of een toestand van delier. Een ander voorbeeld van hyperfunctie is de vegetatieve ontremming in de vorm van hypertensie, overmatig zweten, neurogeen longoedeem, tachycardie en hypertensie.

Het centrale zenuwstelsel is omgeven door benige structuren die het beschermen tegen uitwendige krachten. Deze bescherming heeft ook een nadelig effect dat rampzalige gevolgen kan hebben: door de benige omhulling kan hersenweefsel in geval van verhoogde druk weinig kanten uit. De harde schedel geeft niet mee en de enige uitweg bij verhoogde intracraniële druk loopt langs het tentorium verder naar beneden richting achterhoofdsgat via de ruimte die gevuld is met de hersenstam. Drukverhoging op die plaats is niet verenigbaar met leven, onder andere omdat de ademhalingscentra uitvallen.

In dit hoofdstuk komt allereerst de beoordeling van de toestand van het centrale zenuwstelsel aan de orde, omdat dit bij alle vormen van acute neurologische situaties voorop moet staan.

Vervolgens wordt stilgestaan bij verhoogde intracraniële druk en de behandeling daarvan, omdat dit een van de meest weerbarstige problemen vormt in de acute neurologie. Dan volgen enkele veel voorkomende acute hersenaandoeningen die intensieve zorg vragen. Daarna worden ruggenmergtrauma en levensbedreigende neuromusculaire aandoeningen behandeld. De therapie van deze aandoeningen komt tussendoor aan bod maar algemene behandelingsprincipes van hypertensie, verhoogde temperatuur en pijn worden nog eens apart besproken. Ook het delier wordt in dit hoofdstuk aan de orde gesteld, evenals voeding en toedieningsvormen daarvan in de acute zorg. De donorprocedure ten slotte vormt de finale van dit hoofdstuk.

Kader 5.2 Onderzoek van de patiënt in coma

Vitale functies:
- ademhaling
- pols
- bloeddruk
- temperatuur

Bewustzijn:
- eventueel inhoud van bewustzijn

Hersenstamfunctie:
- EMV-score
- pupilreacties
- oogstand
- corneareflex
- [oculocefale reactie][1]
- [reactie op laryngeale prikkeling][2]

Motoriek:
- asymmetrie in spontane motoriek of bij pijnprikkels
- voetzoolreflexen
- spierrekkingsreflexen

Intracraniële druk:
- pols, bloeddruk
- [fundoscopie][3]

Algemene symptomen:
- spiertrekkingen, tongbeet
- ademhalingspatroon
- dwangstand hoofd en ogen
- meningeale prikkeling
- huidbloedinkjes
- verwondingen
- littekens van venapuncties of intramusculaire injecties
- liquorverlies uit neus of oor
- orbitahematoom of hematoom achter het oor als teken van schedelbasisfractuur.

---

1 *De laatste twee acties worden pas gedaan wanneer de patiënt naar verwachting hersendood is.*
2 *Een verpleegkundige doet dit niet als onderzoekstest.*
3 *Dit wordt niet uitgevoerd door een verpleegkundige.*

5.2 Onderzoek van de comateuze patiënt

Bij het onderzoek van de comateuze patiënt wordt allereerst gelet op de vitale functies zoals circulatie, ademhaling maar ook lichaamstemperatuur. Vervolgens wordt de mate van bewustzijnsdaling snel beoordeeld. Daarna wordt de toestand van de hersenstam in kaart gebracht, want deze speelt een centrale rol bij de regulatie van vitale functies. Dan is er aandacht voor de motoriek en vooral voor asymmetrie in de motoriek. Ten slotte – en ook al tijdens het voorgaande onderzoek – wordt er gekeken naar algemene symptomen.

5.2.1 Glasgow Coma Scale

Met behulp van de Glasgow Coma Scale (GCS; tabel 5.1) wordt informatie vastgelegd met betrekking tot bewustzijn en hersenstamfunctie. Het scoringssysteem bestaat uit drie onderdelen: de E(eye) score, M(movement) score en V(verbal) score. Per score wordt er een bepaald aantal punten toegekend. Het maximale aantal dat een patiënt kan scoren is 15, het minimum is 3.

De motorische reactie in de EMV-score geeft aan in hoeverre de hersenstam beschadigd is. Naarmate de score lager is, is de hersenstam verder naar caudaal (richting ruggenmerg) aangedaan. Dit betekent dat een slechte of verslechterende M-score een slecht prognostisch teken is: naarmate de hersenstam meer naar caudaal is beschadigd, komt het ademhalingscentrum in de medulla oblongata meer in gevaar.

Bij het bepalen van de M-score wordt eerst nagegaan of de patiënt opdrachten kan uitvoeren. Als dat niet het geval is dient er een pijnprikkel te worden toegediend boven het oog (supraorbitaal). Wanneer de patiënt met zijn hand boven het niveau van de kin komt om de prikkel af te weren, wordt gesproken van lokaliseren (M5). Wanneer er enkel een buigreactie van de arm is spreekt men van M4; als de arm naar caudaal toe strekt is er een M2 en de tussenliggende score M3 is gereserveerd voor 'pathologisch buigen', waarbij de arm in de schouder naar binnen draait en er een buigreactie in de pols en elleboog optreedt. Wanneer een supraorbitale pijnprikkel geen uitsluitsel geeft, wordt met een stomp voorwerp krachtig op het nagelbed van een vinger gedrukt om na te gaan hoe de motorische reactie is. Wanneer de contralaterale arm hierbij over de middellijn komt, wordt de score M5 genoteerd.

Bij een asymmetrische M-score, bijvoorbeeld rechts buigen en links strekken, wordt de beste score genoteerd. Een asymmetrische score duidt meestal op een probleem in de hemisfeer, bijvoorbeeld als gevolg van een lokale contusie of van een cerebrovasculair accident. Er is één metabool coma waarbij een asymmetrische M-score gevonden kan worden: het hypoglykemisch coma.

Een bijzonderheid kan nog voorkomen bij frontaal letsel. Hierbij treedt de grijpreflex op, waarbij het lijkt of de patiënt op verzoek in de hand van de onderzoekende knijpt. Dit is pas echt een M6 wanneer de hand op verzoek ook weer wordt losgelaten.

Hoewel de scores redelijk onafhankelijk van elkaar lijken, zijn niet zo maar alle combinaties mogelijk. Een score van 3-2-2 is bijvoorbeeld ondenkbaar.

Tabel 5.1	Glasgow Coma Scale
openen van ogen (E-score)	
Beoordeel of de patiënt:	score
• de ogen spontaan opent	4
• de ogen opent op aanspreken	3
• de ogen opent na een pijnprikkel	2
• de ogen niet opent	1
motorische reactie aan de armen (M-score)	
Beoordeel of de patiënt:	score
• een opdracht uitvoert	6
• een toegediende (pijn)prikkel kan lokaliseren	5
• na pijnprikkel de arm terugtrekt	4
• na pijnprikkel de arm abnormaal buigt	3
• na pijnprikkel de arm strekt	2
• geen motorische reactie vertoont op pijnprikkels	1
verbale reacties (V-score)	
Beoordeel of de patiënt:	score
• adequate antwoorden geeft en goed georiënteerd is	5
• verward is, d.w.z. gedesoriënteerd in plaats en tijd	4
– slechts losse woorden gebruikt zonder verband	3
– slechts met geluiden reageert op vragen en opdrachten	2
– helemaal niet reageert op vragen en opdrachten	1

De score wordt per deel genoteerd, bijvoorbeeld E3-M3-V2, en er wordt een somscore gegeven.

Hoewel dit niet geheel logisch is, werkt men ook wel met EMV-somscores (4-5-2 wordt dan 11).

Bij een EMV lager dan 1-5-2 wordt gesproken van coma. Wanneer de M-score gelijk is aan 1 terwijl de E- en V-scores hoger zijn, moet rekening worden gehouden met ruggenmergsletsel, medicatie-effecten, of (op de intensive care) op een critical-illness-neuropathie.

Bij 'ontwaken' uit een langdurig coma kan er sprake zijn van een persisterende vegetatieve toestand. Hierbij ligt de patiënt met geopende ogen zonder er blijk van te geven dat de omgeving wordt waargenomen.

5.2.2 Onderzoek van de hersenstam door testen van de hersenzenuwfunctie

Het eenvoudigste en tevens meest informatieve onderzoek van de hersenstam is inspectie van de oogstand, de pupilgrootte en pupilreacties op licht.

De *oogstand* kan geconjugeerd afwijkend zijn (beide ogen in gelijke mate naar links of naar rechts) bij uitval (de ogen kijken dan naar de uitgevallen hersenhelft) of prikkeling van een van beide hemisferen (bij epilepsie, de ogen kijken dan van de geprikkelde hersenhelft af, vaak met een schokkende beweging). Bij een uiteenwijkende (divergente) oogstand in het horizontale vlak is er vaak sprake van een medicatie-effect. Hierbij kunnen ook dwalende oogbewegingen optreden. Wanneer de ogen niet op gelijke hoogte staan (*skew deviation*) is er vaak sprake van letsel op het niveau van de pons of het mesencephalon.

Bij *inspectie van de pupillen* is het van belang te letten op pupilverschil en op de grootte van de pupillen. Wijde pupillen duiden op een verhoogde sympathicusactiviteit (stress) of uitval van de parasympathicus (druk op de N. oculomotorius (III)), nauwe pupillen op parasympathische activiteit (slaap) of uitval van de sympathicus (in de hals bij nekletsel of problemen met de arteria carotis, in de pons door uitval van de centrale sympathicusbaan). Bij pupilverschil is er sprake van asymmetrisch letsel; dit duidt altijd op een neurologische oorzaak. Pupilverschil is dus nooit te verklaren door een metabool coma.

Vervolgens wordt de *pupilreactie op licht* bepaald (figuur 5.1). Hierbij wordt met een lampje vanaf de zijkant in de pupil geschenen. Als de patiënt niet in staat is de ogen zelf te openen moet de onderzoeker dit doen (beide oogleden tegelijkertijd) om de pupilreactie te bepalen.

Wanneer één oog belicht wordt, worden de pupillen van beide ogen normaalgesproken nauwer. De reactie van het oog dat wordt belicht, wordt de zogenoemde *directe* pupilreflex genoemd. De daarnaast optredende vernauwing van de pupil van het niet-belichte oog is de zogeheten *indirecte* pupilreflex. Bij intacte hersenzenuwbanen treden beide reacties op. Als er een beschadiging is van de oogzenuw (N. opticus (II)), dan zal deze niet reageren op licht en in het andere oog zal dan ook geen indirecte reactie plaatsvinden.

Bij een beschadiging van de oculomotoriuszenuw (zoals optreedt bij inklemming) zal het aangedane oog wel het lichtsignaal doorgeven, maar is de pupil wijder en wordt niet kleiner (wijde, lichtstijve pupil). Ook als in het

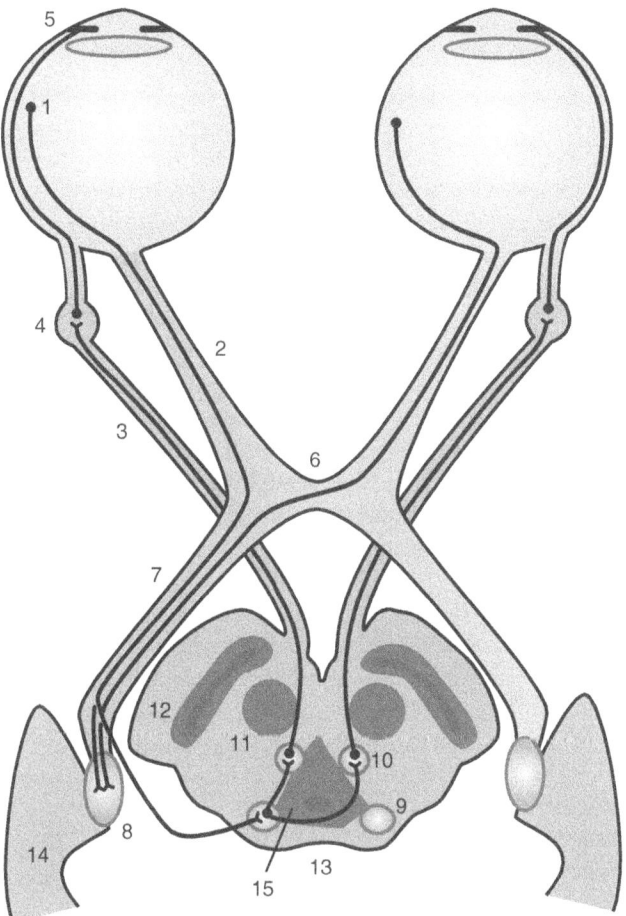

Figuur 5.1
Doorsnede van het mesencephalon met schematische voorstelling van de pupilreflex. 1 retinale ganglioncel, 2 n. opticus (II), 3 n. oculomotorius (III), 4 ganglion ciliare, 5 m. sphincter pupillae, 6 chiasma opticum, 7 tractus opticus, 8 corpus geniculatum laterale van de thalamus, 9 pretectale kernen, 10 nucleus oculomotorius accessorius (kern van Edinger-Westphal), 11 nucleus ruber, 12 substantia nigra, 13 colliculi superiores in het tectum van het mesencephalon, 14 radiatio optica, 15 centraal grijs rondom het aqueduct.
Bron: Kuks & Snoek, 2007.

andere oog wordt geschenen zal in het aangedane oog geen indirecte reactie plaatsvinden.

Klassieke syndromen met pupilverschil zijn het letsel van de nervus oculomotorius (wijde lichtstijve pupil, vrijwel geheel hangend ooglid, oog naar buiten-onder gedraaid) en het horner-syndroom ten gevolge van uitval van de sympathicus (nauwe pupil, licht hangend ooglid, normale oogstand en oogbewegingen).

Pupilafwijkingen duiden dus op een probleem van de sympathicus vanuit het cervicale merg, of van de N. oculomotorius tussen hersenstam en orbita, of van het mesencephalon.

Meer naar caudaal in de hersenstam, via de pons, loopt de *corneareflex*. Deze is op te wekken door met een watje over de cornea te strijken (prikkeling N. trigeminus (V)) en dan te letten op dichtknijpen van het oog (N. facialis (VII)).

De functie van de N. facialis is verder te testen door op de kaakkopjes te drukken en te letten op de grimas van de patiënt.

5.3 Verhoogde intracraniële druk

Zoals gezegd hebben de hersenen nauwelijks bewegingsvrijheid. Dat betekent dat verlies van ruimte door een expanderende massa (tumor, bloeding), stoornissen in de liquorafvoer (hydrocefalie), of zwelling van het hersenweefsel (oedeem) rampzalige gevolgen kan hebben. Uiteindelijk kan de hersenstam in de verdrukking komen ('inklemmen'), waardoor stilstand van de ademhaling optreedt.

Verhoging van de intracraniële druk (ICP; *intracranial pressure*) kan verder leiden tot vermindering van de cerebrale bloeddoorstroming (CBF; *cerebral blood flow*). De CBF is gerelateerd aan de cerebral perfusion pressure (CPP). Deze wordt bepaald door de gemiddelde arteriële bloeddruk (MAP; *mean arterial pressure*) en de hersendruk: CPP = MAP-ICP. Naarmate de ICP toeneemt, neemt de CPP en daarmee de CBF af. Idealiter is de CPP hoger dan 60 mmHg en lager dan 110 mmHg.

De klinische beelden ten gevolge van verhoogde intracraniële druk zijn verschillend. Wanneer er een lokale oorzaak is (tumor, bloeding, beschadiging), treedt er eerst een asymmetrisch beeld op waarna uiteindelijk een symmetrisch beeld van verhoogde intracraniële druk ontstaat (zie paragraaf 5.3.5). Daartegenover staan de beelden waarbij van meet af aan een (vrijwel) symmetrisch beeld bestaat (hydrocefalie, hersenoedeem door stoornissen in het interne milieu, diffuse cerebrale traumatische schade).

5.3.1 Hersenoedeem

Door een gestoorde vochthuishouding treedt hersenzwelling op: oedeem. Iets dergelijks kan ook op het niveau van het ruggenmerg gebeuren.

Er zijn twee vormen van hersenoedeem te onderscheiden: interstitieel oedeem en cytotoxisch oedeem. Bij *interstitieel oedeem* bevindt het vocht zich tussen de cellen, bij cytotoxisch oedeem is de cel zelf gezwollen door vocht. Het onderscheid is van belang voor de behandeling.

Bij *cytotoxisch oedeem* is er sprake van diffuse zwelling van zowel de witte als grijze stof. Cytotoxisch oedeem kan ontstaan door elektrolytstoornissen (vooral natrium), andere stoornissen in het interne milieu (acidose, leverfalen), of een zuurstoftekort. Corticosteroïden hebben hier weinig invloed op maar wel kan men proberen te 'ontwateren' met mannitol of andere diuretica (zie paragraaf 5.3.6).

Interstitieel oedeem treedt op als de vaatwand is beschadigd en daardoor verhoogd doorlaatbaar is geworden. Dit kan gebeuren door eiwitten die vrijkomen bij acute beschadiging of bij een ontsteking. Andere oorzaken zijn toxische vaatwandbeschadiging of lekken van vocht bij een zeer sterk verhoogde bloeddruk. Dit treedt vooral op in de witte stof van de achterste hersengebieden en hierbij spreekt men dan ook van posterieure leukencefalopathie. Ook kan de vaatwand van inferieure kwaliteit zijn als het gaat om vaten in tumoren.

Interstitieel oedeem wordt ook vaak vasogeen oedeem genoemd; in dat geval is er een verstoring van de bloed-hersenbarrière. Toediening van corticosteroïden kan leiden tot vermindering van vasogeen oedeem, vooral bij tumoren.

Een andere vorm van interstitieel oedeem, die niet vasogeen te noemen is, komt voor bij hydrocefalie. De druk in de ventrikels is groter dan eromheen waardoor er liquorlekkage is rondom de ventrikels. Een bijzondere vorm van interstitieel oedeem, waarvan wordt aangenomen dat deze door liquorlekkage optreedt, is de zogenoemde idiopathische (of benigne) intracraniële hypertensie (voorheen pseudotumor cerebri genoemd). Bij liquorlekkage heeft toediening van corticosteroïden geen zin. Behandeling kan bestaan uit een liquorafvoerende ingreep of toediening van een koolzuuranhydraseremmer (acetazolamide, Diamox®) waardoor de aanmaak van liquor wordt afgeremd.

5.3.2 Hydrocefalie

Er zijn twee vormen van hydrocefalie en ook hier is het onderscheid weer van belang voor de behandeling. Bij een obstructiehydrocefalus bestaat er een verstopping in het liquorsysteem, meestal in het aquaduct, de smalle doorgang tussen het derde en vierde ventrikel. Daarbij is het laterale en derde ventrikel uitgezet en het vierde ventrikel klein, een zogenoemde triventriculaire hydrocefalus. Dit komt voor bij een aangeboren aqueductstenose, door druk op het aqueduct, of door ontsteking van de bekleding van het aqueduct. Deze vorm van hydrocefalie kan worden behandeld door het aanbrengen van een verbinding tussen het derde ventrikel en de perifere liquorruimten (ventriculostomie).

Een communicerende hydrocefalus is een hydrocefalus door afvoerbelemmering vanwege een gestoorde resorptie in het veneuze systeem (de veneuze sinussen in de dura mater). Dit kan bijvoorbeeld komen door bloed of ontstekingsproducten in de liquor waardoor de 'afvoerputjes' naar het veneuze systeem verstopt zijn geraakt.

5.3.3 Symptomen bij intracraniële drukverhoging

De symptomen van intracraniële drukverhoging, en vooral de volgorde waarin ze optreden, hangen af van de oorzaak en de plaats van waaruit de drukverhoging plaatsvindt. Een overzicht is gegeven in kader 5.3.

Kader 5.3 Symptomen van een verhoogde intracraniële druk

- hoofdpijn
- verticale blikparese
- misselijkheid met braken
- toegenomen schedelomtrek of gespannen fontanel bij kinderen
- motorische onrust
- verslechtering van de EMV-score
- abnormale pupilreflexen
- papiloedeem
- bewustzijnsdaling
- trias van Cushing
- ademhalingsstoornissen (Cheyne-Stokes)

De in kader 5.3 genoemde trias van Cushing verdient extra aandacht. Hierbij gaat het om hypertensie, bradycardie en een abnormaal ademhalingspatroon. Dit is een vaak laat in het verloop optredend verschijnsel, dat waarschijnlijk in gang wordt gezet in de hypothalamus. Daar wordt het sympathische zenuwstelsel geactiveerd waardoor perifere vasoconstrictie en een stijging van de cardiale output optreden. Hierdoor stijgt de arteriële bloeddruk, wat enig tegenwicht biedt tegen de verhoogde intracraniële druk zodat de bloeddoorstroming door de hersenen wat verbetert. De verhoogde arteriële bloeddruk stimuleert de baroreceptoren in de arteria carotis, waardoor het hartritme verlaagd wordt.

5.3.4 Inklemmen

Als de druk in het hoofd toeneemt, zullen de hersenen zich gaan verplaatsen. Er ontstaat dan inklemming. De manier waarop dit gebeurt, hangt af van de plaats van waaruit de drukverhoging optreedt; inklemming vanuit boven het tentorium verloopt anders dan inklemming vanuit de achterste schedelgroeve. Het maakt bij supratentoriële inklemming ook uit of er zwelling optreedt vanuit één hemisfeer of direct vanuit beide hemisferen. Hierna worden verschillende typen beschreven (zie ook figuur 5.2).

Subfalciene inklemming

Hierbij schuift de linker- of rechterhersenhelft onder de falx door. Naast hoofdpijn kunnen er symptomen optreden door compressie van een of beide

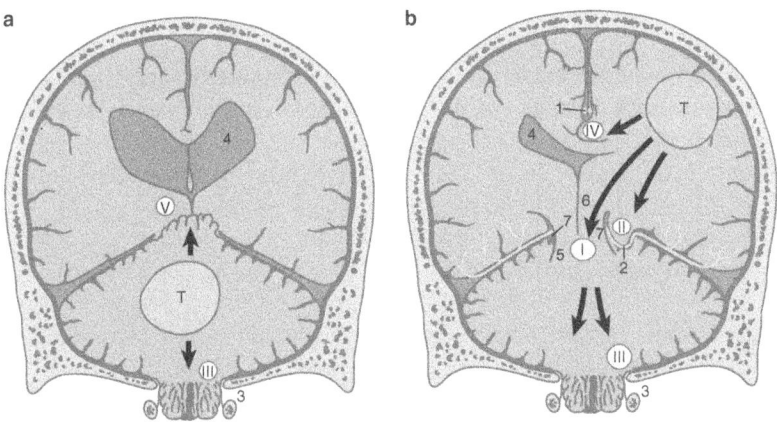

Figuur 5.2
Verschillende soorten inklemming. 1 a. cerebri anterior, 2 a. cerebri posterior, 3 cerebellaire tonsillen, 4 verwijde zijventrikel, 5 pedunculus cerebri, 6 diencephalon, 7 n. oculomotorius. I centrale transtentoriële inklemming; II uncale inklemming; III tonsillaire inklemming; IV subfalciene inklemming; V opwaartse transtentoriële inklemming; T ruimte-innemend proces.
Bron: Kuks & Snoek, 2007.

aa. cerebri anteriores. Dit leidt tot mentale veranderingen, parese van een of beide benen en urine-incontinentie. Vervolgens breidt het probleem zich uit tot neerwaartse transtentoriële inklemming.

Neerwaartse transtentoriële inklemming

Dit wordt ook wel centrale transtentoriële inklemming genoemd. Hierbij schuiven de grote hersenen onder het tentorium door. Er ontstaat zo druk op het mesencephalon waardoor pupilverwijding ontstaat en verslechtering van de EMV-score optreedt.

Door afknelling van één of beide aa. cerebri posteriores kan er occipitale infarcering ontstaan met gezichtsvelduitval en verwardheid. Door compressie van het mesencephalon ontstaan vervolgens bewustzijnsstoornissen. Als laatste teken is er de zogenoemde cushing-respons met een cheyne-stokes-ademhalingspatroon.

Uncale inklemming

Dit is een bijzondere vorm van inklemming die aan de neerwaartse transtentoriële inklemming kan voorafgaan. Hierbij treedt eerst een asymmetrisch beeld op met een eenzijdig wijde, lichtstijve pupil en contralaterale motorische uitval.

Opwaartse transtentoriële inklemming

Wanneer de oorzaak van de drukverhoging infratentorieel gelokaliseerd is (in het cerebellum), verloopt de drukverplaatsing aanvankelijk van onder naar boven. Door afsluiting van het vierde ventrikel treedt hydrocefalie op met hoofdpijn en bewustzijnsvermindering. Vervolgens ontstaan er verschijnselen van compressie van de hersenstam zoals eerder beschreven.

Tonsillaire inklemming in het foramen magnum

Hierbij worden de cerebellaire tonsillen in de richting van het foramen magnum (achterhoofdsgat) geduwd met compressie van de hersenstam. Deze vorm van inklemming geeft andere symptomen dan de eerdergenoemde vormen. Bij tonsillaire inklemming is verandering van het ademhalingspatroon een vroeg teken. Ook houdt de patiënt zijn nek soms in een abnormale stand en heeft een acuut ontstane parese en gevoelsstoornissen. Bij acute tonsillaire inklemming kan de doorbloeding van de hersenstam door afsluiting van de a. basilaris zodanig verminderen dat snel hersendood optreedt.

5.3.5 Het meten van de intracraniële druk

Tijdige herkenning van verslechtering van het neurologische beeld en van de beginsymptomen van verhoogde intracraniële druk zijn de eerste stap in het behandelingsproces.

Naast aandacht voor de ontwikkeling van bovenbeschreven klinische symptomen is directe meting van de intracraniële druk ook mogelijk. Een lumbaalpunctie zou hiervoor geschikt zijn maar veelal is deze gecontraindiceerd vanwege het gevaar op inklemming door drukverlaging onder het achterhoofdsgat.

Monitoring van de intracraniële druk (ICP) door intracraniële meting gebeurt vrijwel alleen in een intensivecare-setting. Dit is op verschillende manieren mogelijk.

1 Bij intraventriculaire drukmeting wordt een externe ventrikeldrain (EVD) in een zijventrikel gebracht en aangesloten op een opvangreservoir. Via een connectiestuk en druktransducer kan deze aangesloten worden op een monitor waarop dan de ICP zichtbaar is.

Een EVD wordt meestal op de operatiekamer geplaatst. Het voordeel van dit systeem is dat het de meest betrouwbare waarden oplevert. Naast drukregistratie is ook drukbehandeling mogelijk. Wanneer de intracraniële druk stijgt, kan men namelijk liquor laten aflopen. De nadelen van dit systeem zijn liquorlekkage langs de drain, met hierbij een verhoogd risico op infectie, en de mogelijkheid van het verwijderen van de EVD door de patiënt zelf.

Bij drie andere vormen van ICP-meting is de kans op infectie aanzienlijk kleiner maar nadeel is dat bij deze methoden de druk vooraf gecalibreerd moet worden en dat de nauwkeurigheid van het systeem niet meer tijdens de

metingen gecontroleerd kan worden. De laatste twee worden in de praktijk nauwelijks gebruikt omdat ze minder nauwkeurig zijn.
2 Bij een intraparenchymateuze ICP-meter wordt een katheter in het hersenparenchym geplaatst.
3 Bij epidurale drukmeting wordt de drukmeter boven de dura onder het schedelbot gelegd.
4 Subarachnoidale drukmeting geschiedt door een sensor aan een schroef die in het schedelbot is gefixeerd en tegen de arachnoidea aanligt.

Er zijn systemen verkrijgbaar die over zowel de mogelijkheid van intraventriculaire als intraparenchymateuze ICP-meting beschikken.

Complicaties die bij alle systemen kunnen optreden zijn, zoals genoemd, het risico op een infectie, bloeding bij het inbrengen van de meter, obstructie of malfunctie. Ook wanneer een dergelijk systeem aangekoppeld is moet men dus het klinische beeld in de gaten houden, daar technische problemen bij intracraniële drukmeting soms misleidend kunnen zijn.

5.3.6 Behandeling van een verhoogde intracraniële druk

Wanneer op klinische gronden verdenking op toename van de ICP ontstaat, of wanneer bij meting blijkt dat de ICP langer dan tien minuten meer dan 20 mmHg bedraagt, is interventie geboden.

Behandeling van verhoogde intracraniële druk ten gevolge van hersenoedeem is moeilijk.

Op de allereerste plaats is het van belang dat het interne milieu en de zuurstofvoorziening optimaal zijn. Daarom worden patiënten met niet af te wenden gevaar voor verhoogde intracraniële druk geïntubeerd en beademd.

Enerzijds wordt geprobeerd om door sedatie en pijnstilling extra drukverhoging te voorkomen, anderzijds is het zaak om de vochthuishouding te beïnvloeden en zo het metabolisme in de hersenen te onderdrukken.

Wanneer er sprake is van een intracranieel ruimte-innemend proces (hematoom) dat chirurgisch verwijderd kan worden, is operatie geboden.

Wanneer deze maatregelen onvoldoende helpen, wordt geprobeerd de cerebrale bloeddoorstroming te optimaliseren door aanpassen van de bloeddruk, ontwatering en hyperventilatie.

In bepaalde gevallen wordt besloten tot cerebrale decompressie door wegnemen van een botlap.

Beleid bij toenemende ICP:
1 algemene maatregelen;
2 verrichten van beeldvormend onderzoek naar de oorzaak;
3 zo nodig overleg met neurochirurg:
   a evacuatie eventuele intracraniële hematomen;
   b aanbrengen drukmeter;
   c eventueel aanbrengen intraventriculaire drain;
   d overwegen wegname botlap;
4 optimaliseren sedatie en pijnstilling;

5 optimaliseren CPP door bloeddrukregulatie;
6 ontwateren, bijvoorbeeld met mannitol;
7 hyperventilatie;
8 toediening pentobarbital;
9 hypothermie.

Hierna wordt het beleid bij toenemende ICP op een aantal punten toegelicht.

Algemene maatregelen

Door het hoofdeinde van het bed 30° omhoog te zetten wordt de afvloed van veneus bloed uit het hoofd bevorderd. Het interne milieu en de zuurstofvoorziening worden optimaal gehouden. Koorts wordt behandeld omdat dit ICP-verhoging in de hand werkt. Ook moet eventuele epilepsie behandeld worden omdat dit tot verhoging van de cerebrale bloeddoorstroming (CBF) en daardoor van de ICP aanleiding geeft. In de Verenigde Staten adviseert men zelfs om profylactisch met anti-epileptica te behandelen.

Vroeger werden patiënten met dreigende ICP met een krap vochtbeleid behandeld maar dit blijkt averechts te werken omdat hypovolemie een negatieve invloed op de CPP en daarmee op de CBF heeft.

Sedatie

Middelen die de GABA-receptor beïnvloeden, zoals benzodiazepinen (midazolam) en propofol, zijn eerste keuze. Het is bij sedatie vaak van belang dat het effect van de middelen niet te langdurend is, zodat voor beoordeling van het klinische beeld tijdelijk gestaakt kan worden. Propofol is wat dat betreft ideaal, maar met als nadeel dat het bloeddrukverlagend werkt. Het langer durende effect van benzodiazepinen kan geantagoneerd worden met flumazenil. Bij onrust door verwardheid (bijv. bij delirium) kan een dopaminereceptorantagonist zoals haloperidol worden gebruikt.

Pijnstilling

Pijnstilling op de intensive care geschiedt primair door toediening van opiaten. Het is van belang te beseffen dat opiaten weliswaar euforiserend en sederend maar niet anxiolytisch werken. Extra sedatie als voornoemd is dus nodig.

Wegnemen botlap

Bij een zogenoemde decompressieve craniëctomie wordt een groot deel van de schedel verwijderd waarna de huid wordt gesloten. De botlap wordt vervolgens in een speciale vriezer of in de buik (op de fascie) van de patiënt bewaard. De behandeling is niet zonder complicaties en betekent dat de patiënt minimaal nog een keer geopereerd zal moeten worden om de botlap weer terug te plaatsen. Er is nog veel onzekerheid over het effect van deze ingreep in verschillende omstandigheden en ook het tijdstip waarop de operatie uitgevoerd zou moeten worden staat ter discussie.

Optimaliseren cerebrale perfusiedruk

Een te lage CPP herbergt het gevaar van cerebrale ischemie. Het lichaam zal hierop reflectoir reageren door cerebrale vasodilatatie, waardoor de ICP weer zal toenemen. Bij een te hoge CPP kan de vasopermeabiliteit toenemen waardoor meer oedeem zal ontstaan; ook daardoor zal dus de ICP toenemen. Gestreefd wordt naar een CPP ⩾ 60 mmHg, een CPP van > 70 mmHg is mogelijk gerelateerd aan longschade.

Aanpassen van de osmolariteit van het bloed

Wanneer de osmolariteit van het bloed verhoogd wordt, onttrekt het bloed vocht aan hersenweefsel. Mannitol, een suiker, is hiervoor een effectief middel. Het verhoogt niet alleen de osmolariteit maar zorgt ook voor plasma-expansie (dus verhoging van de CPP) en voor verlaging van de viscositeit van het bloed (stroperigheid) waardoor de bloeddoorstroming van de hersenen verbeterd wordt. Mannitol werkt snel, binnen 30 minuten, met een duur van 3 à 4 uur. Omdat een patiënt door mannitol veel gaat plassen dient een blaaskatheter te worden aangebracht. Bij deze patiënten moet de nierfunctie in de gaten worden gehouden door bloedcontroles en bijhouden van een vochtbalans.

Mannitol mag niet plotseling worden gestaakt vanwege het zogeheten reboundfenomeen. Hierbij treedt zwelling van het brein op, doordat bij de eerdere toediening mannitolmoleculen over de kapotte bloed-hersenbarrière in het omliggende hersenweefsel zijn terechtgekomen.

Een alternatief voor mannitol is hypertoon zout. Dit trekt vocht aan uit het oedemateuze hersenparenchym doordat het de concentratie van natrium in bloed verhoogt. Hypertoon zout is tegelijkertijd een volume-expander en zorgt zo, door toediening met een kleine hoeveelheid infuusvloeistof, dat er extra vocht naar de bloedvaten stroomt waardoor de doorbloeding in het lichaam kan verbeteren na bijvoorbeeld bloedverlies (*small volume resucitation*). Bij patiënten die worden opgevangen na een trauma, die hemodynamisch instabiel zijn en tekenen vertonen van een verhoogde intracraniële druk, wordt de voorkeur gegeven aan hypertoon zout boven mannitol. Ook hierbij dient de patiënt een blaaskatheter te krijgen en dient controle plaats te vinden van de nierfuncties en elektrolyten.

Hyperventileren

Deze behandeling dient alleen te worden uitgevoerd als er sprake is van een bewezen verhoogde intracraniële druk. Door hyperventilatie ontstaat er een daling van de pCO_2 in het bloed en daardoor vasoconstrictie in de hersenen waardoor de druk daalt. Het nadeel van hyperventilatie is dat de cerebrale bloeddoorstroming kan worden gereduceerd. Het resultaat van hyperventilatie treedt snel op maar na één tot enkele uren neemt het effect in veel gevallen af.

Barbituraten

Dit is het ultieme sedativum voor een geselecteerde patiëntencategorie. Het onderdrukt het metabolisme van de hersenen en daarmee de CBF waardoor een daling van de intracraniële druk optreedt. Doordat het metabolisme van een patiënt als geheel wordt verminderd, zijn de bijwerkingen onder andere een verhoogd risico op decubitus, een ileus, hypotensie en een verhoogde kans op een infectie. De benodigde dosis wordt bepaald aan de hand van continue EEG-registratie.

Hypothermie

Door hypothermie wordt de O_2-behoefte van het hersenweefsel gereduceerd en dit maakt dat de CBF afneemt. Hypothermie wordt bewerkstelligd door gebruik van koeldekens, snelle infusie van relatief koude vloeistoffen en nieuwere methoden zoals intravasculaire warmtewisselaars.

Voorlopige gegevens wijzen op een verlaagde sterfte als de volwassen patiënt met traumatisch hersenletsel meer dan 48 uur wordt gekoeld. Bij patiënten die gereanimeerd zijn is koelen bewezen effectief.

Bij kinderen met ernstig traumatisch hersenletsel werd bij een recente studie, waarbij binnen 48 uur werd gestart met koelen dat 24 uur werd volgehouden, geen verbeterde neurologische uitkomst gezien en mogelijk wel een verhoogde mortaliteit.

Toekomstige studies moeten aantonen welke techniek voor koelen het beste kan worden gebruikt, hoe snel het moet gebeuren en hoe lang, welke temperatuur de beste is en hoe snel het opwarmen moet gaan.

Corticosteroïden

Voor corticosteroïden is er in de standaardbehandeling van traumatisch hersenletsel geen plaats. In de zogeheten CRASH-studie (2004) bleek zelfs dat patiënten die corticosteroïden kregen toegediend in vergelijking tot de controlegroep een verhoogd overlijdensrisico hadden. Vanwege deze resultaten werd de studie ook voortijdig gestaakt.

5.4 Acute hersenbeschadiging

Op een intensivecareafdeling wordt men geconfronteerd met een grote variëteit aan neurologische problemen. Sommige zijn primair neurologisch, andere zijn het gevolg van andere aandoeningen. Voorbeelden van de laatste categorie zijn complicaties ten gevolge van elektrolytstoornissen, na grote cardiovasculaire ingrepen of na transplantatie. Hier beperken we ons tot enkele veelvoorkomende primaire neurologische problemen van het centrale zenuwstelsel.

5.4.1 Neurotrauma

Traumatisch schedel-hersenletsel (TSH) kan op zichzelf voorkomen of in het kader van een multitrauma. Bij ongeveer 40% van de mensen die na een multitrauma overlijden is de doodsoorzaak het hersenletsel. TSH is een zeer breed begrip. Kader 5.4 bevat een overzicht van de mogelijke onderdelen van TSH. Een ongeluk komt zelden alleen, nogal wat patiënten hebben meerdere problemen naast elkaar.

Kader 5.4 Indeling traumatisch schedel-hersenletsel

Letsel van de schedel (trauma capitis)
- kneuzing
- schedelfracturen (al dan niet met impressie)
- schedelbasisfracturen

Intracraniële extracerebrale bloedingen
- epiduraal hematoom
- subduraal hematoom
- subarachnoïdale bloeding

Hersenletsel
- focaal
- diffuus

Bij hersenletsel kan naar de fase van ontstaan onderscheid gemaakt worden tussen primair en secundair hersenletsel.

Primair hersenletsel is het directe letsel waarbij de neuronen ernstig beschadigd kunnen worden. Secundair hersenletsel is een verdere schade die ontstaat in de uren tot dagen na het letsel. Dit kan het gevolg zijn van bijvoorbeeld oedeem, verhoogde intracraniële druk, hypoxie en hypotensie. Van hypoxie en hypotensie is bekend dat ze de kans op een slechte uitkomst bijna verdubbelen. Het is dus van belang om secundair hersenletsel waar mogelijk te voorkomen.

Een andere manier om hersenletsel onder te verdelen is met de Glasgow Coma Scale (GCS) ofwel de som van de EMV-score (tabel 5.2)(zie ook paragraaf 5.2.1).

In deze indeling ontbreekt het tijdsaspect. Iemand kan onmiddellijk na het trauma een slechte EMV-score hebben die snel weer bijtrekt tot normaal maar ook een die na het initiële gebeuren verder achteruitgaat. Daarom worden bij het aangeven van de ernst van het letsel ook wel de tijdsduur van het

Tabel 5.2	Verdeling van schedel-hersenletsels op basis van de EMV-score.
zwaarte letsel	EMV-score
licht schedel-hersenletsel	13-15
matig ernstig schedel-hersenletsel	9-12
ernstig schedel-hersenletsel	< 9

coma (EMV < 1-5-2) en de duur van de periode waarin de patiënt nog niet in staat is informatie vast te houden (posttraumatische amnesie, PTA) betrokken. Wanneer er geen coma of PTA is wordt gesproken van *trauma capitis*, als het coma < 15 minuten en de PTA < 60 minuten duurt van *commotio cerebri*. Bij ernstiger letsel wordt de term *contusio cerebri* gebruikt. In de Nederlandse richtlijn wordt de term 'licht schedel-hersenletsel' gehanteerd voor patiënten met een trauma capitis of een commotio cerebri.

Wanneer men op grond van EMV en/of duur van de uitval de term contusio cerebri wil invoeren, wordt in feite het klinische beeld gebruikt om de aanwezigheid van een pathologische verandering aan te geven. Dit is natuurlijk niet goed hard te maken. Bij iemand met een van meet af aan optimale EMV of met een commotio cerebri kan er wel degelijk sprake zijn van lokale hersenbeschadiging (dus in feite contusie).

Bij kneuzing van hersenweefsel ontstaan er microbloedingen die als het ware in het hersenweefsel lekken. Daarbij kan er ook een grote bloeding (hematoom) in het weefsel ontstaan. De symptomen die hierdoor optreden zijn afhankelijk van de uitbreiding en de plaats waar de contusie zich bevindt. Het kan bijvoorbeeld gaan om afasie, een parese, bewustzijnsverlies, cognitieve problemen of geheugenverlies.

De oorzaak van een contusio is doorgaans een directe klap op het hoofd ter plaatse van de geweldsinwerking (coup), vaak is er ook sprake van letsel in het tegenovergelegen gebied (contre-coupletsel). Dit wordt veroorzaakt doordat de hersenen binnen de schedel bewegen en aan de andere kant (van het letsel) als het ware tot stilstand komen en daar gekneusd raken.

Hierna volgt een korte beschrijving van enkele typen hersenletsel.

Licht schedel-hersenletsel

Afhankelijk van de aard van het letsel en risicofactoren bij de patiënt dient er een CT-scan van de hersenen te worden gemaakt. Als de symptomen binnen de definitie van trauma capitis of commotio cerebri blijven wordt meestal geen actie ondernomen. Patiënten met een commotio cerebri worden dan naar huis gestuurd met een wekadvies. Als het echter gaat om een oudere patiënt, gebruik van anticoagulantia, hoogenergetisch letsel, intoxicaties en dergelijke, wordt wel gemakkelijk besloten tot het aanvragen van een CT-scan en/of opname ter observatie.

Hoe onschuldig een commotio ook mag lijken, een aantal patiënten houdt langdurig last van problemen op het cognitieve vlak.

Diffuse axonal injury (DAI)

Dit is een ernstige vorm van diffuse hersencontusie waarbij de neuronen op de overgang van de grijze naar de witte stof kapotscheuren.

Bij het ontstaan van DAI is er sprake van een zogenoemd acceleratie-deceleratietrauma, bijvoorbeeld na een val, mishandeling of een verkeersongeval.

DAI is met een CT-scan van de hersenen moeilijk aan te tonen; er is dan dus sprake van een patiënt met een ernstig neurologisch beeld terwijl de CT er wel 'gunstig' uitziet. Een MRI zou hier meer uitsluitsel kunnen geven maar in een acute situatie direct na een trauma zijn deze patiënten vaak te onstabiel om een MRI van de hersenen te ondergaan.

Patiënten met DAI verkeren vaak langdurig in coma als gevolg van het ongeval en hebben een slechte prognose.

Epiduraal hematoom

Dit is een bloeding in de epidurale ruimte, dus tussen het schedeldak en de dura in. Een epiduraal hematoom is meestal van arteriële origine; vaak is er tevens sprake van een schedelfractuur. In de klassieke gevallen is er sprake van een zogenoemd lucide interval. Hierbij is de patiënt na het trauma in eerste instantie goed georiënteerd of er zijn verschijnselen die binnen de definitie van een commotio vallen, maar enige tijd later volgt (opnieuw) bewustzijnsdaling met verschijnselen van een uncale inklemming (zie eerder). Na acute opvang en eventuele behandeling met mannitol dient de patiënt met spoed geopereerd te worden. Omdat het gaat om een arteriële bloeding is een boorgat onvoldoende en moet er een craniotomie plaatsvinden.

De prognose van een epiduraal hematoom is in principe goed, indien op tijd behandeld.

Subduraal hematoom

Hier gaat het om een bloeding tussen de dura en de arachnoidea door verscheuring van de zogenoemde ankervenen.

Een subduraal hematoom kan *acuut* in aansluiting op het trauma optreden en dan is er meestal ook een arteriële component. De prognose van een acuut subduraal hematoom is slecht, vooral omdat er meestal ook sprake is van ernstig onderliggend hersenletsel. Resultaten van operatie zijn vaak slecht.

Een *subacuut* subduraal hematoom is louter veneus; het presenteert zich veel later, meestal na een of enkele dagen met wisselende sufheid en een hemibeeld (dat subtiel kan zijn). Net als bij een epiduraal hematoom is er dus een lucide interval. De prognose is goed. De operatie vereist wat minder haast, een boorgat met drainage is bijna altijd afdoende.

Ten slotte kan er sprake zijn van een *chronisch* subduraal hematoom, dat nog later optreedt. Een oorzaak is zelfs niet eens altijd duidelijk. Het kan optreden na een vrij onschuldig trauma. Meestal gaat het om oudere mensen, vooral wanneer er antistolling wordt gebruikt, en nogal eens wordt aan een dementieel syndroom gedacht, een vorm van dementie die spectaculair behandeld kan worden.

Subarachnoïdaal bloed

Dit kan het gevolg zijn van een traumatische scheur in een bloedvat en dan is de prognose slecht. Een dergelijke bloeding hoeft niet aansluitend aan het trauma op te treden; er kan zich ook in de loop van de dagen (tot weken) daarna een traumatisch aneurysma ontwikkelen en dat is moeilijker te behandelen dan een 'spontaan' aneurysma (zie verder). Veel vaker komt het echter voor dat er een kleine hoeveelheid subarachnoïdaal bloed in het kader van een algemene contusio wordt gevonden. Dat hoeft dan op zich geen ernstige gevolgen te hebben.

Intracerebraal hematoom

Ook dit kan zich zeer verraderlijk ontwikkelen na een vrij interval van soms wel 24 uur. Ook hier kan inklemming optreden, vooral wanneer het hematoom in de temporale kwab zit. Zo mogelijk is chirurgische evacuatie geboden.

Penetrerend hersenletsel

De oorzaak van penetrerend hersenletsel kan van alles zijn, variërend van kogels, messen, spijkers, tot een bijl en (delen van) een knuppel. Ook kan het zijn dat het voorwerp zelf niet in de hersenen is gekomen maar geleid heeft tot een schedelfractuur met penetratie van het hersenweefsel.

In eerste instantie dient er een CT-scan van de hersenen te worden verricht. Wanneer het voorwerp waarmee de patiënt is geraakt van hout is, dient er een MRI van de hersenen te worden verricht zodra de patiënt stabiel is, omdat hout intracranieel niet zichtbaar is op een CT-scan.

Vervolgens wordt op de operatiekamer de wond geïnspecteerd en gereinigd waarbij er eventueel (kogel- of fragment)resten kunnen worden verwijderd. Als een kogel dieper intracranieel zit, wordt er vaak voor gekozen om deze in situ te laten. Er is dan wel een zeker infectiegevaar maar door de snelheid en de warmteontwikkeling waarmee de kogel is binnengekomen valt dat vaak mee.

Schedelbasisfractuur

In de volksmond heeft de term een ongunstige betekenis maar de prognose hoeft zeker niet slecht te zijn. De diagnose wordt gesteld op basis van het voorkomen van liquorverlies uit de neus of het oor. Als de liquor vermengd is met bloed wordt pas later duidelijk dat het gaat om liquorbijmenging doordat stolling niet of vertraagd optreedt. Als er liquorlekkage is moet er een beschadiging van de dura zijn geweest en bestaat er dus infectiegevaar. De ervaring heeft echter geleerd dat profylactische antibioticatoediening niet nodig lijkt. Soms moet het defect bij blijvende lekkage operatief gesloten worden. Eerst wordt dan wel geprobeerd om door enkele lumbaalpuncties de liquordruk te verminderen in de hoop dat daardoor het defect spontaan sluit.

Ook een brilhematoom of een onderhuidse bloeding achter het oor (teken van Battle) wijst op het voorkomen van een schedelbasisfractuur.

Kindercontusie

Bij kinderen kan er enige tijd (tot enkele uren) na een ogenschijnlijk licht trauma secundaire verslechtering optreden met bewustzijnsverlies en braken. Dit trekt vanzelf weer bij, hoewel er wel gevallen beschreven zijn waarbij dood door inklemming volgde. Er lijkt een relatie te bestaan met migraine, vooral familiaire hemiplegische migraine.

Posttraumatische epilepsie

Bij een klein percentage van de patiënten met TSH doen zich insulten voor in de eerste fase na het ongeval. Hierdoor wordt het risico op het ontwikkelen van latere posttraumatische epilepsie vergroot maar niet zodanig dat van meet af aan profylactisch met anti-epileptica moet worden gestart. Als er sprake is van een impressiefractuur of een contusiehaard is het risico op posttraumatische epilepsie vergroot.

5.4.2 Neurovasculaire aandoeningen

Bij een neurovasculaire aandoening spreekt men doorgaans van een 'beroerte' maar deze term is op zich vrij onnauwkeurig. Volgens de Wereldgezondheidsorganisatie (WHO) is een beroerte een syndroom van plotseling optredende verschijnselen vanuit een deel van de hersenen waarvoor geen andere oorzaak aanwezig is dan een vasculaire stoornis. Ook dan zijn er verschillende mogelijkheden (tabel 5.3).

Tabel 5.3	Cerebrovasculaire aandoeningen (CVA's).
arteriële trombose	herseninfarct
arteriële bloeding	intracerebraal
	subarachnoïdaal
veneuze trombose	sinustrombose

Arteriële trombose

Over het algemeen komen trombosen vier keer vaker voor dan bloedingen. Naarmate de patiënt jonger is, is de kans op een bloeding groter.

Bij een arteriële trombose treedt zuurstoftekort op – infarcering – in een gebied dat vrij karakteristiek is voor de verzorgende arterie. Op grond van het klinische beeld is dan ook meestal goed in te schatten welk bloedvat is aangedaan. Bij de arteria cerebri media betreft het een hemibeeld waarbij de arm meer is aangedaan dan het been. Bij de arteria cerebri anterior (zeldzaam) is vooral het been aangedaan. Bij uitval van de arteria cerebri posterior treden hemianopsie en verwardheid op (het achterste deel van het limbische systeem wordt door de posterior verzorgd). Bij trombose van de arteria basilaris raakt de hersenstam ontzield waardoor bewusteloosheid en verlies van vitale functies tot levensgevaarlijke situaties leiden.

Een groot deel van het geïnfarceerde gebied zal na enige tijd onherstelbaar beschadigd raken maar daaromheen is er een gebied waar alleen een relatief zuurstoftekort bestond. Dit gebied noemt men de penumbra ('halfschaduw') van het infarct en hier zijn de herstelkansen gunstiger omdat bij tijdige revascularisatie revitalisatie kan optreden. Ook zijn daar de mogelijkheden van beïnvloeding door collaterale circulatie beter. Het is dit penumbragebied dat kansrijk is bij adequate behandeling.

Een bijzondere vorm van een arteriële trombose is de *transient ischemic attack* (TIA) waarbij de klinische verschijnselen slechts kort (meestal minder dan een halfuur maar per definitie maximaal 24 uur) optreden. Bij een TIA is de cerebrale bloeddoorstroming waarschijnlijk zo marginaal veranderd geweest dat het hele gebied als penumbra te beschouwen is; na korte tijd treedt volledig herstel op. De diagnose TIA wordt in de praktijk veel te vaak gesteld bij patiënten die vluchtige verschijnselen hebben van duizeligheid of onwel worden. Kortdurende bewusteloosheid is in feite ook zeer zelden terug te voeren op een TIA (dat zou dan in het basilarisgebied moeten zijn).

De diagnose TIA mag desondanks niet over het hoofd worden gezien omdat een TIA een voorbode kan zijn van een langer durende trombose die weer kan leiden tot blijvende schade in de vorm van een herseninfarct.

Wanneer de verdenking bestaat op een ischemisch infarct, is het van belang om de diagnose te bevestigen met een CT-scan. Met dit onderzoek kan in het acute stadium een bloeding worden uitgesloten zodat trombolytische therapie kan worden overwogen. Met behulp van *recombinant tissue-plasminogen activator* (rt-PA) kan worden geprobeerd het stolsel op te lossen. rt-PA wordt meestal intraveneus, in sommige centra arterieel toegediend. Er is een zeker tijdvenster waarbinnen de voordelen van rt-PA opwegen tegen de gevaren (bloeding in geïnfarceerd weefsel). Over de precieze duur in verschillende patiëntencategorieën bestaat nog onzekerheid. Toediening binnen drie uur na ontstaan van het infarct is bewezen nuttig; mogelijk moet dit venster in bepaalde gevallen worden uitgebreid naar 4½ of 6 uur. Een naar verwachting groot infarct, bewustzijnsdaling, gebruik van antistolling, recente bloeding in het gastro-intestinale of urogenitale systeem of ernstige hypertensie zijn contra-indicaties voor trombolyse.

In zeldzame gevallen is er sprake van een groot media-infarct met snelle achteruitgang van de patiënt in de zin van toenemende uitval en bewustzijnsdaling. Men spreekt dan van een 'maligne media-infarct' en dit is levensgevaarlijk. Door het wegnemen van een grote botlap (zie eerder) probeert men wel de kansen te keren maar het succes van zo'n ingreep is zeer betrekkelijk.

Patiënten met een CVA worden behandeld op een *stroke unit* waar onder monitoring de bloeddruk, lichaamstemperatuur, elektrolytstoornissen en bloedsuikers worden geregeld. Er is daar aandacht voor vaak voorkomende slikstoornissen, problemen met de mictie, decubitus en gewrichtsproblemen in de aangedane lichaamshelft. Naast verpleegkundigen en artsen zijn op de stroke unit voedingsdeskundigen, logopedisten en fysiotherapeuten bij de behandeling betrokken om de patiënt met een minimum aan complicaties in de best haalbare conditie te krijgen.

De verpleegkundige dient bij de patiënt verder aandacht te hebben voor herstel van de zelfredzaamheid van de patiënt en verder voor de psychosociale omstandigheden van de patiënt en diens familie.

ADL-beperkingen dienen bij voorkeur te worden gemeten met de barthel-index. Deze schaal geeft informatie over onder andere incontinentie, persoonlijke verzorging, toiletgebruik, eten, mobiliteit en aan- en uitkleden. Risicofactoren voor een arteriële trombose zijn vooral hypertensie, diabetes, roken en hyperlipidemie. Ook kan er sprake zijn van cardiale problematiek zoals hartklepafwijkingen of hartritmestoornissen. Problemen met de arteria carotis en arteria vertebralis (dissectie, arteriosclerose) zijn mogelijke oorzaken. Ten slotte zijn er diverse meer zeldzame interne oorzaken. Om een recidief te voorkomen is het daarom van belang uitgebreid bloedonderzoek en cardiovasculair onderzoek te verrichten. De cardioloog heeft vooral bij jonge mensen een belangrijke taak. Met geluidsonderzoek worden eventuele afwijkingen in de arteria carotis opgespoord waarna eventuele operatieve interventie kan worden overwogen.

Secundaire preventie is verder gericht op eerstgenoemde risicofactoren en bestaan uit stoppen met roken, regulering van de bloeddruk, gebruik van cholesterolsyntheseremmers en trombocytenaggregatieremmers en zo nodig behandeling van diabetes.

Epilepsie treedt tijdens een ischemisch herseninfarct zelden op maar wel kan er een littekenepilepsie overblijven, waarbij de patiënt dus als gevolg van de beschadiging (soms jaren) later epileptische aanvallen krijgt. Bij mensen die zonder aantoonbare afwijkingen op latere leeftijd epilepsie krijgen, gaat men ervan uit dat hieraan een (al dan niet 'stil') infarct ten grondslag heeft gelegen.

Intracerebrale bloeding

Bij een intracerebrale bloeding ontstaat uitval doordat het gesprongen bloedvat niet meer in staat is het bijbehorende verzorgingsgebied te bevloeien, maar ook doordat gezond weefsel door de ruimte-inname van de bloeding in de verdrukking komt. De uitval is daarom vaak uitgebreider dan bij een infarct en het beloop meer progressief. Door de massawerking kan hoofdpijn ontstaan wanneer er druk op de meningen of op de grote bloedvaten optreedt. Door prikkeling van omgevend hersenweefsel heeft de patiënt last van braken. Wanneer de hersenstam in de verdrukking raakt, treedt bewusteloosheid op en later mogelijk inklemming. Op het moment van het bloedige accident is de toestand levensgevaarlijker dan bij een infarct. Als de patiënt het acute moment overleeft kan er wel veel herstel optreden omdat het hematoom geresorbeerd wordt. Vooral bij een bloeding in de temporaalkwab kan het herstel opvallend voorspoedig zijn.

Bij veel patiënten is het op grond van het klinische beeld moeilijk uit te maken of er nu een bloeding is ontstaan of een ischemisch infarct. Nogal eens wordt bij een kandidaat voor trombolyse bij verrassing een intracerebrale bloeding gevonden.

Risicofactoren voor een intracerebraal hematoom zijn vooral gestoorde stolling (anticoagulantia), vasculaire aanlegstoornissen (arterioveneuze malformatie, hemangioom), bloeding in een tumor(metastase), hypertensie, cocaïnegebruik, trauma, en veneuze sinustrombose (zie verder).

De behandeling van een intracerebrale bloeding vindt ook op een stroke unit plaats opdat de kansen voor de patiënt zo gunstig mogelijk zijn. Het beleid ten aanzien van de bloedstolling is uiteraard anders dan bij een ischemisch CVA (als anticoagulantia worden gebruikt is het allereerst zaak de antistolling te couperen) maar verder is de behandeling niet verschillend. In een minderheid van de gevallen is het mogelijk het hematoom chirurgisch te evacueren. Dat kan wanneer de bloeding niet te diep gelegen is en binnen een hersenkwab gebleven is.

Tijdens de acute fase van een intracerebraal hematoom kunnen epileptische aanvallen tot en met een status epilepticus optreden. Ook blijft epilepsie nogal eens over als restverschijnsel van een intracerebrale bloeding.

Subarachnoïdale bloeding

Een subarachnoïdale bloeding (SAB) ontstaat door barsten van een aneurysma van een bloedvat in de liquorruimte tussen de arachnoidea en de pia mater (zie figuur 2.5). Het beeld treedt meestal als een donderslag bij heldere hemel op met acute hoofdpijn, misselijkheid en eventueel braken. Lang niet altijd is er een uitlokkend moment aanwijsbaar maar het is wel aannemelijk dat drukverhoging zoals bij sporten of seksuele activiteit provocerend kan zijn. De helft van de patiënten raakt buiten bewustzijn. Vaak is dat kortdurend, waarna de patiënt meestal verward is. Iedere patiënt die plotseling ongekend heftige hoofdpijn krijgt moet worden onderzocht op de mogelijkheid van een SAB.

Na enkele uren is de bloeding zover door de liquorruimte verspreid dat nekstijfheid kan optreden. Klinische uitval kan ontstaan doordat de bloeding in het hersenparenchym spuit. Ook is het mogelijk dat vasospasmen ten gevolge van de bloeding optreden waardoor ischemische infarcering ontstaat. Een derde mechanisme van uitval is druk van het aneurysma op een hersenzenuw (vooral de n. oculomotorius) waardoor een klassiek beeld (zie eerder) ontstaat.

De diagnose kan goed gesteld worden met CT-onderzoek. Als er geen afwijkingen zijn, wordt bij een verdacht klinisch beeld na twaalf uur een lumbaalpunctie verricht. Eerder is niet opportuun omdat er dan waarschijnlijk nog geen bloedpigmenten in de lumbale liquor te vinden zijn. Wanneer een SAB is aangetoond dient cerebrale angiografie (met MRI of CT) verricht te worden.

De patiënt met een SAB dient op een intensivecare-unit behandeld te worden omdat er verschillende complicaties kunnen optreden die goed behandelbaar zijn.

- In de eerste plaats bestaat er een kans op communicerende hydrocefalie (zie eerder); wanneer de patiënt suffer wordt is opnieuw CT-onderzoek geboden om na te gaan of een drain nuttig kan zijn.
- Secundair vasospasme kan nog dagen na het acute gebeuren optreden; hiervoor worden profylactisch *calcium entry blockers* intraveneus gegeven onder controle van de bloeddruk.
- Door prikkeling van het autonome zenuwstelsel kunnen hartritmestoornissen ontstaan waarvoor behandeling (vaak met bètablokkers) nodig is.
- Zowel hypo- als hypertensie kan optreden door disfunctie van het autonome zenuwstelsel.
- Elektrolytstoornissen in de vorm van hyponatriëmie treden vaak op als gevolg van afgifte van een hypothalaam hormoon. Vroeger werd dit vaak behandeld door vochtrestrictie maar dit blijkt ongunstig te zijn, met gevaar voor hypovolemie waardoor (toename van) cerebrale ischemie kan ontstaan. Tegenwoordig wordt isotone zoutoplossing gegeven om het verlies te compenseren, onder zorgvuldige biochemische monitoring en controle van de centrale bloeddrukken.
- Epilepsie; profylactische medicatie is in Nederland echter ongebruikelijk.
- Pijn en angst dienen adequaat benaderd te worden om stress zoveel mogelijk te reduceren.

Bij 15% van de patiënten treedt in de eerste uren een recidiefbloeding op. In de weken die volgen is de kans op een recidief nog steeds sterk verhoogd. Dit is de reden waarom zo mogelijk in het acute stadium behandeld wordt.

Behandeling bestaat uit 'clippen' of 'coilen'. Coilen is een endovasculaire techniek waarmee de interventieradioloog via katheterisatie platinaspiraaltjes (*coils*) in het aneurysma brengt met als doel het aneurysma te laten tromboseren. Niet alle aneurysmata zijn voor deze methode goed bereikbaar. Vooral aneurysmata van de arteria cerebri media worden nogal eens neurochirurgisch benaderd met een craniotomie en geclipt door een klemmetje op de hals van het aneurysma aan te brengen. Het is nog onzeker in hoeverre men nu het beste kan coilen of clippen. Coilen is uiteraard voordeliger omdat het minder invasief is; daar staat tegenover dat de procedure nogal eens herhaald moet worden en dat de kans op een herhaalde bloeding iets groter is. Ook lijkt het erop dat een groter aantal aneurysmata slechts partieel behandeld is na coilen, maar gezien de beperkte gegevens over follow-up is hierover op dit moment nog veel onzekerheid.

Veneuze sinustrombose

Het klinische beeld van een veneuze sinustrombose is niet altijd goed herkenbaar. Vóór het MRI-tijdperk werd de diagnose waarschijnlijk nogal eens gemist.

Het centrale symptoom is hoofdpijn, die soms zo snel optreedt dat een SAB waarschijnlijk lijkt. De hoofdpijn is vrij hevig en ongekend. Dubbelzien door uitval van de n. abducens, epileptische aanvallen en wisselend bewustzijn zijn veelvoorkomende verschijnselen. Bij fundoscopie worden vaak afwijkingen in de vorm van stuwingspapillen en retinale bloedingen gezien.

Een veneuze sinustrombose komt meer bij vrouwen dan bij mannen en meer bij jonge dan bij oudere mensen voor. Oorzaken zijn vooral stollingsstoornissen, infecties in het KNO-gebied, vasculitiden, schedel-hersenletsel, behandeling met oestrogenen (OAC), zwangerschap en kraambed. Het CT-onderzoek kan geheel normaal lijken, maar met MRI en MR-angiografie is de trombose goed aan het licht te brengen.

Behandeling geschiedt met heparine en later acenocoumarol als bij een kuitvenentrombose. Bij massale sinustrombose wordt ook wel endovasculaire trombolyse toegepast. Als laat verschijnsel kan een 'idiopathische' intracraniële hypertensie overblijven (zie eerder).

5.4.3 Metabole en postanoxische encefalopathie

Postanoxische encefalopathie

Postanoxische encefalopathie na een reanimatie komt regelmatig voor. Wanneer de hersenen verstoken zijn van zuurstof treedt binnen een halve minuut bewusteloosheid op. Naarmate het zuurstoftekort voortduurt neemt de schade toe. Dit komt niet zozeer door het zuurstoftekort zelf als wel door het vrijkomen van excitotoxische neurotransmitters met activatie van zogenoemde NMDA-receptoren en cellulaire instroom van calcium.

Wanneer de patiënt eenmaal succesvol gereanimeerd aan de beademing komt is het afwachten hoe de afloop zal zijn. Omdat ongeveer twee derde van de patiënten die na reanimatie vanwege hartstilstand nog bewusteloos zijn uiteindelijk niet weer bij normaal bewustzijn komt, is er behoefte aan voorspellende parameters om een adequaat intensivecarebeleid te voeren.

In de eerste 24 uur is het hoe dan ook moeilijk om tot een goede voorspelling te komen; de EMV-score bij binnenkomst op de IC is geen goede predictor. Wanneer de patiënt na 24 uur nog niet dichter bij bewustzijn is gekomen en twee of meer hersenstamreflexen (zie par. 5.2) afwezig zijn gebleven is de prognose erg slecht. Van de aanvullende onderzoeken is de somatosensibele *evoked potential* nog het betrouwbaarst gebleken: wanneer er na 24 uur geen corticale N20-respons is na prikkeling van de n. medianus, is de kans op herstel zo goed als uitgesloten. Is de N20 aanwezig, dan is de kans op goede verbetering nog steeds kleiner dan 50% als de patiënt nog comateus is.

Er zijn goede aanwijzingen dat onderkoeling de schadelijke gevolgen van cerebrale hypoxie beperkt waardoor de prognose van de patiënt verbetert. Naast onderkoeling is het belangrijk dat het interne milieu optimaal gehouden wordt; vooral hyperglykemie moet worden vermeden. Omdat de cerebrale autoregulatie in een postanoxische situatie verloren is gegaan, is het van belang dat de bloeddrukken en bloedgaswaarden binnen normale waarden blijven om het risico op cerebraal oedeem enerzijds en verdere cerebrale hypoxie anderzijds te minimaliseren.

Cerebraal oedeem is een gevreesde complicatie van een postanoxisch coma. De behandeling is eerder in dit hoofdstuk beschreven.

Een tweede complicatie na hypoxia cerebri is het optreden van myoklonieën. Ook dit is een zeer slecht prognostisch voorteken. Anders dan bij een status epilepticus laat een EEG meestal geen pieken of piekgolven zien. Als de diagnose waarschijnlijk lijkt en besloten is om de behandeling van de patiënt optimaal te houden, kan behandeling met valproïnezuur of een benzodiazepine gestart worden. Ook wanneer een patiënt redelijk goed herstelt, kunnen postanoxische myoklonieën voorkomen, zelfs tot enkele weken later. Wanneer de verbetering doorzet verdwijnen deze onwillekeurige bewegingen in de loop der jaren. In de tussentijd kan de patiënt ook ambulant baat hebben bij genoemde medicamenten.

Metabole encefalopathie

Wanneer een patiënt op een intensivecare-unit niet bij bewustzijn komt terwijl hiervoor geen neurologische, infectieuze of farmacologische verklaring is, bestaat er de mogelijkheid van een metabole encefalopathie. Een dergelijke diagnose vereist een symmetrisch beeld (alleen bij een hypoglykemisch coma kan een hemibeeld voorkomen) met normale pupilreacties. De oogstand is mediaan of divergent maar als er sprake is van een *skew deviation* moet toch meer aan een neurologische beschadiging worden gedacht.

Bij een encefalopathie ten gevolge van uremie of trombocytopenie is het mogelijk dat er verschijnselen van meningisme bestaan. Bij elektrolyttekorten kunnen myoklonieën of fasciculaties optreden.

Kader 5.5 Interne oorzaken van een encefalopathie

De meest voorkomende interne oorzaken van een encefalopathie zijn:
- hypo- en hyperglykemie
- uremie
- hepatisch coma
- hypo- en hypernatriëmie
- hypo- en hypocalciëmie
- hypofosfatemie
- hypermagnesiëmie

- hyper- en hypothyreoïdie
- vitamine-B_1-, B_2-, B_6-, B_{11}- of B_{12}-deficiëntie
- CO_2- of CO-intoxicatie
- porfyrie en andere stofwisselingsstoornissen
- sepsis
- hypo- en hyperthermie
- ziekte van Addison
- ernstige trombocytopenie (bij trombotische trombocytopenische purpura of idiopathische trombocytopenische purpura)
- vasculitis

Het is niet altijd eenvoudig om achter de oorzaak van een metabole encefalopathie te komen omdat het interne milieu op een intensive care altijd wel op de een of andere manier wat ontregeld is en ook omdat bloedwaarden niet altijd overeenkomen met intracellulaire waarden. Ze kunnen encefalopathische stoornissen nog enkele dagen na correctie van afwijkende bloedwaarden na-ijlen.

Wanneer geen duidelijke oorzaak voorhanden lijkt te zijn, is een CT-scan nuttig om een bilateraal subduraal haematoom uit te sluiten. EEG-onderzoek kan vanwege het voorkomen van trifasische golven doen denken aan een hyperammoniëmie. Ook kan steeds weer bij verrassing een (non-convulsieve) status epilepticus aan het licht komen (zie verder).

Bij ernstige metabole encefalopathieën die onbehandeld blijven voortbestaan kan een status epilepticus optreden. Dit is vooral het geval bij elektrolyttekorten, hypernatriëmie en uremie.

Ook is hersenoedeem een gevreesde complicatie van doorbestaande metabole ontregelingen en te grote veranderingen van elektrolytconcentraties (bij te snelle correctie).

Een te snelle correctie van hyponatriëmie kan een centrale pontiene myelinolyse tot gevolg hebben, een beeld dat gekenmerkt wordt door mutisme en spastische tetraplegie met een pseudobulbair beeld.

5.4.4 Intracraniële infecties

Intracraniële infecties zijn onder te verdelen in ontstekingen van hersenvliezen (meningitis), hersenparenchym (encefalitis) en afgekapselde ontstekingshaarden (abcessen). In deze paragraaf wordt geen compleet overzicht gegeven maar blijft de beschrijving beperkt tot infecties waarmee men in het ziekenhuis en vooral op de intensive care te maken krijgt.

Meningitis

De meest voorkomende verwekkers bij gezonde volwassenen buiten het ziekenhuis zijn *Streptococcus pneumoniae* en *Neisseria meningitidis*. Het beeld ontwikkelt zich subacuut bij patiënten die zich vaak al een of meer dagen niet goed voelen. Eenmaal klinisch manifest kan het beeld zich snel ontwikkelen tot een toestand van delier en coma. Bij meningokokkeninfecties is er vaak sprake van huidafwijkingen en kan er een toestand van ernstige shock en stollingsstoornissen optreden.

Bij de patiënt die in het ziekenhuis is opgenomen kan het beeld minder klassiek verlopen. Meningitis kan dan optreden in het kader van een sepsis, na een KNO- of neurochirurgische ingreep, of bij patiënten die met ernstig schedel-hersenletsel zijn opgenomen. Wanneer de patiënt om andere redenen al ernstig ziek is, kan de diagnose vertraagd gesteld worden. Anderzijds komt het nogal eens voor dat een lumbaalpunctie wordt uitgevoerd omdat de aandoening niet gemist mag worden en klinisch moeilijk uit te sluiten is.

Koorts, bewustzijnsveranderingen en nekstijfheid bij anteflexie terwijl rotatie in de cervicale wervelkolom goed mogelijk is zijn belangrijke klinische verschijnselen. Focale neurologische verschijnselen worden meestal niet gevonden in het acute stadium.

De diagnose wordt gesteld door het vinden van troebele liquor die onder hoge druk bij een lumbaalpunctie vrijkomt. Zodra de verdenking op een bacteriële meningitis voldoende sterk is, moet gestart worden met antibiotica en corticosteroïden, al is de exacte verwekker nog niet bekend. De bacterioloog kan door gramkleuring al iets zeggen over de aard van het microbiologische organisme, in tweede instantie komen uitslagen van kweek en resistentiebepaling binnen. Omdat liquor een slecht groeimedium is, moeten ook bloedkweken worden afgenomen. Tevens moet de KNO-arts in consult komen om te zoeken naar een bron van infectie.

Als er sprake is van een meningokokkenmeningitis, moet de patiënt de eerste 24 uur geïsoleerd verpleegd worden. Personen uit de naaste omgeving moeten gedurende enkele dagen antibiotische profylaxe gebruiken.

De mortaliteit bij meningitis als gevolg van meningokokken is bij adequate behandeling < 5% maar bij een pneumokokkenmeningitis nog wel rond de 20%.

Bij patiënten die in een ziekenhuis verblijven of een slechte immuunstatus hebben kunnen geheel andere micro-organismen in het spel zijn. Listeria-meningitis is bekend bij mensen die immunosuppressieve therapie gebruiken. Sinds de invoering van vaccinatie komt Haemophilus-meningitis nog maar zelden voor. Tuberculeuze meningitis komt nu en dan bij verrassing voor, vooral na de intrede van aids en bij immigranten moet men hierop bedacht zijn.

Bij verschijnselen van meningitis met heldere liquor is tuberculose een optie maar er is ook grote kans op een virale meningitis. Virale meningitiden zijn veel minder ernstig en verlopen zonder therapie goedaardig.

Complicaties van bacteriële meningitis zijn hydrocefalie, epilepsie, uitval van de n. abducens (VI) met daardoor dubbelzien, van de n. facialis (VII) met daardoor aangezichtsverlamming en van de n. acusticus (VIII) met daardoor doofheid.

Hersenabces

Een hersenabces is het gevolg van een lokale ontsteking in het hersenparenchym. Deze komt meestal voort uit een KNO-infectie dan wel uit een infectie van hartkleppen of longen. Ook een hoofdtrauma met open verbinding naar de buitenwereld kan een hersenabces tot gevolg hebben. In 20% van de gevallen wordt geen verwekker gevonden.

Een abces gedraagt zich klinisch als een hersentumor met langzaam progressieve focale uitval.

De behandeling van een hersenabces bestaat uit het langdurig geven van antibiotica en dexamethason ter bestrijding van hersenoedeem. Neurochirurgische drainage is vaak noodzakelijk voor het kiezen van de juiste antibiotica en om het abcesvolume af te laten nemen. Epilepsie is een van de belangrijke restverschijnselen.

Als het abces goed georganiseerd is en een kapsel heeft, kan neurochirurgische drainage met lokale toediening van antibiotica nuttig zijn. Epilepsie is een van de belangrijke restverschijnselen.

Encefalitis

Encefalitis wordt gekenmerkt door koorts en cerebrale (vooral corticale) afwijkingen. De bekendste vorm is herpesencefalitis. De patiënt heeft vaak enkele dagen aspecifieke ziekteverschijnselen met hoofdpijn en gaandeweg meer karakterveranderingen, geheugenstoornissen, woordvindingsproblemen en hallucinaties. Soms ontstaat een hemibeeld inclusief afasie. Dan doet zich een insult voor en raakt de patiënt in coma.

Op een MRI-scan zijn afwijkingen in de mediale gedeelten van de mediale temporaalkwabben te zien. De liquor is wat bloederig, met een toegenomen aantal leukocyten; het EEG vertoont vrij karakteristieke afwijkingen. Door het aantonen van herpessimplexvirus-DNA in de liquor kan de diagnose met zekerheid gesteld worden.

Vroegtijdig starten met aciclovir kan de prognose gunstig beïnvloeden; zonder behandeling is de mortaliteit hoog (> 60%). Overlevenden hebben vaak cognitieve restverschijnselen, geheugenstoornissen en epilepsie.

Er zijn ook nog andere, zeldzamere vormen van encefalitis. Niet altijd wordt een verwekker gevonden.

Op grote neurologische afdelingen gebeurt het tot enkele keren per jaar dat een patiënt met een ernstig klinisch beeld verdacht voor encefalitis wordt opgenomen, zonder dat een exacte diagnose gesteld kan worden.

5.4.5 Status epilepticus

Een status epilepticus (SE) is een toestand waarin een patiënt gedurende een periode langer dan 30 minuten achtereen aanhoudend of steeds opnieuw epileptische verschijnselen heeft. Wanneer het gaat om gegeneraliseerde tonisch-klonische insulten, is dit een levensbedreigende situatie. Dit komt doordat de oxygenatie van bloed onvoldoende is waardoor neuronale schade en in tweede instantie hersenoedeem kan optreden. Door de verhoogde cerebrale bloeddoorstroming neemt het oedeem alleen maar verder toe. Door het vrijkomen van excitotoxische stoffen, een overmaat aan extracellulair kalium en een verhoogde intracellulaire calciuminstroom neemt de cellulaire beschadiging en daarmee het hersenoedeem verder toe. Er treden tachycardie, hypertensie en verhoging van bloedsuikers op. Door de insufficiënte ventilatie – door onvoldoende ademhalingsspierfunctie en mogelijk daarbij ook nog aspiratie – treedt respiratoire acidose op. Wanneer dit doorgaat, ontstaan daarbij metabole acidose, hypoglykemie en hypotensie met verhoging van de lichaamstemperatuur. Ten gevolge van spierafbraak (rabdomyolyse) kan nierinsufficiëntie ontstaan.

Bovenstaand rampscenario geldt voor een gegeneraliseerde tonisch-klonische status. Er is een aanzienlijke mortaliteit (> 30% binnen de volgende 30 dagen) wanneer een status langer dan één uur onbehandeld aanhoudt. Een absencestatus en een partiële status verlopen minder dramatisch maar kunnen – meer dan lang gedacht is – ook leiden tot permanente hersenbeschadiging.

Een bijzondere vorm is de zogenoemde non-convulsieve SE (in de literatuur ook: *subclinical generalized convulsive status epilepticus*). Hierbij zijn er bij de bewusteloze patiënt geen of slechts subtiele spiertrekkingen of schokkerige oogbewegingen waar te nemen. Het EEG is voortdurend gestoord. Zoals eerder gezegd is het daarom belangrijk een EEG te registreren bij een onbegrepen coma.

Mogelijke oorzaken van een SE zijn hersentrauma, structurele laesie zoals een tumor of een arterioveneuze malformatie, intoxicatie, alcoholonttrekking, metabole ontregeling of intracraniële infectie. Ook kan het optreden in het kader van chronische epilepsie bij onvoldoende regulering of verkeerd gebruik van medicatie.

Het beleid bij een status epilepticus bestaat in eerste instantie uit toediening van benzodiazepinen, controle en bewaking van vitale functies en onderzoek van de bloedchemie. Bij voortduren van de epileptische activiteit moet de medicatie opgehoogd worden waardoor de kans op hypoventilatie toeneemt. Het is dus van belang voorbereid te zijn op een noodzakelijke intubatie en deze moet bij voortduren gedurende meer dan 60 minuten zeker plaatsvinden. Wanneer benzodiazepinen onvoldoende werken is de tweede stap fenytoïne of valproïnezuur. Na intubatie – waarbij neuromusculaire blokkade onvermijdelijk is – worden midazolam, propofol, fenobarbital en pentobarbital gegeven onder continue EEG-bewaking.

Complicaties tijdens de behandeling van een SE zijn hypotensie, hartritmestoornissen en flebitis met weefselnecrose (ten gevolge van intraveneus fenytoïne, dat een hoge pH heeft).

5.5 Letsel van wervelkolom en ruggenmerg

5.5.1 Dwarslaesie

De wervelkolom, die het ruggenmerg omgeeft, biedt niet alleen bescherming maar kan ook zenuwbeschadigend werken. Dit is onder meer het geval bij traumatisch letsel wanneer onderlinge verschuivingen van wervels of brokstukken van gebroken wervels leiden tot beknelling en doorsnijding. In het traumaschema dat bij eerste hulp na ongevallen wordt gehanteerd is dan ook uitgebreide diagnostiek naar wervelletsel en ruggenmergsletsel opgenomen.

Om de ernst van ruggenmergsletsel aan te geven kan als scoringssysteem de zogeheten ASIA-schaal (American Spinal Injury Association) worden gebruikt, waarmee de status van sensibiliteit en motoriek wordt genoteerd (zie kader 5.6).

Kader 5.6 Notatie ASIA-schaal

Complete/incomplete dwarslaesie:
A = compleet (geen motorische of sensibele functie aanwezig onder niveau letsel)
B = incompleet (geen motorische maar wel sensibele functie aanwezig onder de laesie)
C = incompleet (motorische functie aanwezig, kracht < 3)
D = incompleet (motorische functie aanwezig, kracht > 3)
E = normaal (motorische en sensibele functies normaal).

Bij een complete dwarslaesie is er geen enkele motore of sensibele functie onder het letsel tot en met het laagste sacrale niveau (S4 en S5). Als deze toestand na een traumatisch letsel meer dan 48 uur bestaat, mag er geen verbetering meer verwacht worden.

Kader 5.7 Symptomen van een complete dwarslaesie onder het niveau van de beschadiging

- geen sensibiliteit
- paraplegie of tetraplegie
- in eerste instantie areflexie en een slappe parese
- later hyperreflexie en spasticiteit
- disfunctie blaas en kringspier anus
- seksuele disfunctie
- ontregeling zweetsecretie (eerst te weinig, later te veel)
- vasodilatatie met orthostatische hypotensie

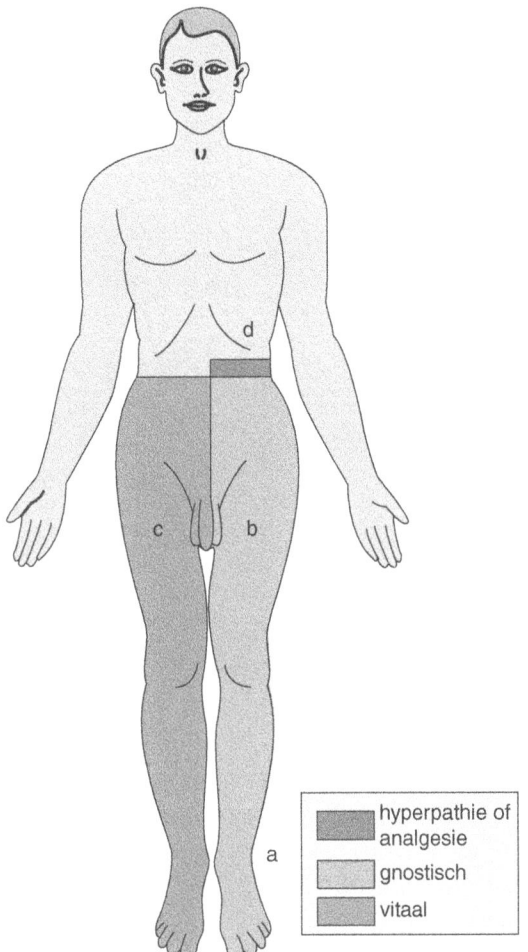

Figuur 5.3
Syndroom van Brown-Séquard. Th10, links. a het paretische been; b gnostische sensibiliteit;
c vitale sensibiliteit; d hyperpathie ofwel analgesie.
Bron: Kuks & Snoek, 2007.

Daarnaast zijn er verschillende partiële syndromen mogelijk.

Syndroom van Brown-Séquard

Hierbij is er een halfzijdige beschadiging van het ruggenmerg (figuur 5.3). Doordat sommige banen direct bij binnenkomst in het ruggenmerg kruisen (de tractus spinothalamicus) en andere pas onder in de hersenstam (de tractus corticospinalis en het achterstrengsysteem), zal aan de aangedane kant uitval zijn van motoriek en diep gevoel, terwijl aan de andere kant de pijn is uitgevallen.

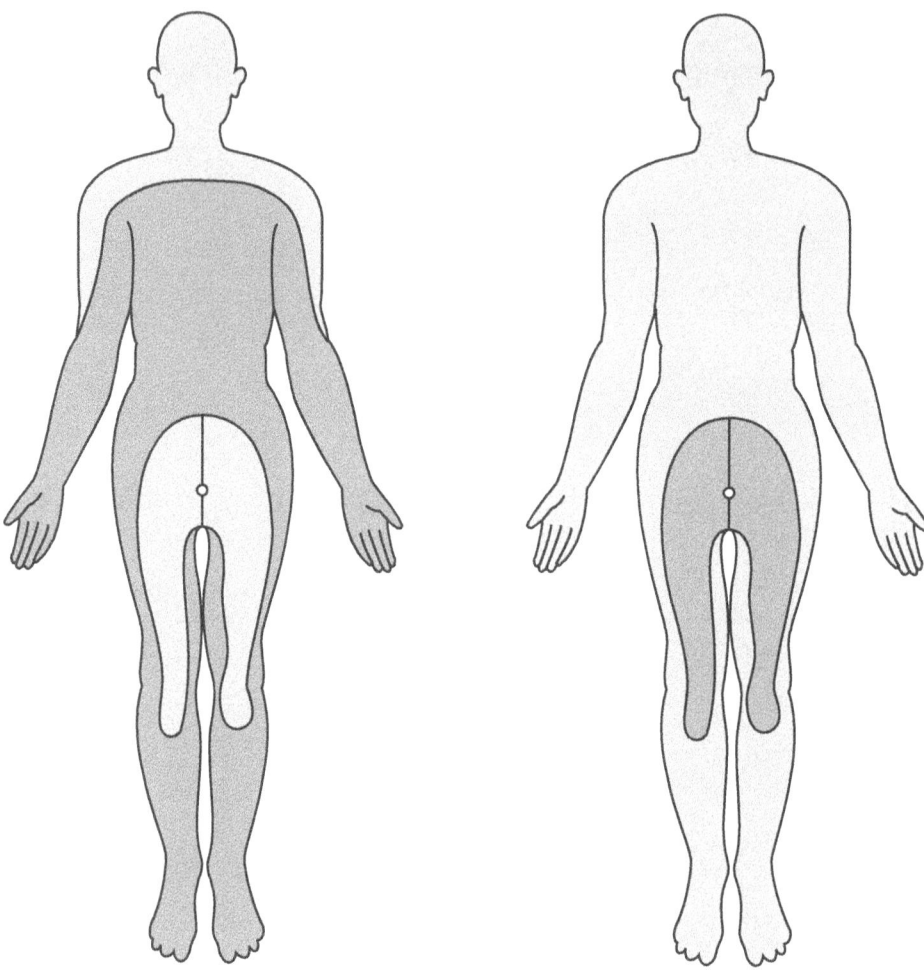

Figuur 5.4
Sacral sparing bij een centraal myelumsyndroom C6.
Bron: Kuks & Snoek, 2007.

Figuur 5.5
Rijbroekanesthesie bij het conus-caudasyndroom
(S2 t/m S5).
Bron: Kuks & Snoek, 2007.

Centraal myelumsyndroom

Dit treedt cervicaal op wanneer er midden in het ruggenmerg een bloeding is ontstaan (hematomyelie). De buitenste banen blijven daarbij lang gespaard. In de buitenste banen zit de aansturing van de benen en de sacrale functies, die dus relatief gespaard kunnen zijn. Omdat de vezels die uit het sacrale gebied afkomstig zijn buitenom lopen, treedt daarbij *sacral sparing* op; het rijbroekgebied is gevoelig gebleven (figuur 5.4). Meestal staat een verlamming van de armen op de voorgrond ('man in the barrel-syndroom').

Conus-caudasyndroom

Dit ontstaat bij verdrukking van het onderste deel van het ruggenmerg of van de cauda equina, dus bij letsel van de onderste thoracale en lumbale wervelkolom. Er is sprake van sensibiliteitsverlies in het rijbroekgebied (figuur 5.5), onvermogen tot mictie, defecatie en seksuele functies. De uitval van de motoriek is afhankelijk van de uitbreiding van het zenuwletsel en er kan een aanzienlijke paraparese bestaan. Bij letsel van de cauda is de uitval meestal asymmetrisch en treedt er radiculaire pijn op.

Een opmerkelijk verschijnsel bij ruggemergletsel is de zogenoemde *spinale shock*. De eerste dagen tot weken na het trauma is er sprake van een slappe parese, pas in tweede instantie treedt spasticiteit op (waardoor de patiënt dus weer een steunfunctie kan ontwikkelen). Het pathofysiologische mechanisme van de spinale shock is tot nu toe niet goed verklaard.

Ook de symptomen van autonome disfunctie veranderen in de loop der tijd. Dit verschijnsel wordt *neurogene shock* genoemd. De eerste periode na het ongeval kunnen bij cervicale dwarslaesies ernstige bradycardieën en zelfs asystolieën voorkomen, die levensbedreigend kunnen zijn. Opname op een intensive care is dus geïndiceerd. Daarnaast kunnen aanzienlijke tensiedalingen optreden. Dit is meestal het gevolg van het nog relatief intacte parasympathische systeem en uitval van het sympathische systeem. Deze fase kan tot vijf weken na het ongeval duren.

Bij *autonome dysreflexie* zijn er aanvallen van vasoconstrictie met bloeddrukstijging. Hierop reageert de parasympathicus reflexmatig. Door toegenomen activiteit van beide delen van het autonome zenuwstelsel kunnen ernstige hartritmestoornissen optreden.

De prikkel voor zo'n aanval is vaak van de blaas afkomstig (slecht aflopende katheter, blaasretentie enz.), maar kan ook komen door een verwonding, decubitus van de huid, een maagzweer, appendicitis of volle maag. Hierbij dient men zich te realiseren dat deze patiënten niets of weinig voelen en dat dit dus een serieus te nemen teken is.

Onbehandelde episoden van autonome hyperreflexie kunnen cerebrale bloedingen, retinaloslating, insulten en de dood als gevolg hebben.

De behandeling bestaat uit de patiënt rechtop laten zitten, kleding losmaken, kijken of de blaaskatheter goed afloopt, of er redenen zijn voor pijn, enzovoort. Als hiermee de systolische bloeddruk niet lager wordt dan 150 mmHg, moet de bloeddruk door medicatie verlaagd worden. Het herkennen van de symptomen en daarop kunnen handelen zijn de eerste stappen in de behandeling van autonome hyperreflexie.

> **Kader 5.8 Autonome dysreflexie**
>
> Tekenen van autonome dysreflexie bij patiënten met een dwarslaesie zijn:
> - hevige hoofdpijn
> - angst
> - fors transpireren boven het niveau van het letsel
> - roodheid en kippenvel boven het niveau van het letsel
> - droge, bleke huid (door vasoconstrictie) onder het niveau van het letsel
> - wazig zien
> - bradycardie, aritmie, atriumfibrilleren
> - verstopte neus
> - stijging van de lichaamstemperatuur

5.5.2 Verwerking en revalidatie bij patiënten met een dwarslaesie

Een dwarslaesie ontstaat vaak acuut. Bij opname heeft de patiënt veel te verwerken en daarnaast veel vragen gericht op de toekomst. Daarom is het van belang om het maatschappelijk werk zo vroeg mogelijk in te schakelen.

Revalidatie

Net als bij patiënten met schedel-hersenletsel dient de revalidatiearts al in een vroeg stadium in consult te worden gevraagd. Dit is niet alleen om het revalidatietraject alvast in gang te zetten maar ook om mee te denken over de behandeling van spasmen, het voorkomen van decubitus en contracturen en het reguleren van mictie en defecatie.

Circulatie

Patiënten met een dwarslaesie, vooral een hoogthoracale of cervicale dwarslaesie, kunnen duizelig worden of collaberen bij omhoogkomen in verticale houding, vanwege daling van de bloeddruk door onvoldoende functie van de sympathicus. Bij deze patiënten is het van belang om het mobiliseren langzaam uit te breiden, met eventueel inzwachtelen van de benen.

Ileus

Afhankelijk van het niveau van de dwarslaesie kan de patiënt direct na het ongeval een ileus ontwikkelen. In eerste instantie wordt, afhankelijk van de peristaltiek, besloten tot het starten van voeding per os. Dit is ook afhankelijk van het overige letsel van de patiënt. Als een patiënt een cervicale of hoogthoracale dwarslaesie heeft en tevens buikletsel, dan wordt er vaak voor gekozen om de patiënt nuchter te houden totdat zeker is dat deze niet aan de buik geopereerd hoeft te worden.

Pulmonale complicaties

Pulmonale complicaties zorgen voor de hoogste mortaliteit in het eerste jaar na het trauma, met een incidentie van 36 tot 83%.

- Een *atelectase* is een samengevallen, niet meer luchthoudend stuk long. Het vormt de vaakst voorkomende complicatie bij dwarslaesie, die kan lijden tot een pneumonie of respiratoire insufficiëntie. Het ontstaat door onder andere een verminderde ademhalingscapaciteit met vaak een verminderd vermogen om slijm op te hoesten.
- *Hypersecretie* van slijm kan snel na het trauma ontstaan (soms al binnen een uur).
- *Bronchospasmen* worden frequent gezien bij dwarslaesies, vooral cervicaal, vanwege vermoedelijke autonome veranderingen.
- *Longoedeem* verslechtert de gasuitwisseling in de longen, wat weer kan leiden tot respiratoire insufficiëntie. Het kan ontstaan vanwege het letsel zelf (dwarslaesie) maar ook door fracturen elders in het lichaam. De behandeling bestaat uit het toedienen van zuurstof en in enkele gevallen het beademen van de patiënt.
- Een *pneumonie* is een ontsteking van longweefsel ten gevolge van een infectie. De behandeling bestaat uit het toedienen van antibiotica. Het risico is groter naarmate het dwarslaesieniveau hoger is door een combinatie van slechter doorademen en hoesten. Hierbij kan een atelectase ontstaan die in tweede instantie infecteert, of direct een pneumonie.
- *Respiratoire insufficiëntie*. Het diafragma wordt geïnnerveerd door de nervus phrenicus, die afkomstig is van de wortels van C3 tot en met C5. De tussenribspieren worden geïnnerveerd door segmentale spinale zenuwen van Th1 tot Th11, die bij een patiënt met een cervicale dwarslaesie niet meer werken. Het risico op respiratoire insufficiëntie is altijd aanwezig bij dwarslaesies, maar bij een dwarslaesie boven C6 is er dus vooral een risico vanwege uitval van de diafragma-ademhaling. De kans dat er ooit nog weer geheel zelfstandige ademhaling mogelijk is, is dan vrijwel afwezig. Respiratoire insufficiëntie komt voor bij 40% van de patiënten met letsel van C1-C4, bij 23% van de patiënten met letsel van C5-C8 en bij 9,9% van de patiënten met een thoracale dwarslaesie. Bij cervicale dwarslaesies wordt soms besloten tot het plaatsen van een tracheostoma; het voordeel hiervan is dat er eerder gestart kan worden met pogingen tot ontwennen van de beademing en mobiliseren.

Decubitus

Decubitus is iedere vorm van weefselversterf, veroorzaakt door de inwerking op het lichaam van druk-, schuif- en wrijfkrachten, of een combinatie daarvan. Het kan een levensbedreigende complicatie worden.

Decubitus komt frequent voor op de stuit, de hielen en het achterhoofd. Een eerste aanleiding hiervoor zijn al de halskraag en de plank (*spine board*) waarop de patiënt in de acute fase gelegd wordt.

Om de kans op decubitus te minimaliseren moet de patiënt zodra mogelijk (het liefst binnen twee uur) van het spine board worden gehaald. Verder is decubitus redelijk te voorkomen door wisselligging of een aangepast bed.

Veneuze trombo-embolieën

Veneuze trombo-embolieën zijn een oorzaak van morbiditeit en mortaliteit. De incidentiecijfers wisselen, met een incidentie van fatale longembolieën rond 5%.

Een zogenoemd trombosebeen is te herkennen aan de klassieke symptomen zoals zwelling, pijn, warmte en roodheid.

Met een echo van het been kan de diagnose worden aangetoond. Tevens kan in het bloed de zogeheten D-dimeer worden bepaald. Dit is een test die de fibrineafbraakproducten bepaalt; fibrine is het hoofdbestanddeel bij de vorming van trombose. De test is hoogsensitief maar niet specifiek, vanwege het feit dat een stijgend D-dimeer ook bij andere ziekten kan voorkomen (zoals een infectie of een recente operatie).

Preventie van trombose dient uiterlijk 72 uur na het ongeval te starten.

Heterotope ossificatie

Dit is botvorming in spieren en andere weefsels rond gewrichten. De incidentie ervan ligt tussen 16 en 53% bij dwarslaesiepatiënten. De symptomen van heterotope ossificatie verschijnen meestal tussen de drie en twaalf weken na het doormaken van het trauma, maar enkele maanden later kan ook. Klinisch kenmerkt het beeld zich door pijn in het gewricht, zwelling, roodheid en matige koorts. De symptomen moeten in een vroeg stadium goed gedifferentieerd worden van andere symptomen zoals die van artritis, diepe veneuze trombose of een hematoom. De frequentst aangedane gewrichten zijn de heupen, knieën, ellebogen en schouders.

Door bloedonderzoek kan onder meer gekeken worden naar het zogenoemde alkalische fosfatase, dat zou samenhangen met progressie van de botgroei. Behandeling bestaat uit het geven van een NSAID zoals indocid en doorbewegen van de gewrichten.

5.5.3 Prognose van een dwarslaesie

De prognose van de dwarslaesie is afhankelijk van het niveau, het type (compleet of incompleet), de oorzaak (traumatisch versus niet-traumatisch) en de ernst van de dwarslaesie.

Er is sinds de jaren zeventig een afname van het aantal complete en een toename van het aantal partiële dwarslaesies, dit door onder meer een verbeterde opvang ter plaatse van het ongeval. Er is echter nog steeds een hogere mortaliteit bij patiënten met een dwarslaesie in zowel de acute als de chronische fase.

Ook al kan er enige vooruitgang zijn in de periode na het ontstaan van de dwarslaesie, toch kan worden aangenomen dat één à twee jaar na het ontstaan ervan gesproken moet worden van blijvende neurologie. Wanneer er verdere verslechtering van het neurologische beeld optreedt, moet men bedacht zijn op het ontstaan van een syrinx (holte in het ruggenmerg), wat gebeurt bij 30% van de patiënten. Een ander probleem na traumatische ruggenmergbeschadiging is neuropathische pijn onder het niveau van de laesie. Dit wordt behandeld met serotonerge middelen.

5.6 Gegeneraliseerde spierzwakte

> **Kader 5.9 Oorzaken gegeneraliseerde spierzwakte**
>
> Oorzaken van gegeneraliseerde spierzwakte op een ICU zijn:
> - metabole of toxische encefalopathie
> - centrale pontiene myelinolyse
> - dwarslaesie van het ruggenmerg
> - voorhoornaandoeningen
> - polyneuropathie of polyradiculopathie
> - neuromusculaire overgangsstoornissen
> - myopathie

Gegeneraliseerde spierzwakte maakt de patiënt letterlijk machteloos en afhankelijk van anderen. Wanneer dit optreedt in het kader van een ander ziektebeeld, kan het de beoordeling van de patiënt bemoeilijken. Ten onrechte kan de beoordeling van de EMV-score slecht uitvallen. Het gevaar voor decubitus neemt toe. Het vermogen om zelf te ademen gaat verloren. Als de patiënt bij bewustzijn is, kan hij psychisch ontregelen in zijn onmacht om zelf te bewegen en het is van belang dit in de gaten te houden.

Centrale oorzaken voor spierzwakte zijn in het voorgaande al aan de orde geweest. Hierna volgt meer over perifere oorzaken.

5.6.1 Neuromusculaire oorzaken van ademhalingsproblemen

Het belangrijkste voorbeeld van voorhoornaandoeningen is amyotrofe laterale sclerose, waarbij er een onverbiddelijk verlies van motorische cellichamen is. De prognose is ongunstig; in Nederland is het beleid erop gericht om te voorkomen dat patiënten met deze aandoening aan de beademing terechtkomen. Toch komt het voor dat de diagnose nog niet duidelijk was op het moment van optreden van de ventilatoire insufficiëntie, waardoor de patiënt geïntubeerd en beademd wordt en er een lastige situatie ontstaat, omdat er een invasieve behandeling is ingesteld in een uitzichtloze situatie waarbij het staken van de behandeling mogelijk levensbeëindigend is. Het beleid hangt sterk af van de omstandigheden en de mening van de betrokkenen.

Ook poliomyelitis is een voorhoornaandoening. Deze komt door het vaccinatieprogramma vrijwel niet meer voor maar in de jaren vijftig van de vorige eeuw is deze aandoening een belangrijke stimulans geweest voor de ontwikkeling van kunstmatige beademing.

Acute inflammatoire polyradiculoneuritis treedt op in het kader van het guillain-barré-syndroom (GBS) maar ook bij porfyrie, als paraneoplastisch verschijnsel, bij sarcoïdose of bij ernstige voedingstekorten of intoxicaties.

Bij het GBS ontwikkelt de spierzwakte zich in dagen tot weken. Een deel van de patiënten is dusdanig aangedaan dat ze afhankelijk worden van kunstmatige beademing. Belangrijke problemen bij het GBS zijn radiculaire pijn en autonome disfunctie. Hartritmestoornissen en moeilijk beheersbare bloeddrukschommelingen kunnen levensbedreigend zijn.

De behandeling bestaat uit optimale verpleging met aandacht voor de psychische toestand, autonome disfunctie en decubituspreventie.

Het beloop kan gunstig worden beïnvloed door intraveneuze toediening van immunoglobulinen of plasmawisseling. De rol van corticosteroïden is op zijn best gering. De prognose na de acute fase van de ziekte is doorgaans vrij goed.

Neuromusculaire overgangsstoornissen kunnen ontstaan door medicamenten (o.a. aminoglycosiden, relaxantia) maar ook door auto-immuun-aandoeningen. Het bekendste voorbeeld is myasthenia gravis waarbij er een tekort aan acetylcholinereceptoren bestaat op de spiervezelmembraan. De meeste patiënten met myasthenie komen niet op de intensive care terecht omdat de aandoening goed ambulant te behandelen is. Toch kan bij 5-10% van de patiënten ooit in het verloop van de ziekte een crisis optreden waarbij kunstmatige ventilatie noodzakelijk is. Kenmerkend voor myasthenie is het optreden van oculomotorische stoornissen, die zelden voorkomen bij andere neuromusculaire aandoeningen. De prognose is uitstekend en daarom moet alles in het werk worden gesteld om de patiënt – ook op hoogbejaarde leeftijd – optimaal te behandelen.

Behandeling van een myasthene crisis bestaat uit plasmaferese of intraveneuze immunoglobulinen gevoegd bij hoge doses corticosteroïden. Behandeling met cholinesteraseremmers speelt een ondergeschikte rol in deze situatie. Wanneer de auto-immuunreactie effectief een halt is toegeroepen kan de patiënt binnen één tot drie weken belangrijk verbeteren en naar de gewone afdeling worden teruggeplaatst of naar huis worden ontslagen.

Veel medicamenten zijn (relatief) gecontra-indiceerd bij myasthenie.

Bij spierziekten kan ademhalingsinsufficiëntie optreden door verstoring van een al langer bestaand wankel evenwicht ten gevolge van een bijkomende aandoening of van anesthesie. Berucht is de duchenne-spierdystrofie, waarbij de patiënt op jonge leeftijd afhankelijk wordt van beademing zonder uitzicht op verbetering. Minder ernstig verloopt becker-spierdystrofie. Bij dystrophia myotonica (de ziekte van Curschmann-Steinert) kunnen ademhalingsproblemen optreden door verslikstoornissen en na anesthesie.

Andere spieraandoeningen die tot insufficiënte ademhaling kunnen leiden zijn polymyositis, zure-maltasedeficiëntie en rabdomyolyse (zie eerder).

5.6.2 Critical-illness-polyneuropathie en -myopathie

Bovenstaande neuromusculaire aandoeningen zijn vrijwel allemaal de reden waarom een patiënt op de neuro-intensivecare terechtkomt. Het kan ook zijn dat een patiënt een neuromusculaire aandoening krijgt als complicatie van ernstig algemeen ziek zijn: *critical-illness-polyneuropathie* (CIP) en *critical-illness-myopathie* (CIM).

Meer dan de helft van de patiënten met een 'systemic inflammatory response syndrome' krijgt klinische verschijnselen van CIP. Gedacht wordt dat dit het gevolg is van cytokinen die in het kader van het ontstekingsproces vrijkomen. Deze verstoren de microcirculatie van motorische en sensorische axonen. Door CIP neemt de behoefte aan kunstmatige beademing toe. Er is geen specifieke behandeling.

Bij CIM is er sprake van spiernecrose. Er is een relatie met behandeling met hoge doses corticosteroïden en medicamenten die de neuromusculaire overgang blokkeren. De diagnose wordt op basis van elektromyografie gesteld. In feite zou een spierbiopsie nodig zijn om goed onderscheid te kunnen maken met motorische gevolgen van CIP.

Bij beide aandoeningen is er geen verdere therapie dan het bestrijden van de oorzaak.

5.6.3 Neuromusculaire ademhalingsproblemen buiten de intensive care

Wanneer de patiënt met neuromusculaire spierzwakte eenmaal op de intensive care terechtkomt, is het gevaar voor ademhalingsproblemen redelijk in de hand te houden en kan door goede verpleging vaak een redelijk resultaat bereikt worden.

Het is echter de kunst om uit te maken wanneer overplaatsing naar een intensive care noodzakelijk is. Enerzijds wil men op een afdeling geen risico lopen, anderzijds is het voor de patiënt en zijn welbevinden prettiger om buiten de onrustige omgeving van een intensive care te blijven.

Bepaling van bloedgassen of bewaking met een pulsoximeter heeft meestal een beperkte waarde omdat vooral de pO_2 pas laat in het verloop daalt.

Meten van de vitale capaciteit (VC) is betrouwbaarder maar ook niet altijd goed mogelijk. Belangrijk is dat deze waarde in liggende houding slechter uitvalt dan in zittende houding. Verder kan de bepaling beïnvloed worden doordat er zwakte van de mondspieren is, waardoor lucht door de neus of langs het mondstukje verloren gaat. De kritische waarde voor de vitale capaciteit ligt nabij de 15 ml/kg (dus 1 liter bij een 70 kg wegende persoon). Snelle daling van de VC tot een waarde die nog op afstand van dit minimum ligt is meer verontrustend dan een langer bestaande marginale VC.

Op grond van klinische verschijnselen kan echter ook al veel worden vastgesteld. Extra aandacht is geboden wanneer een patiënt angstig wordt door een gevoel van benauwdheid of wanneer er problemen optreden in de zin van slapeloosheid. Het gebruik van kortere zinnen is verdacht voor dreigende ventilatoire insufficiëntie; een eenvoudige bedside-test is de patiënt maximaal te laten inademen en dan in een ademteug te laten uittellen. Tachycardie, verhoging van de ademfrequentie en inzet van hulpademhalingsspieren zijn verdere symptomen.

Patiënten met bulbaire zwakte (parese van slikspieren) lopen extra gevaar omdat aspiratie kan optreden, met daardoor respiratoire problemen naast de bestaande ventilatoire problemen.

Voor de verpleging van patiënten met een neuromusculaire aandoening is het van belang om een duidelijk beleid vast te stellen over het moment waarop hulp gezocht moet worden en over de wijze waarop controles plaatsvinden. Het is veilig om de patiënt met toegenomen kans op ademhalingsmoeilijkheden niet alleen of zonder regelmatig toezicht op een kamer te laten liggen. Ook kan het goed zijn om extra waakzaamheid in acht te nemen bij de toiletgang of wanneer de patiënt zich gaat douchen. Ook voor ervaren artsen is het vaak moeilijk om het moment vast te stellen waarop overplaatsing naar een intensive care nodig is. Samenspraak met een intensivecare-arts vóórdat de patiënt echt verslechtert is vaak nuttig.

5.7 De behandeling van hypertensie, verhoogde temperatuur en pijn

5.7.1 Hypertensie

Onder fysiologische omstandigheden is het centrale zenuwstelsel beschermd tegen bloeddrukschommelingen door de zogenoemde cerebrale autoregulatie. Dit systeem functioneert normaalgesproken bij een gemiddelde bloeddruk (MAP; *mean arterial pressure*) tussen 60 en 160 mmHg. Zolang het gemiddelde van systolische en diastolische bloeddruk binnen deze grenzen blijft, verandert de cerebrale bloeddoorstroming niet. Boven dit gebied bestaat het gevaar van hypertensieve encefalopathie, beneden dit gebied van bewustzijnsverlies. Bij mensen met chronische hypertensie zijn deze grenzen naar boven verschoven; dat wil zeggen dat de cerebrale bloeddoorstroming autonoom geregeld blijft bij hogere gemiddelde drukken maar ook dat er eerder decompensatie optreedt bij bloeddrukverlaging.

Onder pathologische omstandigheden, zoals na een CVA of bij een hersentrauma, faalt de cerebrale autoregulatie en is het van belang om bloeddrukschommelingen te voorkomen. Dit kwam al eerder ter sprake bij verhoogde intracraniële druk.

In de acute fase van een beroerte moeten grote schommelingen in de bloeddruk vermeden worden. Zowel hoge als lage bloeddruk lijkt prognostisch ongunstig voor het herstel na een beroerte. Met het actief ingrijpen ter verhoging of verlaging van de bloeddruk moet echter uiterst voorzichtig te werk worden gegaan. Bij de meeste patiënten (80%) *stijgt* de bloeddruk in de acute fase na een beroerte tijdelijk (dagen). De verhoging wordt waarschijnlijk veroorzaakt door een compensatiemechanisme na een gestoorde cerebrale autoregulatie door een beroerte. Secundair kan de toenemende hypertensie te maken hebben met de stress die het krijgen van een beroerte met zich meebrengt, een volle blaas, misselijkheid, pijn, een al bestaande hypertensie (vóór de beroerte), een psychologische reactie op bijvoorbeeld benauwdheid, of een reactie op de toegenomen intracraniële druk.

In deze acute fase wordt een bloeddruk geaccepteerd tot 220/120 mmHg. Voor iedere MAP-verhoging van 10 mmHg boven de 180 mmHg neemt het risico op neurologische schade met 40% toe en het risico op een slecht herstel met 23%.

Wordt de bloeddruk te sterk verlaagd, dan ontstaat het risico van een perfusiedaling van de hersenen. In de ischemische gebieden (penumbra) kan dit effect nog versterkt worden. Daartegenover bestaat het risico van oedeemvorming bij blijvend verhoogde bloeddruk. Dit is waarschijnlijk vooral van belang bij mensen met een maligne infarct van de arteria cerebri media.

Het blijkt lastig te zijn om goede richtlijnen op te stellen voor het precieze handelen bij hypertensie. Bovengenoemde grenzen (220/120 mmHg) worden aangehouden en verder is het een vuistregel om de eerste 24 uur terughoudend te zijn met bloeddrukdaling.

Trombolyse wordt vermeden bij een systolische hypertensie van > 185 mmHG of een diastolische hypertensie van > 110 mmHg.

Wanneer bloeddrukbehandeling nodig is worden bij voorkeur bètablokkers (labetalol) of eventueel *calcium entry blockers* of ACE-remmers intraveneus toegediend onder zorgvuldige controle.

Het controleren van de bloeddruk kan onbloedig (non-invasieve methode van Riva-Rocci) en bloedig (invasief), of met een automatische bloeddrukmeter worden gedaan. Bij de non-invasieve methode wordt gebruikgemaakt van de manchet (band) om de arm. De breedte van de manchet moet soms aangepast worden aan de omvang van de arm. Een te kleine manchet geeft een onbetrouwbare uitslag van de bloeddrukmeting.

De non-invasieve methode heeft als nadelen dat er geen continue bewaking mogelijk is, dat het tijd kost om de meting uit te voeren en dat de gemeten waarde slechts een beeld geeft van één bepaald moment in de tijd. Daarbij is gebleken dat deze meting in vergelijking met invasieve meting minder betrouwbare waarden geeft. In werkelijkheid is de bloeddruk iets hoger dan de met een manchet gemeten waarde. Daarnaast is deze methode niet bruikbaar bij zeer lage bloeddrukken.

Automatische bloeddrukmeters maken gebruik van oscillometrische techniek of van ultrasone flowdetectie, waarmee de bloedstroomsterkte van de arterie met behulp van het dopplerprincipe wordt gemeten. Ze kunnen geprogrammeerd worden om met tevoren ingestelde intervallen te meten en te alarmeren. Is de manchet te klein in relatie tot de omvang van de bovenarm, dan wordt de bloeddruk te hoog geschat; is de manchet te groot, dan worden te lage waarden geschat.

Op de intensive care of medium care zal de voorkeur uitgaan naar invasieve bloeddrukmeting. Hierbij is een continue controle mogelijk, ook bij lage bloeddruk. Het is bij deze methode mogelijk om de reactie op de ingezette behandeling direct zichtbaar te maken. De katheter wordt in een slagader geplaatst, in de lies (arteria femoralis) of (meestal) in de pols (arteria radialis), en dient om de bloeddruk op een continue manier te meten.

Voor de verpleegkundige is het noodzakelijk om te weten wanneer er kritische grenzen van de bloeddruk worden bereikt die behandeling noodzakelijk maken. Meestal worden deze waarden in een protocol weergegeven maar het valt onder de verantwoordelijkheid van de verpleegkundige om alert te zijn op schommelingen van de bloeddruk en veranderingen in de situatie van de neurologische patiënt.

5.7.2 Temperatuur monitoren

Verhoogde lichaamstemperatuur of koorts (> 37,5 °C) na een beroerte in de acute fase is prognostisch ongunstig omdat het metabolisme en daarmee de uitstoot van excitotoxische factoren toeneemt. Iedere toename van de lichaamstemperatuur met 1 °C brengt een verhoogd risico op een verslechtering van de situatie of mortaliteit met zich mee. Uiteraard is het zaak de oorzaak van de koorts na te gaan en zo mogelijk te behandelen, maar als deze niet duidelijk is lijkt het gunstig te zijn om de verhoogde lichaamstemperatuur te temperen.

In het voorgaande is ook al ter sprake gekomen dat hypothermie gunstig kan werken bij hersenoedeem en bij postanoxische encefalopathie.

Er zijn twee manieren om de lichaamstemperatuur te verlagen. Ten eerste met fysische middelen zoals een koelhelm, koeldekens, ijszakken, alcoholkompressen en endovasculaire katheters. Ten tweede met antipyretica zoals paracetamol in hoge doseringen tot 6.000 mg per dag.

5.7.3 Pijnbestrijding

Pijngevoel is voor het organisme van belang om schadelijke prikkels te vermijden. Wanneer echter de schadelijke prikkel bekend is en geëlimineerd dan wel behandeld wordt, vervalt deze functie en kan pijn juist nadelig zijn voor herstel. Hierboven kwam bij verhoogde intracraniële druk al aan de orde dat pijn stressverhogend kan zijn en daardoor nadelig voor het ziekteverloop. Ook bij veel andere neurologische problemen kan het goed zijn om pijn te bestrijden om de kwaliteit van leven – en daarmee indirect ook het herstel van de aandoening – gunstig te beïnvloeden.

In grote lijnen is pijn onder te verdelen in nociceptieve en neuropathische pijn.

Nociceptieve pijn is er voor het behoud van het mechanisme. Deze pijn treedt op door stoffen die vrijkomen bij weefselbeschadiging en die zenuwuiteinden prikkelen. Voorbeelden zijn pijn door druk, rek, scheuring, kneuzing, necrose. Kenmerk van dit soort pijn is dat zij veelal diep gevoeld wordt en verergert bij belasting. Zachte aanraking is niet onaangenaam, stevige aanraking wel. Paracetamol en NSAID's kunnen dit soort pijn bestrijden.

Neuropathische pijn treedt op ten gevolge van zenuwbeschadiging en is in feite niet nuttig voor het lichaam. Voorbeelden zijn aangezichtspijn door beschadiging van de n. trigeminus, ischias, of pijn bij polyneuropathie. De pijn wordt gekenmerkt doordat ze oppervlakkig gelokaliseerd lijkt en branderig of tintelend aanvoelt. Ze treedt vooral op in rust. Zachte aanraking is hinderlijk, stevig vastpakken kan pijnverlichtend werken. Paracetamol en NSAID's helpen niet, serotonerge middelen ('antidepressiva') of ionkanaalbeïnvloedende middelen ('anti-epileptica') juist wel.

Neuropathische pijn treedt op bij diabetische neuropathie en radiculopathie bij het guillain-barré-syndroom, maar ook bij meer centraal gegenereerde pijnen als post-CVA-pijn (door beschadiging van de thalamus), pijn bij multipele sclerose of na een dwarslaesie. Neuropathische pijn wordt ook wel 'deafferentiatiepijn' genoemd; pijn die optreedt omdat er geen normale zenuwprikkels meer in het zenuwstelsel komen doordat de afferente zenuw beschadigd is. Een sprekend voorbeeld in dit kader is fantoompijn, waarbij een deel van het lichaam niet meer bestaat maar toch pijnlijk voelt omdat het nog een plaats heeft in het zenuwstelsel.

Een bijzondere plaats neemt het complex regionaal pijnsyndroom (CRPS) in. Hierbij is er waarschijnlijk sprake van een ontregeling van het autonome zenuwstelsel. Een afferente pijnprikkel veroorzaakt immers niet alleen een willekeurige motorische reactie maar ook een autonome reactie (zweten, rood worden, warm worden, zwellen) en dit laatste is bij een CRPS gestoord geraakt.

Bij de behandeling van pijn moet dus worden nagaan of er sprake is van een neuropathische dan wel nociceptieve pijn en vervolgens respectievelijk antidepressiva/anti-epileptica dan wel klassieke analgetica (zoals paracetamol of NSAID's) worden voorgeschreven. Morfinomimetica zijn werkzaam in beide gevallen omdat er vele aangrijpingspunten in en nabij het zenuwstelsel zijn. Ze zijn krachtig werkend en in feite niet verslavend wanneer ze voor pijn worden ingezet. Nadelen zijn ademdepressie, obstipatie en bloeddrukverlaging. Daar staat weer tegenover dat bijwerkingen snel door naloxon kunnen worden geantagoneerd.

Klassieke analgetica, vooral paracetamol, hebben ook een plaats op de IC bij bestrijding van pijn (en koorts). Vooral wanneer het gaat om de NSAID's moet bij de toch al gestreste patiënt echter rekening worden gehouden met de gastro-intestinale bijwerkingen van deze middelen.

Middelen die serotonerg werken of ionkanalen beïnvloeden zijn in de acute situatie wat minder effectief omdat het enige tijd duurt voordat ze werken. Bij een echte neuralgie (schietende zenuwpijn) is een middel als carbamazepine echter ook dan eerste keuze.

Naast medicamenteuze pijnbehandeling kunnen ook meer fysisch gerichte therapieën worden ingesteld. Hieronder vallen massage, oefentherapie en zenuwprikkeling (transcutane elektrische zenuwstimulatie, TENS). Ook een meer psychologische benadering ('omgaan met pijn') kan heilzaam zijn.

5.7.4 Verpleegkundige zorg voor patiënten met pijn

Pijn is voor de verpleegkundige een probleem dat veel tijd, aandacht, kennis en een grondige analyse vereist. De taken van de (neuro)verpleegkundige bij het hanteren van pijnproblemen kunnen als volgt worden samengevat. De verpleegkundige:
- signaleert het probleem, observeert de patiënt en registreert het verloop van de pijn;

- neemt een pijnanamnese af en gebruikt een valide scorelijst voor het controleren van pijn en de reacties die door de patiënt worden weergegeven;
- observeert de reacties op de farmacologische therapie of andere therapie zoals TENS, het toevoegen van warmte of koude, of cognitieve gedragstherapie;
- geeft informatie en voorlichting over de werking van de therapie en hoe de patiënt naar aanleiding van bepaalde symptomen het beste zijn therapie kan hanteren;
- zorgt voor rust en comfort en voorkomt stressvolle situaties die de pijn kunnen verergeren;
- communiceert met de naasten van de patiënt over de pijn, het effect van pijn op het gedrag en wat de naasten kunnen betekenen met betrekking tot dit probleem. De naasten kennen de patiënt veel beter dan de verpleegkundigen en artsen als het gaat om bepaalde reacties op pijn. Relevante gegevens kunnen aan het dossier worden toegevoegd;
- communiceert met de betrokken disciplines over de bestrijding van pijn en wat de beste methode is;
- evalueert met de patiënt, zijn naasten en het behandelend team de resultaten van de therapie.

5.8 Delier

Een stoornis in het bewustzijn hoeft niet altijd bewustzijnsverlies te betekenen. Er kan ook sprake zijn van een gestoorde inhoud (zoals in de psychiatrie bij psychotische stoornissen voorkomt) of van een gestoorde aandacht.

Bij een delier is het bewustzijn in alle drie opzichten veranderd maar vooral op het vlak van gestoorde aandacht, miskennen van de omgeving en een wat wisselend bewustzijn. Veel patiënten zijn geagiteerd delirant, overprikkeld met motorische onrust, maar ook het stille delier komt voor en wordt nogal eens miskend. Lichte fatische stoornissen komen voor in het kader van een delier.

Een delier ontstaat subacuut in uren tot dagen, het fluctueert in de loop van de dag en er is vaak een omkering van het dag-nachtritme.

5.8.1 Klinische verschijnselen van een delier

- *Bewustzijnsvermindering:* Verminderde helderheid en een afgenomen besef van de omgeving. Er is geen sprake van een bewustzijnsdaling zoals bij een coma.
- *Aandachtsstoornis:* De patiënt heeft moeite met aandacht en concentratie, is gemakkelijk afgeleid of reageert nauwelijks meer op prikkels uit de omgeving.
- *Onrust:* Soms wordt de patiënt zwijgzaam (stil delier) maar meestal wordt er druk en verward gepraat of gaat de patiënt schelden en tieren.
- *Denkstoornis:* Het oordeelsvermogen is gestoord en het ziektebesef is afwezig. Delirante patiënten zijn achterdochtig, vaak bezig met de dood en

hebben paranoïde wanen. Dit leidt tot afweerreacties als agressie en onhandelbaar gedrag.
- *Geheugenstoornis:* Dit betreft vooral het kortetermijngeheugen en leidt dan tot een anterograde amnesie. Soms confabuleren delirante patiënten. Het langetermijngeheugen blijft meestal intact.
- *Desoriëntatie* in tijd, plaats en (bekende) personen. Dit kan fluctueren, het ene moment herkent de patiënt wie hij of zij voor zich heeft en het andere moment niet.
- *Waarnemingsstoornissen* doen zich voor als misinterpretaties, illusies en hallucinaties (eenvoudig en complex). Meestal zijn de hallucinaties visueel van aard, maar ook akoestische hallucinaties, het ruiken van vreemde geuren en ook vreemde smaaksensaties worden geobserveerd. Vaak ervaren de delirante patiënten de hallucinaties als levensecht, kleurrijk en angstaanjagend. 's Nachts komen hallucinaties vaker voor.
- Het *slaap-waakritme* is verstoord.
- *Psychomotorische stoornissen:* De patiënt is extreem onrustig maar soms ook *apathisch.*
- *Affectieve stoornissen en stemmingsstoornissen:* Onder meer emotionele labiliteit, radeloosheid, apathie, angst, somberheid, agitatie, vijandigheid en zelden euforie.
- *Neurologische verschijnselen:* Tremor, myoklonieën, nystagmus, soms verschijnselen van dysartrie, dysfagie en woordbenoemingsstoornissen.

Er is in principe altijd een somatische oorzaak voor een delier. Vooral ouderen met pre-existente hersenschade als gevolg van een (licht) dementieel proces of multipele infarcten lopen een risico wanneer er een lichamelijk probleem bijkomt. Het kan dan gaan om temperatuurverhoging, operatieve ingrepen, dehydratie, infecties, cardiale insufficiëntie of elektrolytstoornissen. Ook bij primaire neurologische aandoeningen zoals meningitis, subarachnoïdale bloeding of hersentrauma is de kans op een delier aanwezig. Intoxicaties, gebruik van medicamenten (corticosteroïden, opioïden, benzodiazepinen), maar vooral onttrekking van alcohol of medicamenten (antidepressiva) kunnen de oorzaak zijn.

Een delier heeft een negatieve invloed op het dagelijkse functioneren van de mens, het verlengt de verblijfsduur in een instelling en zorgt soms voor een dermate ernstige achteruitgang dat opname in een verpleeghuis noodzakelijk wordt (het gevaar van *self-fulfilling prophecy* van de zorgverleners en naasten kan hierin een rol spelen). Het sterfterisico neemt > 2 tot 5 keer toe. In de praktijk van de neuroverpleegkundige is de diagnose delier soms moeilijk te stellen. Dit kan komen doordat een neurologische aandoening de oorzaak kan zijn van verschijnselen die doen denken aan een delier. Het is voor de neuroverpleegkundige belangrijk om de prodromen goed te herkennen. Dit vereist ervaringen en het vermogen om goed te observeren.

Voorkómen is beter dan genezen, daarom is het van belang om een zich ontwikkelend delier te onderkennen. Voorboden van een delier zijn slapeloosheid 's nachts, sufheid overdag, levendige dromen en nachtmerries, illusies en korte, corrigeerbare momenten van desoriëntatie, moeite met nadenken. Dit laatste geeft de patiënt vaak zelf aan: 'ik kan niet zo goed meer denken'. Verder kan er sprake zijn van rusteloosheid (vooral motorisch), geïrriteerdheid, angst, overgevoeligheid voor prikkels zoals licht en geluid, emotionele labiliteit. Binnen één tot drie dagen kan dit beeld overgaan in een volledig beeld van een delirium.

De delierobservatieschaal is een valide instrument om een delier te observeren en herkennen.

Observatieschalen voor delier

Er zijn verschillende observatieschalen ontwikkeld waarmee de kans op vroegtijdige onderkenning van een delier kan worden vergroot. Voor gebruik bij patiënten die kunnen communiceren is bijvoorbeeld de DOS-schaal geschikt. De DOS-schaal is een in Nederland ontworpen en gevalideerd instrument; de observaties kunnen vrij eenvoudig door verpleegkundigen worden uitgevoerd. Een totaalscore van 3 of hoger is indicatief voor het bestaan van een delier.

De DOS-schaal (www.psychiatrienet.nl) heeft (op basis van 3 observaties per 24 uur) een sensitiviteit van 100% en een specificiteit van 68%. Dit betekent dat de diagnose delier niet gemist wordt, maar dat de test wel in bijna een derde van de gevallen een vals-positieve uitslag oplevert. Dit laatste wordt vooral gevonden bij hoge leeftijd, pre-existente ADL-afhankelijkheid, pre-existente cognitieve stoornissen (bijvoorbeeld dementie) en visus- of gehoorstoornissen.

De diagnose delier wordt echter uiteindelijk meestal gesteld aan de hand van de Diagnostic and Statistical Manual of Mental Disorders, de DSM-IV-TR.

5.8.2 Behandeling van delier

Gezien de negatieve invloed van een delier op de prognose moet het beschouwd worden als een ernstige complicatie van een aandoening en ook als zodanig worden behandelend. Dit kan met medicijnen maar ook verpleegkundigen en naasten kunnen helpen met een goede benadering van de delirante patiënt.

Allereerst moet natuurlijk de oorzaak worden bestreden. Vervolgens zijn er medicamenteuze en niet-medicamenteuze interventies mogelijk.

Medicamenteus

Haldol (haloperidol) is het standaardmedicijn voor de behandeling van een delier. Ook risperidon is een optie.

Bij de ziekte van Parkinson worden vaak de atypische neuroleptische clozapine en olanzapine gebruikt omdat een dopamineantagonist als haloperidol extrapiramidale verschijnselen kan verergeren.

Niet-medicamenteus

Het verzorgen van en benaderen van een patiënt met een delier vraagt om een eenduidige en adequate aanpak. De symptomen zijn richtinggevend. Zie kader 5.10.

Kader 5.10 Niet-medicamenteuze benadering van een delier

Bij desoriëntatie:
- Laat de patiënt zo min mogelijk alleen; ook aanwezig zijn zonder iets te doen kan steun geven.
- Zeg regelmatig wie u bent en wat u doet.
- Vertel de patiënt waar hij is op een zo natuurlijk mogelijke manier.
- Spreek rustig in korte zinnen en stel korte, gesloten vragen; zorg ervoor dat de patiënt u goed ziet.
- Laat steeds een beperkt aantal bezoekers toe en houd de bezoektijd kort, tenzij het een bezoeker is die rust en steun biedt.
- Ga in het gezichtsveld van de patiënt zitten.
- Let erop dat de patiënt (indien van toepassing) bril en hoorapparaat gebruikt.
- Zorg voor goede verlichting in de kamer zonder schaduwen, ook 's nachts, door middel van een nachtlampje.
- Hang een klok op met duidelijk zichtbare wijzerplaat.
- Plaats eventueel belangrijke foto's binnen het gezichtsveld van de patiënt.
- Controleer of het gezegde begrepen wordt, maar besef dat niet alles zal beklijven. Benader patiënten met een afasie waarbij het begrip gestoord is niet alleen door middel van taal.
- Vermijd prikkels van medewerkers of medepatiënten.

Bij angst:
- Hanteer een rustige, vriendelijke en geruststellende houding.
- Spreek zoveel mogelijk in begrijpelijke taal, soms is dat een dialect.
- Creëer een rustige en stabiele omgeving.
- Achterhaal, als dat mogelijk is, de oorzaak van de angst (hallucinaties, wanen, controleverlies).
- Laat de patiënt nooit alleen bij hevige angst of paniek en ga niet in discussie over de inhoud van een waan of hallucinatie maar probeer de angst weg te nemen.
- Ga na wie of wat een positieve uitwerking heeft op de angst van de patiënt.

5.9 Voeding

Eiwitten en calorieën zijn essentieel in de voeding. Ondervoeding kan optreden door vasten maar ook door verhoogd verbruik (hypermetabolisme bij verhoogde afbraak (katabolisme)) tijdens ziekte of na een trauma.

Ondervoeding leidt tot verminderde spierfunctie, vooral van de ademhalingsspieren, cardiaal functieverlies, verminderde gastro-intestinale functie, slechte wondgenezing (decubitus) en verminderde immuunstatus.

Overvoeding kan problemen opleveren in de vorm van hyperglykemie, vergrote zuurstofbehoefte en toegenomen CO_2-productie. Vooral hyperglykemie heeft vele nadelige effecten op het herstel van cerebrale beschadiging maar ook op andere lichaamsfuncties zoals afweer. Een gewichtsverlies van ongeveer 10% zal geen problemen opleveren en wanneer een patiënt op een intensivecareafdeling de eerste week alleen glucosezout krijgt hoeven hierdoor geen complicaties te ontstaan. Wanneer de maagmotiliteit goed is kan vervolgens met maagsondevoeding worden gestart. Bij patiënten met cerebrale aandoeningen – vooral na trauma – is de maagontlediging nogal eens gestoord en moet toch met een duodenumsonde worden gewerkt. Om de kans op aspiratie bij voeding door een nasogastrische sonde minimaal te maken wordt de patiënt vaak in een hoek van ongeveer 30° verpleegd. Sedatie wordt zo beperkt mogelijk gehouden omdat ook dit het gevaar voor aspiratie verhoogt. Controle van biochemische parameters, vooral bloedsuikerwaarden, is van belang bij sondevoeding.

Wanneer de patiënt naar verwachting binnen een week of vier weer zelfstandig kan slikken, wordt gebruikgemaakt van een voedingssonde door de neus. Is dat niet het geval, dan kan een percutane endoscopische gastrostomie worden overwogen. Dit is voor de patiënt comfortabeler en er wordt wel gedacht dat het de kans op oesofagitis en aspiratiepneumonie reduceert maar dat laatste is nooit bewezen. Bij meer uitgebreide maag-darmproblematiek kan parenterale voeding noodzakelijk zijn.

Men moet bij het toedienen van medicatie via een voedingssonde beseffen dat door interacties met bepaalde sondevoeding de beschikbaarheid van het middel verminderd kan zijn (dit geldt bijvoorbeeld voor fenytoïne). Zogenoemde *enteric-coated* capsules kunnen niet via een voedingssonde worden toegediend en dit geldt ook voor sublinguaal te gebruiken middelen. Wanneer het einde van de sonde in het jejunum gelegen is, kan resorptie van diverse middelen moeilijk voorspeld worden. Sommige middelen kunnen met elkaar of met sondevoeding interacteren waardoor verstopping van de voedingssonde kan optreden (bijvoorbeeld carbamazepine). Dat betekent dat men geneesmiddelen doorgaans beter niet tegelijk kan toedienen.

Voor de berekening van het benodigde volume en de hoogte van calorieën-, eiwit- en vetinname zijn formules beschikbaar die door voedingsdeskundigen worden gehanteerd.

Wanneer patiënten ernstig kataboel zijn en worden bijgevoed, moet rekening worden gehouden met verschillende problemen. Voeding met hypertone suikeroplossing doet bijvoorbeeld de insulinesecretie stijgen en hierdoor kan een hypokaliëmie ontstaan. Na een katabole toestand kan er verlies van weefsel zijn opgetreden waarin normaliter reserves van bepaalde elementen (kalium, fosfor, magnesium, vitamine-B-soorten) zijn opgeslagen. Een wernicke-korsakov-syndroom ten gevolge van vitamine-B1-deficiëntie tijdens een intensivecareperiode is niet ondenkbaar. Bijvoegen van voedingssupplementen en controle van biochemische parameters is daarom belangrijk.

5.10 De donorprocedure

Patiënten die ten gevolge van een neurologische aandoening hersendood zijn geworden, zijn vaak geschikt als donoren omdat er sprake is van een gelokaliseerd probleem waarbij inwendige organen niet beschadigd zijn.

Men spreekt van hersendood bij onherstelbaar en volledig functieverlies van de hersenen en van de hersenstam inclusief het verlengde merg. Hierbij zijn alle hersenfuncties uitgevallen en het lichaam kan de bloeddruk en temperatuur niet meer adequaat regelen.

Voordat een patiënt hersendood wordt verklaard, dient er voldaan te worden aan de zogeheten prealabele voorwaarden.

5.10.1 Prealabele voorwaarden

Dit zijn de voorwaarden waaraan moet worden voldaan om onomkeerbaarheid vast te stellen. Zo moet de oorzaak van het coma bekend en begrijpbaar zijn. Er mag geen sprake zijn van een mogelijke (in principe) omkeerbare oorzaak van het coma, bijvoorbeeld een te lage lichaamstemperatuur.

Toegediende sedativa of spierverslappende middelen moeten geheel zijn uitgewerkt, de bloeddruk moet op peil zijn en er mag geen sprake zijn van een verstoorde stofwisseling. Als aan een van deze voorwaarden niet is voldaan, weet men niet zeker dat de situatie onomkeerbaar is. Dan kan de hersendood niet worden vastgesteld.

De tweede stap, nadat aan bovenstaande voorwaarden is voldaan, is het neurologisch onderzoek.

5.10.2 Neurologisch onderzoek

Hierbij wordt gekeken of er nog hersenfuncties zijn. Alleen een neuroloog of neurochirurg kan zo'n onderzoek uitvoeren.

Er moet aan de volgende voorwaarden worden voldaan:
– de patiënt scoort neurologisch E1-M1-V1;
– afwezige pupilreflexen. Deze moeten met een sterke lamp zijn onderzocht. Hierbij moet men zich ervan bewust zijn dat er geen farmacologische verklaring (bijv. atropine) voor een afwezige pupilreflex is;
– afwezige corneareflexen;
– afwezige oculocefale en oculovestibulaire reacties. De prikkel voor de oculocefale reflex wordt gegeven door snelle rotatie van het hoofd over 45°. Bij de test mogen geen oogbewegingen optreden. Draaien van het hoofd van een bewusteloze patiënt geeft een tegenbeweging van de ogen, het zoge-

noemde poppenogenfenomeen (*doll's eye*). Bij het uitspuiten van de oren met ijswater mag er geen reactie van de ogen optreden;
- afwezige hoestreflex, deze is afwezig indien bij uitzuigen en bij bewegen van de tracheatube geen reacties optreden;
- afwezige ademhalingsprikkel.

5.10.3 Aanvullend onderzoek

Bij aanvullend onderzoek wordt een EEG verricht; dit dient vlak te zijn. Dit is een teken van afwezige activiteit van de hersenen. Soms kan een EEG niet worden uitgevoerd, bijvoorbeeld bij uitgebreide hoofdwonden. In dat geval dient er met transcraniële doppler (TCD) of met CT-angiografie (CTA) gekeken te worden naar de bloeddoorstroming.

Bij CTA moet er bewijs zijn dat er contrast in de bloedbaan is gespoten. Dit wordt duidelijk wanneer er contrastvulling zichtbaar is van de extracraniële vaten (zijtakken van de arteria carotis externa, zoals de arteria temporalis superficialis). Er is sprake van cerebrale circulatiestilstand, en daarmee hersendood, wanneer er geen aankleuring optreedt in de arteria pericallosa, de corticale arteriën en de diepe veneuze structuren (vena cerebri interna, vene van Galen en sinus rectus).

5.10.4 De apneutest

Dit is het sluitstuk van de beoordelingsprocedure.

Bij de apneutest wordt de patiënt eerst gedurende tien minuten beademd met 100% zuurstof. Hierna wordt de beademing gestaakt en wordt zes liter O_2 toegediend via een katheter in de tube. De saturatie dient hierbij > 90% te blijven (bij patiënten met chronische longaandoeningen gelden andere regels). Deze test dient te worden uitgevoerd door een intensivist, anesthesioloog of neuroloog met kennis op het gebied van ademhalingsstoornissen.

Voor het vaststellen van de hersendood mag de patiënt gedurende de test niet ademen; als controle wordt gekeken of het koolzuurgehalte in het bloed voldoende stijgt. Als de uitvoerende arts een apneutest vooraf te riskant vindt (grote kans op hemodynamische instabiliteit en daarmee schade van organen), kan deze ook vervangen worden door TCD en/of CTA.

Alvorens tot deze procedure over te gaan dient er een gesprek met de familie en met de transplantatiecoördinator gevoerd te zijn.

Na vaststelling van hersendood neemt de transplantatiecoördinator de leiding over en probeert de intensivist de overledene in optimale conditie te houden voor de donoroperatie.

Literatuur

Aiyagari VD. Fever control and its impact on outcomes: What is evidence? J Neurol Sci 2007;261(1):39-46.

Asbeck FW van, Post MW, Pangalila RF. An epidemiological description of spinal cord injuries in The Netherlands in 1994. Spinal Cord 2000;38(7):420-24.

Attal N. Central neuropathic pain. In: Papagallo M. The neurological basis of pain. New York: McGraw-Hill, 2004, pp. 302-41.

Baalen B van, Clinimetrics and functional outcome one year after traumatic brain injury. Proefschrift. Rotterdam: Erasmus MC, 2008, p. 178.

Berlly M, K Shem K. Respiratory management during the first five days after spinal cord injury. J Spinal Cord Med 2007;30(4):309-18.

Bratton SL, Chestnut RM, Ghajar J, McConnell Hammond FF, Harris OA, Hartl R, et al. Guidelines for the management of severe traumatic brain injury. III. Prophylactic hypothermia. J Neurotrauma 2007;24(Suppl 1):S21-5.

Bratton SL, Chestnut RM, Ghajar J, McConnell Hammond FF, Harris OA, Hartl R, et al. Guidelines for the management of severe traumatic brain injury. XII. Nutrition. J Neurotrauma 2007;24(Suppl 1):S77-82.

CBO. Richtlijn Diagnostiek, behandeling en zorg voor patiënten met een beroerte. Utrecht: CBO, 2008.

Chesnut RM, Gautille T, Blunt BA, Klauber MR, Marshall LE. The localizing value of asymmetry in pupillary size in severe head injury: relation to lesion type and location. Neurosurgery 1994;34(5):840-45;discussion 845-46.

Cranenburgh B van. Pijn vanuit een neurowetenschappelijk perspectief. Maarssen: Elsevier gezondheidszorg, 2006.

Edwards P, Arango M, Balica L, Cottingham R, El-Sayed H, Farrell B, et al. Final results of MRC CRASH, a randomised placebo-controlled trial of intravenous corticosteroid in adults with head injury-outcomes at 6 months. Lancet 2005;365(9475):1957-59.

Franke CL. Handboek cerebrovasculaire aandoeningen. Utrecht: De Tijdstroom, 2006.

Furlan JC, Fehlings M. The impact of age on mortality, impairment and disability among adults with acute traumatic spinal cord injury. J Neurotrauma 2009 May 4. [Epub ahead of print]

Groen G. Basale mechanismen van pijn. In: Kleef M van, et al. Handboek pijnbestrijding. Leusden: De Tijdstroom, 2000, pp. 17-40.

Hofmeijer J, Kappelle LJ, Algra A, Amelink GJ, van Gijn J, van der Worp HB; HAMLET investigators. Surgical decompression for space-occupying cerebral infarction (the Hemicraniectomy After Middle Cerebral Artery infarction with Life-threatening Edema Trial [HAMLET]): a multicentre, open, randomised trial. Lancet Neurol 2009;8(4):326-33.

Hukkelhoven CW. Prognosis after traumatic brain injury. Proefschrift. Rotterdam: Erasmus MC, 2005, p. 102.

Hutchison JS, Ward RE, Lacroix J, Hébert PC, Barnes MA, Bohn DJ, et al. Hypothermia therapy after traumatic brain injury in children. N Engl J Med 2008;358(23):2447-56.

Keyser A, Grotenhuis JA. Het syndroom van idiopathische intracraniële hypertensie. Ned Tijdschr Neurologie 2000;2:68-72.

Kirshblum SC, Priebe MM, Ho CH, Scelza WM, Chiodo AE, Wuermser LA. Spinal cord injury medicine. 3. Rehabilitation phase after acute spinal cord injury. Arch Phys Med Rehabil 2007;88(3 Suppl 1):S62-70.

Krassioukov A, Warburton DE, Teasell R, Eng JJ; Spinal Cord Injury Rehabilitation Evidence Research Team. A systematic review of the management of autonomic dysreflexia after spinal cord injury. Arch Phys Med Rehabil 2009;90(4):682-95.

Krassioukov AV, Karlsson AK, Wecht JM, Wuermser LA, Mathias CJ, Marino RJ; Joint Committee of American Spinal Injury Association and International Spinal Cord Society. Assessment of autonomic dysfunction following spinal cord injury: rationale for additions to International Standards for Neurological Assessment. J Rehabil Res Dev 2007;44(1):103-12.

Kuks JBM, Snoek JW. Klinische neurologie, 16ᵉ druk. Houten: Bohn Stafleu van Loghum, 2007.

Lede J van der, Neurogene Heterotope Ossificatie; één van de meest voorkomende complicaties bij dwarslaesiepatiënten. Utrecht: Hogeschool Utrecht, 2008, p. 12.

Maas AI, Stocchetti N, Bullock R. Moderate and severe traumatic brain injury in adults. Lancet Neurol 2008;7(8):728-41.

McHugh GS, Engel DC, Butcher I, Steyerberg EW, Lu J, Mushkudiani N, et al. Prognostic value of secondary insults in traumatic brain injury: results from the IMPACT study. J Neurotrauma 2007;24(2):287-93.

Mushkudiani NA, Engel DC, Steyerberg EW, Butcher I, Lu J, Marmarou A, et al., Prognostic value of demographic characteristics in traumatic brain injury: results from the IMPACT study. J Neurotrauma 2007;24(2):259-69.

Nederlandse Transplantatie Stichting. Modelprotocol postmortale orgaan- en weefseldonatie. Leiden: Drukkerij Domstad, 2006.

Roberts I, Yates D, Sandercock P, Farrell B, Wasserberg J, Lomas G, et al. Effect of intravenous corticosteroids on death within 14 days in 10008 adults with clinically significant head injury (MRC CRASH trial): randomised placebo-controlled trial. Lancet 2004;364(9442):1321-28.

Rowan CJ, Gillanders LK, Paice RL, Judson JA. Is early enteral feeding safe in patients who have suffered spinal cord injury? Injury 2004;35(3):238-42.

Rowland JW, Hawryluk GW, Kwon B, Fehlings MG. Current status of acute spinal cord injury pathophysiology and emerging therapies: promise on the horizon. Neurosurg Focus 2008;25(5):E2.

Shorvon S, Neligan A. Risk of epilepsy after head trauma. Lancet 2009;373(9669):1060-61.

Tagliaferri F, Compagnone C, Korsic M, Servadei F, Kraus J. A systematic review of brain injury epidemiology in Europe. Acta Neurochir (Wien) 2006;148(3):255-68; discussion 268.

Teasdale G, Jennett B. Assessment of coma and impaired consciousness. A practical scale. Lancet 1974;2(7872):81-4.

Teasell RW, Hsieh JT, Aubut JA, Eng JJ, Krassioukov A, Tu L; Spinal Cord Injury Rehabilitation Evidence Review Research Team. Venous thromboembolism after spinal cord injury. Arch Phys Med Rehabil 2009;90(2):232-45.

Toering ST, Snoek JW. Commotio cerebri. Ned Tijdschr Geneeskd 2006;9(3):46-49.

Vroomen PCAJ, Luijckx GJR. Acute opvang, eerste diagnostiek en behandeling bij herseninfarct. In: Franke CL, Limburg M (red.). Handboek cerebrovasculaire aandoeningen. Utrecht: De Tijdstroom, 2006, pp. 187-96.

Wuermser LA, Ho CH, Chiodo AE, Priebe MM, Kirshblum SC, Scelza WM. Spinal cord injury medicine. 2. Acute care management of traumatic and nontraumatic injury. Arch Phys Med Rehabil 2007;88(3 Suppl 1):S55-61.

Wyndaele M, Wyndaele JJ. Incidence, prevalence and epidemiology of spinal cord injury: what learns a worldwide literature survey? Spinal Cord 2006;44(9):523-29.

Yeung JH, Cheung NK, Graham CA, Rainer TH. Reduced time on the spinal board-effects of guidelines and education for emergency department staff. Injury 2006;37(1):53-6.

6 Communicatie

Hanneke Kalf en Renske de Vries

6.1 Inleiding

De ICF, de Nederlandse vertaling van de International Classification of Functioning, Disability and Health (2001), beschrijft algemene en specifieke aspecten van communicatie via taal, tekens en symbolen, inclusief het begrijpen en produceren van boodschappen, converseren en het gebruiken van communicatieapparatuur en -technieken (d310 t/m d360). Met begrijpen wordt bedoeld het letterlijke en impliciete begrijpen van gesproken, geschreven of non-verbale boodschappen, waaronder tekens, symbolen, gebaren en lichaamstaal. Uiten is zowel spreken en schrijven als het gebruiken van tekeningen, symbolen en gebaren. Deze activiteiten zijn nodig voor het starten, continueren en beëindigen van het uitwisselen van gedachten en ideeën met een of meer personen. Om dit adequaat te kunnen doen zijn een intacte taalfunctie en verstaanbare spraak nodig.

Dit hoofdstuk beschrijft de prevalentie van stoornissen in taal en spraak als gevolg van neurologische beschadiging (paragraaf 6.2), de verschillende taal- en spraakstoornissen (paragraaf 6.3) en de aanpassingen en hulpmiddelen die gebruikt worden in de communicatie met mensen met een neurologische taal- of spraakstoornis (paragraaf 6.4).

> **Casus 6.1 Communicatieproblemen bij een neurologische patiënt**
>
> Een verpleegkundige op de afdeling neurologie beschrijft het volgende incident:
> 'Meneer De Jong is gisteren opgenomen met een CVA in de linkerhemisfeer. Hij moest vanochtend weg voor een onderzoek van de bloedvaten en ik heb hem dat van tevoren goed uitgelegd. Toch was hij heel verontwaardigd toen hij even later werd opgehaald, maar ik begreep niet wat hij zei. Zou hij mijn uitleg dan toch niet begrepen hebben? Maar hij knikte toch 'ja' toen ik vroeg of hij me had begrepen...

> Toen hij net terugkwam en de voedingsassistente hem vroeg wat hij wilde drinken wees hij op een pak appelsap. Dat begreep hij dus wel!'
>
> Verpleegkundigen die werken met neurologische patiënten zullen deze problemen in de dagelijkse communicatie op de afdeling zeker herkennen.

6.2 Prevalentie van neurologische taal- en spraakstoornissen

Taal- en spraakstoornissen komen veel voor bij patiënten met een neurologische aandoening en dan vooral in de vorm van een afasie (taalstoornis) of een dysartrie (spraakstoornis) (zie ook hoofdstuk 3). Afasieën worden meestal veroorzaakt door een beroerte, maar ook een hersentrauma, tumor of infectie kan de oorzaak zijn. In Nederland krijgen per jaar ongeveer 30.000 mensen een beroerte (Jager-Geurts en Bots, 2006), waarvan zo'n 24-30% in de acute fase een afasie heeft (Douglas en Barry, 2004), dus jaarlijks krijgen ruim 8.000 patiënten een afasie. Naar schatting leven in Nederland ongeveer 30.000 mensen met een afasie (zie ook www.afasie.nl).

Laesies in de rechter hersenhemisfeer leiden (behalve bij sommige linkshandige mensen) niet tot een afasie, maar kunnen wel stoornissen in taalgebruik veroorzaken, zoals sociaal incorrect taalgebruik of monotoon spreken. Omdat dergelijke stoornissen vaak niet of pas laat worden onderkend, zijn incidentiecijfers hiervan niet beschikbaar.

Taalstoornissen op basis van neurologische beschadiging kunnen ook ontstaan door neurodegeneratieve aandoeningen, zoals dementiesyndromen en andere ziekten waarbij cognitieve achteruitgang optreedt. Vooral de corticale dementieën (ziekte van Alzheimer) en frontotemporale dementieën genereren op den duur taalstoornissen (tabel 6.1). In Nederland hebben ongeveer 250.000 mensen een vorm van dementie, waarvan 170.000 een matig tot ernstige vorm hebben die professionele zorg vereist (Jonker et al., 2001). Incidentiecijfers van de taalstoornissen daarbij zijn niet bekend.

Dysartrieën kennen een grotere diversiteit van oorzaken en komen vooral voor bij diverse neurodegeneratieve ziekten en neuromusculaire aandoeningen (zie tabel 6.1). De ziekte van Parkinson komt voor bij ongeveer 50.000 mensen in Nederland (Lau et al., 2004), waarvan zo'n 70% van de thuiswonende patiënten in meer of mindere mate een dysartrie heeft (Miller et al., 2007). Andere neurodegeneratieve ziekten komen veel minder frequent voor. De bekendste neuromusculaire aandoeningen (spierziekten) waarbij dysartrie voorkomt zijn amyotrofe laterale sclerose (ALS) en myotone dystrofie (ziekte van Steinert). ALS komt voor bij ongeveer 1.000 mensen in Nederland en de meerderheid krijgt vroeg of laat te maken met ernstige dysartrie tot zelfs anartrie (helemaal niet kunnen articuleren); myotone dystrofie komt voor bij zo'n 1.600 mensen in Nederland. Er zijn veel verschillende spierziekten, maar allemaal zijn ze zeldzaam (minder dan 1.000 mensen in Nederland; www.vsn.nl).

Tabel 6.1	Oorzaken van neurologische taal- en spraakstoornissen.	
soort neurologische schade	taalstoornissen	spraakstoornissen
acute neurologische uitval (beroerte, hersentrauma, tumor, infectie)	afasie; RH-taalstoornissen	(spastische) dysartrie na beroerte of hersentrauma
neurodegeneratieve ziekte (progressieve 'hersenziekte')	taalstoornissen bij dementie en taalstoornissen als onderdeel van cognitieve achteruitgang, o.a. bij de ziekte van Parkinson of multipele sclerose (MS)	dysartrie passend o.a. bij de ziekte van Parkinson, cerebellaire aandoeningen of ziekten waarbij meerdere neurologische gebieden zijn aangedaan, zoals MS of multipele systeematrofie (MSA)
neuromusculaire aandoening ('spierziekten')	in het algemeen geen taalstoornissen	dysartrieën gekenmerkt door krachtsverlies (slappe dysartrie), o.a. bij amyotrofe laterale sclerose (ALS), myasthenia gravis, myotone dystrofie (ziekte van Steinert) of guillain-barré-syndroom

6.3 Neurologische taal- en spraakstoornissen

In het overbrengen en begrijpen van informatie gebruiken we drie vormen. In evolutionaire volgorde: non-verbale symbolen zoals gebaren, mimiek en pictogrammen, gesproken taal en geschreven taal.

Taal en spraak zijn nodig om verbale communicatie tussen mensen tot stand te brengen. Bij communicatie is altijd sprake van een zender en een ontvanger: iemand die praat of schrijft en informatie zendt tegenover iemand die luistert of leest en de informatie ontvangt. Bovendien is er sprake van 'beurtgedrag', dat wil zeggen de ontvanger geeft antwoord en wordt op zijn beurt zender. Dit proces van zenden en ontvangen is in een model op woordniveau weer te geven (zie figuur 6.1).

Dit model is ontleend aan het cognitieve model van Ellis & Young (1995), maar is voor dit doel iets vereenvoudigd en tegelijk uitgebreid met niet-talige aspecten van communicatie (Kwakkel et al., 2006). Andere beschrijvingen van taalmodellen zijn te vinden in handboeken: Dharmaperwira-Prins en Maas (1998) en Van Cranenburgh (2009) of in de *Voorlichtingsklapper Afasie* van Bartels et al. (2000). De ene kant van het model laat de verwerking en productie van gesproken taal zien, de andere kant de geschreven taal. Centraal staan de taalverwerking en de taalproductie, met horen en zien als inputkanalen en spreken en schrijven als outputkanalen. Dat worden ook wel de vier taalmodaliteiten genoemd: begrijpen, lezen, spreken en schrijven. Door het midden zijn tevens de non-verbale communicatiemogelijkheden te zien. We bespreken hierna het model van ontvangen naar zenden.

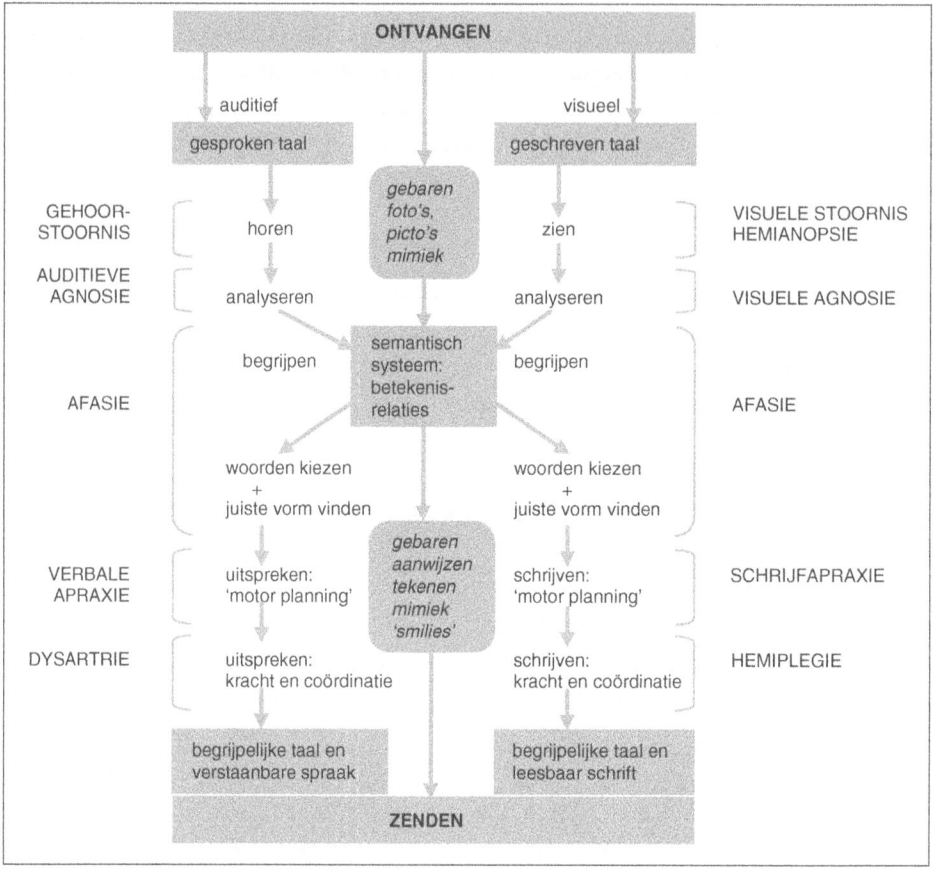

Figuur 6.1
Model op woordniveau dat de relatie tussen neurologische taal- en spraakstoornissen laat zien (ontleend aan het model van Ellis & Young (1995), maar vereenvoudigd en uitgebreid met niet-talige onderdelen).

6.3.1 Hoor- en visusstoornis

Om taal te kunnen begrijpen zijn een goed gehoor en een goede visus (bijvoorbeeld voor het lezen) van belang, zo nodig met een hulpmiddel, zoals een (lees)bril of een hoorapparaat. Maar ook cognitieve functies als aandacht en concentratie zijn van belang om geluid en visuele informatie te kunnen waarnemen, herkennen en verwerken.

6.3.2 Auditieve en visuele agnosie

Binnengekomen informatie moet in de hersenen worden herkend. Als de patiënt wel goed kan horen of zien, maar niet in staat is om het geluid of voorwerp te herkennen, is er sprake van een auditieve respectievelijk visuele agnosie. Het kan gaan om het herkennen van geluiden, gesproken taal, voorwerpen, letters of zelfs gezichten (zie ook hoofdstuk 3). Agnosieën kunnen ook geïsoleerd bestaan, maar dat komt weinig voor.

6.3.3 Afasie: taalbegripstoornissen

Het centrale probleem bij afasie is de moeite met het vinden van betekenissen; dit worden semantische stoornissen genoemd. In de ernstigste vorm is het vergelijkbaar met een Nederlander die zich in Japan 'afatisch' voelt, maar opklaart bij het horen of lezen van enkele woorden in het Engels. Woorden met veel betekenis, zoals zelfstandige naamwoorden en werkwoorden, zijn gemakkelijker te begrijpen dan woorden met weinig betekenis zoals voorzetsels. Hiervan wordt in de communicatiestrategieën met afasiepatiënten dan ook gebruikgemaakt (zie paragraaf 6.4.2). Vrijwel alle afasiepatiënten hebben taalbegripstoornissen, variërend van mild tot ernstig. Bij milde taalbegripproblemen, zoals bij patiënten met een broca-afasie of een anomische afasie (zie tabel 6.2), kan een afasiepatiënt zich aardig handhaven in alledaagse gesprekken, maar komt hij in de problemen als hij een serieus gesprek wil voeren, terwijl bijvoorbeeld ook de radio aanstaat. Taalbegripstoornissen zijn het ernstigst bij patiënten met een globale afasie of wernicke-afasie (zie tabel 6.2). Dit gaat meestal samen met een beperkt foutenbewustzijn, waardoor de communicatieve frustratie niet op zichzelf, maar op de gesprekspartner wordt gericht.

Moeite met het begrijpen van geschreven taal (alexie/dyslexie) komt als verworven probleem vrijwel niet geïsoleerd voor en wordt daarom in de afasiologie niet gezien als een aparte stoornis, maar als onderdeel van de afasie.

Tabel 6.2	Differentiatie tussen de vier belangrijkste afasiesyndromen.	
	niet-vloeiend spreken	vloeiend spreken
taalbegrip ernstig gestoord	globale afasie	wernicke-afasie
taalbegrip matig tot licht gestoord	broca-afasie	anomische afasie

6.3.4 Afasie: taalproductiestoornissen

Ook bij het produceren van taal kunnen semantische stoornissen optreden, dat wil zeggen dat de afasiepatiënt niet de juiste *woordbetekenissen* kan vinden. Op dat niveau kan de patiënt ook niet aanwijzen, schrijven of tekenen wat hij bedoelt, want hij heeft wel een idee van wat hij wil duidelijk maken, maar kan niet de begrippen, concepten of betekenissen opdiepen die daarbij horen. Een afasiepatiënten met semantische stoornissen heeft veel hulp van zijn gesprekspartner nodig.

De volgende stap in het woordvindingsproces is het zoeken naar de juiste *woordvormen*. Fouten in deze stap worden fonologische stoornissen genoemd. Nu is het communicatief iets makkelijker, want een begrip kan verschillende vormen hebben: gesproken, getekend of met een gebaar duidelijk gemaakt. De milde variant is zoals iedereen dat wel eens heeft: 'Je weet wel, zo'n grote lepel met gaatjes, een schaa, oh ja, een schuimspaan.'

Gezonde sprekers kunnen zo'n 150 woorden per minuut produceren. Iemand met afasie moet veel naar woorden zoeken, wat tot gevolg heeft dat hij minder woorden zal spreken en dat de vloeiendheid van het spreken afneemt. Patiënten met een globale afasie en patiënten met een broca-afasie spreken daarom typisch *niet-vloeiend* (zie tabel 6.2). Patiënten met een anomische afasie hebben de mildste vorm, waarbij het spreken meestal nog wel vloeiend is. Patiënten met een wernicke-afasie spreken ook vloeiend, maar met opvallend veel verkeerde woorden (parafasieën of versprekingen) of niet bestaande woorden (neologismen).

Moeite met het produceren van geschreven taal – schrijven – (agrafie/dysgrafie) komt als verworven probleem vrijwel niet geïsoleerd voor en wordt daarom in de afasiologie niet gezien als een aparte stoornis, maar als onderdeel van de afasie.

Behalve woordvindingsproblemen hebben veel afasiepatiënten ook moeite met het toepassen van grammaticale regels, dus met woordvolgorde en zinsconstructie. Dit worden grammaticale of syntactische stoornissen genoemd. Een voorbeeld is het agrammatisme van patiënten met een broca-afasie, dat gekenmerkt wordt door een telegramstijlachtige manier van zinnen maken, waaronder het weglaten van voorzetsels en voegwoorden. Een andere syntactische stoornis is het paragrammatisme van patiënten met een wernicke-afasie, waarbij het klinkt alsof de patiënt meerdere zinnen door elkaar produceert.

Volgens een inmiddels klassieke classificatie zijn er vier hoofdsyndromen van afasie (zie tabel 6.2). Deze hoofdsyndromen vervangen de sinds jaren achterhaalde termen motorische (of expressieve) afasie en sensorische (of receptieve) afasie. Deze termen zijn onvolledig, omdat ze suggereren dat een patiënt alleen een stoornis in het uiten, dan wel in het begrijpen van taal zou hebben. In bepaalde gevallen lijkt dat inderdaad zo te zijn: de patiënt die met veel moeite en frustratie spreekt, maar eenvoudige opdrachten goed uitvoert, ten opzichte van de patiënt die vloeiend spreekt, maar geen verbale opdracht goed kan uitvoeren. In werkelijkheid hebben echter vrijwel alle afasiepatiënten expressieve én receptieve stoornissen.

Relevant voor de klinische praktijk is dat patiënten met een globale afasie overduidelijk ernstige stoornissen hebben in alle taalmodaliteiten. Het verplegen van een globale-afasiepatiënt kan door de ernstige communicatieve beperkingen moeilijk zijn. Ongeveer 40% van de afasiepatiënten heeft in het acute stadium een globale afasie (Douglas en Barry, 2004), maar een belangrijk deel herstelt naar een mildere vorm, zoals een broca- of zelfs een anomische afasie. Patiënten met een broca-afasie zijn zich over het algemeen goed bewust van hun taalstoornis, in tegenstelling tot patiënten met een wernicke-afasie. De laesieplaats brengt bovendien met zich mee dat patiënten met een broca-afasie (prefrontale cortex) vaak een duidelijke hemiparese hebben. Dit in tegenstelling tot patiënten met een wernicke-afasie (temporale cortex), die meestal een milde of geen parese hebben en daardoor gemakkelijk in hun functioneren worden overschat.

Het nadeel van een classificatie in vier syndromen is dat veel afasieën niet goed in één syndroom te klasseren zijn. De huidige standaard in de logopedie is daarom dat er eerst uitgebreid logopedisch dan wel linguïstisch onderzoek wordt gedaan om de onderliggende linguïstische stoornissen te achterhalen (zie het model in figuur 6.1). De behandeling is vervolgens, naast het verbeteren van de functionele communicatie, gericht op het verbeteren van de specifieke linguïstische stoornis. Daarbij wordt onder meer onderscheid gemaakt tussen semantische stoornissen (woordbetekenis en inhoud), fonologische stoornissen (woordvorm) en syntactische stoornissen (zinsvorming en grammatica).

6.3.5 Andere taalstoornissen

Behalve betekenis en taalvorm onderscheiden we ook *taalgebruik*. Dat is het hanteren van regels die bepalen wat je wanneer en tegen wie kunt zeggen. Zo past iedereen automatisch zijn taalgebruik aan wanneer hij tegen een kind praat, tegen een belangrijke klant of tegen een goede vriend die aan een half woord genoeg heeft. Ook dat is gebaseerd op taalregels, niet vanuit de linker-, maar vanuit de rechterhemisfeer. De ontvanger heeft die functie nodig om het taakgebruik van anderen correct te interpreteren, vooral de emotionele lading van een boodschap (vriendelijk, dwingend of vragend) en dat wat niet letterlijk gezegd maar wel wordt bedoeld. Een onderdeel daarvan is het begrijpen en produceren van intonatie of emotionele prosodie van het spreken (Dharmaperwira-Prins, 2000). Typisch voor sommige patiënten met een laesie in de rechterhemisfeer zijn daarom taalstoornissen in de vorm van monotoon spreken, ongepast taalgebruik en bagatelliseren in plaats van constructief reageren. Dat laatste kan tevens beschouwd worden als de talige expressie van nosoagnosie of ontkenning van de aandoening (zie tabel 6.3) (Van Cranenburgh, 2009).

Taalstoornissen bij dementie zijn heel divers en kunnen beginnen met woordvindingsproblemen, maar ook met begripstoornissen en gedragsveranderingen die een gesprek moeilijk maken. Bovendien kan een dysartrie de communicatie bemoeilijken.

6.3.6 Verbale apraxie (en schrijfapraxie)

Een verbale apraxie is als het ware een 'cognitieve spraakstoornis' en staat in het model (zie figuur 6.1) tussen afasie en dysartrie in. De motorische uitvoer van articulatie is een sterk geautomatiseerd proces en net zoals alle andere apraxieën is verbale apraxie een stoornis in de 'motor planning'. Het wordt gekenmerkt door zogeheten 'zoekend mondgedrag' tijdens het spreken en inconsistente uitspraakfouten, in tegenstelling tot een dysartrie (zie tabel 6.4). In heel ernstige vormen kan de patiënt nauwelijks spreken en zelfs moeite hebben om zijn stem willekeurig te gebruiken. In de milde vorm is de verstaanbaarheid vrij goed, maar klinkt het spreken onzeker en treden

Tabel 6.3	Overzicht van de belangrijkste verschillen tussen de taalfunctie van linker- en rechterhemisfeer.	
	linkerhemisfeer	*rechterhemisfeer*
algemene kenmerken	• analyse, gericht op details • meer taalvorm	• synthese, gericht op het geheel • meer taalgebruik
moeite met het begrijpen van	• functiewoorden, minder frequente inhoudswoorden • syntaxis: o.a. relaties tussen woorden in een zin	• figuurlijke taal (beeldspraak, woordgrappen) • emotionele lading van woorden • centrale boodschap in een verhaal
moeite met het produceren van	• woordvormen en gebaren • woordvolgorde in een zin • linguïstische prosodie	• woordkeuze bij uitdrukken van gevoel • een coherent verhaal • emotionele prosodie

er moeilijkheden op bij lange woorden en bij klankcombinaties. Een geïsoleerde verbale apraxie is zeldzaam. Meestal komt deze stoornis voor in combinatie met andere apraxieën, zoals een mondapraxie (moeite met willekeurige mondbewegingen terwijl de mondmotoriek intact is), een broca-afasie of globale afasie.

Tabel 6.4	Onderscheid tussen verbale apraxie en dysartrie.	
	verbale apraxie	*dysartrie*
uitspraakfouten	inconsistent ('zoekend mondgedrag') en niet verklaarbaar door de parese	consistent en de ernst komt overeen met de ernst van de parese
relatie met non-verbale mondmotoriek	non-verbale mondmotoriek (kauwen en slikken) is intact	non-verbale mondmotoriek (kauwen en slikken) is ook aangedaan

Voor de schriftelijke taalproductie geldt hetzelfde, want schrijven als motorische uitvoer is eveneens sterk geautomatiseerd door middel van 'motor planning'. Ook dit komt als geïsoleerde stoornis weinig voor, maar wel (al dan niet onderkend) in combinatie met een ernstige afasie en hemiplegie.

6.3.7 Dysartrie (en hemiparese)

Een goede verstaanbaarheid vraagt een spraakmotoriek met voldoende kracht, snelheid en coördinatie. Een dysartrie kan voorkomen in combinatie met een afasie, bij CVA-patiënten vaak als onderdeel van de hemiparese, die tegelijk ook de handmotoriek – vaak van de voorkeurshand – en daarmee de schrijfvaardigheid negatief kan beïnvloeden. De meeste dysartrieën komen echter voor zonder afasie, namelijk veroorzaakt door een neurodegeneratieve of neuromusculaire aandoening (zie ook tabel 6.2). Dat betekent ook dat dysartriepatiënten doorgaans geen taalbegripstoornissen hebben, zodat hulp bij communiceren minder ingewikkeld is dan bij afasiepatiënten (zie paragraaf 6.4.5).

Een dysartrie heeft tot gevolg dat het spreken vreemd klinkt, minder verstaanbaar is en ook vaak trager wordt. Een dysartrie is vooral te herkennen aan een gestoorde articulatie, maar ook de ademhaling, stemkwaliteit en zinsmelodie kunnen aangedaan zijn (Duffy, 2005). In tegenstelling tot een verbale apraxie is die verandering consistent (zie tabel 6.4) en gaat samen met stoornissen in de non-verbale mondmotoriek (kauwen en slikken). Een goede luisteraar went er snel aan, totdat de verstaanbaarheid te veel afneemt. Wanneer verstaanbaar spreken volledig onmogelijk is, spreken we van een anartrie. De aard van de dysartrie wordt bepaald door de laesieplaats en de motorische kenmerken zijn ook te herkennen in de andere motoriek, zoals het lopen. Sommige dysartrieën zijn typisch voor een bepaald ziektebeeld en andere komen bij veel verschillende aandoeningen voor. Zo is een hypokinetische dysartrie kenmerkend voor de ziekte van Parkinson, maar komt een slappe dysartrie bij diverse neuromusculaire ziekten voor (zie tabel 6.5). Voor de hulp bij communiceren is echter vooral de ernst van de dysartrie bepalend.

Tabel 6.5	Globaal overzicht van de belangrijkste dysartrievormen (Duffy, 2005)		
dysartrie	motorische kenmerken	belangrijkste spraakkenmerken	plaats van de aandoening (ziektebeeld)
spastisch	spastische parese, hypertonie: stijve, gespannen en beperkte bewegingen	gespannen stem en gespannen stijve articulatie	corticaal, piramidaal (m.n. beroerte)
slap	slappe parese, hypotonie: zwakke bewegingen	hese stem, slappe (nasale) articulatie	bulbair en neuromusculair (spierziekten)
hypokinetisch	hypokinesie: te weinig beweging, kleine bewegingen	zachte, hese stem, binnensmonds en monotoon spreken	basale kernen, extrapiramidaal (ziekte van Parkinson)
hyperkinetisch	hyperkinesie: overdaad aan beweging	opvallend spreken met uitschieters	extrapiramidaal (m.n. ziekte van Huntington)
atactisch	ataxie, coördinatiestoornis: uitschietende bewegingen	overdreven articulatie, uitschietende stem (dronkemansspraak)	cerebellair (aandoeningen in de kleine hersenen)
gemengd	combinaties	bijv. spastisch en slap, hypokinetisch en cerebellair, spastisch en cerebellair	meerdere systemen (resp. ALS, MSA, MS)

6.4 Communiceren met patiënten met taal- of spraakstoornissen

Verpleegkundigen die werken met neurologische patiënten hebben dagelijks te maken met communicatieve problemen als gevolg van taal- of spraakstoornissen. Daarbij is het cruciaal om te weten of de patiënt een afasie heeft of een dysartrie. Bij een afasiepatiënt moet de gesprekspartner als 'zender' namelijk ook altijd rekening houden met taalbegripstoornissen, maar bij een dysartriepatiënt is dat (behoudens uitzonderingen) niet aan de orde en gaat het er alleen om of de gesprekpartner als 'ontvanger' de patiënt goed heeft verstaan.

Om op een goede manier rekening te houden met de communicatieve beperkingen van een patiënt, is het verstandig om de behandelend logopedist om informatie te vragen over de specifieke beperkingen en communicatieve strategieën van de betreffende patiënt. In het algemeen gelden de hierna besproken richtlijnen, net als in de vorige paragraaf in volgorde van 'ontvangen' naar 'zenden'.

6.4.1 Rekening houden met waarnemen (horen en zien)

Het is uiteraard van belang dat de patiënt optimaal kan 'ontvangen': zorg er dus voor dat hij zijn eigen hulpmiddelen zoals een bril en hoorapparaat kan gebruiken. Communiceren in lawaai is lastig, vooral voor patiënten met cognitieve stoornissen. Probeer afleiding te voorkómen door de deur naar de gang of de gordijnen rond het bed even te sluiten en radio of televisie uit te zetten. Voor patiënten met een auditieve of visuele agnosie zijn geen eenduidige richtlijnen te geven, maar is het wel van belang te weten, of en hoe dit de communicatiemogelijkheden beïnvloedt. De logopedist kan die informatie leveren.

6.4.2 Rekening houden met taalbegripstoornissen

Het begrijpen van een boodschap kan via gesproken taal, geschreven taal, of symbolen en gebaren. Wanneer het begrijpen bemoeilijkt is, is het nodig om alle inputmogelijkheden te gebruiken, dus zowel spreken als geschreven woorden en aanwijzen van voorwerpen en symbolen (zie ook figuur 6.2). Onderschat de intelligentie van de patiënt niet (afasie is geen intellectuele achteruitgang), maar *over*schat evenmin zijn taalbegrip.

Dat betekent:
– spreek langzamer dan je gewend bent, maar met normale intonatie en luidheid;
– zorg dat de patiënt je kan zien als je praat en houd rekening met lichtval op je gezicht, want oogcontact, mondbewegingen en mimiek zijn belangrijk;
– gebruik korte zinnen en benadruk de kernwoorden (zelfstandige naamwoorden, werkwoorden en persoonsnamen), die hebben immers de meeste betekenis;
– hoe ernstiger de taalbegripstoornis, hoe meer het van belang is om alle inputmogelijkheden te gebruiken: schrijf de kernwoorden ook op voor de

patiënt of teken een voorwerp (bijvoorbeeld een klok) of wijs het aan en zorg dat de patiënt het goed kan zien;
– stel vragen waar de patiënt met 'ja' of 'nee' op kan antwoorden en laat zo nodig een opgeschreven 'ja' of 'nee' aanwijzen als spreken niet lukt.

Vooral bij ernstige afasieën is het belangrijk om papier en pen bij de hand te houden om vragen of boodschappen op te schrijven of te tekenen. Vanwege de leesbaarheid is een zwarte of blauwe stift in plaats van een pen of potlood aan te bevelen. Omdat ook het vasthouden van informatie lastig is hebben veel logopedisten de gewoonte om bij ernstige afasiepatiënten een zogenoemd 'schriftelijk gesprek' te voeren. Tijdens een gesprek of therapiesessie schrijft de logopedist de boodschappen en de reacties van de patiënt in trefwoorden onder elkaar. Zo is de kans het grootste dat de informatie wordt begrepen en blijft de draad van het gesprek zichtbaar. Bovendien kan de patiënt door het aanwijzen van een woord ergens op terugkomen, wat hem door spreken niet zou lukken. Als het schriftelijke gesprek ten slotte ook nog door de patiënt bewaard wordt (bijvoorbeeld in een communicatieschrift, zie verder) kan hij er later over 'vertellen' aan een familielid, door eenvoudig het gesprek te tonen. Deze manier van communiceren is in een normale conversatie een ongewone, maar met ernstige afasiepatiënten een doeltreffende werkwijze die ook goed toepasbaar is voor verpleegkundigen en andere gesprekspartners.

Taalbegrip hangt in hoge mate af van de context en dat kan een vertekening geven van het werkelijke taalbegrip. Bij de verzorging van een patiënt komen veel handelingen elke dag terug en daarom is het niet vreemd dat een afasiepatiënt opdrachten tijdens de verzorging goed uitvoert, omdat hij die geleerd heeft of omdat de instructie in die situatie vanzelfsprekend is. 'Til uw voet eens op', als de patiënt geholpen wordt bij het aantrekken van zijn sokken, is ook zonder die instructie te begrijpen, terwijl het in een testsituatie een moeilijk te begrijpen opdracht kan zijn.

6.4.3 Rekening houden met taalproductiestoornissen

Bij taalproductiestoornissen is het verstandig om het gebruik van alle outputmogelijkheden te stimuleren, dus zowel de non-verbale (gebaren, tekenen) als de verbale (spreken en schrijven), maar dat hangt in hoge mate af van de ernst van de afasie en van het foutenbewustzijn van de patiënt. Specifieke strategieën kunnen het beste in overleg met de logopedist worden toegepast, die vaak een specifiek op de patiënt toegespitst communicatieadvies schrijft (Commissie CVA-Revalidatie, 2001). Enkele algemene adviezen zijn:
– zorg dat je op de hoogte bent van de communicatiemogelijkheden en hulpmiddelen van de betreffende patiënt en stimuleer de patiënt zijn hulpmiddel te gebruiken (zie verder);
– zorg dat de afasiepatiënt altijd zijn communicatiemiddelen bij zich heeft als hij zijn kamer verlaat;
– wanneer je denkt het te hebben begrepen vraag je: 'U bedoelt ...?' en gebruikt daarbij zelf een voorwerp, gebaar, foto of geschreven woord;

– wees terughoudend met verbeteren, het gaat erom dat je de patiënt begrijpt.

Communicatieschrift   van: ....

afd.: ....

Het is de bedoeling van dit schrift dat iedereen die iets nieuws met betrekking tot .... te vertellen heeft, dat in dit schrift noteert.

Hij/zij kan, door een spraak- of taalstoornis, nog niet genoeg *zelf* duidelijk maken wat er gebeurt. Op deze manier blijven alle betrokkenen op de hoogte en is er steeds gespreksstof.

Wil iedereen in dit schrift schrijven?

Bijvoorbeeld:

- wie er op bezoek is geweest
- belangrijke gebeurtenissen op de afdeling
- vorderingen tijdens therapie (ergotherapie, fysiotherapie, logopedie)
- mededelingen, vragen
- enzovoort.

Het is belangrijk dat u *namens* hem/haar iets opschrijft en dat u voorleest wat u heeft opgeschreven, zodat hij/zij weet wat er namens hem/haar wordt opgeschreven.

Hartelijk dank voor de medewerking!

...., logopedist;

tel. ....

Figuur 6.2
Voorbeeld van een instructietekst die meestal voor in een communicatieschrift wordt geplakt.

Veel afasiepatiënten krijgen een communicatiehulpmiddel (zie voor voorbeelden van veelgebruikte hulpmiddelen om het spreken te vervangen bij mensen met een intacte taalfunctie ook de figuren 6.2-6.4).

De meest gebruikte hulpmiddelen zijn het communicatieschrift (zie boven) en een aanwijssysteem, zoals een *Taalzakboek* of *Gespreksboek*. Een communicatieschrift is bedoeld als compensatie voor de beperkte spraakmogelijkheden van de patiënt (Commissie CVA-Revalidatie, 2001). Betrokken zorgverleners en andere gesprekspartners schrijven namens de patiënt op wat er is besproken of geoefend. Zie figuur 6.2 voor een instructie zoals die door veel logopedisten wordt gebruikt.

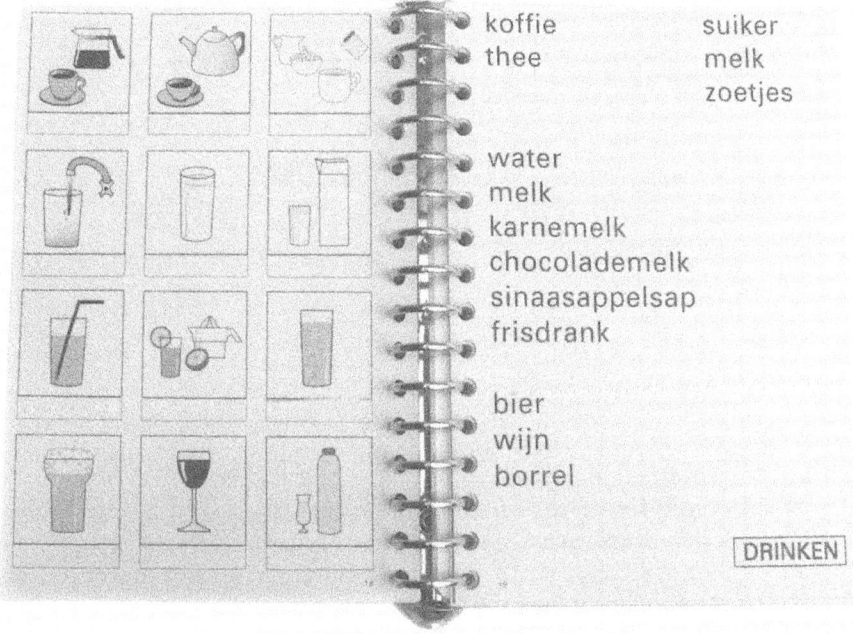

Figuur 6.3a
Voorbeeld van de inhoud van een Taalzakboek.
Foto: Berna Rood.

Een aanwijssysteem is enerzijds een hulpmiddel voor woordvindingsproblemen en taalbegripstoornissen en anderzijds een therapiemiddel voor het verbeteren van onder meer semantische stoornissen. Het *Taalzakboek* (De Vries, 1990; De Vries et al., 2001) en het *Gespreksboek* (Verschaeve et al., 1998; Verschaeve, 1994) zijn vergelijkbare hulpmiddelen, maar geen van beide geschikt om zonder uitleg, begeleiding en training aan een afasiepatiënt te geven. Beide boeken (zie figuur 6.3) lijken simpel door de tekeningen en pictogrammen en door het ontbreken van zinnen, waardoor het de patiënt confronteert met zijn beperkte taalmogelijkheden. De associatie met 'kinderachtig' is dan snel gemaakt. Het is de kunst om de afasiepatiënt het passende hulpmiddel

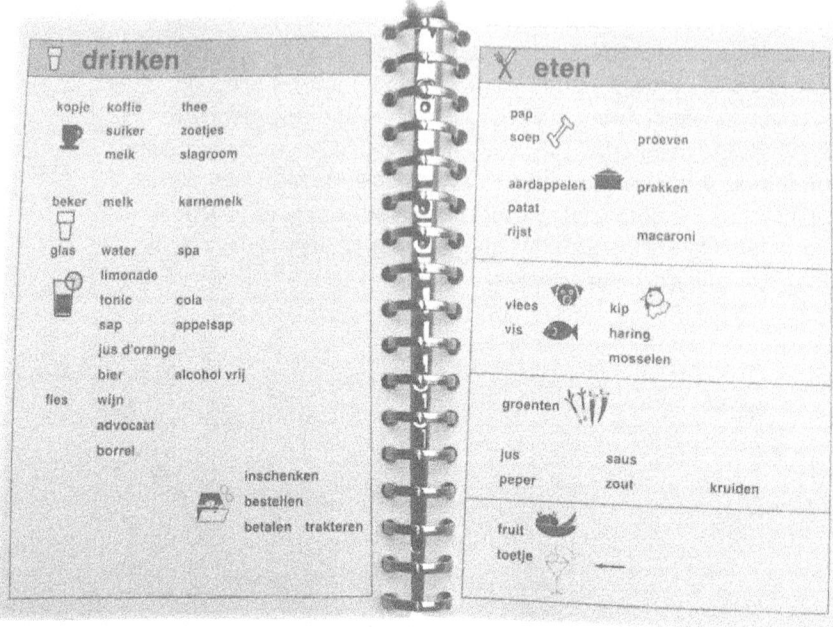

Figuur 6.3b
Voorbeeld van de inhoud van een Gespreksboek.
Foto: Berna Rood.

op het juiste moment en op het juiste niveau aan te bieden en het gebruik ervan zo snel mogelijk functioneel te maken. De logopedist heeft de taak om de patiënt, zijn mantelzorgers en andere zorgverleners te leren wat de mogelijkheden zijn, zodat die gemotiveerd blijven om het boek functioneel, dus in alle communicatieve situaties, creatief te gebruiken.

Hulpmiddelen om het schrijven te compenseren, zoals een letterbord, zijn niet zinvol bij afasiepatiënten omdat het probleem veel dieper zit, namelijk in het taalsysteem zelf, zoals aan de hand van het model in figuur 6.1 is uitgelegd. Als een patiënt vlot woorden kan vormen door letters aan te wijzen heeft hij waarschijnlijk geen afasie, maar een dysartrie (zie verder).

6.4.4 Rekening houden met andere taalstoornissen

Taalstoornissen als gevolg van een rechterhemisfeerlaesie worden soms pas laat onderkend, omdat het geen echte fatische stoornissen zijn en de patiënt er niet over klaagt. De juiste diagnose is dus erg belangrijk, zodat gesprekspartners inzicht krijgen in de aard van het probleem en de beste aanpassing daaraan. Het taalgedrag van patiënten met een rechterhemisfeerlaesie is lastig en hun ogenschijnlijke onverschilligheid soms zelfs kwetsend voor familieleden en andere gesprekspartners. De logopedist kan daarbij behulpzaam zijn.

Taalstoornissen bij dementiepatiënten worden door artsen en logopedisten in toenemende mate onderkend en gediagnosticeerd. Diagnostiek moet vooral leiden tot een patiëntspecifiek communicatieadvies en instructie en begeleiding van de mantelzorgers en andere gesprekspartners.

6.4.5 Rekening houden met een dysartrie

Hoewel een dysartriepatiënt geen taalstoornis heeft en dus een goede 'ontvanger' is die weet wat hij wil duidelijk maken, kan slecht verstaanbaar spreken of helemaal niet kunnen spreken enorm frustrerend zijn. Een algemeen advies is om eerlijk tegen de patiënt te zijn als je hem niet verstaat, want doen alsof is ook frustrerend en leidt tot misverstanden. Het is belangrijk om op de hoogte te zijn van de wijze van communiceren van de patiënt en de mogelijke hulp die hij daarbij nodig heeft. Er zijn veel compensaties en hulpmiddelen beschikbaar voor dysartriepatiënten. Een volledige opsomming is niet mogelijk en is met de huidige snelheid van de technische en digitale ontwikkelingen ook snel achterhaald. Maar van eenvoudig naar complex volgt nu een kort overzicht van veelgebruikte compensaties (Van Balkom, 1994).

Schrijven is de eenvoudigste vervanging van spreken wanneer de handmotoriek vlot en leesbaar schrijven toelaat en het vinden van woorden en woordvormen ongestoord is. Een alternatief is typen, waarvoor een laptop met een tekstverwerkings- of e-mailprogramma voldoende is.

Als ook de handmotoriek is aangedaan is letters aanwijzen op een letterbord een goede compensatie. Voor een meer permanente oplossing, waarbij de ingetoetste boodschap zichtbaar blijft, is een elektronisch letterbord beter geschikt. Veel gebruikt is de Lightwriter, een eenvoudig toetsenbord met display en desgewenst digitale spraakuitvoer (zie figuur 6.4).

Wanneer het gebruik van lettertoetsen met vingers niet meer lukt zijn er andere mogelijkheden zoals letterselectie met hoofd- of oogbewegingen. Afhankelijk van de wensen en motorische en cognitieve mogelijkheden van de patiënt zijn er nog veel andere mogelijkheden, zoals systemen die gebruikmaken van pictogrammen of een verzameling van ingesproken boodschappen die elk met één knop hoorbaar te maken zijn.

Een heel ander hulpmiddel dat door sommige dysartriepatiënten wordt gebruikt is een spraakversterker. Dat is een draagbare microfoon met versterker en kleine speaker, om zachte spraak versterkt weer te geven, bijvoorbeeld in gezelschap. Deze spraakversterker is uiteraard alleen zinvol als de articulatie intact is.

6.4.6 Voorlichting en begeleiding

Informatie over de communicatiestoornis wordt gegeven door de behandelend logopedist, maar ook door artsen en verpleegkundigen. Algemeen voorlichtingsmateriaal van de patiëntenverenigingen kan een belangrijke aanvulling zijn op de specifieke informatie en begeleiding van de zorgverleners.

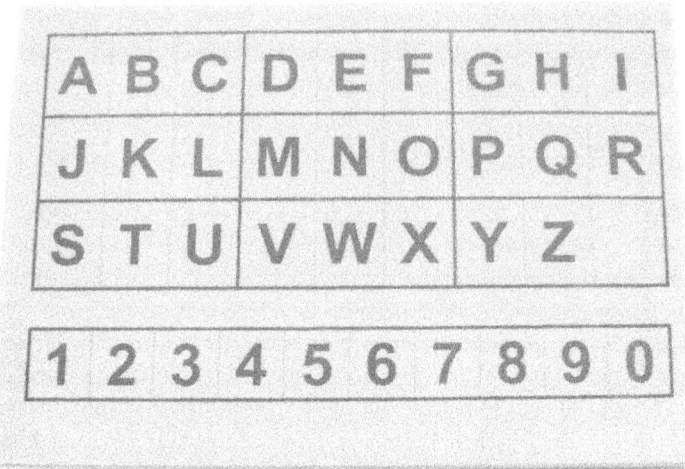
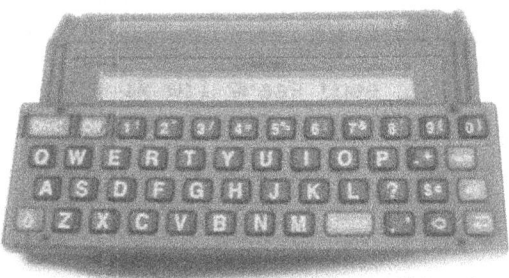

Figuur 6.4
Letterbord en Lightwriter.
Foto: Berna Rood.

De Afasie Vereniging Nederland (www.afasie.nl) geeft diverse brochures uit, zoals *Richtlijnen voor de communicatie met mensen met een afasie* (De Vries, 1994), die ook in het Turks en in het Arabisch beschikbaar is.

De Vereniging Spierziekten Nederland (www.vsn.nl) geeft veel goede informatie over alle mogelijke spierziekten.

Andere relevante patiëntenverengingen zijn de Parkinson Vereniging (http://www.parkinson-vereniging.nl), de Vereniging van Huntington (http://www.huntington.nl) en de Multiple sclerose vereniging Nederland (http://www.msvereniging.nl).

Literatuur

Balkom H van, Welle Donker M. Kiezen voor communicatie. Nijkerk: Intro, 1994.
Bartels M, Bergink P, Bongers M, Slabbekoorn M. Afasie Voorlichtingsklapper. Arnhem: Stichting Afasie Nederland, 2000.

Bayles K, Kaszniak AW. Communication and cognition in normal aging and dementia. Austin, Texas: Pro-Ed, 1987.

Commissie CVA-Revalidatie. Revalidatie na een beroerte, richtlijnen en aanbevelingen voor zorgverleners. Den Haag: Nederlandse Hartstichting, 2001.

Cranenburgh B van. Neuropsychologie, over gevolgen van hersenbeschadiging. Maarssen: Elsevier gezondheidszorg, 2009.

Dharmaperwira-Prins RII. Communicatiestoornissen bij rechterhemisfeer-dysfunctie. Houten: Bohn Stafleu van Loghum, 2000.

Dharmaperwira-Prins RII, Maas WHG. Afasie. Beschrijving, onderzoek en behandeling. Amsterdam: Pearson Assessment and Information, 1998.

Douglas JBL, Barry S. The evidence base for the treatment of aphasia after stroke. In: Reilly S, Douglas J, Oates J, eds. Evidence-based practice in speech pathology. London: Whurr Publishers, 2004.

Duffy JR. Motor speech disorders. Substrates, differential diagnosis and management. St Louis: Elsevier Mosby, 2005.

Ellis AW, Young AW. Human cognitive neuropsychology. 2nd ed. Hove: Psychology Press Ltd., 1995.

Jager-Geurts MH, Bots ML. Epidemiologie van beroerte. In: Franke CL, Limburg M, eds. Handboek cerebrovasculaire aandoeningen. Utrecht: De Tijdstroom, 2006.

Jonker C, Verhey FRJ, Slaets JPJ. Alzheimer en andere vormen van dementie. Houten: Bohn Stafleu van Loghum, 2001.

Kwakkel G, Peppen RPS, Cup EHC van, Kalf JG, Fascotti L. Revalidatie na een beroerte 3: effectiviteit. In: Franke CL, Limburg M, eds. Handboek cerebrovasculaire aandoeningen. Utrecht: De Tijdstroom, 2006.

Lau LM de, Giesbergen PC, Rijk MC de, Hofman A, Koudstaal PJ, Breteler MM. Incidence of parkinsonism and Parkinson disease in a general population: the Rotterdam Study. Neurology 2004;63(7):1240-44.

Miller N, Allcock L, Jones D, Noble E, Hildreth AJ, Burn DJ. Prevalence and pattern of perceived intelligibility changes in Parkinson's disease. J Neurol Neurosurg Psychiatry 2007;78(11):1188-90.

Verschaeve M, Duinker-Kloeke G, Muller-Pieterse I, Regoort A. Gespreksboek. Arnhem: Stichting Afasie Nederland, 1998.

Verschaeve M. Het gespreksboek binnen de semantische therapie. Arnhem: Stichting Afasie Nederland, 1994.

Vries L de. Omgaan met het Taalzakboek. Arnhem: Stichting Afasie Nederland, 1990.

Vries L de. Richtlijnen voor de communicatie met mensen met afasie. Arnhem: Stichting Afasie Nederland, 1994.

Vries L de, Stumpel HJEJ, Stoutjensdijk O, Barf HA. Taalzakboek. Amsterdam: Pearson Assessment and Information, 2001.

WHO-FIC Collaborating Centre. Internationale classificatie van het menselijk functioneren (ICF). Houten: Bohn Stafleu van Loghum, 2001.

7 Mobiliteit

Paul van Keeken, Berna Rood en Marria Wester

7.1 Inleiding

Mobiliteit maakt onderdeel uit van het vermogen om te bewegen. We zijn altijd in beweging. Eten, praten, lopen, lachen; het heeft allemaal met bewegen te maken. Bewegen is gedrag. Door middel van bewegen tonen we anderen wat onze gemoedstoestand is, wat wij vinden van onze medemens en van onze omgeving. We laten door middel van bewegen zien of we handig zijn in sport of werk en in welke conditie we verkeren; ziek of gezond.

Bewegen lijkt zo vanzelfsprekend, maar dat is het niet; er liggen complexe processen aan ten grondslag. Het is een gevoelig systeem waarin de werking van de hersenen, de spieren, het neurale netwerk en het energie leverend mechanisme van ons lichaam perfect op elkaar zijn afgestemd. Meestal weten we wel waaróm we bewegen, maar hoe, dat weten we nauwelijks. De meeste bewegingen verlopen automatisch. Nieuwe bewegingen leren we bewust maar na enige oefening gaan ze steeds gemakkelijker en na verloop van tijd is er maar een simpele prikkel nodig om de bewegingen op te roepen en doelgericht in te zetten.

Het vermogen om te bewegen is erg kwetsbaar. Dat merken we vaak pas als er in dat systeem iets niet meer werkt. Motorische stoornissen beïnvloeden vrijwel alle handelingsprestaties negatief. Eten, drinken, schrijven, lopen, vrijen, slapen, praten enzovoort gaan mis als de motoriek faalt. Dat kan op basis van verschillende oorzaken. Reuma bijvoorbeeld levert stoornissen op in de gewrichtsfunctie. Een botbreuk of ontkalking betekent een stoornis in de botfunctie. Een aandoening van het hart en/of de longen kan een stoornis veroorzaken in de energievoorziening van de spieren met bijvoorbeeld een beperkt uithoudingsvermogen als gevolg. En natuurlijk zijn er veel neurologische aandoeningen die frequent motorische stoornissen te zien geven. Deze voorbeelden geven aan dat in feite alle organen betrokken zijn bij het bewegen. In het kader van dit boek zal dit hoofdstuk zich hoofdzakelijk beperken tot het neurologische perspectief.

Eerst wordt ingegaan op wat motoriek is, en op de besturing van het motorische systeem en de organisatie van bewegen. Daarna wordt meer specifiek ingezoomd op mobiliteit in de zin van veranderen en handhaven van lichaamshouding en het zich verplaatsen. Observatie van mobiliteit en klinimetrie worden behandeld. Vervolgens komen drie voorbeelden aan de orde van aandoeningen waarbij de mobiliteitsbeperkingen een zeer invaliderende rol spelen: de ziekte van Parkinson, beroerte en neuromusculaire aandoeningen.

7.2 Wat is motoriek?

7.2.1 Inleiding

Onder motoriek wordt verstaan houding en bewegen waarmee de mens in staat is te reageren op de omgeving en doelgericht te handelen. Naast het bewegen zelf, bijvoorbeeld om iets te pakken, valt onder motoriek ook het voortbewegen en de psychomotoriek.

De kwaliteit van ons bewegen is het resultaat van de mogelijkheden van het motorisch systeem wat betreft planning, coördinatie en uitvoering. De kwaliteit verbetert door oefening en training, waardoor een deel van onze bewegingen waar in eerste instantie veel aandacht bij nodig is, zelfs onbewust kan worden uitgevoerd.

Bewegen is het resultaat van subtiele samenwerking van een spier(groep) die een beweging in een bepaalde richting veroorzaakt, met een spier(groep) die een beweging in een tegenovergestelde richting bewerkstelligt. Deze bewegingen kunnen niet tot stand komen zonder dat lichaamshouding en evenwicht worden aangepast, soms zelfs zo subtiel dat dit aan de buitenkant niet te zien is. Bovendien nemen lichaamsdelen die niet bij de beweging betrokken zijn automatisch een zodanig aangepaste stand aan, dat ze de beweging niet belemmeren.

Het lijkt of er een tweedeling is tussen het willekeurige (animale) en onwillekeurige (vegetatieve) systeem. Deze scheiding is slechts kunstmatig.

7.2.2 Willekeurige bewegingen

Het motorisch systeem reguleert onze houding en evenwicht en stelt ons in staat willekeurige bewegingen te maken. Een kenmerk van willekeurige bewegingen zoals schrijven, autorijden en tandenpoetsen is het feit dat ze doelgericht zijn en verschillen van reflexmatige bewegingen doordat ze grotendeels berusten op leerprocessen door middel van oefening en training. Dit deel van de bewegingen staat min of meer onder bewuste controle.

Dat het begrip bewuste controle hier niet zo precies genomen moet worden, mag duidelijk zijn. Er wordt mee bedoeld dat we bewegingen kunnen uitvoeren wanneer we dat willen. Hoe de bewegingen tot stand komen, gaat voorbij aan het bewuste.

De belangrijkste functies van de onbewuste motoriek zijn (zie ook paragraaf 3.6.4):

- *Regelen van de spierspanning (tonus)*. Om te kunnen bewegen hebben mensen een bepaalde tonus nodig. Deze moet niet te hoog zijn (hypertonie) zoals bij spasme, wat het bewegen belemmert, maar ook niet te laat (hypotonie) zoals bij een slappe parese, wat bewegen verhindert.
- *Handhaven van lichaamshouding*. Houding ontstaat door spierspanning zonder dat er beweging ontstaat. Het regelen of handhaven van een bepaalde houding vergt een complexe samenwerking van verschillende spieren of spiergroepen. Deze samenwerking wordt onder andere geregeld door een complexe instelling van spanning en ontspanning en het wisselen hierin.
- *Handhaving van evenwicht*. Een belangrijk onderdeel van de onbewust verlopende motoriek betreft de houdings- en evenwichtsmotoriek. Zelfs al bij kleine bewegingen van de hand of de arm treden er verstoringen op van de houding en/of het evenwicht in de rest van het lichaam. Deze verstoringen worden 'automatisch', zonder bewuste motorische sturing, gecompenseerd. Het handhaven van een goed evenwicht is zeer gevoelig. Balansstoornissen kunnen optreden bij beschadigingen in vrijwel alle neurologische baansystemen.
- *Ondersteuning van de willekeurige bewegingen (zie ook paragraaf 3.6.5)*. Voor een correcte uitvoering van een beweging moet een groot aantal spieren aangestuurd worden. Dit komt neer op een perfecte afstemming en timing van agonisten (buigende spieren) en antagonisten (strekkende spieren). Is er te weinig afstemming, dan kan het zijn dat de beweging tekortschiet of juist haar doel voorbijschiet. Daarnaast spelen vele deelprocessen een rol, zoals de waarneming voorafgaand aan de handeling (ex-afferentie), de handeling zelf (de feitelijke motoriek) en de feedbackwaarneming als gevolg van de handeling (re-afferentie).

7.2.3 Onwillekeurige bewegingen

Minder waarneembaar zijn de onwillekeurige bewegingen; deze hebben een vitaal doel. Onder de onwillekeurige bewegingen vallen onder andere:
- *De ademhalingsbewegingen*. De spieren die de ademhaling onderhouden zijn skeletspieren. We kunnen de ademhaling wel sturen maar dit is vaak van korte duur; de ademhalingsprikkel (centrum in de hersenstam) doorbreekt de willekeurige sturing.
- *Handhaving van de lichaamstemperatuur*. De rusttonus zal in kou toenemen, de spieren voelen stijver aan en door afwisselend aan- en ontspannen van agonisten en antagonisten (rillen) wordt de warmteproductie in de spieren verhoogd.

Stoornissen op het gebied van onwillekeurige bewegingen worden beschreven in paragraaf 3.6.6.

7.3 Besturing van het motorische systeem

Spieren hebben voor hun werking altijd zenuwimpulsen nodig. Elke vorm van motoriek wordt vanuit het centrale zenuwstelsel aangestuurd via motorische banen waarvan de cellichamen in de motorische kernen in de hersenstam liggen en in de voorhoorn van het ruggenmerg. Dit zijn de zogeheten motorische voorhoorncellen. Deze neuronen vormen de enige weg waarlangs prikkels vanuit het centrale zenuwstelsel naar de skeletspier vervoerd kunnen worden en worden daarom ook wel 'the final common path' genoemd.

Voor het bewegen spelen drie gebieden in het centrale zenuwstelsel een grote rol. Deze gebieden houden zich bezig met de controle van motoriek: de *motorische gebieden van de cortex*, de *hersenstam* en het *ruggenmerg*. Ze zijn zowel op een hiërarchische als op een parallelle wijze geschakeld (zie figuur 7.1).

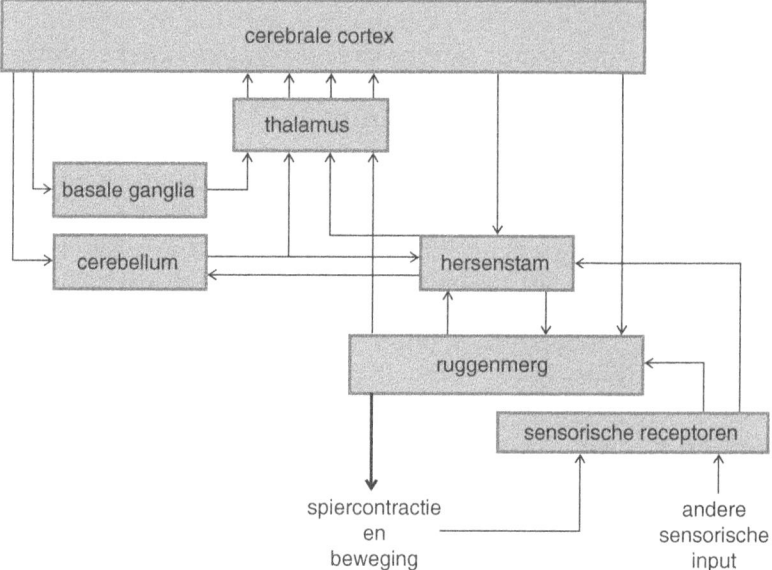

Figuur 7.1
Schematische weergave van de besturing van het motorische systeem: de motorische subsystemen.
Bron: Vingerhoets en Lannoo, 1998.

7.3.1 Hiërarchische organisatie

Hiërarchische organisatie wil zeggen, dat de gebieden functioneel boven elkaar liggen en dat de hogere gebieden regeren over de lager gelegen gebieden. De hiërarchie uit zich zowel in de willekeurige als in de onwillekeurige motoriek. Het heersende gebied binnen de hiërarchie is de cortex. Het laagste in de hiërarchie zijn de reflexen.
– Binnen het hoogste niveau, de *motorische schorsgebieden* (primair motorische, premotorische en supplementaire schorsgebieden) ontstaan motori-

sche impulsen op basis van een spontane beweging of naar aanleiding van een idee, gedachte of waarneming. Deze impulsen worden via afdalende banen gestuurd naar de hersenstam en het ruggenmerg. Het corticale niveau van het motorische systeem is vooral van belang voor de planning, coördinatie en uitvoering van doelmatige, willekeurige bewegingen.
- In de *hersenstam* wordt een groot deel van de houdings- en evenwichtsmotoriek en de oogbewegingen gereguleerd.
- Binnen het laagste niveau, het *ruggenmerg*, bevinden zich neuronale circuits die de basis vormen voor talrijke reflexmatige bewegingen. Zo lopen bijvoorbeeld de spierrekkingsreflexen en de kniepeesreflex over het ruggenmerg zonder tussenkomst van de hersenen. De neuronale circuits krijgen direct sensibele informatie vanuit de gewrichten en spieren en vanuit de huid. Op basis van deze sensibele prikkels worden reflexmatige bewegingspatronen opgewekt of aangepast.

7.3.2 Parallelle organisatie

Naast een hiërarchische is er ook een parallelle organisatie van de gebieden die de motoriek controleren. Voor de planning, coördinatie en uitvoering van de doelmatige en willekeurige bewegingen wordt de cortex ondersteund door het subcorticale niveau: de basale ganglia en het cerebellum. De invloed van de basale ganglia en het cerebellum verloopt via de thalamus naar een beperkt deel van de cortex. Dit systeem dient voor het tot stand brengen van enigszins automatisch verlopende bewegingspatronen en voor de juiste samenwerking of coördinatie van spiergroepen.

7.3.3 Emotioneel motorsysteem

De eerdergenoemde aansturing vanuit de motorische schors en de hersenstam reguleert de willekeurige bewegingen. Daarnaast wordt het motorische systeem beïnvloed vanuit het limbische systeem (zie paragraaf 2.6.1) via corticale motorische banen of via de hersenstam. Dit wordt ook wel het emotioneel-motorisch systeem genoemd. In het limbische systeem wordt aan zintuiglijke waarnemingen een emotionele betekenis gekoppeld zodat de informatie kan worden ingezet om te (over)leven. Het emotioneel-motorisch systeem zorgt voor de emotionele motoriek, zoals agressief gedrag, seksueel gedrag en uitdrukking geven aan emoties zoals lachen en huilen.

7.4 De organisatie van bewegen

Voor het organiseren van bewegen zijn drie systemen van belang. Deze organisatievormen verlopen op verschillende niveaus in het centrale zenuwstelsel:
1 *commandoniveau*: initiëren of plannen van de bewegingen: besluiten om te gaan bewegen, het vaststellen van de richting, het bepalen van de snelheid en het vaststellen van het doel van de beweging;

2 *coördinatieniveau*: programmeren of organiseren van de beweging: het activeren van de juiste spiergroepen, in de juiste verhouding, op tijd versnellen en stoppen in de correcte volgorde;
3 *uitvoeringsniveau*: uitvoeren van de beweging volgens een bepaald programma en het doelgerichte handelen.

Naast bovengenoemde vormen van beweging kunnen mensen ook bewegen op basis van reflexen.

7.4.1 Commandoniveau

Het hoogste niveau, het commandoniveau, is de cerebrale frontale cortex. In de frontale cortex wordt de beweging geïnitieerd en geprogrammeerd. De input komt van de zintuiglijke impulsen, die de hersenen vertalen in betekenisvolle taferelen of signalen. Het geheugen speelt een belangrijke rol voor herkenning en vergelijking van deze taferelen en signalen. Meestal liggen bewegingen als het ware klaar in het motorisch geheugen, waardoor ze in een fractie van een seconde zijn op te roepen.

> **Kader 7.1 Aansturing van willekeurige bewegingen**
>
> Het commandocentrum van waaruit elke willekeurige beweging wordt geïnitieerd, bevindt zich in de frontale kwab van de beide hemisferen. Het omvat de primaire motorische schors (MI), de supplementaire motorische schors (MII) en de premotorische schors. Vanuit de primaire motorische schors lopen impulsen via een deel van de tractus corticobulbaris en de tractus corticospinalis lateralis naar de motorische voorhoorncellen van vooral de laterale groep. Deze innerveren volledig gekruist de gezichtsmusculatuur en de distale extremiteiten. Deze impulsen dienen voor de precieze bewegingen. Vanaf de andere motorische velden van de hersenschors lopen impulsen vooral via het mediale baansysteem naar de alfamotorische neuronen van de hersenstam en de mediale groep van het ruggenmerg. Deze weg is slechts gedeeltelijk gekruist, zodat één hemisfeer de proximale extremiteitdelen dicht bij het lichaam en de axiale spieren beiderzijds innerveert. De functie hiervan is het uitvoeren van massale bewegingen.

7.4.2 Coördinatieniveau

Het tweede niveau is het coördinatieniveau. Hierbij zijn verschillende hersendelen betrokken: de motorische schors in het frontale deel, subcorticale structuren zoals de basale ganglia, het cerebellum (kleine hersenen), kernen in het tectum (dak) van het mesencephalon en de vestibulaire kernen in de pons.

Vanuit het coördinatieniveau wordt geregeld dat een willekeurige beweging vloeiend en doelgericht verloopt. Hiervoor is een zeer fijne afstemming van verschillende spiergroepen nodig. De coördinatie wordt uitgevoerd door het cerebellum, de basale ganglia en delen van de hersenstam. Het cerebellum werkt corrigerend op de willekeurige motoriek door middel van drie zogenoemde regelkringen. Eén regelkring heeft speciale celgroepen in de hersenstam (de vestibulaire kernen) die betrokken zijn bij het evenwichtssysteem. Daarnaast is er een regelkring met de perifere sensoren. Deze verzorgt de juiste programmering van bij de beweging betrokken spiergroepen en de spiertonus. Als derde regelkring heeft het cerebellum een verbinding met de hersenschors en kan daardoor de programmering van de bewegingen in de schors bijsturen.

Kader 7.2 Functie basale ganglia en extrapiramidale systeem

De basale ganglia vormen een groep van subcorticale structuren die in de hemisfeer zelf liggen (corpus striatum) en in de thalamus, het mesencephalon en de pons. In een gesloten regelkring met de hersenschors brengen ze vloeiende bewegingen tot stand. Stoornissen in deze gebieden veroorzaken spierverstijving (dystonie) en ongewenste beweeglijkheid (dyskinesieën).

In de hersenstam ontspringen enkele banen die samen het extrapiramidale systeem vormen (zie paragraaf 2.7.2). Hun functie is coördinatie van spiergroepen die tijdens de beweging de houding en het evenwicht moeten bewaren, en de uitvoering verzorgen van de door het cerebellum aangestuurde motoriek.

7.4.3 Uitvoeringsniveau

Het derde niveau is het *uitvoeringsniveau*. Op dit niveau vindt de exacte uitvoering van de beweging plaats. De reflexkringen van het ruggenmerg (spinaal niveau) en van het verlengde merg (medullair niveau) zijn de belangrijkste onderdelen van dit systeem. Ze werken hoofdzakelijk automatisch maar worden tevens aangestuurd vanuit verschillende delen van de kleine hersenen en de hersenstam (de vestibulaire kernen en de formatio reticularis). Door een zeer goede samenwerking tussen deze delen wordt de effectiviteit van de reflexen geregeld.

7.4.4 Reflexen

Een reflex is een zeer snelle onwillekeurige reactie van het lichaam op een stimulus (zie ook paragraaf 3.6.3). Het is een actie van het centrale en perifere zenuwstelsel die automatisch wordt uitgevoerd en waarop de wil en de hogere hersencentra geen invloed hebben. Na een bepaalde prikkeling in een gebied ontstaat hierop een vaste, snelle reactie.

De reflexen zijn te onderscheiden in drie varianten:
1 exteroceptieve reflexen (de prikkeling vindt plaats in sensoren die aan of bij het lichaamsoppervlak zijn gelokaliseerd);

2 interoceptieve reflexen (de prikkeling vindt plaats in sensoren die in de inwendige organen zijn gelegen);
3 proprioceptieve reflexen (de prikkeling vindt plaats via sensoren in het bewegingsapparaat).

Willekeurige reflexen hebben altijd een skeletspier als effector. Voor autonome reflexen zijn dit de hartspier, gladde spieren of klieren.

7.5 Psychomotoriek en sensomotoriek

Psychomotoriek duidt op het verband dat er bestaat tussen het psychologische en het motorische. Dit wil zeggen dat er steeds een onderlinge wisselwerking is tussen het cognitieve, het emotionele en het bewegen van de mens. Elk gedrag, elke activiteit of vaardigheid draagt deze drie componenten in zich. Een component die de overhand krijgt bepaalt of een gedraging hoofdzakelijk motorisch, cognitief of emotioneel bepaald is. Voor begrip van de psychomotoriek is het belangrijk om inzicht te krijgen in hoe we bewegingen leren en maken en waarom het fout gaat in bepaalde omstandigheden.

Bewegingen maken we niet voor niets. We bewegen doelgericht en willen onze omgeving veranderen. Dat houdt in dat we informatie over ons bewegen nodig hebben om de juiste beweging te kunnen kiezen en om die beweging te kunnen controleren en eventueel corrigeren. Daarnaast hebben we informatie nodig over ons lichaam en onze positie in de ruimte.

Beweging en waarneming zijn nauw met elkaar verweven. In deze context spreken we over sensomotoriek. Drie sensorische informatiebronnen zijn van belang:
1 exteroceptie;
2 proprioceptie;
3 exproprioceptie.

Exteroceptieve informatie over de omgeving wordt verkregen door te kijken, luisteren, tasten en ruiken. Op die manier wordt de positie van de objecten in de buitenwereld en hun eventuele bewegingsloop bepaald. Men krijgt informatie over hindernissen in de omgeving, zodat men kan anticiperen op de te maken bewegingen. Dit gaat ook op voor bewegende voorwerpen, bijvoorbeeld een sporter die reageert op een tegemoetkomende bal.

Proprioceptieve informatie bereikt ons via de receptoren in de gewrichten, spieren en vestibulaire kernen. Deze informatie is onontbeerlijk voor de interne coördinatie van onze lichaamsbewegingen. Het geeft informatie over de positie, snelheid en de versnelling van het lichaam of lichaamsdelen.
- *Vestibulair*: Binnenoor (info over beweging en oriëntatie van hoofd); Statisch – dynamische receptor.
- *Spierspoeltjes*: Spierbuik (info over lengteveranderingen van spier); Bescherming van spieren tegen plotse rek.
- *Golgi*: Tussen pees en spierbuik (info over lengteveranderingen van spier); Bescherming van spieren tegen plotse rek.

- *Gewrichtreceptor*: Gewrichtskapsel (info over hoek waarin een gewricht zich bevindt).
- *Huidreceptoren*: Huid (info over pijn, hitte, koude, vorm van een voorwerp); Druksensoren in voet spelen zelfs een rol in evenwichtscontrole.

Het visuele systeem en het auditieve systeem zijn niet alleen exteroceptief, maar ook (ex)proprioceptief. Ze geven informatie over de buitenwereld, maar ook over de positie van lichaamsdelen ten opzichte van elkaar. Deze visuele proprioceptieve informatie wordt exproprioceptieve informatie genoemd. Het volgende voorbeeld maakt dit duidelijk:

> **Voorbeeld exproprioceptieve informatie**
>
> Probeer met de ogen dicht de toppen van de wijsvingers bij elkaar te brengen. Dit gaat goed doordat we blijkbaar over informatie beschikken over de relatie tussen het eigen lichaam en de omgeving. Kortom: het gaat om informatie van buiten het lichaam over de oriëntatie of de beweging van het lichaam.

Hoe wordt nu een beweging gestuurd door de waarneming? Stel, iemand pakt een glas. Met behulp van de visuele informatie wordt vastgesteld of er een discrepantie is tussen de actuele handpositie en de positie van het glas. Het verschil wordt teruggekoppeld naar de handelende persoon via een terugkoppellus (feedback). Zolang er geen verschil tussen de twee posities gesignaleerd wordt, moet de beweging doorgaan. Als het verschil de nul nadert moet de beweging gestopt worden. Deze manier schetst het zogenoemde closed-loopmodel (figuur 7.2).

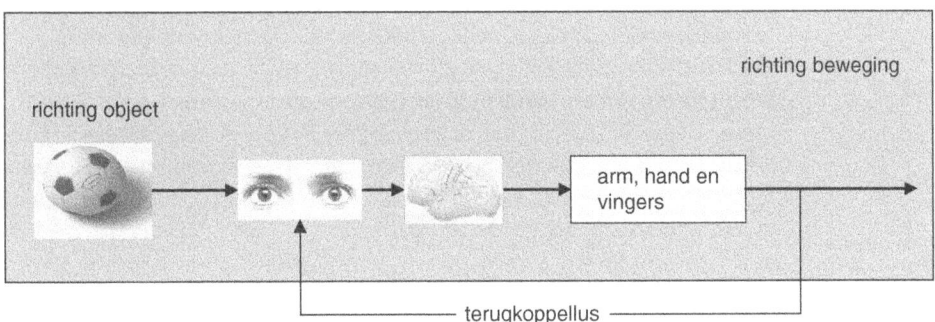

Figuur 7.2
Het closed-loopmodel.

De figuur, die het algemene principe van een closed-loopmodel schetst, zou kunnen suggereren dat er slechts van één terugkoppellus sprake is, maar tijdens de reikbeweging moet ook een passende greep van de hand worden ontwikkeld: niet te wijd en niet te nauw. Het visuele systeem bepaalt gelijkertijd een groot aantal parameters en er zijn dan ook meerdere terugkoppellussen. In het voorbeeld dient de ene voor sturing van de positioneringbeweging en de andere voor sturing van de greepwijdte. De primaire visuele schors geeft zijn informatie door aan een groot aantal hogerop gelegen, geïsoleerde visuele velden. Deze 'modules' zijn gespecialiseerd in het berekenen van beperkte aspecten zoals kleur, beweging, richting van beweging of contouren. Een infarct in deze modules kan er de oorzaak van zijn dat mensen geen bewegingen of kleuren meer kunnen waarnemen.

7.6 Mobiliteit, observatie van mobiliteit en klinimetrie

7.6.1 Wat is mobiliteit?

Een belangrijk onderdeel van het bewegen en de motoriek is mobiliteit. Mobiliteit is een breed begrip. Binnen de Internationale Classificatie van het Menselijk Functioneren (ICF) wordt het beschreven onder 'Activiteiten en participatie' als: het bewegen door het veranderen van lichaamshouding of van locatie, het van de ene plaats naar de andere gaan, dragen, verplaatsen en manipuleren van voorwerpen, lopen, rennen of klimmen, en door het gebruiken van verschillende vormen van transport. In het kader van dit hoofdstuk wordt vooral ingegaan op mobiliteit in de zin van veranderen en handhaven van lichaamshouding en het zich verplaatsen.

De mobiliteit wordt door veel meer factoren bepaald dan alleen de motorische en sensorische functies, zoals tonus en sensibiliteit in de onderste extremiteiten. Ook functies als visus en vestibulum, de cognitieve functies en de sensomotorische functies in andere delen van het lichaam spelen een rol, net zoals tal van andere lichaamsfuncties. Vooral het vermogen om de romp te stabiliseren en de buik- en rugmusculatuur selectief in te zetten is belangrijk voor het voortbewegen. Functies als *arousal*, gnosis, perceptie, aandacht, intentie en geheugen zijn belangrijk als het gaat om motivatie voor het uitvoeren van een handeling, het interpreteren van omgevingsprikkels, balans, het automatiseren van bewegingen en het uitvoeren van meerdere taken tegelijkertijd (zie ook hoofdstuk 3). Emoties en stemming kunnen de motoriek sturen, ook ten aanzien van het voortbewegen, bijvoorbeeld bij het kwaad weglopen of het zenuwachtig ijsberen.

7.6.2 Observatie van mobiliteit

Wanneer we de mobiliteit bij patiënten observeren kan het ecologische model behulpzaam zijn. Dat model gaat uit van de interactie tussen drie factoren bij de uitvoering van een handeling: 'persoon', 'taak' en 'omgeving'. De aandoening en de daaruit voortvloeiende neurologische stoornissen zoals die hiervóór besproken zijn, vormen onderdeel van 'persoon'. Andere factoren uit deze categorie zijn bijvoorbeeld het karakter van de patiënt, de wil om te revalideren, conditie en pijn.

Bij de factor 'taak' kan een analyse gemaakt worden van de complexiteit van een taak. Bestaat de taak uit een enkelvoudige, gemakkelijke handeling, of is deze opgebouwd uit meerdere deelhandelingen? Met andere woorden: betreft het een enkelvoudige taak of is er sprake van een dubbeltaak? Gewoon van de keuken naar de woonkamer lopen is doorgaans minder complex dan een vol en zwaar dienblad met koffiekopjes naar de woonkamer brengen.

Onder 'omgeving' worden de omstandigheden verstaan waaronder de taak uitgevoerd moet worden (zie kader 7.1). Het kan gaan om de hulpmiddelen of de attributen die gebruikt worden bij de handeling. Het opstaan vanaf een erg laag toilet of een stoel met een sterk negatieve zitting is veel lastiger dan opstaan vanaf een hogere of vlakke zitting. Het uitvoeren van een transfer naar of vanuit een rolstoel waarvan de zijleuningen niet verwijderd kunnen worden is erg moeilijk. De onderlaag van de handeling maakt deel uit van de omgeving. Een patiënt met mobiliteitsstoornissen zal bijvoorbeeld waarschijnlijk meer moeite hebben zich in bed te verplaatsen op een zachte antidecubitusmatras, dan op een normale harde matras. En lopen op hoogpolig tapijt vraagt een andere vaardigheid dan lopen op een vlakke, harde vloer.

> **Casus 7.1 De factor omgeving bij patiëntmobiliteit**
>
> Mevrouw Evers verblijft sinds drie weken in het ziekenhuis na een beroerte. Tijdens het multidisciplinair overleg meldt de fysiotherapeut dat mevrouw erg vooruitgaat met lopen en dat wat haar betreft mevrouw met ontslag zou kunnen als ze zo vooruit blijft gaan. De verpleegkundige echter heeft die ochtend geobserveerd dat het lopen nog niet zo goed gaat. Als mevrouw wordt afgeleid, loopt ze tegen de deurpost aan en sleept ze met haar been.
>
> Beide bevindingen kunnen juist zijn. Hier speelt de factor 'omgeving' een rol. In de oefenzaal van de fysiotherapie, waar alles gestructureerd is en waar mevrouw zich op het lopen kan concentreren, gaat het goed. Op de afdeling, waar medepatiënten zijn, de dokter binnenloopt en de koffiekar plotseling voorbijkomt, kan het lopen minder goed gaan.

7.6.3 Klinimetrie

Naast de analyse vanuit het ecologische model kan de mobiliteit van patiënten met verschillende observatieschalen worden vastgelegd. Het gebruik van gevalideerde klinische meetinstrumenten wordt klinimetrie genoemd. Klinimetrie vormt een belangrijk onderdeel van het evidence-based handelen. Het doel van beide methoden is de systematische verzameling van gegevens, waarop klinisch redeneren en methodisch (be)handelen gebaseerd kan worden. Klinisch redeneren is het proces waarbij onder meer de hulpvraag van de patiënt en de analyse van systematisch verzamelde gegevens leiden tot een functionele prognose, een of meer behandeldoelen en een behandelstrategie. Bovendien kan door klinimetrie dataverzameling plaatsvinden, wat van belang is voor wetenschappelijk onderzoek.

Er zijn diverse observatieschalen en scorelijsten, die ieder een specifiek onderdeel van mobiliteit in kaart brengen. Een voorbeeld is de Rivermead Mobility Index. Hiermee worden op een 15-item schaal de belangrijkste vaardigheden gescoord, van omrollen in bed tot hardlopen. Het is daarmee een schaal die meet op activiteitenniveau (vaardigheidsniveau of beperkingenniveau), maar die geen informatie geeft over de onderliggende stoornissen. Andere schalen scoren op stoornisniveau, zoals een Visueel-Analoge Schaal (VAS), waarop de patiënt de mate van pijn die hij of zij ervaart kan aangeven.

Soms is mobiliteit een onderdeel van een schaal die ook andere aspecten in kaart brengt, zoals bij de barthel-index. In dit instrument wordt mobiliteit gescoord naast items als 'darm', 'blaas' en 'baden/douchen'. Een ander bekend voorbeeld van een instrument dat algemene dagelijkse levensverrichtingen (ADL) vastlegt is de A-one die door de ergotherapie gehanteerd wordt. Met de A-one kunnen ook de stoornissen die hierop van invloed zijn worden beoordeeld.

De barthel-index en de A-one zijn tevens voorbeelden van schalen die bij meerdere patiëntengroepen kunnen worden toegepast. Daartegenover staan instrumenten die alleen bij een specifieke groep van toepassing zijn, zoals de 'Hoehn en Yahr'-schaal die gebruikt wordt bij de ziekte van Parkinson.

Uit het oogpunt van efficiëntie is het zeer gewenst om in iedere instelling en zo mogelijk in iedere transmurale zorgketen afspraken te maken over de te gebruiken klinimetrische instrumenten. Die afspraken dienen betrekking te hebben op welke discipline welke instrumenten hanteert en op welke momenten en vooral ook op hoe de uitkomsten gecommuniceerd worden naar de andere disciplines. Vanzelfsprekend dienen bij voorkeur instrumenten gekozen te worden die zijn getest op validiteit en betrouwbaarheid.

7.7 Mobiliteit bij de ziekte van Parkinson

Een van de neurologische aandoeningen waarbij de mobiliteit van de patiënt ernstig gestoord kan raken, is de ziekte van Parkinson.

7.7.1 Inleiding

De ziekte van Parkinson is een complexe ziekte die een ernstig invaliderend verloop kan hebben. In Nederland leven ongeveer 50.000 mensen met de ziekte van Parkinson. Door aantasting van de substantia nigra ontstaat er een tekort aan de neurotransmitter dopamine. De substantia nigra maakt in functioneel opzicht deel uit van de basale ganglia. De klachten beginnen doorgaans aan één lichaamshelft, later kan de andere lichaamszijde ook meedoen. Bij het optreden van de eerste klachten is vaak al 70 tot 80% van de dopamineproducerende cellen gedegenereerd. De aandoening verloopt progressief.

7.7.2 Symptomen en beïnvloedende factoren

De belangrijkste klinische aanwijzingen voor stoornissen van subcorticale functies zijn vertraging van denken en handelen en veranderingen van het houdings- en bewegingspatroon. De ziekte van Parkinson verloopt als gezegd progressief en de symptomen kunnen na verloop van tijd in aantal toenemen en verergeren. Met betrekking tot mobiliteit zijn tremoren, bewegingsarmoede, spierstijfheid, traagheid en problemen met het evenwicht belangrijke stoornissen (zie ook hoofdstuk 3).

Tremoren zijn vaak aanwezig wanneer de patiënt in rust is en komen doorgaan het meest uitgesproken voor aan de handen en benen. Bij tremoren aan de handen kunnen de wijsvinger en duim het gebaar van 'geld tellen' maken. Aanvankelijk zijn de tremoren alleen merkbaar bij vermoeidheid en stress en zijn ze afwezig bij doelbewuste activiteiten of tijdens de slaap. Later kunnen de tremoren ook bij activiteiten aanwezig blijven.

Bewegingsarmoede uit zich in vermindering van de spontane motoriek en het ontbreken van automatische bewegingen (hypokinesie). Het uitvoeren van verschillende bewegingen tegelijkertijd wordt moeizamer. Er kan sprake zijn van akinesie: moeite met het starten van bewegingen, bijvoorbeeld met betrekking tot mobiliteit bij het starten van het lopen. Een ander voorbeeld is het moeilijk starten van het spreken.

Spierstijfheid ofwel rigiditeit wordt veroorzaakt door een verhoogde spiertonus die ook spierpijn, vermoeidheid en een verminderd uithoudingsvermogen kan veroorzaken. De hoge tonus treedt bij bewegingen op in beide richtingen, dus bijvoorbeeld bij flexie en extensie en over het gehele bewegingstraject (loden-pijpfenomeen). Spierstijfheid kan door de patiënt ervaren worden als krachtsverlies, omdat de stijfheid overwonnen moet worden. Rigiditeit en bewegingsarmoede leiden tot traagheid (bradykinesie). Rigiditeit en traagheid kunnen bijvoorbeeld leiden tot bewegingsbeperkingen rond de wervelkolom, de schoudergordel en de bekkengordel. Daardoor kan bijvoorbeeld het omdraaien tijdens het lopen lastig worden of kan al in een vroeg stadium van de ziekte het omdraaien in bed bemoeilijkt worden.

Evenwichtsproblemen komen meestal later in het ziekteproces voor en kunnen een voorbode vormen van ernstige lichamelijke problematiek, onzekerheid en angst. De houding van de patiënt verandert. Benen, romp, hoofd en armen zijn gebogen (flexiehouding). In de stoel zit de patiënt voorover, komt moeizaam overeind uit de stoel, verliest gemakkelijk zijn evenwicht en helt bij het staan voorover. Bij het lopen kan er sprake zijn van 'bevriezing' (freezing) en lijkt het alsof de voeten aan de grond kleven. Als patiënten eenmaal lopen, schuifelend en met kleine pasjes, komt het bovenlichaam te veel naar voren en dreigt het gevaar vooroverte vallen. Om dat te compenseren gaan patiënten sneller lopen. Botsneigingen met obstakels komen vaak voor omdat mensen met de ziekte van Parkinson niet op tijd kunnen stoppen, hun lichaam niet soepel kunnen draaien en moeite hebben met het veranderen van richting bij het lopen. Het uitvoeren van een dubbeltaak zoals lopen en een gesprek voeren wordt steeds moeilijker.

Wanneer de balansproblemen toenemen, neemt ook de onzekerheid toe, later gevolgd door een verhoogde valneiging. De patiënt kan zowel voor- als achterover vallen. Overigens moet men, als patiënten vroeg in het beloop van de ziekte vallen, erop bedacht zijn dat er iets anders aan de hand kan zijn dan de ziekte van Parkinson. Bij vroege valneiging kan er sprake zijn van een progressieve supranucleaire aandoening of multipele systeematrofie, corticobasale degeneratie, dementie met lewy-lichaampjes of vasculair parkinsonisme. Deze aandoeningen hebben gemeen dat de ziekte progressief verloopt en matig reageert op medicijnen. De invaliditeit en de cognitieve achteruitgang zijn bij deze aandoeningen veel ernstiger.

Immobiliteit in een vergevorderd stadium van de ziekte van Parkinson beperkt de zelfstandigheid van de patiënt in belangrijke mate. Bij het ontstaan van immobiliteit speelt de steeds groter wordende onzekerheid van de patiënt een rol. De angst om te vallen wordt gecompenseerd door extreem langzaam en voorzichtig te lopen tot uiteindelijk het lopen vermeden wordt. Voor de neuroloog en de neuroverpleegkundige is het belangrijk te achterhalen of het gaat om een valangst of daadwerkelijke motorische achteruitgang.

Kader 7.3 Problemen bij de ziekte van Parkinson

Mensen met de ziekte van Parkinson hebben met meer problemen te kampen dan alleen mobiliteit. Ze kunnen een maskerachtig gelaat hebben of minder met hun ogen knipperen en het slikken kan problemen geven waardoor patiënten zich gaan verslikken of gaan kwijlen. Andere verschijnselen zijn een vette huid en een trage stoelgang.

Vaak is de spraakmotoriek bemoeilijkt. Als een van de eerste symptomen van de ziekte spreken patiënten zachter en heser, naast vermindering van het reukvermogen. Ook monotoon spreken en struikelen over woorden komen voor en uiteindelijk is de patiënt nog maar nauwelijks verstaanbaar. Mensen met de ziekte van Parkinson hebben meestal geen moeite met het herkennen en benoemen van objecten of het begrijpen van taal. Het vertraagde reageren vraagt van de luisteraar een geduldige en ondersteunende houding. Samen met de stoornissen van de motoriek kunnen visueel-ruimtelijke stoornissen en ook cognitieve stoornissen alledaagse activiteiten ernstig belemmeren, zoals kleden en wassen, schrijven, eten en drinken. Het probleemoplossend vermogen van patiënten kan verminderd raken. Patiënten kunnen last krijgen van visuele en/of auditieve hallucinaties, soms mede als gevolg van de medicatie, maar ook wel zonder dat ze dergelijke middelen gebruiken.

7.7.3 Interventies

Een belangrijke basis voor het kiezen van de juiste interventies is het afnemen van een goede anamnese. De fysiotherapeut en de ergotherapeut hebben speciaal ontwikkelde vragenlijsten om valproblematiek en andere mobiliteitsproblemen in kaart te brengen. Voor de neuroverpleegkundige gaat het in de vraaggesprekken vooral over de invloed die de beperkte mobiliteit heeft op de kwaliteit van leven. Zij besteedt aandacht aan de leefomstandigheden, de lichamelijke conditie en de cognitieve aspecten en hoe de naaste omgeving deze problemen hanteert. Interdisciplinair wordt er gewerkt aan een centrale doelstelling. De verpleegkundige heeft in de interdisciplinaire samenwerking een coördinerende functie, maar zeker zo belangrijk is ook de signalerende functie. In goed multidisciplinair overleg kunnen interventies worden ingezet. Het doel van deze interventies kan divers van aard zijn, zoals het bevorderen van zelfstandigheid en/of veiligheid met betrekking tot mobiliteit, valpreventie en decubituspreventie. Ook het komen tot een goede afstemming tussen activiteiten en rustmomenten kan tot de doelstelling behoren.

Interventies van meer algemene aard bij de ziekte van Parkinson zijn de zorg voor medicatie en het betrekken van de mantelzorger. De medicatie komt bij de ziekte van Parkinson erg nauw. Dat geldt zowel voor het tijdstip van inname als voor de dosering. Wanneer de patiënt de medicatie te laat verstrekt krijgt of te laat inneemt, kunnen problemen als freezing ontstaan. Het kan dus nodig zijn dat de medicatieverstrekking op andere tijden dan de routinematige medicijnrondes moet plaatsvinden. De signalerende functie die de verpleegkundige heeft is belangrijk als het gaat om de juiste dosering van de medicatie. Stijfheid kan een teken zijn van onderdosering, terwijl een overdosering kan leiden tot overbeweeglijkheid. Ook kunnen patiënten psychotisch of overbeweeglijk worden als bijwerking van de medicatie, wat bijvoorbeeld weer tot valgevaar kan leiden, of tot huiddefecten bij voortdurend over de zitting van de stoel schuiven. Andere bijwerkingen kunnen zijn: misselijkheid, duizeligheid en slaapstoornissen. Soms komen bij hoge doseringen van levodopamiddelen hartritmestoornissen voor, evenals hallucinaties en verwardheid. Na langdurig gebruik van levodopa kunnen on-off-verschijnselen en dyskinesieën optreden doordat de werkzaamheid van het middel afneemt. Een 'on'-periode is een periode waarin de patiënt in relatief goeden doen is; bij een 'off'-periode is de patiënt tot beduidend minder in staat.

Verder is bij het gebruik van levodopa van belang dat wanneer de innametijd rond etenstijd valt, patiënten de medicatie een uur vóór of na de maaltijd innemen. Wanneer de medicijnen met eiwitproducten wordt ingenomen bestaat de kans dat de medicatie onvoldoende effect geeft. Eiwitten worden in de dunne darm eerder opgenomen dan de werkzame stoffen in de medicijnen. Het is daarom ook belangrijk om de medicijnen met water of vruchtensap in te nemen en bijvoorbeeld niet met melkproducten.

De mantelzorger dient zo mogelijk in hoge mate bij de zorg en behandeling betrokken te worden. Hier vormen voorlichting en instructie een essentieel deel van de zorg. Daarbij gaat het onder meer om inzicht bij de mantelzorger over de ziekte, de symptomen en het verloop, het gedrag van de patiënt, de betekenis van de ziekte voor de patiënt en de mantelzorger, maar ook om de mobiliteit en de manier van bewegen tijdens het uitvoeren van een activiteit.

Met betrekking tot de mobiliteit in bed is een stevig matras van belang, evenals gemakkelijk schuivende kleding en/of een gemakkelijk schuivende onderlaag. Deel de transfer op in kleinere stappen en leer de patiënt door middel van verbale instructies om die uit te voeren. Ook het instrueren van de mantelzorger of bedgenoot hoe de patiënt het beste kan omrollen kan uitkomst bieden.

Bij de veel voorkomende flexiehouding bij mensen met de ziekte van Parkinson, bijvoorbeeld het voorover zitten, kan door verbale instructie een betere houding gestimuleerd worden. Ook kan feedback met behulp van een spiegel nuttig zijn.

Wanneer het gaan verzitten, het opstaan of het lopen middels automatische bewegingen is bemoeilijkt, en de patiënt beschikt over voldoende begrip, inzicht en geheugenfunctie, dan kunnen cognitieve bewegingsstrategieën worden toegepast. Hierbij wordt een beweging opgedeeld in relatief eenvoudige deelbewegingen. Deze moeten in een vaste volgorde worden uitgevoerd. De handeling en de deelbewegingen worden in gedachten voorbereid en geoefend door zich eerst een mentale voorstelling van de deelhandeling te maken en daarna de deelhandelingen uit te voeren. Daarmee wordt de automatische bewegingsloop omzeild en wordt de beweging bewust uitgevoerd (zie kader 7.4).

Kader 7.4 Stappenplan deelhandelingen

Het volgende stappenplan is een voorbeeld van deelhandelingen bij het gaan staan:
- Maakt u zich een mentale voorstelling van het gaan staan.
- Schuif naar de rand van de stoel.
- Plaats de voeten plat en stevig op de grond op heupbreedte.
- Plaats de voeten wat achter de knieën of in schredestand.
- Plaats de handen op de armleuningen of op de zitting.
- Ga met de romp naar voren totdat de neus voorbij de knieën is.
- Ga staan.

Met betrekking tot het lopen is natuurlijk allereerst goed schoeisel van belang. De schoen moet voldoende steun bieden en voorzien zijn van een zool met voldoende grip. Men kan adviseren om zich goed te concentreren op het maken van een grotere stap. Voer geen afleidende gesprekken tijdens het lopen. Bied ondersteuning bij het uitvoeren van dubbeltaken of adviseer de patiënt om één ding tegelijk te doen. Voorkom zo mogelijk obstakels die voortkomen uit de inrichting van de kamer. Gevaren binnenshuis zijn bijvoorbeeld een te volle kamer, matjes en vloerkleedjes.

In voorkomende gevallen kunnen *cues* worden toegepast. Ook hier dient de patiënt over voldoende begrip en inzicht te beschikken. Een cue is een aanvullende prikkel vanuit de omgeving of opgewekt door de patiënt zelf om een beweging gemakkelijker te kunnen uitvoeren. Voorbeelden van prikkels vanuit de omgeving zijn strepen op de vloer of de voet van iemand anders waar de patiënt overheen stapt, het lopen op een ritmische toon, op muziek, op hardop tellen door iemand anders of zichzelf, of het plaatsen van cuekaarten ('gaan', 'starten') in huis of op de afdeling. Voorbeelden van door de patiënt zelf opgewekte cues zijn stampend lopen, de knieën optrekken bij het lopen of het aantikken van heup of been.

Regelmatig kan een goed advies voor het gebruik van hulpmiddelen op zijn plaats zijn, vooral omdat mensen met de ziekte van Parkinson niet zelf op het idee komen of niet altijd een oplossing bedenken. Er zijn vele hulpmiddelen verkrijgbaar die ondersteunend kunnen zijn bij de mobiliteit. Te denken valt aan een verhoogde toiletpot, een sta-opstoel, een rollator met een infrarood lichtje om overheen te stappen, een wandelstok, een rolstoel of een scootmobiel. Maar niet alle hulpmiddelen zijn in alle situaties geschikt. De bediening van de scootmobiel kan te complex zijn voor de patiënt, of de patiënt vergeet de knopjes van de sta-opstoel te bedienen. Een juist advies op basis van multidisciplinaire samenwerking kan een nuttig hulpmiddel opleveren, maar kan ook voorkomen dat een nutteloos hulpmiddel wordt aangeschaft (zie ook de bijlage).

7.8 Mobiliteit bij een beroerte

Een tweede aandoening waarbij de mobiliteit ernstig gestoord kan zijn is een beroerte.

7.8.1 Inleiding

In Nederland leven ongeveer 160.000 mensen met de gevolgen van een beroerte. Veel van deze mensen hebben in meer of mindere mate te maken met mobiliteitsbeperkingen. Zo bereikt slechts een derde van de patiënten die loopvaardig zijn een loopsnelheid en loopafstand die normaal zijn voor hun leeftijd. Dit betekent dat in de meeste gevallen de kwaliteit van het gangbeeld na een beroerte afwijkt.

Motorische stoornissen bij een beroerte worden veroorzaakt doordat cellen in de motorische schorsgebieden en motorische banen die daaruit afdalen beschadigd raken. De fijne motoriek kan meer aangedaan zijn dan de grove motoriek, die meer met krachtsontwikkeling gepaard gaat. Dat komt doordat de spieren voor de fijne motoriek, zoals bij de handmotoriek en de bewegingen van de vingers, slechts door één zenuwbaan worden aangestuurd. Dit in tegenstelling tot de spieren die voor krachtsontwikkeling zorg dragen, die door meer banen aangestuurd worden.

7.8.2 Symptomen en beïnvloedende factoren

Stoornissen na een beroerte die de mobiliteit beïnvloeden zijn paresen, spasticiteit en hypotonie, (schouder)pijn, coördinatiestoornissen, gestoorde sensibiliteit en gestoorde proprioceptie. Ook stoornissen op het gebied van cognitie, emotie en gedrag kunnen invloed hebben op de mobiliteit, evenals zit/rompbalans en stabalans, vermoeidheid en vallen (zie ook hoofdstuk 3). Bovendien kunnen omgevingsfactoren van invloed zijn. Voorbeelden daarvan zijn een te hoge stoel voor iemand met een klein postuur en een slecht aan de persoon aangepaste rolstoel.

Paresen/krachtsvermindering: Ongeveer 80 tot 90% van de patiënten heeft kort na de beroerte te kampen met paresen en krachtvermindering in ten minste één van de ledematen. Na een halfjaar is dit ongeveer 50% van de patiënten. Wanneer er aanvankelijk zelfs sprake is van een paralyse, herwint slechts 10% de mogelijkheid om zelfstandig te lopen.

Spasticiteit komt bij 19 tot 38% van de patiënten met een beroerte voor. Het kan pas na verloop van tijd optreden en kan ook weer afnemen. Bij spasticiteit treedt intermitterend of voortdurend onwillekeurige spieractiviteit op. Daardoor kan het verloop van de beweging bij het verplaatsen en lopen verstoord raken. Daarnaast kan de mobiliteit beïnvloed worden doordat er contracturen, pijn en functieverlies ontstaan. Hypotonie kan de mobiliteit beïnvloeden doordat de spierspanning te laag kan zijn om bijvoorbeeld steun te nemen bij het gaan staan, of om een houding te handhaven.

Coördinatiestoornissen kunnen ontstaan op basis van beschadiging van het cerebellum of van cerebellaire banen. Bij het handelen zijn bewegingen niet goed op elkaar afgestemd. De mobiliteit wordt bemoeilijkt omdat onregelmatige en/of uitschietende bewegingen worden gemaakt, waarbij ook het gevaar van vallen groter wordt.

Sensibiliteitsstoornissen kunnen de mobiliteit negatief beïnvloeden door een verminderd vermogen om de omgeving in te schatten en om eventueel schadelijke omstandigheden te detecteren. Patiënten kunnen bijvoorbeeld een trager looppatroon hebben waarbij ze voortdurend visuele controle uitoefenen om het verlies aan informatie door de gestoorde sensibiliteit te compenseren. Bij een gestoorde proprioceptie neemt de bewegingszin af door de verminderde waarneming van prikkels door sensoren en receptoren die zich in de spieren, pezen en gewrichten bevinden. De mobiliteit wordt dan gehinderd doordat het moeilijk wordt om te bepalen waar een lichaamsdeel zich bevindt of in welke stand het staat.

(Schouder)pijn vormt, samen met de dikke hand en de schoudersubluxatie, het schouder-handsyndroom. Bij 70 tot 84% van de patiënten met een beroerte met verlamming treedt schouderpijn in meer of mindere mate op. Naast aanhoudende pijn kunnen de gevolgen een *frozen shoulder* en een verminderd functioneel vermogen zijn. De mobiliteit kan worden aangedaan bijvoorbeeld doordat de patiënt vanwege de pijn het liefst zo min mogelijk beweegt om de schouder te ontzien. Als mogelijke oorzaken van de pijnlijke schouder worden genoemd: een ondeskundige benadering (tillen en trekken aan de aangedane schouder), in een slechte houding liggen of zitten, zelfverwonding of trauma, ontstekingsreacties en tonusdysregulatie in de schoudergordel.

Balans en balanshandhaving zijn belangrijke voorwaarden voor het kunnen uitvoeren van handelingen. Balanscontrole is de handeling van het handhaven of weer bereiken van de balans, bij elke houdingsverandering of willekeurige activiteit. Daarnaast is balanscontrole van groot belang met betrekking tot mobiliteit bij het willekeurige bewegen van de ene houding naar de andere. Patiënten met een beroerte kunnen veel problemen hebben met de balans. Ernstig aangedane patiënten kunnen al moeite hebben met het blijven liggen op de niet-aangedane zijde. Er dreigt gevaar van verstikking wanneer de patiënt niet kan blijven liggen en ongewild doordraait, waarbij het gezicht in de kussen terechtkomt. Bovendien dient men bij het liggen op de niet-aangedane zijde erop bedacht te zijn dat de beweeglijkheid van de niet-aangedane arm behoorlijk beperkt is. Bij het zitten en staan kan het zonder steun in balans blijven een groot probleem zijn. Bij het gaan staan hebben veel patiënten met een beroerte problemen om het gewicht evenredig over beide lichaamshelften te verdelen.

Vermoeidheid is een meer algemeen maar ook veelvoorkomend verschijnsel dat de dagelijkse activiteiten en de mobiliteit na een beroerte kan beïnvloeden. Na een beroerte meldt 68% van de patiënten last te hebben van vermoeidheid en veel patiënten ervaren vermoeidheid als een van de zwaarste gevolgen van de beroerte. Hoe vermoeidheid na een beroerte ontstaat is niet bekend. Er is geen relatie met de verstreken tijd na de beroerte, of met de ernst of de locatie ervan.

Vallen komt bij patiënten met een beroerte vaker voor dan bij leeftijdgenoten. Geschat wordt dat 22 tot 40% van de patiënten valt in de eerste drie maanden na een beroerte. Tijdens de eerste zes maanden na ontslag uit het ziekenhuis valt 73% van de patiënten.

Cognitieve, emotionele en gedragsmatige stoornissen zijn vaak gevolgen van een beroerte die in eerste instantie minder zichtbaar zijn. Het zijn vooral deze stoornissen die een negatieve invloed hebben op het dagelijks functioneren, vooral wanneer een patiënt weer thuis is. Cognitieve stoornissen kunnen op veel manieren de mobiliteit beïnvloeden. De coördinatie in tijd, plaats en ruimte kan gestoord raken, er kunnen beperkingen in de capaciteit van informatieverwerking optreden waardoor bijvoorbeeld deelname aan het verkeer bemoeilijkt wordt, een neglect kan leiden tot problemen in de houdingscorrectie of tot het voortdurend tegen de deurpost botsen. Stoornissen in emotie, stemming en gedrag kunnen leiden tot bijvoorbeeld traagheid, passiviteit en initiatiefloosheid.

7.8.3 Interventies

Het doel van de revalidatie bij mobiliteitsbeperkingen is om de patiënt te leren zich zelfstandig en veilig te verplaatsen. Om het verloop van het revalidatieproces goed te kunnen volgen, wordt de barthel-index gebruikt. Meer specifiek voor de mobiliteit worden de Mobility Milestones aanbevolen. In dit instrument worden de volgende ijkpunten gebruikt: één minuut de zitbalans kunnen handhaven, tien seconden zonder steun kunnen staan, tien stappen zonder steun kunnen zetten en tien meter kunnen lopen (eventueel met stok). Nadeel van dit instrument is dat er geen ijkpunten benoemd zijn onder het niveau van één minuut de zitbalans kunnen handhaven, zodat bijvoorbeeld de mobiliteit op bed niet gescoord wordt.

Het trainen van spierkracht behoort tot het terrein van de fysiotherapie, maar in overleg is het mogelijk dat verpleegkundigen bij bepaalde ADL-oefeningen die patiënten uitvoeren assisteren.

Met betrekking tot spasticiteit is het belangrijk om te observeren of het een belemmering vormt voor het uitvoeren van ADL-handelingen of mobiliteitsvaardigheden of niet. Wanneer spasticiteit geen belemmering vormt en er geen gevaar voor contracturen is, hoeft geen specifieke therapie gegeven te worden. Voor het meten van spasticiteit is er nog geen betrouwbare test. In de regel vormt spasticiteit geen belemmering voor het functioneel oefenen. In de immobiele fase wordt aanbevolen om het paretische been en de paretische arm (geleid) actief te bewegen om de *range of motion* te verbeteren.

Bij het liggen in bed is er geen voorkeur voor een bepaalde houding. Belangrijk is dat de patiënt comfortabel ligt, dat complicaties zoals decubitus en contracturen voorkomen worden en dat een goede ademhaling en longventilatie mogelijk zijn. Wel dient men er rekening mee te houden dat de patiënt bij het liggen op de aangedane zijde meer bewegingsvrijheid heeft omdat de niet-aangedane zijde vrij ligt. Bij ernstig aangedane patiënten is het belangrijk om de patiënt zó met kussens te steunen, dat doorrollen en verstikking voorkomen worden. Bij het liggen op de niet-aangedane zijde en een weinig functionele aangedane hand dient er aandacht te zijn voor bijvoorbeeld de bereikbaarheid van de bel. Bij lighoudingen dient bovendien zeer frequent gecontroleerd te worden of de aangedane arm nog goed ondersteund wordt en of deze niet afhangt.

Het veranderen van lighouding kan zoveel mogelijk door de patiënt zelf gedaan worden. Een criterium daarbij is dat de patiënt in staat moet zijn om weer een comfortabele en veilige lighouding tot stand te brengen. De verpleegkundige zorgt ervoor of ziet erop toe dat het aangedane been bij de houdingsverandering wordt meebewogen.

Wat geldt voor het liggen in bed is ook van toepassing voor het zitten in de stoel. Wanneer een patiënt gebruik moet maken van een rolstoel, dient de rolstoel per patiënt opgebouwd te worden. Criteria daarbij zijn dat de rolstoel comfortabel zit en veilig is, maar ook dat er voorwaarden zijn voor activiteit van de patiënt en voor optimaal herstel. Die criteria kunnen tegenstrijdig zijn en de verschillende doelen kunnen nooit met één stoel gerealiseerd worden. Daarom dient voortdurend nagegaan te worden of de rolstoel nog adequaat is, omdat veranderingen in de situatie van de patiënt kunnen leiden tot andere eisen en tot aanpassing of afbouw van de rolstoel. In het algemeen dient een rolstoel te voldoen aan de volgende eisen: de zitting moet stevig en stabiel zijn. De zithoogte is van belang voor het plaatsten van de voeten in zit en tijdens het rijden. Een zitting met een negatieve wig geeft meer comfort bij het zitten, een neutrale of positieve zitting geven een meer actieve zit. De rugleuning is stevig en gevormd. De lengte van de rugleuning staat in relatie tot de rompextensie en de bewegingsvrijheid van de armen. De beensteunen en voetplaten staan in een hoek van 90° op de steunbuis. De voetplaat geeft ondersteuning aan de voet, eventueel met behulp van een hielbandje. De armleuningen moeten afneembaar zijn in verband met het veilig en efficiënt uitvoeten van transfers. Bovendien moeten ze in hoogte verstelbaar zijn om een goede ondersteuning aan de aangedane arm te geven. Verder moet het mogelijk zijn om de rolstoel te voorzien van een goed werkblad, met aangepast aan de patiënt een heel of half werkblad, een armgoot en/of een verbrede armlegger.

Het rolstoelrijden kan pas wanneer de patiënt daaraan toe is en moet in overleg met de fysio- of ergotherapie op de juiste manier worden aangeleerd. Tijdens de start wordt aangeraden een korte aanzet te geven met het niet-aangedane been en de niet-aangedane arm. Daarna kan de arm op schoot of op het werkblad liggen en trippelt de patiënt verder met het niet-aangedane been.

Met betrekking tot schouderpijn is preventie uitermate belangrijk. De aangedane arm dient 24 uur per dag goed ondersteund te worden en voorzichtig passief bewegen van de aangedane schouder kan mogelijk schouderpijn voorkomen. Slings worden gebruikt ter preventie van subluxatie en om de arm te beschermen, maar het is onduidelijk welke sling het beste is en of schouderpijn wordt voorkomen. Als bezwaar tegen de sling geldt de verminderde mobiliteit die dan ontstaat; een verkeerd gedragen sling kan juist klachten veroorzaken. Uit den boze is het optrekken van de patiënt aan de aangedane arm of dat de patiënt zichzelf optrekt aan een papegaai boven het bed. Verder wordt in veel instellingen afgesproken dat de aangedane schouder niet meer dan 90° bewogen wordt, om schouderklachten te voorkomen.

Wanneer schouderpijn eenmaal ontstaan is, is de behandeling ervan moeilijk. Er is geen therapie die een duidelijke meerwaarde heeft. Vaak wordt voorgeschreven om de hoek waarin de schouder wordt bewogen zo beperkt mogelijk te laten zijn. Voor het vastleggen van de pijn kan een VAS-schaal gebruikt worden en regelmatig dient nagevraagd te worden naar pijn in rust en bij passief en actief bewegen.

Als meetinstrument voor de zitbalans wordt de Trunk Control Test aanbevolen. Voor het weer verkrijgen van een goede balans is een goede (rol)stoel belangrijk. Het trainen van de balans kan het beste gebeuren aan de hand van taken die de patiënt zelf relevant vindt. Een belangrijke interventie is het stimuleren van het reiken naar een voorwerp dat net iets verder ligt dan de armlengte.

De stabalans kan geobserveerd worden zonder activiteit maar ook bij het uitoefenen van complexe taken zoals aankleden. Tijdens het uitvoeren van die taken in stand wordt impliciet ook de stabalans getraind. Bovendien zijn er aanwijzingen dat het oefenen van opstapjes van ongeveer 15 cm een positief effect heeft op de gewichtsverdeling over beide zijden van het lichaam, waardoor ook impliciet de balans wordt gestimuleerd.

Het kunnen opstaan is uitermate belangrijk voor de mobiliteit. De snelheid van het opstaan geeft een indicatie voor de mogelijkheid om weer te kunnen lopen. Het leren opstaan dient een aantal keren per dag geoefend te worden in functionele situaties en onder verschillende omstandigheden met een opklimmende moeilijkheidsgraad. Voorbeelden zijn het opstaan uit verschillende stoelen en met een verschillende stand van de voeten. Aanvankelijk kan gekozen worden voor een stoel met armleuningen. Voor het volgen van het opstaan en het lopen is de Timed Up and Go Test een goed meetinstrument, mits de test onder gelijke omstandigheden wordt afgenomen.

Ten aanzien van de loopvaardigheid is aangetoond dat een vroege start van intensieve loopvaardigheidstraining een gunstig effect heeft op de snelheid van het herstel. Vooral training van het lopen in relevante dagelijkse situaties is belangrijk, bijvoorbeeld het lopen van de kamer naar het toilet. Dit kan natuurlijk alleen wanneer een veilige situatie wordt gecreëerd. Hulpmiddelen kunnen de veiligheid en efficiëntie van het lopen vergroten. Ook kunnen orthesen worden voorgeschreven voor de ondersteuning van de enkelfunctie en de stabiliteit. Wanneer het gaat om een tijdelijke situatie, kan de aangedane voet gezwachteld worden, waarbij de voorvoet en de buitenzijde van de voet een stimulans omhoog krijgen. Dit gebeurt met een licht elastische zwachtel over de schoen. De loopvaardigheid kan worden vastgelegd met de Functionele Ambulante Categorieën (FAC). De Stop Walking When Talking-test (SWWT) geeft een indicatie voor het weer veilig kunnen lopen zonder het risico van vallen.

Mental Practice is een moderne interventie die ook wel door sporters en musici wordt toegepast. Het is het zuiver mentaal verrichten van een beweging. Je sluit je ogen en stelt je voor hoe de handeling uitgevoerd wordt. Beeldvormend onderzoek laat zien dat bij een mentale beweging grotendeels dezelfde hersengebieden geactiveerd worden als wanneer de beweging werkelijk wordt uitgevoerd. Alles wat voor de beweging geprogrammeerd moet worden, zoals richting en snelheid, vindt ook daadwerkelijk plaats, alleen de uitvoering niet. Voor de revalidatie betekent dit dat mentaal oefenen gebruik kan worden om bijvoorbeeld transfers of opstaan uit een stoel te oefenen. Helaas geldt dit niet voor alle patiënten: de plaats van de beroerte bepaalt of het mentale bewegen gerelateerd is aan het werkelijke bewegen en een voorwaarde is dat een patiënt zich de beweging in al haar facetten bewust kan voorstellen. Eerst moet dus onderzocht worden of de patiënt mental practice kan toepassen en vervolgens moet dit worden toegepast volgens een bepaald protocol.

7.9 Mobiliteit bij neuromusculaire aandoeningen

Als laatste voorbeeld van een aandoening waarbij de mobiliteit ernstig gestoord kan zijn, bespreken we in deze paragraaf de gevolgen voor de mobiliteit bij patiënten met neuromusculaire aandoeningen.

7.9.1 Inleiding

Neuromusculaire aandoeningen zijn ziekten van de motorische voorhoorncel, de wortels en plexus en perifere zenuw, de neuromusculaire overgang en de spier. Gemakshalve worden deze aandoeningen onder de noemer 'spierziekten' geschaard. Er zijn meer dan 600 verschillende vormen van deze aandoeningen beschreven. Het gaat meestal om een erfelijke aandoening of familiair voorkomende ziekte. De oorzaak van deze aandoeningen is vaak onbekend en genezing is meestal niet mogelijk. Bekende voorbeelden van neuromusculaire aandoeningen en verschijnselen zijn: het guillain-barré-syndroom, myasthenia gravis, spierdystrofie van Duchenne of Becker, polyneuropathie en diabetische neuropathie. Ook amyotrofe laterale sclerose (ALS) behoort tot de neuromusculaire aandoeningen, hoewel bij ALS ook degeneratie optreedt van centrale motorische cellen.

7.9.2 Symptomen en beïnvloedende factoren

Er kunnen zich motorische uitvalsverschijnselen voordoen, maar ook complexere symptomen zoals fasciculaties (kortdurende, spontane, niet-ritmische contracties van spiervezels), spierpijn, krampen, tintelingen en andere gevoelsstoornissen. Deze kunnen duiden op een verhoogde prikkelbaarheid van de zenuw of het spiervezelmembraan en op een tekort aan sensorische informatie uit de perifere zenuwbanen. Bij een tekort aan informatie zijn er symptomen als bewegingsonrust en pijn. Het belangrijkste symptoom bij de meeste neuromusculaire aandoeningen is spierzwakte, hoewel patiënten soms spierzwakte noemen terwijl in feite achteruitgang in de conditie wordt bedoeld. Patiënten klagen ook frequent over vermoeidheid (zie ook hoofdstuk 3).

Een gangbare indeling van neuromusculaire ziekten is die in aandoeningen van het afferente en efferente perifere neuron en aandoeningen van de spier (tabel 7.1).

Tabel 7.1	Indeling van neuromusculaire ziekten in aandoeningen van het afferente en efferente perifere neuron en aandoeningen van de spier.		
	afferent neuron	*efferent neuron*	*spier*
	• dorsale ganglioncel: neuronopathie • achterwortel: radiculopathie • sensibele zenuw: sensibele neuropathie • sensibiliteitsverlies • hyporeflexie/areflexie • pijn, tintelingen • bewegingsonrust • eventueel autonome verschijnselen	• motorische voorhoorncel: neuronopathie • voorwortel: radiculopathie • motorische zenuw: motorische neuropathie • krachtsverlies • atrofie • fasciculaties, krampen • eventueel autonome verschijnselen	• myopathie • krachtsverlies • atrofie • krampen, myokymie, myotonie

Bron: Kuks/Snoek, 2007.

Uitvalsverschijnselen, spierkrampen, sensibiliteitsstoornissen, inspanningsintolerantie en chronische vermoeidheid zijn belangrijke aan mobiliteit gerelateerde symptomen.

Een (beginnende) parese kan vormveranderingen van de voet (ook van de hand) tot gevolg hebben. Dit kan van invloed zijn op de balans bij het staan en het lopen. Daarnaast kunnen instabiliteit van gewrichten en een klapvoet voorkomen.

Bij spierkrampen treden plotselinge, onwillekeurige, pijnlijke contracties van een enkele spier op, meestal 's nachts. Ook overdag komen krampen voor, vooral wanneer de spier krachtig wordt verkort. Krampen komen regelmatig voor, ook bij gezonde mensen. Wanneer meerdere spieren verkrampt raken, de krampen toenemen of vaker overdag optreden, kan dat wijzen op een neuromusculaire aandoening. Doorgaans wordt de mobiliteit door de kramp zelf slechts kort beperkt, maar de aangedane spieren kunnen nog dagen gevoelig blijven.

Sensibiliteitsstoornissen kunnen zich uiten in bijvoorbeeld verlies van sensoriek en in het optreden van vreemde gevoelssensaties en tintelingen. De beschermende functie van sensoriek kan sterk verminderen en de positie- en bewegingszin kan verstoord raken. De patiënt kan het gevoel hebben op dikke watten te lopen of oneffenheden worden niet goed gevoeld, waardoor wonden kunnen ontstaan. Een ander gevolg kan zijn dat de voet op een andere wijze belast gaat worden, waardoor drukplekken, eeltvorming en zelfs chronische ulcera kunnen ontstaan. Ook kan ongecontroleerde bewegingsonrust ontstaan. Verder kunnen sensibiliteitsstoornissen leiden tot balansverstoring en een afname van het vermogen tot dubbeltaken. Inspanningsintolerantie is het niet goed kunnen verdragen van niet-bovenmatige inspanning. De patiënt komt niet goed mee in vergelijking met leeftijdgenoten. Een verminderde mogelijkheid tot inspanning en chronische vermoeidheid komen vaak voor bij neuromusculaire aandoeningen, maar ze zijn beide bijna nooit het enige symptoom van de ziekte. Patiënten kunnen door chronische vermoeidheid ernstig beperkt worden in hun dagelijks leven en zeker ook in hun mobiliteit.

7.9.3 Interventies

Het doel van oefentherapie is het onderhouden van functionaliteit en het aanleren van goede compensatiehoudingen en -strategieën. Strategieën die patiënten in de loop van de tijd veelal zelf ontwikkeld hebben dienen geëvalueerd te worden op veiligheid en efficiëntie. Verkeerde houdingen en bewegingspatronen kunnen overbelasting en pijnklachten veroorzaken.

Het is niet goed mogelijk om specifieke algemeen geldende adviezen te geven. De verschillen tussen de verschillende neuromusculaire aandoeningen zijn daarvoor te groot, de meeste aandoeningen zijn dynamisch en verbeteren of verslechteren en de betekenis van de aandoening voor individuele mensen verschilt eveneens. De aanpak van de problematiek is maatwerk, ook met betrekking tot mobiliteit, Bij complexere problemen dienen oplossingen in multidisciplinair verband gevonden te worden.

Het is doorgaans niet zinvol om op stoornisniveau een bepaalde spiergroep specifiek te trainen om bijvoorbeeld spierzwakte tegen te gaan. Functionele training gericht op verbetering van conditie en behoud van spierkracht kan wel zinvol zijn, bij langzaam verlopende aandoeningen die zich op volwassen leeftijd openbaren. Het oefenen dient dan langzaam en zorgvuldig te worden opgebouwd. Passief oefenen, wanneer de patiënt niet meer in staat is om zelf voldoende te bewegen, kan verlichting van pijnklachten, krampen en dergelijke geven en mogelijk contracturen voorkomen of beperken. In die situaties dient men vanzelfsprekend ook beducht te zijn voor decubitus.

Bij sensibiliteitsstoornissen kan visuele controle van houding en positie aangeleerd worden ter compensatie. Ook een stok kan uitkomst bieden.

Hulpmiddelen die frequent worden ingezet bij mobiliteitsproblemen zijn inlegzolen, orthesen en orthopedisch schoeisel. Hierbij is voorzichtigheid geboden; soms zijn de aanpassingen te zwaar om bijvoorbeeld het lopen mogelijk te maken. Bovendien kunnen loophulpmiddelen als nadeel hebben dat ze de schoudergordelmusculatuur te zwaar belasten, terwijl deze ook aangedaan kan zijn.

In een latere fase kunnen aangepaste vervoermiddelen nodig zijn, zoals een aangepaste fiets, een (elektrische) rolstoel, een aangepaste auto of een indicatie voor taxivervoer en/of een (trap)lift in huis. Bij een (rol)stoel dient er specifieke aandacht te zijn voor een goede houding met adequate ondersteuning van romp en ledematen. Andere hulpmiddelen die ingezet worden zijn een (elektrisch) verstelbaar bed, een sta-opstoel, een trippelstoel, een hoog/laag toilet eventueel met spoelinrichting, een douchetoiletstoel, tillift, antidecubitusmatras enzovoort (zie ook bijlage). Ook kunnen bouwkundige aanpassingen nodig zijn, zoals brede deuren, het verwijderen van drempels, het aanpassen van de vloer en het creëren van een slaap- en badkamer op de begane grond.

Verpleegkundigen kunnen aan deze behandelmogelijkheden met betrekking tot mobiliteit vooral bijdragen door gerichte observaties, waardoor veranderingen en problemen (eerder) gesignaleerd worden, en door begeleiding en voorlichting van de patiënt en de naasten bij leefstijlveranderingen. Wanneer er bijvoorbeeld sprake is van grote hinder door vermoeidheid, kunnen voorlichting en begeleiding leiden tot een aangepaste dagindeling, waarbij belasting en belastbaarheid in balans zijn.

Literatuur

Bloem B. Stoornissen van gaan en staan: houdings- en balansstoornissen. Amsterdam: VU Uitgeverij, 2003.

Bouwman LN. Medische fysiologie. Houten: Bohn Stafleu van Loghum, 2000.

Burgerhout WG, Mook GA, Morree JJ de, Zijlstra WG (red.). Fysiologie. Leerboek voor paramedische opleidingen. Maarssen: Elsevier gezondheidszorg, 2001.

Commissie CVA-Revalidatie. Revalidatie na een beroerte, richtlijnen en aanbevelingen voor zorgverleners. Den Haag: Nederlandse Hartstichting, 2001.

Cranenburgh B van. Neuropsychologie, over de gevolgen van hersenbeschadiging. Maarssen: Elsevier gezondheidszorg, 2009.

Cranenburgh B van. Neurorevalidatie; uitgangspunten voor therapie en training na hersenbeschadiging. Maarssen: Elsevier gezondheidszorg, 2004.

Cranenburgh B van. Neurowetenschappen. Een overzicht. Utrecht: De Tijdstroom, 1997.

Deelman BG. Klinische neuropsychologie. Amsterdam: Boom, 2006.

Franke CL, Limburg M (red.). Handboek cerebrovasculaire aandoeningen. Utrecht: De Tijdstroom, 2006.

Groenewegen HJ. Bewegingsstoornissen. Bewegen: de rol van de basale ganglia. Amsterdam: VU Uitgeverij, 2003.

Hafsteinsdóttir T, Schuurmans M. Verpleegkundige revalidatierichtlijn beroerte. Maarssen: Elsevier gezondheidszorg, 2009.

Hijdra A, Koudstaal PJ, Roos RAC. Neurologie. Maarssen: Elsevier gezondheidszorg, 2003.

Kuks JBM, Snoek JW. Klinische neurologie. Houten: Bohn Stafleu van Loghum, 2007.

Leyden J van. Psychologische functieleer, theorie, techniek en toepassing. Houten: Bohn Stafleu van Loghum, 2000.

Lukassen H. Handboek Spierziekten. Baarn: De Kern, 2002.

Mulder T. De geboren aanpasser. Over beweging, bewustzijn en gedrag. Amsterdam/Antwerpen: Contact, 2003.

Vandermeulen JAM, Derix MMA, Avezaat CJJ, Mulder Th, Strien JW van. Niet-aangeboren hersenletsel bij volwassenen. Maarssen: Elsevier gezondheidszorg, 2003.

Vingerhoets G, Lannoo E. Handboek neuropsychologie. De biologische basis van het gedrag. Leuven: Acco, 1998.

Vingerhoets G, Lannoo E. Handboek neuropsychologie. De biologische basis van het gedrag. Leuven: Acco, 2002.

Visser M de, Vermeulen M, Wokke JHJ. Neuromusculaire ziekten. Maarssen: Elsevier/Bunge, 1999.

WHO-FIC Collaborating Centre. Internationale classificatie van het menselijk functioneren (ICF). Houten: Bohn Stafleu van Loghum, 2001 (Nederlandse vertaling 2002).

8 Wassen, kleden en persoonlijke verzorging

Miebet van der Smagt

8.1 Inleiding

Wassen, kleden en persoonlijke verzorging zijn activiteiten die vallen onder de algemene dagelijkse levensverrichtingen (ADL). Dit zijn aangeleerde activiteiten die zich, onder invloed van familie, vrienden en sociaal-culturele factoren, ontwikkelen tot levenslange gewoontes.

Wassen en kleden wordt binnen de Internationale Classificatie van het Menselijk Functioneren (ICF) omschreven als gecoördineerd wassen en afdrogen van het eigen, gehele lichaam of delen van het lichaam, met gebruik van water en geschikte materialen of methoden om zich te reinigen en af te drogen, aantrekken en uittrekken van kleding en schoeisel in de juiste volgorde en in overeenstemming met de sociale setting en het klimaat.

Onder persoonlijke verzorging vallen alle activiteiten in het kader van de verzorging van de huid, tanden, hoofdhaar, haar op het gezicht, vingernagels en teennagels.

In alle leerboeken basisverpleegkunde wordt beschreven hoe je een patiënt helpt met wassen, kleden en zijn persoonlijke verzorging. Daarnaast hebben vrijwel alle verpleegkundigen tijdens hun opleiding ervaring opgedaan met het geven van basiszorg. Toch blijkt het in de praktijk lastig om patiënten met een neurologische aandoening op de juiste manier te helpen en te begeleiden bij het wassen en het aan-/uitkleden. Wassen en kleden bij patiënten met een neurologische aandoening heeft namelijk naast het doel van hygiëne ook nog het doel van observatie ten behoeve van de (verpleegkundige) diagnose en het doel van het leren en herleren van vaardigheden ten behoeve van de revalidatie. Daardoor wordt deze zorg complex en is het geen basiszorg meer.

Voor het stellen van een diagnose is het nodig om te begrijpen *waarom* iemand geholpen moet worden met wassen en aankleden. Daarvoor is het belangrijk om de achtergrond van het onvermogen te achterhalen. De problematiek bij patiënten met een neurologische aandoening is vaak een combinatie van lichamelijke en cognitieve problematiek, waarbij de cognitieve problematiek soms pas naar voren komt na uitgebreide observatie.

Het ideale moment om te observeren welke beperkingen de patiënt ervaart en wat de beïnvloedende factoren zijn, is tijdens het wassen, kleden en de persoonlijke verzorging. Het is belangrijk om bij het rapporteren van de observaties niet alleen te vermelden dat een patiënt hulp nodig heeft, maar ook welke symptomen de patiënt vertoont en in welke situatie deze symptomen zich manifesteren. Zo kan het bijvoorbeeld zijn dat een patiënt zich op bed niet zelf kan wassen, maar zodra hij naar de badkamer gebracht wordt zich wel zelf kan douchen. Door nauwgezette observatie en goede rapportage van wat gezien is, groeien we als het ware naar een juiste diagnose van de problematiek van de patiënt toe. Deze diagnostiek is nodig om de patiënt te helpen bij zijn herstel.

Het wassen, kleden en de persoonlijke verzorging zijn voor de patiënt met een neurologische aandoening tevens een belangrijk moment om vaardigheden te leren of te herleren. Hierbij zijn eenduidigheid, continuïteit en een multidisciplinaire aanpak van zeer groot belang.

In dit hoofdstuk wordt beschreven wat er onder wassen, kleden en persoonlijke verzorging verstaan wordt en op welke manier patiënten met een neurologische aandoening hierbij ondersteund en begeleid kunnen worden. Daarbij wordt uitgegaan van de beperkingen die neurologische patiënten ervaren, waardoor die veroorzaakt worden en hoe die zijn waar te nemen. Bij iedere beperking wordt beschreven op welke manier de patiënt begeleid en ondersteund kan worden, zodat hij minder last heeft van zijn beperking en ermee leert omgaan. Aan de hand van casuïstiek worden de beperkingen en de interventies gekoppeld aan de dagelijkse praktijk.

8.2 Stoornissen in wassen, kleden en persoonlijke verzorging

Patiënten met een neurologische aandoening hebben vaak een combinatie van beperkingen in wassen, kleden en persoonlijke verzorging. Welke beperkingen zij ervaren is per patiënt en per aandoening verschillend. De patiënt met een neurologische aandoening is zich niet altijd bewust van zijn beperking, waardoor hij geen invloed kan uitoefenen op zijn eigen gedrag.

In deze paragraaf worden de mogelijke beperkingen beschreven aan de hand van functiestoornissen onderverdeeld in de volgende categorieën:
– algemene mentale functiestoornissen;
– specifieke mentale functiestoornissen;
– sensorische functiestoornissen;
– stoornissen van functie van bewegingssysteem en aan beweging verwante functies.

Vervolgens wordt een mogelijke interventie beschreven. In sommige gevallen wordt deze interventie geïllustreerd met behulp van een casus. Soms is het echter moeilijk om aan de hand van de beschreven casus te bepalen welke stoornissen een patiënt heeft. Heeft bijvoorbeeld mevrouw Klein (casus 8.6) een verhoogd arousalniveau, is het een gebrek aan het kunnen richten van haar aandacht of is ze alleen maar impulsief? Is het probleem van meneer Willems (casus 8.2) dat hij zijn gezicht blijft wassen een stoornis in het wisselen van aandachtsgebied of een stoornis in zijn kortetermijngeheugen? Goede en volledige rapportage zal in de praktijk duidelijkheid moeten brengen welke stoornis of combinatie van stoornissen bij een patiënt van toepassing is. Onderstaande beschrijvingen kunnen behulpzaam zijn bij het onderkennen van de problematiek en het opstellen van een verpleegplan.

8.2.1 Algemene mentale functiestoornissen

Bij de algemene mentale functiestoornissen kan volgens de ICF een onderscheid worden gemaakt tussen bewustzijn, oriëntatie, intellectuele functies, globale psychosociale functies, temperament en persoonlijkheid, energie en driften en slaap. In deze paragraaf worden echter alleen die functies beschreven die van invloed zijn op de beperking in het wassen en kleden.

Bewustzijnsstoornissen

Bij de bewustzijnsstoornissen kan onderscheid worden gemaakt tusen een verlaagd bewustzijn, verlaagd arousalniveau en verhoogd arousalniveau.

Bij een verlaagd bewustzijn is de patiënt niet of onvoldoende in staat om zichzelf te verzorgen.

Door middel van sensorische stimulatie kan getracht worden het bewustzijn van de patiënt te verhogen. Van de verpleegkundige wordt verwacht dat zij tijdens de dagelijkse verzorging van de patiënt veel aandacht heeft voor de reacties van de patiënt op de sensorische stimulatie die zij, geïntegreerd binnen de ADL, bij de patiënt uitvoert. De verpleegkundige verwoordt de reactie van de patiënt, herhaalt aangename handelingen en probeert vervelende handelingen zoveel mogelijk te vermijden.

Bij een verlaagd arousalniveau reageert de patiënt afwisselend adequaat of traag, of valt in slaap tijdens het wassen en kleden. De interventie is gericht op het verhogen van de arousal door het prikkelen van de patiënt en het overnemen van de zorg indien de patiënt deze niet uitvoert. Tijdens de dagelijkse zorg zijn er genoeg mogelijkheden om de patiënt te prikkelen door middel van 'stimulerend wassen'. Dit komt voort uit het basale-stimulatieconcept (zie kader 8.1). Hierbij wordt tegen de haarrichting in gewassen, wat een stimulerende werking heeft op de alertheid. De patiënt kan daarnaast nog extra geprikkeld worden door te variëren in de temperatuur van het water of door de stevigheid waarmee de patiënt gewassen of gedroogd wordt. Probeer de patiënt zoveel mogelijk te mobiliseren tijdens het wassen en kleden. Door de patiënt rechtop te laten zitten, wordt deze gestimuleerd om actief mee te helpen. Was de patiënt daarom niet of zo min mogelijk liggend op bed.

Kader 8.1 Basale stimulatie

Basale stimulatie is een concept dat door Andreas Fröhlich is ontwikkeld om sensorische deprivatie bij diep meervoudig gehandicapte kinderen tegen te gaan. Door basale stimulatie wordt de waarneming van het eigen lichaam en de omgeving bevorderd. Sinds midden jaren tachtig van de vorige eeuw wordt dit concept steeds vaker toegepast bij (sub)comateuze of waarnemingsgestoorde patiënten en dementerende ouderen in het ziekenhuis of verpleeghuis.

Bij basale stimulatie worden patiënten gestimuleerd om zich (weer) bewust te worden van hun eigen lichaam en de omgeving door middel van interventies die tijdens de normale verzorgingstaken worden uitgevoerd. Tijdens deze interventies wordt gebruikgemaakt van onder andere aanraking, beweging, trilling en ademhaling.

Casus 8.1 Mevrouw Bal

Mevrouw Bal, 70 jaar, is opgenomen met een CVA rechts met paralyse van linkerarm/been en neglect links. Ze krijgt trombolyse en wordt de eerste dag verpleegd op de intensive care.

Als ze de volgende dag naar de stroke unit wordt overgeplaatst, is ze nog suf (EMV-totaalscore 9), heeft een hemibeeld links en is motorisch onrustig.

Na drie dagen is er weinig herstel van de motorische uitval waar te nemen. Besloten wordt om een verpleeghuis voor mevrouw aan te vragen en haar over te plaatsen naar de afdeling neurologie. Mevrouw is wisselend wakker dan wel suf (EMV-totaalscore 11-14). Mevrouw heeft een hypertone linkerarm, heeft geen zitbalans en wordt met behulp van een passieve lift uit bed gehaald en in een aangepaste stoel gezet. Mevrouw is moeilijk te motiveren om mee te helpen met de verzorging. Op sommige momenten werkt ze erg tegen, op andere momenten is ze juist erg suf. Zodra het gesprek gaat over haar favoriete voetbalclub, wordt ze alerter en behulpzamer.

Mevrouw Bal heeft onder meer een stoornis in het bewustzijn en in de motoriek. Andere stoornissen worden overschaduwd door de stoornis in bewustzijn.

Bij het prikkelen van de patiënt om zijn arousalniveau te verbeteren, kan gebruikgemaakt worden van gewoontes of interesses van de patiënt. Zo draagt mevrouw Bal in casus 8.1 een armbandje van haar favoriete voetbalclub. Door een gesprek met haar te beginnen over voetbal is het gemakkelijker om contact met haar te krijgen en is zij meer bereid om mee te helpen tijdens de verzorging.

Een andere bewustzijnsstoornis is een verhoogd arousalniveau. De patiënt reageert daarbij op alle prikkels in zijn omgeving en is daardoor niet in staat om zich op een activiteit te concentreren. De interventie is erop gericht om storende prikkels te vermijden.

Geef de patiënt één opdracht tegelijkertijd. Benader de patiënt rustig en verlaag het tempo. Train niet op een volle zaal maar in een 'rustige' badkamer. Sluit als dat niet mogelijk is de bedgordijnen, niet alleen uit privacyoverwegingen maar ook om overtollige prikkels buiten te sluiten. Neem, als de patiënt zich niet zelf kan wassen, het wassen over en probeer kalmerend te wassen volgens het 'basale stimulatieconcept'. Hierbij wordt in een rustig tempo en op gestructureerde wijze steeds met de haarrichting mee gewassen. Het doel hiervan is ontspanning, wat een positieve uitwerking heeft op een (motorisch) onrustige patiënt. Zorg voor water met aangename temperatuur, was en droog in een kalmerend tempo, spreek op gedempte toon en blijf de patiënt betrekken bij de zorg.

Oriëntatiestoornissen

Een patiënt die gedesoriënteerd is in plaats, kan bijvoorbeeld de badkamer of zijn kledingkast niet vinden. Wijs de patiënt de badkamer of de kast iedere keer als dit nodig is. Help de patiënt om zichzelf te oriënteren door het stellen van vragen. Maak gebruik van meerdere communicatiemiddelen (bijv. een plakkaat op de deur met daarop geschreven badkamer, of een pictogram of foto van een wastafel of douche).

Als de patiënt gedesoriënteerd is in tijd, kan het zijn dat deze op de gekste momenten onder de douche staat, of zich ongepast kleedt voor het moment van de dag. Geef regelmatig aan hoe laat het is, zorg voor een duidelijk aanwezige klok op de kamer van de patiënt. Geef duidelijk aan welk deel van de dag het is en wat er gewoonlijk op dat moment van de dag van de patiënt verwacht wordt. Stimuleer de patiënt om zich te oriënteren door het stellen van vragen. Maak gebruik van verschillende communicatiemiddelen bij het structureren van de dag en betrek andere disciplines hierbij.

Casus 8.2 Meneer Willems

Meneer Willems, 88 jaar, is opgenomen met een wernicke-afasie. Hij spreekt normale Nederlandse zinnen, maar lijkt niet te begrijpen wat er tegen hem gezegd wordt. Meneer woont samen met zijn vrouw; dit gaat steeds moeizamer.

De eerste dag na de opname in het ziekenhuis geeft de heer Willems aan dat hij zichzelf heeft verzorgd; hij heeft hiervoor echter geen washand of handdoek gebruikt. De rest van de dag scharrelt hij wat op zijn kamer. Die nacht is hij zeer onrustig en staat om vier uur half uitgekleed in de badkamer. Hij wil zich gaan wassen maar blijkt niet in staat dit ook daadwerkelijk uit te voeren. Meneer wordt weer naar bed gebracht.

> De volgende dag wordt meneer Willems geholpen met douchen. Hij weet niet wat hij moet doen onder de douche: hij vergeet zijn onderbroek uit te trekken, gebruikt geen zeep en wast meerdere malen zijn gezicht. Hij moet geholpen worden met aankleden, vooral zijn broek aantrekken gaat moeizaam. Het begeleiden van meneer gaat moeizaam omdat hij verbale opdrachten niet begrijpt en hulp afwijst.
> Waarneembare stoornissen zijn stoornissen in oriëntatie, aandacht, geheugen, perceptie, taal en hogere functies.

Bij meneer Willems in casus 8.2 is het erg moeilijk om hem te begeleiden ten aanzien van zijn desoriëntatie in tijd, aangezien hij ook een begripsstoornis heeft. Gesproken instructies komen niet over. Probeer dergelijke patiënten te verleiden tot een handeling met behulp van non-verbale uitnodigende handelingen. Bijvoorbeeld, door zijn broek op de juiste manier voor hem te houden.

Als de patiënt last heeft van een desoriëntatie in persoon, kan het zijn dat hij hulp weigert omdat hij de persoon niet kent of niet kan plaatsen. Dit is alleen een probleem als de patiënt niet zelf in staat is om zichzelf te verzorgen of te kleden en niet van iedere hulpverlener hulp accepteert. Probeer met respect het vertrouwen van de patiënt te winnen en gebruik creatieve oplossingen om de verzorging voor elkaar te krijgen.

Stoornissen in het energieniveau

Vrijwel alle patiënten met een neurologische aandoening hebben een verlaagd energieniveau. De patiënt is snel moe en uitgeput en is daardoor niet, of maar gedeeltelijk, in staat om zichzelf te wassen en aan te kleden.

Verdeel de activiteiten over de dag en plan voldoende rustmomenten in. Houd hierbij ook rekening met andere disciplines die bij de patiënt langskomen. Maak samen met de patiënt en het multidisciplinaire team een keuze welke activiteiten de patiënt zelf uitvoert en welke activiteiten overgenomen worden en maak hiervoor eventueel een dagprogramma.

De patiënten uit de casussen 8.1, 8.5, 8.6 en 8.7 hebben allen een CVA doorgemaakt en hebben daardoor een verlaagd energieniveau. Bij deze patiënten moet, omdat het verzorgen een vorm van therapie en revalidatie is, steeds opnieuw worden afgewogen in hoeverre zij zichzelf verzorgen en in hoeverre de zorg overgenomen moet worden vanwege vermoeidheid.

8.2.2 Specifieke mentale functiestoornissen

Aandachtsstoornissen

Bij aandachtsstoornissen kan onderscheid gemaakt worden in een stoornis in het tempo van informatieverwerking, het onvermogen om aandacht te richten, het onvermogen om aandacht vast te houden, het onvermogen om meerdere taken tegelijkertijd uit te voeren en het onvermogen om aandacht voor een activiteit te wisselen. Daarnaast is er bij sommige patiënten met een neurologische aandoening sprake van een neglect.

De patiënt kan onvoldoende in staat zijn om zich zelfstandig te verzorgen als gevolg van een verlaagd tempo van informatieverwerking. De patiënt reageert traag op vragen en opdrachten.

Geef de patiënt de tijd om te reageren. Deel grote taken op in kleinere, afgeronde stukken. Geef één (deel)opdracht tegelijkertijd en geef de volgende (deel)opdracht pas nadat de vorige opdracht is verwerkt.

Zo is meneer De Groot (casus 8.3) prima in staat om zichzelf te verzorgen als je hem de tijd geeft om de gevraagde handelingen in te plannen en uit te voeren. Dit vraagt om veel geduld, maar dat is het waard.

> **Casus 8.3 Meneer De Groot**
>
> Meneer De Groot van 79 jaar wordt opgenomen met verdenking van de ziekte van Parkinson. Hij woont samen met zijn vriendin en was tot voor kort geheel zelfstandig.
> Bij opname kan meneer nauwelijks staan of lopen en moet hij overal bij geholpen worden. Er wordt gestart met Sinemet®.
> Na een week vraagt meneer nog steeds veel hulp bij de dagelijkse verzorging. Hij blijkt echter veel zelf te kunnen als je hem daartoe stimuleert. Hij verliest af en toe zijn evenwicht tijdens het aankleden. Ook raakt hij in de war als hij meerdere handelingen tegelijk moet uitvoeren. Meneer is erg traag en klaagt over moeheid.
> Waar te nemen stoornissen zijn stoornis in aandacht, stoornis in energie en stoornis in spierfunctie.

Sommige patiënten hebben een verminderd vermogen om hun aandacht te richten op de gevraagde activiteit. Observeer waardoor het richten van de aandacht beïnvloed wordt en bied structuur aan. Ondersteun de patiënt bij het richten van de aandacht met een hoorbare, zichtbare of tastbare prikkel; geef de patiënt bijvoorbeeld een handdoek en zeg: 'hier is een handdoek, daar kunt u zich mee afdrogen'. Vermijd storende prikkels.

Het kan ook zijn dat een patiënt niet in staat is om de aandacht voor een activiteit vast te houden. De patiënt maakt niet af waarmee hij begonnen is of begint telkens met een andere activiteit. Probeer de patiënt 'bij de les' te houden door bijvoorbeeld verbale of non-verbale instructies te geven. Vermijd storende prikkels zoals tv en radio of gesprekken van andere mensen in de omgeving tijdens het wassen, kleden en de persoonlijke verzorging. Leer de patiënt gebruik te maken van 'verbale zelfregulatie'; de patiënt kan de aandacht bij de taak houden door zichzelf hardop of in gedachten te instrueren.

Patiënten met een neurologische aandoening zijn vaak niet in staat om meerdere taken tegelijkertijd uit te voeren. De patiënt kan bijvoorbeeld wel staan maar zich niet staande aan-/uitkleden, of de patiënt stopt met wassen of aan-/uitkleden als er tegen hem gepraat wordt. Dit komt doordat de patiënt alledaagse automatische handelingen niet meer kan uitvoeren of weer opnieuw moet aanleren. Dit kost concentratie en energie.

Een manier om automatische handelingen te herleren is het geleid actief bewegen. De verpleegkundige geeft hiermee tactiele in plaats van verbale instructie door mee te sturen. De handeling wordt ingezet doordat de handen van de verpleegkundige de handen van de patiënt sturen, zodat hij ervaart wat hij moet doen en hoe een motorische handeling verloopt. Ook tijdens de handeling kan het meesturen worden voortgezet, door op deze manier bijvoorbeeld samen te wassen. De hand van de verpleegkundige gaat samen met de hand van de patiënt in het washandje en op deze manier wordt de handeling samen uitgevoerd.

Voor patiënten voor wie het automatiseren van handelingen blijvend verstoord is (bijv. bij meneer De Groot uit casus 8.3 en mevrouw Smit uit casus 8.4) zal dit altijd een beperking blijven. Leer de patiënt compensatiestrategieën door hem bijvoorbeeld te laten gaan zitten als hij een handeling moet gaan uitvoeren. Geef één opdracht tegelijkertijd. Begin geen gesprek met de patiënt als hij zich aan het wassen of aan-/uitkleden is. Laat de patiënt stoppen met handelen wanneer er een instructie wordt gegeven.

Sommige neurologische patiënten hebben een verminderd vermogen om de aandacht naar een andere activiteit te verplaatsen. De patiënt blijft bijvoorbeeld voortdurend één lichaamsdeel wassen (bijv. meneer Willems in casus 8.2). Geef de patiënt mondelinge en/of tactiele instructie wat de volgende handeling is. Tenzij de stoornis zich herstelt, zal de patiënt afhankelijk blijven van externe prikkels om van activiteit te wisselen.

Een andere aandachtsstoornis die van invloed is op het zelfstandig verzorgen bij patiënten met een neurologische aandoening is het neglect. Hierdoor kan het zijn dat de patiënt zich aan de aangedane zijde niet wast of scheert. De patiënt gebruikt de aangedane zijde niet of minder en is zich niet bewust van deze beperking. Betrek de aangedane zijde systematisch bij het wassen en aankleden. Houd bijvoorbeeld de aangedane arm voor de patiënt zodat deze hem ziet, of laat de patiënt zijn arm zoeken door te voelen vanaf zijn schouder. Houd een vaste volgorde aan tijdens het wassen; begin bijvoorbeeld altijd met de aangedane zijde en eindig met de niet-aangedane zijde. Leer de patiënt zichzelf na het aankleden te controleren, beginnend met de aangedane zijde en eindigend met de gezonde zijde.

Patiënten met een neglect zijn vaak dingen kwijt; ze zijn zich niet bewust van de spullen die zich aan de aangedane zijde van hun lichaam bevinden. Leer de patiënten een vast zoekgedrag aan, bijvoorbeeld altijd van links naar rechts en van boven naar beneden. Laat de patiënt het aantal voorwerpen tellen dat hij meeneemt naar de badkamer en laat hem dit aantal bij vertrek uit de badkamer weer controleren.

Geheugenstoornissen

Bij neurologische patiënten kunnen ook geheugenstoornissen de oorzaak zijn van het onvermogen om zich zelfstandig te verzorgen. Als het kortetermijngeheugen is aangedaan, vergeet de patiënt bijvoorbeeld dat hij zichzelf al heeft gedoucht of welke lichaamsdelen hij al heeft gewassen en begint telkens opnieuw (bijv. meneer Willems in casus 8.2). Breng structuur aan in de dagindeling. Geef de patiënt mondelinge begeleiding.

Als een patiënt last heeft van een procedurele of automatische geheugenstoornis, dan heeft hij moeite met het aanleren van nieuwe (compensatie)strategieën omdat hij ze niet kan onthouden. Maak bij deze patiënten gebruik van routinematige handelingen die de patiënt al kent. Probeer nieuwe handelingen in te laten slijten zodat ze routine worden, door de handeling iedere keer op dezelfde manier uit te (laten) voeren.

Andere neurologische patiënten hebben juist moeite met het uitvoeren van routinematige handelingen (bijv. meneer Willems in casus 8.2 en mevrouw Smit in casus 8.4).

> **Casus 8.4 Mevrouw Smit**
>
> Mevrouw Smit, 62 jaar, heeft multisysteematrofie (MSA). Mevrouw woont nog zelfstandig in een bovenwoning. Ze is gevallen tijdens het boodschappen doen en heeft haar bovenarm gebroken. Mevrouw wordt ter observatie opgenomen in het ziekenhuis. De eerste dagen heeft ze veel pijn en is ze niet in staat zichzelf te verzorgen. Als de pijn in haar arm minder wordt, blijft mevrouw Smit zorg nodig hebben. Ze belt regelmatig als ze in de badkamer staat, omdat ze spulletjes is vergeten. Als ze kleding heeft uitgezocht, liggen haar overige kleren verspreid door de hele zaal. Ze heeft regelmatig haar trui binnenstebuiten aan. Om te lopen laat mevrouw Smit haar bovenlichaam naar voren vallen en verzet daarna haar voeten. Ze valt dan ook regelmatig. Ze is moeilijk instrueerbaar.
>
> Waar te nemen stoornissen zijn stoornis in geheugen, stoornis in perceptie, hogere functiestoornissen en pijn.

Leer de patiënt om routinematige handelingen op te delen in kleine deelhandelingen die hij na elkaar moet uitvoeren om de hele handeling compleet te maken. Maak hierbij gebruik van externe geheugenstrategieën: hang bijvoorbeeld een lijstje op met daarop de beschreven stappen of op elkaar volgende foto's of plaatjes van kledingstukken, waardoor de patiënt in staat is om zich in de juiste volgorde aan te kleden. Maak hierbij ook gebruik van de kennis die binnen de ergotherapie aanwezig is over geheugenstrategieën.

Stoornissen in emotie

Bij neurologische patiënten met een emotiestoornis kan het zijn dat zij zich niet zelfstandig kunnen verzorgen omdat ze bijvoorbeeld de moed hiervoor niet kunnen opbrengen. Overleg met de patiënt welke handelingen in ieder geval uitgevoerd moeten worden en welke een dagje overgeslagen kunnen worden. Bespreek daarna welke handelingen de patiënt zelf moet uitvoeren en welke overgenomen worden. Probeer wat extra aandacht aan persoonlijke verzorging en comfort te geven. Geef de patiënt extra complimenten.

Andere patiënten kunnen ernstig belemmerd worden door een constante ontremming van hun emoties ten gevolge van bijvoorbeeld dwanghuilen. Bij deze patiënten is het aan te raden om deze emoties te negeren en de patiënt directief tot handelingen te verleiden.

Perceptiestoornissen

Neurologische patiënten die last hebben van een agnosie, herkennen bijvoorbeeld hun kleding en toiletspullen niet als ze die zien (visuele agnosie), of kunnen voorwerpen niet herkennen op gevoel maar juist wel door ze te zien (tactiele agnosie). Ook kan het voorkomen dat ze geen onderscheid maken tussen de voor- en achter-, onder- en bovenkant van de kleding zoals bij een spatiële agnosie (bijv. mevrouw Smit in casus 8.4).

Bij patiënten met een visuele agnosie is het belangrijk om hen te leren voorwerpen op te pakken. Hoewel ze bij het zien van bijvoorbeeld een kam deze niet herkennen, zullen ze dat wel doen als ze het voorwerp oppakken. Bij patiënten met een tactiele agnosie is het juist belangrijk om ze naar voorwerpen te laten kijken zodat ze deze kunnen herkennen.

Bij patiënten met een spatiële agnosie is het raadzaam om hulp te bieden bij het goed aantrekken van hun kleding. Zoek samen met de patiënt bewust naar aanwijzingen die aangeven wat voor/achter of binnen/buiten is. Train de patiënt om bijvoorbeeld bewust te zoeken naar het labeltje in de kraag van het T-shirt. Train de patiënt om kleding op een bepaalde manier voor zich te leggen, zodat het aantrekken daarna op een van tevoren geplande manier kan. Leg het kledingstuk bijvoorbeeld plat op tafel, zodat het voor de patiënt gemakkelijker te zien is hoe het in elkaar zit waardoor het aankleden vergemakkelijkt wordt.

Hogere cognitieve functiestoornissen

Als er sprake is van initiatiefverlies, zal de patiënt zelf geen initiatieven tonen om zich te verzorgen (bijv. mevrouw Vogel in casus 8.5).

Casus 8.5 Mevrouw Vogel

Mevrouw Vogel van 94 jaar is opgenomen met een klein infarct in de linkerhemisfeer. Bij opname heeft mevrouw een hemiparese rechts, een hemianopsie rechts en een woordvindstoornis. Haar begrip is wel goed.

Mevrouw woont in een verzorgingshuis. Ze kreeg daar dagelijks hulp met wassen in verband met een slecht functionerende linkerarm, die ze heeft overgehouden na een mamma-amputatie.

Na enkele dagen gebruikt mevrouw door spontaan herstel haar rechterarm en -been weer en van de hemianopsie en de woordvindingsstoornis is weinig meer te merken. Ze blijkt echter cognitief niet goed te functioneren. Mevrouw is niet trainbaar en neemt weinig tot geen initiatieven om bijvoorbeeld uit bed te komen of zichzelf te verzorgen. Ze voert gevraagde handelingen wel goed uit.

Waar te nemen stoornissen zijn stoornis in taal, hogere functiestoornissen en stoornis in spierfunctie.

Geef de patiënt de opdracht om zichzelf te verzorgen. Zoek naar mogelijke externe hulpmiddelen die bij de patiënt een bepaalde actie uitlokken, zoals de wekker die om 8.00 uur afloopt en die betekent dat de patiënt zich moet gaan verzorgen.

De patiënt met een neurologische aandoening bij wie planning en organisatie verstoord zijn, begint bijvoorbeeld met wassen en aankleden zonder van tevoren te bedenken welke spullen daarbij nodig zijn (bijv. mevrouw Smit in casus 8.4). Begeleid de patiënt door te vragen of hij geen spullen nodig heeft wanneer hij deze van tevoren niet verzamelt. Maak eventueel een lijstje met benodigdheden voor het wassen en aankleden.

Patiënten met een neurologische aandoening die last hebben van een verstoorde flexibiliteit kunnen moeilijk inspelen op onverwachte gebeurtenissen. Deze patiënten kunnen bijvoorbeeld geen alternatief plan of oplossing bedenken wanneer de badkamer is bezet op het moment dat ze zich wilden gaan wassen (bijv. mevrouw Smit in casus 8.4).

Vaak komen de stoornissen in combinatie voor. Zo zal bijvoorbeeld de patiënt die geen handdoek heeft meegenomen door problemen met plannen en organiseren, ook niet de oplossing bedenken om de verpleegkundige te bellen met het verzoek om een handdoek te pakken. De patiënt zal zich dan maar niet afdrogen en zich nat aankleden. Help de patiënt die op een dergelijke manier in de problemen komt met het zelf vinden van een oplossing door reflecterende vragen te stellen en reik niet te snel oplossingen aan.

Casus 8.6 Mevrouw Klein

Mevrouw Klein, 82 jaar, is een sociaal actieve, zelfstandige weduwe. Ze wordt in het ziekenhuis opgenomen met een klein CVA rechts, waardoor ze een lichte hemiparese links heeft en onduidelijk spreekt. In de eerste 24 uur verergeren de klachten en kan ze haar linkerarm en -been niet meer bewegen, heeft ze geen zitbalans en heeft ze een dysartrie.

Na enkele dagen komt de kracht in haar been terug, zij het spastisch, en is haar zitbalans goed. Als ze zich goed concentreert op haar articulatie, is ze goed te verstaan.

De vijfde dag na opname klaagt mevrouw over een pijnlijke schouder en een tintelende linkerarm. Ze krijgt een sling aangemeten om te gebruiken tijdens transfers. Onder de douche kan mevrouw zich gedeeltelijk zelf wassen. Ze is echter snel afgeleid, wil nog weleens ondoordacht handelen, verliest af en toe haar evenwicht en is snel moe. Mevrouw doet erg haar best om te revalideren.

> Waar te nemen stoornissen zijn stoornis in aandacht, stoornis in energieniveau, hogere functiestoornis en stoornis in spierfunctie.

Bij neurologische patiënten met een verhoogde impulsiviteit ontstaan problemen doordat de patiënt direct begint met (ondoordacht) handelen (bijv. mevrouw Klein in casus 8.6). Ze gaan bijvoorbeeld al staan voordat ze hun evenwicht gevonden hebben. Ze kleden zich al uit voordat ze in de badkamer zijn of zetten juist de kraan al aan voordat ze zich hebben uitgekleed. Vaak bestaat er een verhoogd risico op ongelukken zoals vallen, verbranden of beschamende situaties. De patiënt heeft daarom begeleiding nodig bij het wassen en aankleden. Doe dit door structuur te bieden en de patiënt te wijzen op impulsief gedrag. Stimuleer de patiënt om bij iedere handeling na te denken hoe hij deze gaat uitvoeren.

Bij patiënten met een verstoorde zelfcontrole en zelfcorrectie is de patiënt niet in staat een gebeurtenis aan te passen (bijvoorbeeld kraan dichter draaien als hij te wijd openstaat, of de juiste temperatuur van het water instellen). Mevrouw Smit uit casus 8.4 loopt bijvoorbeeld met haar trui half aan zonder dat ze dat zelf doorheeft. Help de patiënt met het naar zichzelf kijken. Train de patiënt om in de spiegel te kijken nadat hij zich heeft aangekleed. Vermijd gevaarlijke situaties door bijvoorbeeld een thermostaatkraan te installeren in de douche.

Stoornissen in de mentale functies gerelateerd aan taal

Bij stoornissen gerelateerd aan taal kan de patiënt niet in staat zijn om te verwoorden wat zijn behoeften zijn of te begrijpen wat er van hem verwacht wordt.

Zo kan bijvoorbeeld meneer Willems uit casus 8.2 niet aangeven wat hij wil. Probeer er via non-verbale reacties of met behulp van hulpmiddelen (bijvoorbeeld een aanwijskaart) achter te komen wat de patiënt prettig vindt en wat juist niet. Neem hiervoor de tijd en bespreek regelmatig binnen het multidisciplinaire team welke manieren bij de patiënt succes hebben (of juist niet).

Stoornissen in het bepalen van sequentie bij complexe bewegingen (apraxie)

De patiënt met een apraxie is ernstig beperkt in doelgerichte, willekeurige en aangeleerde handelingen, die niet toe te schrijven zijn aan andere stoornissen.

De patiënt met de ideatoire apraxie laat verschillende stappen weg bij het wassen en/of kleden, of hij wast of kleedt zich in de verkeerde volgorde. Ook is soms te observeren dat de patiënt niet weet wat de volgende stap is. Hij gaat dan persevereren of juist niets doen. De patiënt gebruikt voorwerpen verkeerd. Hij kamt bijvoorbeeld de haren met de tandenborstel of scheert zijn hele gezicht. Het wassen ziet er soms wat ongestructureerd uit en soms lijkt het alsof de patiënt gewoon maar ergens begint.

> **Casus 8.7 Meneer Taal**
>
> Meneer Taal, 74 jaar, is opgenomen in verband met een subduraal hematoom rechts en links. Meneer praat moeizaam, heeft uitvalsverschijnselen aan zijn rechter lichaamshelft en komt verward over. Meneer ondergaat een hersenoperatie waarbij het subduraal hematoom wordt ontlast.
> De dagen na de operatie wordt meneer helemaal geholpen met de verzorging. Na enkele dagen gaat hij douchen. Hij wordt daarbij geholpen aangezien hij nog erg onhandig is. Twee weken na de operatie is hij weer zelfstandig in zijn dagelijkse verzorging. Hij maakt nog wel fouten bij complexe situaties en is onzorgvuldig in zijn handelen. Hij geeft aan dit zelf geen probleem te vinden.
> Waar te nemen stoornissen zijn stoornis in oriëntatie, stoornis in taal, stoornis in spierfunctie en apraxie.

De patiënt met een ideomotorische apraxie komt soms wat onhandig over doordat hij het vermogen mist om een idee of plan om te zetten in de motorische realisatie, ondanks een intact handelingsplan. Hij heeft bijvoorbeeld moeite met het aanpassen van de voor de handeling vereiste greep. Zo worden bijvoorbeeld de vingergrepen niet aangepast tijdens het dichtknopen van de knopen. Of hij maakt een trekkende beweging om de dop van de tandpasta te krijgen in plaats van een draaiende. Ook kan het zijn dat de patiënt een lichaamsdeel als voorwerp gebruikt, bijvoorbeeld dat hij zijn tanden gaat poetsen met een vinger.

Vanuit de ergotherapie zijn er meerdere strategieën ontwikkeld met als doel om vaardigheden te herleren of te leren omgaan met beperkingen. Zo kan de therapeut, door een patiënt met actief meesturen door een handeling heen te leiden, zorgen dat deze weer gevoel krijgt voor hoe de handeling verloopt. Een andere manier is door de patiënt een klein stukje van een handeling zelf te laten uitvoeren en de rest van hem over te nemen. Wanneer de patiënt deze stap beheerst, moet hij een groter aandeel zelf uitvoeren, waarna de rest van de handeling weer wordt overgenomen. Deze strategie wordt ook wel *forward chaining* (patiënt begint en therapeut neemt het over) of *backward chaining* (de therapeut begint en de patiënt maakt de handeling af) genoemd.

Een andere manier is de interne compensatiestrategie. Hierbij leert de patiënt de verschillende deelhandelingen mentaal te doorlopen, of zichzelf instructie te geven (hardop of in zichzelf). Ook kunnen externe strategieën worden ingezet; hierbij wordt gebruikgemaakt van externe hulpmiddelen als plaatjes, foto's, tekeningen en lijstjes van de verschillende deelhandelingen.

Stoornissen in het ervaren van zelf en tijd

De neurologische patiënt die zijn eigen lichaamsdelen niet herkent, of zelfs ontkent dat ze hemzelf toebehoren, heeft last van een somatoagnosie. Hierdoor hebben deze patiënten vaak moeite met aankleden: armen worden bijvoorbeeld in broekspijpen gestopt en andersom. Ook komt het voor dat de arm van de hulpverlener gewassen wordt, of het gezicht in de spiegel. Betrek de ontkende lichaamsdelen tijdens de verzorging bij alle handelingen door bijvoorbeeld de hand van de patiënt te pakken en de juiste handeling samen uit te voeren. Help de patiënt om de betreffende lichaamsdelen een functie te geven tijdens het wassen of het aankleden, ook al voelt dit voor de patiënt vreemd aan.

8.2.3 Sensorische functiestoornissen en pijn

Bij patiënten met een neurologische aandoening die last hebben van een sensorische of sensibiliteitsstoornissen, kunnen zich ongewenste en gevaarlijke situaties voordoen. De patiënt voelt niet of hij zich goed heeft afgedroogd; de patiënt heeft geen idee waar zijn arm of been is in de ruimte, waardoor hij bijvoorbeeld op zijn hand gaat zitten; de patiënt voelt geen pijn als hij zich verwondt, of voelt niet dat het water te heet of te koud is. Bij deze patiënten is het noodzaak ongewenste en onveilige situaties te voorkómen en de omgeving hierop aan te passen.

Uit onderzoek blijkt dat het trainen van sensorische functies niet effectief is en geen effect heeft op de arm-handfunctie. Train de patiënt daarom om andere zintuigen te gebruiken om het gebrek aan gevoel te compenseren. Laat de patiënt bijvoorbeeld kijken of de huid droog is, of waar zijn arm en been is; laat de patiënt een thermometer gebruiken om de temperatuur van het water te controleren.

Pijn kan een ernstige belemmering vormen in de zelfstandige verzorging. De patiënt voelt pijn of onaangename tintelingen zodra hij aangeraakt wordt, of heeft pijn bij bewegen. Gebruik het moment van verzorgen om te observeren of de patiënt pijn heeft en zo ja, hoeveel, en wat voor beperkingen de patiënt daardoor ervaart. Overleg met de fysio- of ergotherapeut welke handelingen vermeden of juist gestimuleerd moeten worden. Tevens is het belangrijk dat de pijn zoveel mogelijk met pijnmedicatie wordt onderdrukt. Verder is de verpleegkundige interventie per situatie verschillend.

Bij mevrouw Bal in casus 8.1 wordt aan het begin van de verzorging de spanning uit haar hypertone arm gehaald, waardoor ze tijdens de verzorging minder pijn aan deze arm ervaart.

Mevrouw Klein uit casus 8.6 krijgt een sling aangemeten om haar schouder te ondersteunen. Tijdens de verzorging moet extra zorg worden besteed aan de juiste houding van haar schouder en arm.

In casus 8.4 mag mevrouw Smit op geleide van de pijn haar arm steeds meer belasten. Vanuit palliatief perspectief worden het wassen, kleden en de persoonlijke verzorging van haar overgenomen op het moment dat zij te veel pijn ervaart om dit zelf te doen.

8.2.4 Functiestoornissen van het bewegingssysteem en van aan beweging verwante functies

Veel neurologische patiënten zijn niet in staat zich zelfstandig te verzorgen door een gehele of gedeeltelijke spierzwakte. De patiënt kan door die spierzwakte een beweging niet uitvoeren, of geen voorwerpen vastpakken of blijven vasthouden.

Bij CVA-patiënten wordt er in eerste instantie van uitgegaan dat de spierkracht voor een deel kan terugkomen. Tijdens de acute fase en de revalidatiefase wordt de patiënt zoveel mogelijk gestimuleerd om aangedane ledematen in te schakelen bij het wassen, kleden en bij de persoonlijke verzorging. Zo herstelt bij meneer Taal (casus 8.7) en mevrouw Vogel (casus 8.5) de spierkracht waardoor zij zichzelf weer kunnen wassen en aankleden.

Bij een deel van de CVA-patiënten treedt herstel van de spierkracht niet of maar gedeeltelijk op. Mevrouw Klein uit casus 8.6 krijgt wel weer spierspanning in haar been, maar deze is spastisch. De kracht in haar arm blijft weg.

Sommige patiënten hebben last van hypotonie. Zij hebben bijvoorbeeld bij een hemiplegie aan de aangedane zijde schouderpijn of een dikke hand. Bij de verzorging moet er extra aandacht zijn voor het ondersteunen van de schouder/arm en de hand.

Andere patiënten hebben juist last van hypertonie. Door een verhoogde spierspanning in de aangedane lichaamshelft is de patiënt niet in staat een natuurlijke houding aan te nemen. De patiënt kan zijn aangedane ledematen hierdoor vaak niet of maar beperkt gebruiken. De interventie is erop gericht om extreme spanning te vermijden. Tijdens het wassen en drogen moet er extra aandacht zijn voor de plaatsen waar de huid tegen elkaar gedrukt wordt (oksel, elleboogplooi en tussen de vingers) omdat daar gemakkelijk een vochtletsel of decubitus ontstaat.

Als de patiënt een stoornis heeft in de onwillekeurige, posturale motoriek, is deze bijvoorbeeld niet in staat om de rompbalans te bewaren. Laat de patiënt zitten bij het zich wassen en aan- en uitkleden.

8.3 Problemen bij wassen, kleden en persoonlijke verzorging bij enkele neurologische ziektebeelden

Problemen die een patiënt ervaart bij het wassen, kleden en de persoonlijke verzorging zijn afhankelijk van de beperkingen die de patiënt ervaart maar ook van diens vermogen om daarmee om te gaan. In deze paragraaf worden de problemen beschreven naar aanleiding van neurologische ziektebeelden. De ziektebeelden worden daarvoor onderverdeeld in vier categorieën; acute centrale hersenbeschadigingen, neurodegeneratieve ziekten, neuromusculaire ziekten en aandoeningen aan ruggenmerg of perifere zenuwen en oncologische aandoeningen.

8.3.1 Acute centrale hersenbeschadigingen

Patiënten met een acute centrale hersenbeschadiging vertonen vaak, door drukverhoging in de hersenen, een wisselend bewustzijn dat zich uit in versuft of verward gedrag. Daarnaast hebben deze patiënten vaak last van uitvalsverschijnselen gerelateerd aan de plaats waar de beschadiging zich bevindt.

Patiënten met een subduraal hematoom (bijv. meneer Taal in casus 8.7) moeten in de acute fase geholpen worden met hun dagelijkse verzorging om hen te behoeden voor gevaarlijke situaties, zoals vallen of verbranden. Verdere interventies zijn afhankelijk van de beperkingen die de patiënt ervaart en die per patiënt kunnen verschillen. Afhankelijk van de ernst van de gevolgen van het hematoom wordt beslist of medisch ingrijpen noodzakelijk is, bijvoorbeeld ontlasten van het hematoom door een operatie. In veel gevallen wordt afgewacht tot het lichaam zelf het hematoom resorbeert. Na ontlasting of resorptie van het hematoom kan de patiënt restverschijnselen ervaren. Dit hangt af van hoeveel hersencellen in de verdrukking zijn gekomen en welk deel daarvan blijvend beschadigd is. Door training en revalidatie wordt de patiënt geholpen om weer zoveel mogelijk zelfstandig te functioneren.

In de acute fase na een CVA richt de interventie ten aanzien van wassen, kleden en persoonlijke verzorging zich op het observeren van het zelfstandig uitvoeren van de handelingen door de patiënt en het zo nodig overnemen van de handelingen. In de praktijk betekent dit dat de patiënten met een middelgroot tot groot CVA de eerste dagen volledig verzorgd moeten worden. Na de acute fase zal de druk in de hersenen afnemen en worden de gevolgen van de beschadiging van zenuwcellen beter zichtbaar. De interventie zal zich dan meer richten op het trainen van de patiënt tot het zelfstandig uitvoeren van handelingen. Dit moet gebeuren in nauwe samenwerking met een multidisciplinair team.

Patiënten met een meningitis hebben naast een verlaagd bewustzijn ook last van meningeale prikkelingen en hoofdpijn. In de acute fase kunnen deze patiënten het best in een prikkelarme omgeving zoals een donkere kamer geholpen worden bij het verzorgen. Daarnaast moet ervoor gezorgd worden dat de verzorging zelf zo min mogelijk extra druk geeft, dus kleding die makkelijk aan en uit te trekken is, draaien in bed tot het minimale beperken en dergelijke. In de herstelfase moet de patiënt gestimuleerd worden om steeds meer zaken weer zelfstandig te doen. Afhankelijk van blijvende schade aan de hersencellen, ontstaan tijdens de infectie, zal de patiënt restverschijnselen ervaren. Door training en revalidatie wordt de patiënt geholpen om zoveel mogelijk weer zelfstandig te functioneren.

8.3.2 Neurodegeneratieve ziekten

Bij neurodegeneratieve ziekten is er sprake van een progressieve aandoening die de patiënt treft op motorisch, sensorisch en cognitief vlak. Ten aanzien van wassen, kleden en persoonlijke verzorging betekent dit dat de patiënt steeds minder goed in staat zal zijn om zichzelf te verzorgen, maar ook niet altijd in staat is om daarvoor hulp in te roepen. Om versnelde achteruitgang tegen te gaan, is het belangrijk dat deze patiënten zich zoveel mogelijk zelf verzorgen. Zij moeten hierbij verbaal dan wel non-verbaal ondersteund worden. Daarbij moet wel rekening gehouden worden met de gewoontes en gebruiken van de patiënt.

Voorbeelden van een neurodegeneratieve aandoening zijn de ziekte van Parkinson (bijv. meneer De Groot in casus 8.3), multipele sclerose, multisysteematrofie (mevrouw Smit in casus 8.4) en alle verschillende vormen van dementie.

8.3.3 Neuromusculaire ziekten, aandoeningen van het ruggenmerg en van de perifere zenuwen

Bij aandoeningen aan het ruggenmerg, de perifere zenuwen en de spieren is het bewegingsapparaat ernstig aangedaan. Dit heeft als consequenties dat de patiënt belemmerd wordt in zijn willekeurige bewegingen (zowel door spierzwakte als door pijn). Cognitief ervaren deze patiënten geen belemmeringen, zij zijn zich zeer bewust van hun beperkingen. Voorbeelden zijn myasthenia gravis, rug- of nekhernia en polyneuropathie.

Bij deze patiënten is het belangrijk om henzelf te laten meedenken over hoe ze het best geholpen kunnen worden bij het wassen, aan-/uitkleden en hun persoonlijke verzorging.

Wanneer er naast motorische uitval tevens sprake is van sensibiliteitsstoornissen, is het essentieel om de patiënt te leren om andere zintuigen te gebruiken ter vermijding van gevaarlijke situaties.

8.3.4 Neuro-oncologie

Bij hersentumoren zijn de beperkingen die de patiënten ervaren afhankelijk van de plaats waar de tumor zich bevindt. Dit kan een uitval van een functie zijn, maar ook een gedragsverandering of epileptische aanvallen.

In eerste instantie zal de medische behandeling gericht zijn op het bestrijden van de tumor. Na een succesvolle behandeling van een hersentumor kan de patiënt nog wel problemen ondervinden door schade die aan de hersenen is ontstaan door de tumor zelf of door de behandeling ervan. Door revalidatie wordt de patiënt geholpen zijn leven weer op te pakken.

Wanneer bestrijding van de tumor niet meer mogelijk is, zal de patiënt steeds verder achteruitgaan en overlijden. Hoe snel dit proces verloopt en welke problemen de patiënt daarbij zal tegenkomen is steeds weer anders. Vaak zijn er nog wel palliatieve medische behandelingen mogelijk om pijn, functieverlies en ander ongemak te verminderen. De verpleegkundige zal dagelijks moeten inventariseren in hoeverre de patiënt in staat is om zichzelf te wassen en aan te kleden. Interventies bij deze patiënten zijn gericht op palliatie.

8.4 Verpleegkundige interventies (acuut, revalidatie, palliatief)

Problemen met wassen, kleden en persoonlijke verzorging kunnen ontstaan wanneer een patiënt niet in staat is om zich geheel zelfstandig te verzorgen. Iemand is in staat om zich zelfstandig te verzorgen als hij of zij zelf de noodzaak ziet, zelf het initiatief neemt en zelf in staat is tot uitvoering van de handelingen zonder tussenkomst van een ander. Beperkingen als gevolg van neurologische stoornissen kunnen tot een probleem leiden, maar dit hoeft niet altijd van blijvende aard te zijn. Het is de taak van de verpleegkundige om, samen met de patiënt en in nauwe samenwerking met een multidisciplinair team, oplossingen te vinden voor de problemen die een patiënt ervaart.

De verpleegkundige interventies zijn afhankelijk van de fase waarin de patiënt zich bevindt. Er wordt onderscheid gemaakt tussen de acute fase, de herstel- of revalidatiefase en de chronische of palliatieve fase.

In de acute fase is er meestal sprake van een min of meer instabiele situatie met verschijnselen die voorheen niet bij de patiënt voorkwamen, of in ieder geval niet in die erge mate. Het doel van deze fase is het stabiliseren van de situatie, het voorkomen van complicaties en het stellen van diagnoses en prognoses. De verpleegkundige interventies ten aanzien van wassen/kleden en persoonlijke verzorging zijn gericht op het observeren van de mogelijkheden van de patiënt en het overnemen van activiteiten waartoe de patiënt niet in staat blijkt te zijn. De verpleegkundige is hierin volgend.

Wanneer een verpleegkundige bij een patiënt komt om hem te helpen bij het wassen, aan-/uitkleden en persoonlijke verzorging, volgt zij de volgende stappen (zie figuur 8.1).

In de acute fase staat veiligheid voorop. Bij twijfel of een patiënt voldoende balans heeft om zich (zittend) in de badkamer te wassen, moet de patiënt op bed geholpen worden. Het kan zijn dat door deze onnatuurlijke situatie (in Nederland wast men zich doorgaans niet op bed) de patiënt minder goed in staat is om zelf handelingen uit te voeren. Dit kan komen door cognitieve problemen en het missen van aanknopingspunten voor automatische handelingen.

In de herstel- of revalidatiefase is de situatie gestabiliseerd en zijn de stoornissen gediagnosticeerd. Het doel van deze fase is het streven naar het optimale functioneringsniveau van de patiënt. Het is belangrijk dat het optimale functioneringsniveau in samenspraak met de patiënt en met respect voor diens wens en behoefte wordt vastgesteld. De verpleegkundige interventies ten aanzien van wassen/kleden en persoonlijke verzorging in deze fase zijn gericht op het trainen van de patiënt zelf en indien nodig het aanpassen van de omgeving aan de beperkingen van de patiënt. Het is daarbij essentieel dat er afstemming is binnen het multidisciplinaire team welke handelingen getraind worden en op welke manier dit moet gebeuren. Vanuit de ergotherapie zijn allerlei strategieën ontwikkeld die behulpzaam kunnen zijn bij de revalidatie van patiënten met een neurologische aandoening.

In de chronische of palliatieve fase is er geen vooruitgang in de situatie van de patiënt meer te verwachten. In enkele gevallen is er zelfs sprake van een

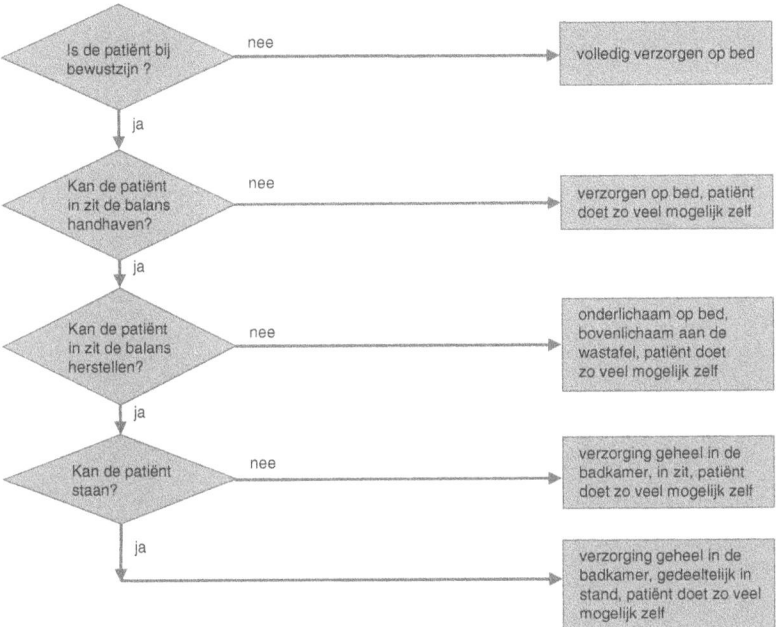

Figuur 8.1
Beslisschema verzorgen van een patiënt.

'voorspelbare' achteruitgang. De verpleegkundige interventies ten aanzien van wassen/kleden en persoonlijke verzorging zijn gericht op het behoud van functies, het voorkomen van complicaties en het bevorderen van een optimale kwaliteit van leven. Het moge duidelijk zijn dat de wensen en gewoontes van de patiënt met betrekking tot hun dagelijkse verzorging hierbij gerespecteerd worden.

Literatuur

Achterberg Th van, Bours GJJW, Strijbol NCM. Effectief verplegen 3. Dwingeloo: Kavanah, 2006.
Affolter FD. Perception, interaction and language: interaction of daily living: the root of development. Berlijn: Springer Verlag, 1991.
Commissie CVA-revalidatie. Revalidatie na een beroerte, richtlijnen en aanbevelingen voor zorgverleners. Den Haag: Nederlandse Hartstichting, 2001.
Fröhlich A. Basale stimulatie. Garant: Leuven, 1995.
Gelmers HJ. Neurologie voor verpleegkundigen. Assen: Van Gorcum, 2008.
Ma HI, Trombly A. Synthesis of the effects of occupational therapy for persons with stroke, part II: remediation of impairments. Am J Occup Ther 2002;56(3):260-74.
McFarland GK, McFarland, EA. Nursing diagnosis & interventions; planning for patient care. St Louis/Baltimore/Philadelphia/Toronto: Mosby Company, 1989.

NVNVV. Richtlijn verpleging en verzorging van mensen met de ziekte van Parkinson. Uitgave Nederlandse Vereniging neuro-verpleegkundigen en verzorgenden, 2001.

Rasquin SMC, Heugten CM van (red.). Richtlijn cognitieve revalidatie niet-aangeboren hersenletsel. Nijmegen: Consortium Cognitieve Revalidatie, 2007.

Scheiris J, Thiery E, De Deyn PP, Hove H van (red.). Geheugenstoornissen: revalidatie en psychosociale zorg. Leuven/Leusden: Acco, 2003.

Steultjes EMJ, Dekker J, Bouter LM, Nes JCM van de, Cup EHC, Ende CHM van den. Occupational therapy in stroke patients: a systematic review. Stroke 2003;34(3):676-85.

WHO-FIC Collaborating Centre. Internationale classificatie van het menselijk functioneren (ICF). Houten: Bohn Stafleu van Loghum, 2001.

9 Eten en drinken

Berna Rood

9.1 Inleiding

Eten en drinken zijn basisbehoeften en vormen tevens een van de geneugten van het leven. Eten en drinken vinden meestal in een sociale context plaats en hebben een culturele betekenis. Bezoek ontvangen, het vieren van een verjaardag, of religieuze festiviteiten gaan gepaard met eten en drinken.

Veel neurologische aandoeningen veroorzaken problemen met eten en drinken, zowel op functieniveau, op activiteitenniveau als op participatieniveau. Patiënten met neurologische aandoeningen kunnen bijvoorbeeld te moe zijn om te eten, problemen hebben met slikken, met het hanteren van bestek, met het klaarmaken van eigen maaltijden, met het eten in een sociale context doordat ze bijvoorbeeld ontremd eten of kwijlen, of met het deelnemen aan de sociale activiteit door gedragsproblemen. Deze stoornissen, beperkingen of participatieproblemen worden veroorzaakt door aandoeningen zoals de ziekte van Parkinson, CVA, ALS, MS en myasthenia gravis. Naast neurologische oorzaken kunnen deze eet- en drinkproblemen ook veroorzaakt worden door niet-neurologische aandoeningen, zoals een operatie aan de tong, een oncologische aandoening, chemotherapie of radiotherapie in het mond-keelgebied. Deze niet-neurologische oorzaken vallen buiten het bestek van dit boek.

9.2 Definities en indeling

De Internationale Classificatie van het Menselijk Functioneren (ICF; 2001) beschrijft op activiteiten- en participatieniveau vier definities die betrekking hebben op eten en drinken:
– *Eten:* Op gecoördineerde wijze geserveerd voedsel naar de mond brengen en op een volgens de cultuur acceptabele wijze consumeren, voedsel in stukken snijden of breken, flessen en blikken openen, eetgerei gebruiken, maaltijden nuttigen, vasten of dineren.

- *Drinken*: drinken vastpakken, naar de mond brengen, nuttigen op een volgens de cultuur acceptabele wijze, mengen, roeren en uitschenken van vloeistoffen om te drinken, flessen en blikken openen, drinken via een rietje of drinken van stromend water zoals uit de kraan of bron.
- *Bereiden van maaltijden*: plannen, organiseren, koken en serveren van eenvoudige en ingewikkelde maaltijden voor zichzelf en anderen, zoals samenstellen van een menu, selecteren van consumeerbaar voedsel en dranken, verzamelen van ingrediënten voor het bereiden van maaltijden, koken via verhitting en klaarmaken van koud voedsel en dranken, en opdienen van het voedsel.
- *Algemene intermenselijke interactie*: uitvoeren van acties en taken die nodig zijn voor basale en complexe interacties met personen (vreemden, vrienden, verwanten, familie en geliefden), in overeenstemming met de context en cultuur.

Een manier om het slikproces in te delen is in de vier fasen volgens Logemann: de voorbereidende orale fase, de orale transportfase, de faryngeale fase en oesofageale fase. Dit zijn fasen waarin het voedsel in de mond verwerkt wordt en via de keel getransporteerd wordt naar de maag. Deze fasen worden verder uitgewerkt in paragraaf 9.4.3.

De preorale fase is de fase die voorafgaat aan het verwerken van voedsel in de mond en die in veel literatuur gebruikt wordt naast de fasen uit de indeling van Logemann. Dit is de fase waarin het voedsel 'georganiseerd' en bereid wordt en op een juiste wijze naar het lichaam gebracht. Juist in deze fase hebben de fysieke conditie en motorische en cognitieve vaardigheden veel invloed op het eten en drinken en is het een en ander afhankelijk van sociale vaardigheden en sociale context. Vooral in deze fase zullen veel verpleegkundige diagnoses gesteld worden en interventies gepland en uitgevoerd.

Dit hoofdstuk beschrijft eet- en drinkproblemen op activiteitenniveau bij de neurologische patiënt en de beïnvloedende factoren op functieniveau die deze problemen veroorzaken. Aan het eind van het hoofdstuk worden enkele specifieke voorbeelden per aandoening beschreven.

Casus 9.1 Mevrouw Besselink

Mevrouw Besselink heeft een hartinfarct doorgemaakt en is gereanimeerd. Door zuurstoftekort is er een diffuus hersenletsel ontstaan. Mevrouw heeft op de intensive care gelegen en ligt nu op de afdeling neurologie. Ze werd op de IC per neussonde gevoed. Vanwege ernstige (motorische) onrust krijgt mevrouw porties sondevoeding. Dit is een probleem omdat ze deze hoeveelheden maar slecht verdraagt. Ze heeft forse maagretenties en de dagelijkse hoeveelheid wordt niet gehaald. Vóór de ziekenhuisopname was mevrouw bekend met maagklachten en had ze snel een vol gevoel; ze was gewend regelmatig kleinere porties te eten. Mevrouw is gedesoriënteerd in tijd, plaats en persoon en heeft geen ziekte-inzicht, is snel afgeleid en snel vermoeid. Ze trekt de maagsonde er herhaaldelijk uit. De sonde is moeilijk in te brengen en ze krijgt hierbij snel neusbloedingen.

Uit de anamnese blijkt dat mevrouw twee jaar voor de beroerte keelkanker heeft gehad en hiervoor bestraald is. Sinds die tijd verloopt het slikken moeilijker. Ze produceert door de bestraling minder speeksel en is gewend haar mond regelmatig te bevochtigen met water. Bij de eerste keer dat ze orale voeding krijgt aangeboden in de stoel, stelt de logopedist vast dat het lang duurt voor het slikken wordt ingezet en dat mevrouw bij elke hap meerdere keren moet slikken. Verder heeft ze de neiging haar lichaam te overstrekken, waarbij ze haar hoofd achterover duwt.

9.3 Neurologische oorzaken van kauw- en slikstoornissen

Om goed en veilig te kunnen slikken worden diverse centrale en perifere neurologische structuren geactiveerd. Dit verklaart dat er bij veel neurologische aandoeningen slikstoornissen voorkomen.

In de primaire motorische en sensorische cortex van beide hemisferen bevinden zich centrale neuronen die bewegingen aansturen en de sensibiliteit verzorgen van de kaken, lippen, tong, keelholte en strottenhoofd. Een acute aandoening zoals een CVA in dit gebied kan leiden tot halfzijdige verlamming en hyposensibiliteit van tong-, wang-, lip- of keelspieren, waardoor problemen ontstaan met kauwen en slikken, waaronder verslikken.

Uitval van diverse motorische hersenzenuwen in de hersenstam (nervi V, VII, IX, X, XI, XII) die de mond- en keelmotoriek verzorgen, veroorzaken stoornissen in slikken, kauwen en spreken. Men spreekt van een bulbaire laesie bij uitval van de perifere motorische neuron of van de spieren zelf. De centrale innervatie van de perifere motorische neuronen wordt verzorgd via corticobulbaire banen vanuit beide hemisferen. Er ontstaat meestal dus pas ernstige uitval bij een dubbelzijdige laesie. Deze uitval noemt men pseudobulbaire verschijnselen. Ook hierbij komen slikstoornissen voor. Een volledige slappe parese van de lip-, tong- en keelspieren kan bijvoorbeeld veroorzaakt worden door een bulbaire laesie. Een laterale medullaire beschadiging houdt de mondmotoriek grotendeels intact, maar veroorzaakt een ernstig faryngeale slikstoornis en kan zelfs resulteren in het uitblijven van de slikreflex (afagie), waardoor deze patiënten zich zelfs verslikken in hun speeksel.

Problemen met slikken worden ook veroorzaakt door schade in de perifere zenuw, in de overgang van de zenuw naar de spier, of in de spier zelf (neuromusculaire aandoeningen). Een voorbeeld van een enkelvoudige perifere zenuwuitval is bijvoorbeeld de perifere aangezichtsverlamming en van een meervoudige perifere zenuwuitval het syndroom van Guillain-Barré. Een aandoening van de overgang van de zenuw naar de spier (motorische eindplaat), die slikstoornissen veroorzaakt, is bijvoorbeeld myasthenia gravis, andere voorbeelden van aandoeningen van de spier zelf zijn de spierdystrofieën, myotone dystonie (de ziekte van Steinert) of oculofaryngeale spierdystrofie (OPMD).

Daarnaast worden slikstoornissen veroorzaakt door aandoeningen die een subsysteem van het centraal zenuwstelsel treffen zoals de ziekte van Parkinson en de ziekte van Huntington (extrapiramidaal), de ziekte van Alzheimer (cerebraal) en cerebellaire ataxie (cerebellair), of ziekten die meerdere subsystemen treffen zoals multipele sclerose (MS, cerebraal, cerebellair), multisysteematrofie (MSA, extrapiramidaal, cerebraal) en amyotrofe laterale sclerose (ALS, piramidaal en bulbair).

9.4 Beïnvloedende factoren

> **Kader 9.1 Beïnvloedende factoren eet- en drinkproblematiek**
>
> Om een goede (verpleegkundige) diagnose te kunnen stellen is het van belang dat de neuroverpleegkundige inzicht heeft in de etiologische of beïnvloedende factoren van de eet- en drinkproblematiek. Dit zijn ook de factoren waarop de verpleegkundige de meeste invloed kan uitoefenen. De beïnvloedende factoren kunnen op cognitief, (senso)motorisch, emotioneel en psychosociaal vlak liggen. Voor een gedetailleerde beschrijving van deze factoren wordt verwezen naar hoofdstuk 3 van dit boek.

9.4.1 Mentale functies

Algemene mentale functies

Door een verlaagde arousal kan een patiënt traag eten of drinken, traag slikken of zelfs in slaap vallen tijdens de maaltijd. Patiënten met een verlaagd arousalniveau dienen geprikkeld te worden. De prikkels kunnen zowel visueel, auditief, tactiel als olfactorisch van aard zijn en moeten elkaar afwisselen. Voorbeelden van activerende prikkels zijn het mobiliseren van de patiënt tijdens de maaltijd, het draaien van muziek of het afwisselen van verschillende smaken en temperaturen van voedsel.

Door een aandachtsstoornis kan een patiënt snel afgeleid zijn tijdens het eten, moeite hebben met het uitvoeren van dubbeltaken of moeite hebben met het verwerken van een instructie of aanwijzing tijdens de maaltijd. Nu moeten storende omgevingsfactoren als radiogeluiden en gesprekken juist zoveel mogelijk vermeden worden tijdens de maaltijden en de patiënt moet gestimuleerd worden zijn aandacht te richten op de activiteit waarmee hij bezig is. Tijdens het handelen moeten gesprekken alleen over de taak zelf gaan en niet over allerlei andere zaken. Een aanwijzing of instructie die de patiënt krijgt moet beperkt zijn tot één boodschap of één (deel)opdracht. Pas nadat de patiënt deze aanwijzing heeft verwerkt in zijn handelen, kan de volgende instructie of aanwijzing gegeven worden. Het kan zelfs zo zijn dat de patiënt even moet stoppen met handelen om te luisteren naar de aanwijzing, omdat hij niet kan handelen en tegelijkertijd een aanwijzing verwerken.

Een gestoord ziekte-inzicht maakt dat een patiënt met een slikstoornis zijn gedrag niet aanpast aan zijn stoornis. Hij eet in een veel te hoog tempo, praat tijdens het eten en slikken of neemt de volgende hap al in de mond voordat hij geslikt heeft, waardoor het risico op verslikken toeneemt. De verpleegkundige biedt in zo'n situatie structuur aan door de patiënt er bijvoorbeeld verbaal op te wijzen dat hij het tempo moet verlagen om het eten en drinken veilig te laten verlopen. Soms kan het zelfs nodig zijn de hand van de patiënt te stoppen wanneer hij al te snel weer een volgende hap wil nemen.

Diverse neurologische aandoeningen gaan gepaard met vermoeidheid. Dit kan het gevolg zijn van de ziekte zelf, maar het kan ook zijn dat de patiënt slecht slaapt doordat hij zich bijvoorbeeld door een mobiliteitstekort niet meer in bed kan verplaatsen en hierdoor steeds wakker wordt. Een patiënt die te maken heeft met erge vermoeidheid kan een maaltijd niet volledig opeten omdat hij hiervoor te moe is, eet traag, of houdt het niet (lang) vol om actief te blijven zitten tijdens de maaltijd. In het ergste geval is hij niet meer in staat om zelf nog te eten. Dit kan leiden tot een verslechterde voedingstoestand. Vermoeidheid heeft een negatieve invloed op een slikstoornis, waardoor deze patiënten zich eerder verslikken. Bij deze patiënten is het belangrijk dat verschillende activiteiten over de dag verdeeld worden. Een dagprogramma waarin geen inspannende activiteiten voor de maaltijd gepland worden helpt. De patiënt kan in bed eten of moet geholpen worden met eten, zodat hij energie overhoudt voor bijvoorbeeld het (rechtop) blijven zitten tijdens de maaltijden of voor andere activiteiten.

Een apraxie kan zowel in de preorale als in de orale fase van invloed zijn. In de preorale fase worden problemen gezien als het niet kunnen hanteren van het bestek: de patiënt gebruikt bijvoorbeeld het mes als lepel en eet de soep met het mes ten gevolge van een ideatoire apraxie. Ten gevolge van een ideomotorische apraxie knoeit de patiënt doordat hij de motorische greep en beweging niet weet aan te passen aan wat vereist is of het smeren en snijden verloopt erg onhandig. Een mondapraxie veroorzaakt in de orale fase problemen als: onhandigheid met (aan)zuigen bijvoorbeeld op de inademing waardoor het vocht in de keel terechtkomt, of niet kunnen slikken omdat de patiënt geen idee heeft wat hij met een voedselbrok in zijn mond moet doen. Bij een apraxie moet een beroep gedaan worden op automatisme. Vaak lukt het automatisch handelen zonder erbij na te denken nog wel. Het automatisme wordt uitgelokt door het juiste voorwerp op het juiste moment klaar te leggen of door middel van zogeheten *führen*. Führen, ook wel meesturen genoemd, is het laten ervaren van een beweging door de verpleegkundige door de hand op de hand van de patiënt te leggen en de beweging in te zetten en mee uit te voeren. Wanneer de patiënt de handeling op de juiste wijze overneemt, kan het führen door de verpleegkundige verminderen of stoppen.

Bij een apraxie in de orale fase kan het helpen om het tempo van eten te verhogen. De volgende hap wordt al in de mond gedaan terwijl de vorige zich daar nog in bevindt. Hiervoor wordt het naar de mond brengen van voedsel of drank van de patiënt overgenomen of de patiënt wordt geführd. Ook het toepassen van sensorische stimulatietechnieken blijkt effectief, zoals het verhogen van de neerwaartse druk van een lepel, het toedienen van een zure, koude of grotere bolus, of van een bolus die gekauwd moet worden.

Ten gevolge van een (visueel) neglect kan het zijn dat een patiënt eten en drinken aan de aangedane zijde niet opmerkt en laat staan. Bij een motorisch neglect schakelt de patiënt de aangedane zijde niet of onvoldoende in tijdens het eten, terwijl dit niet op grond van een parese kan worden verklaard. De aangedane zijde beweegt minder of duidelijk vertraagd naar de aangedane zijde, bijvoorbeeld bij het reiken om een kopje koffie te pakken. Ook worden bijvoorbeeld toetjes waar een deksel op zit eenhandig of met behulp van de tanden opengemaakt, of een boterham wordt eenhandig gesmeerd. Tijdens het koken kan het zijn dat de patiënt alle keukenkastjes openmaakt voordat het juiste product gevonden is, omdat ook de intern gegeneraliseerde voorstellingen van objecten of situaties gestoord kan zijn en de patiënt zich niet meer een juist mentaal beeld kan maken van wat zich in de keukenkastjes bevindt.

Kader 9.2 Intern gegeneraliseerde voorstellingen bij neglect

Bij een mentaal neglect is de helft van een mentaal beeld tegenovergesteld aan het letsel niet aanwezig. Wanneer bijvoorbeeld gevraagd wordt in gedachten de keuken te beschrijven, wordt de keuken aan de neglectzijde niet beschreven. Wanneer vervolgens aan de patiënt gevraagd wordt zich in gedachten in de keuken om te draaien en dan te beschrijven hoe de keuken eruitziet, wordt de andere kant beschreven. De patiënt heeft moeite zich voor te stellen hoe zijn keuken er aan de neglectzijde uitziet.

Ter verbetering van een ruimtelijk neglect kunnen activiteiten worden aangeboden die het doelgericht bewegen in de verwaarloosde zijde uitlokken. Een neglect kan beïnvloed worden door de aangedane zijde systematisch te betrekken en in te schakelen tijdens het eten, bijvoorbeeld door führen of door middel van een verbale instructie. Ook kunnen mogelijkheden aangeboden worden om de patiënt zichzelf te laten corrigeren, bijvoorbeeld visueel of tactiel.

Stemming

Een stemmingsstoornis kan gepaard gaan met een verminderde eetlust en gewichtsverlies, maar ook met toegenomen eetlust en gewichtstoename. Daarnaast kunnen symptomen van een stemmingsstoornis zoals slapeloosheid leiden tot vermoeidheid en, zoals hierboven beschreven, afname van de orale intake. Om deze problemen op te lossen is het noodzakelijk de achterliggende oorzaak op te heffen met bijvoorbeeld farmacotherapie en/of psychotherapie.

Ontremd eet- en drinkgedrag

Neurologische ziektebeelden zoals een frontaal syndroom, de ziekte van Alzheimer en frontotemporale dementie (ziekte van Pick) kunnen ontremd gedrag veroorzaken ten gevolge van een verstoorde impulscontrole. De rem is eraf en de patiënt reageert direct op prikkels in de omgeving, zonder hierover na te denken. Het ontremde gedrag komt ook tot uiting in het eetgedrag van de patiënt. Deze gaat gulziger en overmatig eten, wacht niet tot tafelgenoten eten hebben voordat hij 'aanvalt', of eet al het voedsel op dat hij 'toevallig tegenkomt'. Patiënten met frontaal disfunctioneren hebben vaak ook een achteruitgang in het sociaal functioneren (etiquette, sociale omgangsnormen) en een gestoord ziekte-inzicht, wat het probleemgedrag kan versterken.

Het heeft vaak geen zin de patiënt verbaal aan te spreken op zijn gedrag. Door het gebrek aan ziekte-inzicht zal hij niet weten wat er bedoeld wordt en de opmerkingen niet integreren in zijn gedrag. Beter is het om zijn gedrag te reguleren door de omgeving te structureren. Haal prikkels weg waar de patiënt gevoelig voor is: laat bijvoorbeeld geen voeding of drank zomaar ergens staan. Ga niet in discussie, maar geef alleen kort en duidelijk grenzen aan. Bied het eten gang voor gang aan, geef afgemeten porties en serveer als laatste aan de patiënt, nadat tafelgenoten voorzien zijn.

9.4.2 Sensorische functies

Smaakverlies

Een smaaksensatie is primair het gevolg van prikkeling van smaaksensoren op de tong, het zachte gehemelte, de gehemeltebogen en delen van de keelwand en de punt van het strottenklepje. De smaakpapillen geven de informatie door aan het 'smaakcentrum' in de hersenen. Daarnaast spelen andere factoren een rol, zoals geur. Geur draagt bij aan de smaak door middel van een smaakillusie.

Smaak is te verdelen in vier vormen: zoet, zout, zuur en bitter. Alle andere smaken zijn gebaseerd op de reukgewaarwording. Problemen met de reuk treden soms op bij een schedeltrauma (ook bij een lichte vorm zoals een val op het achterhoofd), een tumor in de voorste schedelgroeve, een status na meningitis en bij de ziekte van Parkinson.

Proeven maakt het mogelijk om van eten en drinken te genieten en het stimuleert de secretie van speeksel en maagsappen die de spijsvertering in gang te zetten.

Bij smaakproblemen kan er sprake zijn van verandering van smaak of een gevoeligheid voor bepaalde smaken (dysgeusie), een vermindering van de smaak (hypogeusie) of totale smaakverlies (ageusie).

Smaakstoornissen kunnen ontstaan door veroudering (smaakpapillen degenereren), roken, aandoeningen van zenuwen die de smaaksensatie geleiden (nervus facialis en nervus glossopharyngeus), radiotherapie, chemotherapie, medicatie (ACE-remmers, fenytoïne, chloorhexidine, lithium, levodopa, metronidazol) en beschadiging van het 'smaakcentrum' in de hersenen als gevolg van een tumor, herseninfarct of MS. Voor een blijvende stoornis is geen behandeling. De gevolgen van smaakverlies kunnen groot zijn. Zonder te proeven wordt eten een opgave en is van gezellig eten vaak geen sprake meer. Een smaakstoornis kan dan ook leiden tot gewichtsverlies.

Sensorische functies verwant aan temperatuur, tast en dieptegevoel

Sensibiliteitsstoornissen kunnen zowel in de mond als in het keelgebied voorkomen. Er zijn twee vormen van sensibiliteit te onderscheiden, ook in het mond- en keelgebied: vitale sensibiliteit en gnostische sensibiliteit. Verminderde vitale sensibiliteit wil zeggen verminderd waarnemen van aanraking of temperatuur; dit kan zowel in de orale als faryngeale fase problemen veroorzaken. De patiënt ervaart in een gedeelte van de mond niet meer of een vloeistof warm of koud is, of dat er zich voedselresten in de mond bevinden. De patiënt loopt het risico op verbranding van de slijmvliezen of op het zich verslikken in achtergebleven voedingsresten, vooral als er ook sprake is van een slikstoornis. De patiënt moet geleerd worden de temperatuur van voedsel en vloeistof voor de inname te controleren, bijvoorbeeld met de handen. Daarnaast is een goede mondhygiëne van belang direct na het eten, zodat achtergebleven voedselresten verwijderd worden. Ook moet de patiënt aangeleerd worden de wangzakken en mondholte te controleren op achtergebleven voedselresten en leeg te maken met behulp van de tong.

Ook gnostische sensibiliteit via re-afferentie is van belang voor de coördinatie van mond en tongbewegingen. Het brein krijgt hierdoor informatie over hoever de kaken geopend zijn en waar de tong zich in de mond bevindt.

Kader 9.3 Re-afferentie

Sensoriek die afkomstig is van eigen bewegen, zoals het horen van het geluid van je eigen voetstap, wordt re-afferentie genoemd. Bij het horen van het geluid van voetstappen van anderen komt de informatie niet van onszelf maar van elders; de sensoriek die daarbij hoort wordt ex-afferentie genoemd. Re-afferentie geeft informatie over de gevolgen van de eigen beweging. Zo leren we tennissen door te zien wat het effect van onze slag met het racket is en leren we fietsen door te ervaren wat het effect is van een stuurbeweging (Van Cranenburgh, 2003).

Pijn

Pijn in het mond- en keelgebied geeft problemen in de orale fase en faryngeale fase en bemoeilijkt soms de inname van voedsel en/of drank. Pijn in het mond- en keelgebied kan worden veroorzaakt door tand- of kiespijn of een infectie of beschadiging van het mondslijmvlies, bijvoorbeeld door het per ongeluk bijten op de binnenkant van de wang, lip of tong, aften, een schimmelinfectie, tandvleesontstekingen, een herpesinfectie of een keelontsteking.

Daarnaast kan pijn waar dan ook in het lichaam van invloed zijn op de stemming en (daarmee) op de eetlust.

De therapie zal gericht zijn op het verminderen van de pijn van het mondgebied en de andere bijkomende klachten en verschijnselen. Voor de koortsblaasjes bij een herpesinfectie en voor een schimmelinfectie bestaat er wel een oorzaakgerichte medicatie. Het drinken van (ijs)koude dranken kan de pijn verzachten. Om infecties van het tandvlees en mondslijmvlies te verminderen is een goede en frequente mondhygiëne noodzakelijk. Pijn elders in het lichaam moet gericht worden aangepakt.

9.4.3 Functies van het spijsverterings- en metabole stelsel

Kauw- en slikstoornissen

Een slikstoornis of (orofaryngeale) dysfagie is een stoornis in het laten doorgaan van voedsel en vloeistof door de mond, keel en slokdarm naar de maag. Het kauw- en slikproces wordt zoals gezegd meestal beschreven in vier fasen. In de voorbereidende orale fase (mondfase) vinden het afhappen of opzuigen, het kauwen en het vormen van de voedselbolus door de tong plaats. In de orale transportfase (mondfase) volgt het transport van de bolus van de mond naar de keel. In de faryngeale fase (keelfase) zorgt de slikreflex ervoor dat de ademweg wordt afgesloten door de stembanden en het strottenklepje. De adem wordt reflectoir ingehouden en de bolus wordt reflexmatig door de farynx verplaatst naar de slokdarm. De slokdarm opent zich door ontspanning van de bovenste slokdarmsfincter, door het omhoog en naar voren bewegen van het strottenhoofd en door de druk van de keelspieren op de voedselbolus naar beneden. De totale faryngeale fase duurt ongeveer één seconde. In de laatste fase, de oesofageale fase (slokdarmfase), wordt de bolus door middel van peristaltische bewegingen van de slokdarm naar de maag bewogen; dit duurt ongeveer negen seconden. Door neurologische aandoeningen kunnen er problemen optreden in een of meer fasen van het slikken. Timing, coördinatie, sensibiliteit en motoriek spelen naast intacte anatomische structuren een belangrijke rol bij de gehele slikactiviteit.

Symptomen die wijzen op een slikstoornis zijn bijvoorbeeld:
- moeite met zuigen, afhappen of lipsluiting door krachtsverlies of een parese van lippen of tong, sensibiliteitsstoornis of apraxie;
- moeite hebben met kauwen ten gevolge van gebitsproblemen, onvoldoende speeksel, hyposensibiliteit van het mondgebied, pijn, een beperkte kaakopening, krachtsverlies of een vertraagde ontspanning van de kauwspieren of apraxie;
- moeite hebben met het manipuleren van voedsel of het vormen van een bolus ten gevolge van een tong- of wangparese of sensibiliteitsproblemen van tong of wang, of apraxie;
- zich ophopen van voedsel in de mond door het niet transporteren van het voedsel naar de keel, of niet slikken of vertraagd slikken ten gevolge van hypokinesie, apraxie of krachtsverlies, parese of overbeweeglijkheid van de tong;

- hoesten tijdens of na de maaltijd, een reutelende of borrelende stem na het slikken of verslikken door een vertraagde slikreflex, krachtsverlies in het keelgebied of rigiditeit;
- voedsel komt weer door de neus naar buiten door onvoldoende of vertraagde afsluiting van de neus;
- chronische of terugkerende longinfecties ten gevolge van aspireren van voedsel door het (stil) verslikken.

Het inadequaat kauwen en slikken van voedsel kan leiden tot het aspireren (inademen) van voedsel, waardoor een aspiratiepneumonie kan ontstaan. Aspireren dreigt vooral bij een gedaald bewustzijn of een ernstige slikstoornis. Verder kunnen slikklachten leiden tot lang met de maaltijd bezig zijn, onvoldoende intake en daardoor gewicht verliezen, uitdrogen of in een slechte voedingstoestand raken. Patiënten met slikklachten krijgen bijna altijd te maken met ondervoeding.

Wanneer het slikken niet goed verloopt, heeft dit ook consequenties voor het wegslikken van speeksel. De patiënt kan zich ook verslikken in zijn speeksel. Als er geen goede mondhygiëne is, bevat het bovendien veel bacteriën of voedselresten die bij aspiratie van dit speeksel een pneumonie veroorzaken.

De kokhals- of wurgreflex en de hoestreflex beschermen tegen aspireren van voedsel in de luchtwegen. Normaalgesproken wordt de wurgreflex onderdrukt door een goed gecoördineerde slikreflex. De hoestreflex treedt op als er voedsel of speeksel in de bovenste luchtwegen terechtkomt. Veelvuldig hoesten is dus een teken van een niet goed verlopend slikproces. Een slikstoornis kan onopgemerkt blijven wanneer de hoestreflex verminderd is door een neurologische aandoening of een bewustzijnsstoornis. Dit wordt stille aspiratie genoemd, wat de oorzaak kan zijn van telkens terugkerende aspiratiepneumonieën.

> **Kader 9.4 Slikscreening**
>
> Een slikscreening moet patiënten met (een verhoogd risico op) slikstoornissen opsporen en moet snel, efficiënt, goedkoop en eenvoudig uit te voeren zijn. Een slikscreening geeft geen informatie over de oorzaak van de slikstoornis. Een voorbeeld van een dergelijke screening is de watersliktest: de patiënt krijgt een beperkte hoeveelheid water te drinken per slok en in één teug. Wanneer hij zich verslikt en begint te hoesten, wijst dit op een slikstoornis. Op www.neurorevalidatie.nl is een voorbeeld van een dergelijke slikscreening te downloaden.

De voedingstoestand van patiënten met slikstoornissen moet bij acuut ontstaan van de stoornis vanaf de eerste dag worden gegarandeerd. Als tijdelijke oplossing kan voor intraveneuze vochttoediening of sondevoeding worden gekozen. Sondevoeding biedt geen volledige garantie dat een aspiratiepneumonie wordt voorkomen. Een aspiratiepneumonie kan namelijk ook veroorzaakt worden door reflux van voeding uit de maag.

In overleg met de logopedist moet de consistentie van het voedsel bij slikstoornissen aangepast worden, omdat neurologische patiënten over het algemeen moeite hebben met het veilig slikken van dunvloeibare stoffen. Gemengde consistenties vereisen een grotere controle en coördinatie en moeten daarom bij ernstige slikstoornissen vermeden worden. Het gebruik van de tuitbeker en rietjes is bij de meeste patiënten met een slikstoornis echter niet behulpzaam (zie Bijlage 1 Hulpmiddelen).

Het eten met een dessertlepel doseert de juiste bolus. Een te grote bolus kan tot verslikken leiden en een te kleine bolus kan onvoldoende input geven waardoor het slikken uitblijft. Na het eten moeten alle etensresten uit de mond verwijderd worden om achteraf aspireren van deze resten te voorkomen.

Droge mond

Een droge mond (xerostomie) wordt veroorzaakt door een verminderd functioneren van de speekselklieren met als gevolg een verminderde speekselsecretie.

De meest voorkomende oorzaak van xerostomie is het gebruik van medicatie. Er zijn ook diverse geneesmiddelen die leiden tot het gevoel van een droge mond, zonder dat de speekselproductie daadwerkelijk verminderd is. Medicijnen met als bijwerking een verlaging van de speekselsecretie zijn: anticholinergica, hypnotica, tranquillizers, antidepressiva, spasmolytica, sedativa, anti-epileptica, antihypertensiva en antihistaminica. Ander oorzaken van xerostomie zijn bestraling van het hoofd-halsgebied, menopauze, depressie, syndroom van Sjögren, dehydratie, hoge bloeddruk en mondademhaling.

Xerostomie maakt het proeven en het slikken van droog voedsel moeilijker. Voedselresten blijven eerder achter waardoor cariës kan ontstaan, doordat de bufferwerking van het speeksel en daarmee de bescherming tegen cariës is afgenomen. Kunstspeeksel of speekselsubstituut biedt in sommige gevallen een uitkomst. Kunstspeeksel benadert enigszins de viscositeit en vochtigheidsgraad van speeksel, maar bevat niet de unieke ontstekings- en schimmelremmende stoffen die erin voorkomen. Bij patiënten zonder slikstoornis kan de speekselproductie gestimuleerd worden door het kauwen op suikervrije kauwgom. Het happen in een citroen moet worden afgeraden: dit activeert wel de speekselproductie, maar zuur verhoogt de erosie en demineralisatie van het gebit en irriteert de slijmvliezen. Een droge mond vereist extra verzorging van het gebit en de slijmvliezen om beschadigingen en ontstekingen te voorkomen, omdat het zelfreinigend vermogen is afgenomen. Daarnaast is het raadzaam om bij xerostomie die door medicatie veroorzaakt wordt het gebruik hiervan te evalueren.

Gewichtstoename

Neurologische ziekten kunnen ook leiden tot gewichtstoename. Door mobiliteitsstoornissen en inactiviteit bij bijvoorbeeld rolstoelgebonden patiënten kan het calorieverbruik afnemen, wat kan leiden tot gewichtstoename. Prednisongebruik en/of ontremd gedrag zijn bij deze patiënten een extra beïnvloedende etiologische factor. Sommige patiënten gaan psychische problemen 'weg' eten, in de meeste gevallen met calorieënrijke, dus dikmakende voedingsmiddelen.

9.4.4 Functies van het bewegingssysteem en aan beweging verwante functies

Een slechte of verminderde hoofd- en/of rompbalans zorgt voor een ongewenste tonus in het mond-keelgebied. Bovendien is de lichaamshouding bij het eten en drinken van invloed op het goed en veilig kunnen verwerken van de voeding. Rechtop zitten is voor de meeste neurologische patiënten een voorwaarde om veilig te slikken. Gezonde personen daarentegen zijn in staat om in allerlei houdingen veilig te slikken, zelfs ondersteboven. De meeste positieve invloed gaat uit van een goede zithouding waarbij de romp iets voorovergebogen is vanuit de heupen en de nek licht verlengd is. Het is bewezen dat houdingstechnieken waarmee de voedselstroom kan worden beïnvloed bij veel patiënten effectief aspiratie van vloeistoffen en ander voedsel kunnen stoppen. Op advies van de logopedist zullen sommige patiënten een andere hoofdhouding moeten aannemen om adequaat te kunnen slikken, bijvoorbeeld het hoofd achteroverbrengen bij een verminderde achterwaartse beweging van de bolus door de tong; het brengen van de kin naar de borst tijdens het slikken bij een vertraagde faryngeale slikbeweging of verminderde achterwaartse beweging van de tongbasis; of het hoofd zijwaarts draaien bij een eenzijdige laryngeale disfunctie, verminderde laryngeale afsluiting of een eenzijdige faryngeale parese. De logopedist beoordeelt wat het effect van deze houdingstechnieken is op de slikstoornis. Het handhaven van een goede lichaamshouding bij een verstoorde spiertonus vergt extra energie en kan in combinatie met het tegelijkertijd uitvoeren van diverse taken tijdens het eten te complex of te inspannend zijn voor de neurologische patiënt. In feite is er hier sprake van een dubbeltaak.

Een normale spiertonus, spierkracht en spieruithoudingsvermogen zijn van essentieel belang bij het goed en veilig kunnen slikken. De meeste neurologische beelden gaan gepaard met een van deze problemen. In paragraaf 9.4.3 en 9.6.4 zijn deze items beschreven.

Bewegingsstoornissen zoals coördinatiestoornissen en onwillekeurige bewegingen geven problemen in de preorale fase, zoals moeite met het openen van cupjes, het hanteren van bestek, smeren en snijden en het inschenken, aanprikken en opscheppen of naar de mond brengen van vloeistof en/of voedsel. De invloed van coördinatiestoornissen op de orale fase is in paragraaf 9.4.3 beschreven.

9.4.5 Externe factoren

Medicatie

Bij gebruik van medicatie is het van belang na te gaan in hoeverre dit invloed heeft op eten en drinken en op de slikfunctie. Indien mogelijk moet de medicatie worden aangepast in overleg met de arts en soms is het noodzakelijk multidisciplinair te zoeken naar andere alternatieven. Medicijnen die het slikken bijvoorbeeld verstoren door beïnvloeding van de spierfunctie zijn onder andere neuroleptica. Haldol kan pseudoparkinsonisme en corticosteroïden kunnen spieratrofie veroorzaken. Anticholinergica, hypnotica, tranquillizers, antidepressiva, spasmolytica, sedativa, diuretica, anti-epileptica, antihypertensiva en antihistaminica verlagen over het algemeen de speekselsecretie, met als gevolg een droge mond. Spierrelaxantia worden nogal eens toegediend bij patiënten met een te hoge tonus of spasme. Als deze patiënten slikklachten hebben, moet men erop bedacht zijn dat dit medicijn ook van invloed is op de spiertonus in het mond-keelgebied en de slikklachten kan doen verergeren. Medicatie die een remmende werking heeft op de spiertonus kan tevens leiden tot een verminderde druk in de onderste slokdarmsfincter, waardoor gastro-oesofageale reflux kan ontstaan of verergeren.

Ook kan medicatiegebruik van invloed zijn op de voedingstoestand en tot deficiënties leiden. Bij diuretica, antihypertensiva, psychofarmaca, anti-epileptica, antiparkinsonmiddelen, analgetica, anti-inflammatoire en antireumatische geneesmiddelen en laxantia moet men bedacht zijn op een eventuele invloed op de voedingstoestand.

Tracheacanule

Een tracheacanule kan het slikken bemoeilijken of de slikstoornis verergeren; vooral de tracheacanule met cuff, een opgeblazen manchet rond de canule die in opgeblazen toestand de trachea afsluit om tracheale aspiratie te voorkomen. De opgeblazen cuff kan de trachea irriteren omdat de larynx omhooggaat tijdens het slikken, of kan de larynxheffing belemmeren. Wanneer de larynx onvoldoende heft tijdens het slikken, wordt de luchtweg niet voldoende afgesloten en de slokdarm onvoldoende geopend, met als gevolg aspiratie van speeksel, drank en voedsel.

Hulpmiddelen

Het gebruik van een rietje of tuitbeker kan een slikstoornis negatief beïnvloeden en wordt daarom meestal ontraden. Gebruik van deze hulpmiddelen vereist een goede coördinatie en timing, doordat de vloeistof bij gebruik van deze hulpmiddelen juist achter in de mond komt in plaats van bij normaal drinken voor in de mond. Daardoor is het voor patiënten met slikstoornissen geen goed hulpmiddel. De tuitbeker stimuleert de lipronding onvoldoende en versterkt het achteroverbuigen van het hoofd, waardoor de patiënt zich sneller verslikt. Deze hulpmiddelen kunnen wel gebruikt worden bij patiënten met motorische problematiek van de armen of bij vermoeidheid.

9.5 Gevolgen van eet- en drinkproblemen

9.5.1 Ziektegerelateerde ondervoeding

Ondervoeding kan omschreven worden als onvoldoende in- en opname van voedingsstoffen om aan de fysiologische behoefte te voldoen. Als het gewichtsverlies meer dan 5% bedraagt in één maand óf meer dan 10% in zes maanden is de kans op ondervoeding groot. Ziektegerelateerde ondervoeding, ook wel klinische depletie genoemd, is een toestand waarbij door een tekort aan voedingsstoffen verlies van orgaanmassa (eiwitmassa) optreedt, wat leidt tot verminderd biologisch functioneren. Het gaat hierbij dus om eiwitten en niet om vetten. Zo kunnen ook obese patiënten ondervoed zijn. Depletie ontstaat bij zieke patiënten drie tot tien keer zo snel als bij gezonde mensen.

Bij neurologische ziektebeelden kan onvoldoende orale intake ontstaan ten gevolge van een bewustzijnsdaling, een verminderde eetlust, slechte conditie, kauw- en slikproblemen, een slecht passend kunstgebit, depressie, verwardheid, cognitieve achteruitgang, eenzijdige voeding door een dikvloeibaar dieet, misselijkheid en/of braken door verhoogde intracraniële druk, verminderde smaak, visusstoornissen, traag eten, of door een slechte rompbalans. Maar ook participatieproblemen zoals het niet meer in staat zijn om boodschappen te doen of te koken, kunnen een rol spelen. Door ziekte- en stressfactoren hebben veel neurologische patiëntengroepen een verhoogde eiwitbehoefte. Daarnaast kan door ziekte een verandering in de stofwisseling ontstaan en verhogen verschillende medische ingrepen de kans op ondervoeding, zoals grote operaties, radiotherapie in het hoofd-halsgebied, metabole stress en verschillende medicatie zoals cytostatica, immunosuppressiva en antibiotica.

Er bestaat geen gouden standaard voor het bepalen van ziektegerelateerde ondervoeding. Het wordt vaak vastgesteld door een algemene beoordeling zoals het meten van gewichtsverandering, het observeren van een verminderde voedselinname, verhoogde energiebehoefte en/of eetlust ten gevolge van bijvoorbeeld koorts of infectie, abnormaal verlies van voedingsstoffen door bijvoorbeeld diarree, bloedverlies of braken en het interpreteren van de klinische toestand van de patiënt als afwijkingen van het haar, ingevallen gezicht, droge huid en droge lippen, wondjes, roodheid en/of doorligwonden, slechte conditie van mondslijmvlies, geen aandacht hebben voor de omgeving, slecht aanspreekbaar zijn en een slappe handdruk geven. Wegen is niet betrouwbaar bij oedeemvorming, ascites of dehydratie. Er bestaan diverse screeningsinstrumenten om patiënten met ondervoeding op een snelle, gemakkelijke en betrouwbare wijze op te sporen. De belangrijkste screeningsinstrumenten die in Nederland gebruikt worden zijn de Mini Nutritional Assessment (MNA) inclusief de *short form* (MNA-sf), de Malnutrition Screening Tool (MST), de Malnutrition Universal Screening Tool (MUST) en de Short Nutritional Assessment Questionnaire (SNAQ). In het boek *Slikstoornissen bij volwassenen, een interdisciplinaire benadering* (Kalf et al., 2008) worden deze instrumenten uitgebreid beschreven en beoordeeld op validiteit, betrouwbaarheid en bruikbaarheid. Voor evaluatie van de voedingstoestand is het nuttig de Body Mass Index (BMI) ofwel de Quetelet Index te bepalen: gewicht/(lengte^2). Van ondergewicht is sprake bij een BMI < 18.

Ondervoeding en gewichtsverlies moeten bestreden worden door de oorzaken te behandelen en/of door het toevoegen van extra calorieën aan het voedsel. Dit kan in de vorm van calorierijke (tussen)maaltijden, stimuleren van de patiënt om te eten waar hij op dat moment trek in heeft, de juiste consistentie van eten of het aanbieden van aantrekkelijke maaltijden. Misselijkheid kan met medicatie worden tegengegaan en vóór de maaltijd een rustperiode inlassen kan voorkomen dat de patiënt te moe is om voldoende te eten. Daarnaast moet de intake van vocht en voeding bijgehouden worden op een vocht- en voedingsbalans om te kunnen beoordelen of de patiënt voldoende binnenkrijgt.

9.5.2 Dehydratie

Volgens de ICF-termen is dehydratie een stoornis in de water-, mineraal- en elektrolytenbalans. Bij onvoldoende vochtinname en/of overmatig vochtverlies droogt het lichaam uit.

Dehydratie kan symptoomarm verlopen. Er zijn echter enkele symptomen die kunnen wijzen op dehydratie, zoals verwardheid, apathie en delier, temperatuurstijging of obstipatie, maar deze symptomen kunnen niet altijd in verband worden gebracht met dehydratie. Verdere symptomen van dehydratie zijn dorst, droge lippen, droge orale mucosa, een gezwollen, droge tong, droge huid en verminderde huidturgor, ingevallen gezicht en oogkassen, hoofdpijn, duizeligheid, vermoeidheid, gewichtsverlies, moeite met slikken (wegens droog mondslijmvlies), spiertrekkingen, verandering van kleur en/of geur van de urine, verminderde urineproductie, verlaagde bloeddruk of orthostatische hypotensie, medicatievergiftiging, urineweg- en longinfecties, verstoring van de elektrolytenstatus, hypernatriëmie, vertraagde wondgenezing, insulten, bewustzijnsdaling en het ontstaan van diepe veneuze trombose.

Bij dehydratie is het serumnatriumgehalte meestal normaal (isotone dehydratie). Daarnaast zijn er nog twee vormen van dehydratie te onderscheiden, de hypertone dehydratie en de hypotone dehydratie. Bij een hypertone dehydratie is het verlies van vocht relatief groter dan dat van het natrium en is er een stijging van de elektrolytenconcentratie in het bloedserum. Bij de hypotone dehydratie is het verlies van het natrium relatief groter dan dat van vocht en is er een daling van de elektrolytenconcentraties in het bloedserum.

Een beperkte vochtinname bij de neurologische patiënt wordt veroorzaakt door afgenomen mobiliteit, verminderde zelfredzaamheid, verminderde cognitie, weigering van voedsel en vocht, slikproblemen, infectie, koorts, braken, diarree en fysiologische veranderingen zoals een verminderd dorstgevoel, incontinentie of een verminderde functie van de nieren.

Er bestaat geen gevalideerd screeningsinstrument voor het opsporen van dehydratie. Dehydratie wordt over het algemeen vastgesteld op basis van klinische verschijnselen en laboratoriumwaarden. De laboratoriumwaarden laten bij dehydratie een geringe urinaire natriumuitscheiding en een toename van serumnatrium en serumureum zien. Daarnaast kan een gewichtsverlies van meer dan één kilo in één week als aanwijzing worden beschouwd voor dehydratie. Een dagelijkse gewichtsbepaling is dan noodzakelijk. Het verlies van één liter vocht komt overeen met het verlies van één kilo gewicht. Het gewicht moet dagelijks op hetzelfde tijdstip en op dezelfde weegschaal bepaald worden. Bij risico van dehydratie is het tevens van belang om de vochtinname en -uitscheiding goed te registreren.

Bij de keuze voor de juiste rehydratievorm moet gelet worden op de samenstelling van het toegediende vocht, bijvoorbeeld de osmolaire belasting en het waterpercentage, en op de smaak en consistentie, met het oog op de therapietrouw en eventuele slikproblemen. Mogelijke toedieningswegen zijn oraal, enteraal, subcutaan en intraveneus. De orale toediening geniet de voorkeur wanneer de klinische verschijnselen niet alarmerend zijn en er voldoende tijd is om het aanwezige vochttekort geleidelijk te herstellen. Voor een sonde wordt meestal gekozen als de vochtinname per os niet toereikend is en ook de inname van nutriënten onvoldoende is. Wanneer de klinische toestand van de patiënt een meer acuut ingrijpen noodzakelijk maakt, wordt meestal gekozen voor een infuustherapie of hypodermoclyse. Met behulp van hypodermoclyse kan ongeveer drie liter extra vocht per 24 uur worden toegediend vanuit twee subcutane injectieplaatsen.

Casus 9.1 Mevrouw Besselink (vervolg)

Bij mevrouw Besselink is het doel dat ze voldoende vocht en voeding binnenkrijgt en dat verslikken en daardoor een aspiratiepneumonie wordt voorkomen.

Omdat ze problemen heeft met het behouden van een goede houding heeft de ergotherapeut haar een aangepaste stoel aangemeten die haar lichaams- en hoofdhouding corrigeert. Omdat ze de neussonde er steeds uittrok en bij het inbrengen neusbloedingen kreeg, is overgaan tot orale intake. Ze wordt hierbij volledig geholpen, vanwege haar vermoeidheid en haar beperkte ziekte-inzicht, waardoor ze haar gedrag niet aanpast aan haar motorische mondproblematiek. De voeding wordt meerdere keren per dag in kleine hoeveelheden aangeboden vanwege haar vertraagde maaglediging en haar beperkte conditie. Ze krijgt van de arts een infuus om zo nodig het vocht aan te vullen.

Mevrouw wordt op een eenpersoonskamer gelegd en het bezoek wordt tijdens eetsituaties weggestuurd, zodat ze zich beter kan concentreren. Verder wordt er gezorgd voor een goede mondhygiëne en wordt haar mond regelmatig bevochtigd met een kunstspeeksel.

> Na een week heeft mevrouw Besselink voldoende intake en krijgt ze voldoende calorieën binnen. Het infuus kan verwijderd worden en bijvoeding met calorierijke dranken is niet meer nodig. Langzamerhand knapt ze ook verder op en is weer zelfstandig gaan eten.

9.6 Eet- en drinkproblemen bij neurologische ziektebeelden

Hier wordt van een aantal neurologische ziektebeelden problemen beschreven die zich voordoen bij het eten en drinken.

9.6.1 Acute centrale hersenbeschadigingen

Cerebrovasculair accident (CVA)

De incidentie van slikproblemen na een CVA is hoog, variërend van 30-81% afhankelijk van de gebruikte diagnostische methode. In de acute fase heeft ongeveer 30-50% van de CVA-patiënten een slikstoornis. Slikstoornissen komen voor bij patiënten die een een- of tweezijdig CVA in de hersenstam of op (sub)corticaal niveau hebben doorgemaakt. De CVA-patiënt kan afhankelijk van de plaats van de laesie problemen hebben in de preorale fase, de orale fase of de faryngeale fase. In de preorale fase kunnen patiënten bijvoorbeeld moeite hebben met het openen van cupjes, het hanteren van bestek, het smeren en snijden, het aanprikken en opscheppen. Of ze kunnen moeilijk de voeding naar de mond brengen, doordat ook de spieren van de romp en armen kunnen zijn aangedaan of ten gevolge van een sensibiliteits- of cognitieve stoornis.

De belangrijkste symptomen van problemen in de orale fase zijn moeite hebben met afhappen of onvoldoende lipsluiting, problemen met kauwen of met het verzamelen van het voedsel op de tong, achterblijven van voedsel in de wang en/of voedselverlies uit de verlamde zijde van de mond, en moeite met het transporteren van het voedsel richting keel. Problemen zoals moeite met kauwen en het knoeien aan de aangedane zijde kunnen verklaard worden door een halfzijdige verlamming en hyposensibiliteit van de tong-, wang- en/of lipspieren. In de faryngeale fase kan de CVA-patiënt problemen hebben met verlies van voeding en vocht uit de neus of verslikken. Het verslikken wordt veroorzaakt doordat het reflexmatig slikken door de CVA niet meer goed verloopt en het voedsel bijvoorbeeld de luchtpijp in loopt, of doordat etensresten achter in de keelholte blijven zitten, wat niet gevoeld wordt waardoor alsnog wordt ingeademd. Een bulbair CVA kan een volledige parese van de lippen, de tong en de keelspieren veroorzaken. Maar ook kan het wél de mondmotoriek grotendeels intact houden maar een faryngeale slikstoornis veroorzaken zo ernstig dat de slikreflex totaal uitblijft (afagie). Deze patiënten kunnen zelfs hun speeksel niet meer wegslikken.

9.6.2 Neurodegeneratieve ziekten

Ziekte van Parkinson

De parkinsonpatiënt heeft problemen in de preorale fase als gevolg van hypokinesie (kleine bewegingen), bradykinesie (traagheid), rigiditeit (spierstijfheid), dystonie, tremor of cognitieve stoornissen. Dit uit zich bijvoorbeeld in moeite hebben met het openen van cupjes, het hanteren van bestek, het smeren en snijden, het aanprikken en opscheppen, of het naar de mond brengen van de voeding. Ook kan het voorkomen dat de patiënt door een stoornis in de executieve functies geen oplossingsstrategieën kan genereren, bijvoorbeeld tijdens het koken of wanneer een bord of beker te ver weg staat. Juist parkinsonpatiënten hebben moeite met dubbeltaken, waardoor praten tijdens het eten gemakkelijk verslikken tot gevolg heeft.

Tijdens de orale fase kan de patiënt door hypokinesie en rigiditeit voedsel uit de mond verliezen, of de voedselresten blijven juist achter in de mond. Voeding of speeksel verliezen uit de mond kan verergerd worden door een voorovergebogen houding. De patiënt kan ook een droge mond hebben ten gevolge van stoornissen in het autonome zenuwstelsel of als bijwerking van anticholinergica, wat het slikken bemoeilijkt. Anticholinergica kunnen daarnaast de maaglediging verminderen waardoor de maag sneller vol is. Regelmatig kleinere maaltijden gebruiken kan hierbij een oplossing zijn.

Veel parkinsonpatiënten hebben problemen met de vertering of met het handhaven van hun lichaamsgewicht. Dit wordt vaak veroorzaakt door een vertraagde maaglediging, maar de patiënt kan ook verminderde trek hebben ten gevolge van de medicatie of een depressie. Het gewichtsverlies kan tevens veroorzaakt worden door problemen in de preorale fase, een depressie of overbeweeglijkheid.

Ziekte van Huntington

Patiënten met de ziekte van Huntington krijgen in de loop van hun ziekte te maken met ernstige kauw- en slikproblemen. Kenmerkend zijn de onregelmatige ongecoördineerde bewegingen van de tong en kaak en abrupte inademmomenten. Daarnaast krijgen deze patiënten te maken met afgenomen coördinatie van de tongbeweging, een verstoorde tonus in de mond en sensibiliteitsproblemen, waardoor de slikinzet vertraagd of niet tot stand komt. De meeste patiënten sterven dan ook aan een pneumonie ten gevolge van aspiratie of verslikken. Het eten zal meer met morsen gepaard gaan door toename van bewegingen en coördinatiestoornissen. Alle patiënten met de ziekte van Huntington vermageren in het verloop van de ziekte. Het vermageren is ten dele toe te schrijven aan de energie die de onwillekeurige bewegingen vragen en daarnaast aan het feit dat het slikken en eten moeilijker en langzamer gaat. Er zijn daarnaast aanwijzingen dat de metabole veranderingen de voedingsbehoefte verhogen. De energiebehoefte van een patiënt met Huntington kan oplopen tot 5000-6000 kilocalorieën per dag. Een patiënt met Huntington heeft een steeds grotere intake nodig, maar krijgt tevens steeds meer belemmeringen om voldoende voedsel tot zich te nemen. Een deel van de huntingtonpatiënten heeft te maken met regelmatig opboeren, wat zelfs tot braken kan leiden. Dit komt doordat bij verslechtering van de coördinatie het ademhalen onregelmatig wordt, wat leidt tot luchtslikken.

Multiple sclerose

Ook MS-patiënten kunnen te maken krijgen met stoornissen in alle fasen van het slikken. Motorische uitval veroorzaakt klachten in de preorale fase zoals moeite hebben met het openen van cupjes, het hanteren van bestek, het smeren en snijden, het aanprikken en opscheppen of het naar de mond brengen van de voeding. Ook vermoeidheid, die bij MS vaak een grote rol speelt, is van invloed.

Aangezien MS verschillende laesies veroorzaakt, kan de patiënt met MS verschillende soorten slikstoornissen vertonen. Afhankelijk van de exacte beschadiging van het zenuwstelsel veroorzaakt MS problemen in de orale of faryngeale fase of een combinatie van deze fasen.

Amyotrofe laterale sclerose (ALS)

De belangrijkste voedingsproblemen bij ALS-patiënten zijn problemen met kauwen en slikken, gewichtsverlies en ondervoeding. Door motorische problemen krijgen deze patiënten in de preorale fase te maken met klachten zoals moeite hebben met het openen van cupjes, het hanteren van bestek, het smeren en snijden, het aanprikken en opscheppen, of het naar de mond brengen van de voeding. Bij de meeste ALS-patiënten ontstaan slikproblemen in de loop van het ziekteproces, echter bij de bulbaire vorm (de spieren van keel, aangezicht, nek en tong zijn aangedaan) treden al in het beginstadium slikproblemen op. De bulbaire vorm van ALS veroorzaakt (ernstige) problemen in de orale en faryngeale fase, met moeite met afhappen, verminderde lipsluiting, verlies van voedsel en speeksel uit de mond door onvoldoende spierkracht en minder efficiënt slikken. Dit kan leiden tot gewichtsdaling, ondervoeding en verdere complicaties als dehydratie. De kauw- en slikproblemen worden extra versterkt door vermoeidheid, onvoldoende vermogen om op te hoesten en ademhalingszwakte. Ongeveer de helft van de ALS-patiënten is na drie jaar overleden ten gevolge van een aspiratiepneumonie. Patiënten met een spinale vorm van ALS ervaren vaak pas lang nadat de diagnose is gesteld problemen met slikken. Het eerste symptoom bij deze patiënten is vaak een geleidelijk gewichtsverlies.

Bij ALS wordt gewichtsverlies ook veroorzaakt door afname van de spiermassa en een licht hypermetabolisme. De behoefte aan energie en eiwitten is in dit geval verhoogd. Het gebruik van vetten, geconcentreerde koolhydraten en eiwitten moet in dit geval sterk verhoogd worden. Sliktherapie bij ALS-patiënten bestaat vaak uit compensatietechnieken omdat actieve oefeningen in de meeste gevallen te vermoeiend zijn. Wanneer het gewichtsverlies meer dan 5% per maand bedraagt ondanks aangepaste voeding en inspanningen om het gewicht te handhaven, blijven er nog maar twee mogelijkheden over: voeden per neussonde of per percutaan endoscopisch gastrostoma (PEG).

Veel ALS-patiënten krijgen te maken met obstipatie door onvoldoende vochtgebruik, medicatie, het zwakker worden of wegvallen van de buikpers, geringe mobiliteit en vezelarme voeding. Daarnaast is de passage van de darminhoud vertraagd ten gevolge van een gestoorde autonome innervatie.

9.6.3 Neuromusculaire aandoeningen

Guillain-barré-syndroom

Ongeveer de helft van de patiënten met een guillain-barré-syndroom krijgt te maken met slikklachten.

Bij een guillain-barré-syndroom is er meestal sprake van een gegeneraliseerde zwakte van de orale en faryngeale slikbeweging, die leidt tot een verminderde motoriek van de tong, de tongbasis en de larynx. Door een paralyse kan de patiënt niet goed rechtop zitten en niet de juiste houding aannemen om veilig te slikken. Ook de ademfunctie kan gedurende een periode instabiel zijn, wat het slikken extra bemoeilijkt.

Daarnaast kunnen patiënten problemen krijgen aan beide armen, waardoor er problemen optreden in de preorale fase zoals moeite hebben met het openen van cupjes, het hanteren van bestek, het smeren en snijden, het aanprikken en opscheppen en met het naar de mond te brengen van de voeding.

Myasthenia gravis

Myasthenie is abnormale vermoeibaarheid en zwakte van de spieren. Kenmerkend voor myasthenia gravis is een progressieve spierzwakte bij inspanning, die herstelt bij rust. Alle spieren die bij het kauwen en slikken betrokken zijn kunnen zijn aangetast, wat kan leiden tot problemen in de orale en faryngeale fase. Zwakte van het zachte gehemelte leidt vaak tot regurgitatie van vloeistoffen door de neus. Verder treedt zwakte van de ademhalingsspieren en van de nekspieren op. Het laatste leidt ertoe dat patiënten het hoofd laten hangen (dropped-head-syndroom), waardoor de problemen met slikken toenemen.

Patiënten kunnen moeite hebben met het openen van cupjes, het hanteren van bestek, het smeren en snijden, het aanprikken en opscheppen en met het naar de mond te brengen van de voeding enzovoort, doordat ook de spieren van de romp en armen kunnen zijn aangedaan.

De behandeling van de slikstoornis bestaat uitsluitend uit compensatietechnieken, omdat actieve oefeningen de spieren verder uitputten en de klachten verergeren. Daarnaast moet bij deze patiënten de consistentie van het voedsel zo worden aangepast, dat ze goed kunnen doorslikken. Het eten van meerdere kleinere maaltijden per dag is beter dan drie grotere maaltijden en patiënten dienen te rusten voor de maaltijd.

Myotone dystrofie (MD)

Kenmerkend voor MD zijn myotonie (spierkramp) en een langzaam progressieve zwakte (dystrofie) van vooral de gelaatsspieren, kauw-, keel- en halsspieren, onderarm- en onderbeenspieren. Door de spierzwakte, maar ook door verkramping in het mond-keelgebied, krijgen deze patiënten te maken met slikklachten. Zwakte van spieren in de armen leidt tot problemen in de preorale fase. Tevens kan er sprake zijn van autonome stoornissen, waaronder een verminderde peristaltiek van de slokdarm.

Aangezichtsverlamming (paralyse van Bell of Bell's palsy)

De paralyse van Bell is een partiële of volledige uitval van de nervus facialis. Deze zenuw is betrokken bij de smaakwaarneming aan de voorzijde van de tong en stuurt spieren aan die betrokken zijn bij de gelaatsuitdrukking. Doordat de mondhoek naar beneden hangt, kan de patiënt voedsel uit de mond verliezen en problemen ervaren bij het slikken.

9.6.4 Neuro-oncologische aandoening

Afhankelijk van de plaats van de tumor kunnen neuro-oncologische patiënten te maken krijgen met dezelfde verschijnselen als de CVA-patiënt. Daarnaast kunnen deze patiënten te maken krijgen met een verhoogde intracraniele druk, wat misselijkheid en braken als gevolg kan hebben.

Kader 9.5 Richtlijnen en beleidsstukken op het gebied van eten en drinken bij de neurologische patiënt

- Multidisciplinaire richtlijn verantwoorde vocht- en voedselvoorziening voor verpleeghuisgeïndiceerden, Arcares:
  http://www.btsg.nl/downloads/richtlijn%20vocht%20en%20voeding.pdf
- Voedingsrichtlijn Geriatrie. Kenniscentrum Geriatrie UMC St Radboud:
  http://www.artsenapotheker.nl/q/voedingsrichtlijn_geriatrie
- Project 'Vroege herkenning en behandeling van ondervoeding in de Nederlandse ziekenhuizen': www.snellerbeter.nl/ondervoeding
- Richtlijnen voor thuisbehandeling met sondevoeding en parenterale voeding. ZonMw:
  http://www.zorgvoorbeter.nl/docs/Richtlijn_Mondzorg_-_2007.pdf
- Multidisciplinaire richtlijn chronische neurologische dysfagie bij verpleeghuisbewoners. Nederlands Paramedisch Instituut:
  http://www.paramedisch.org
- Richtlijn Slikproblemen. Nederlandse Vereniging van Verpleeghuisartsen.
  http://www.btsg.nl/menus/richtlijnen-men.html
- Verpleegkundige revalidatierichtlijn beroerte:
  http://www.elseviergezondheidszorg.nl/Boeken-Details/1253/450153/Verpleegkundige-revalidatierichtlijn-beroerte.html

- Richtlijn mondzorg voor zorgafhankelijke cliënten in verpleeghuizen: http://www.venvn.nl/Portals/20/publicaties/RichtlijnMondzorgNVVA_web.pdf

Literatuur

Achterberg TH van, Eliens AM, Strijbol NCM. Effectief verplegen deel 3, Handboek ter onderbouwing van het verpleegkundig handelen. Dwingeloo: Uitgeverij Kavanah, 2006.

Amerongen A van, Beld AW van de, Veerman ECI. Geneesmiddelen: effect op speeksel en speekselvorming: speeksel en gebitselementen. Bussum: Coutinho, 1999.

Aydogdu I, Ertekin C, Tarlaci S, Turman B, Kylioglu N, Secil Y. Dysphagia in lateral medullary infarction (wallenberg's syndrom): an acute disconnection syndrome in premotor neurons related to swallowing activity? Stroke 2001;32(9):2081-87.

Beenhakkers S, Hofland J, Linden D van der, Vugts M. Als de diagnose wordt gesteld. Praktische informatie voor ALS-patiënten en hun directe omgeving. Eindhoven: Opleiding voor logopedie, 2007.

Bennet JA. Dehydration: Hazards and benefits. Geriatric Nursing 2000;21(2):84-87.

Berg LH van den. Amyotrofe Laterale Sclerose: begeleiding en behandeling. Maarssen: Elsevier gezondheidszorg, 2002.

Binnekade J. Ondervoeding in het ziekenhuis. Tijdschrift voor Ziekenverpleging (TVZ) 1997;4:84-87.

Buchholz DW. Neurogenic dysphagia: what is the cause when the cause is not obvious? Dysphagia 1994;9:245-55.

Castillo-Morales R. Die orofaziale regulationstherapie: das Castillo-Morales Konzept. Munchen: Pflaum, 1990.

Clement T, Galea MP. Post-stroke depression: prevalence and management. Phys Ther Rev 2001;6:53-61.

Commissie CVA-revalidatie. Revalidatie na een beroerte: richtlijnen en aanbevelingen voor zorgverleners. Den Haag: Nederlandse Hartstichting, 2001.

Cranenburgh B van. Functioneel bouwplan van het zenuwstelsel. In: Cranenburgh B van, Schema's Fysiologie. Maarssen: Elsevier gezondheidszorg, 2003.

Davis PD, Wong AA, Schluter PJ, Henderson RD, O'Sullivan JD, Read SJ. Impact of premorbid undernutrition on outcome in stroke patients. Stroke 2004;35:1930-34.

Die-Smulders C de, Höweler C. Myotone dystrofie; begeleiding in de verschillende leeftijdsfasen. MYONET, Nieuwsbrief Neuromusculaire Ziekten. Nr. 3, mei 1996. Vereniging Spierziekten Nederland (VSN), 1996.

Dikeman KJ, Kazandjian MS. Communication and swallowing management of tracheostomized and ventilator-dependent adults. New York: Thomson Delmar Learning, 2003.

Eikelenboom P. Cerebrovasculaire aandoeningen: gedragsstoornissen en dementie. In: Symposium functie- en gedragsstoornissen bij het CVA en dementie. Dongen: Stichting De Volckaert, 2001.

Frisoli Junior A, de Paula AP, Feldman D, Nasri F. Subcuaneous hydration by hypodermoclysis. A practical and low cost treatment for elderly patiënts. Drugs Aging 2000;16:313-19.

Hafsteinsdóttir T. Verpleegkundige revalidatierichtlijn beroerte. Maarssen: Elsevier gezondheidszorg, 2009.

Hijdra A, Koudstaal PJ, Roos RAC. Neurologie. Maarssen: Elsevier gezondheidszorg, 2003.

Huckabee ML, Pelletier DA. Management of adult neurogenic dysphagia. New York: Tomson Delmar Learning, 2003.

Hudson HM, Daubert CR, Mills RH. The interdependency of protein-energy malnutrition, aging and dysphagia. Dysphagia 2000;15(1):31-38.

Iggulden H. Dehydration and electrolyte disturbance. Nursing Standard 1999;13(19):48-54.

Intercollegiale Toetsingsgroep Psychologen. Folder Frontaalsyndroom. Arnhem, 2003.

Kaandorp AJG, Baat C de, Michels LFE. Xerostomie bij ouderen: oorzaken, gevolgen en behandelmogelijkheden van monddroogheid. Tijdschr Gerontologie Geriatrie 1994;24:145-49.

Kaemingk M. Multidisciplinaire zorgplannen Parkinson. Nijmegen: Nijmeegs Kenniscentrum Neurorevalidatie, 2002.

Kalf H, Rood B, Keeken P van, Dicke H. Slikstoornissen bij volwassenen: een interdisciplinaire benadering. Houten: Bohn Stafleu van Loghum, 2008.

Kelly J, Hunt BJ, Lewis RE, Swaminathan R, Moody A, Seed PT, et al. Dehydration and venous thromboembolism after acute stroke. QJM 2004;97(5)293-96.

Kuks JBM, Snoek JW. Klinische neurologie. Houten: Bohn Stafleu van Loghum, 2007.

Langmore SE, Terpenning MS, Schork A, Chen Y, Murray JT, Lopatin D, et al. Predictors of aspiration pneumonia: how important is dysphagia? Dysphagia 1998;13:69-81.

Leder SB, Sasaki CT, Burrell MI. Fiberoptic endoscopic evaluation of dysphagia to identify silent aspiration. Dysphagia 1998;12:21-3.

Logemann JA. Efficacy, outcomes and cost effectiveness in dysphagia. In: Measuring outcomes in speech language pathology. New York/Stuttgart: Thieme, 1998.

Logemann JA. Slikstoornissen. Onderzoek en behandeling. Lisse: Swets & Zeitlinger, 2000.

Ma HI, Trombly CA. A synthesis of the effects of occupational therapy for persons with stroke, part II: remediation of impairments. Am J Occup Ther 2002;56(3):260-74.

Mentes J, Culp K. Reducing hydration-linked events in nursing home residents. Clin Nurs Res 2003;12(3);210-25.

Nederlandse Vereniging van Neuro-Verpleegkundigen en Verzorgenden. Richtlijn verpleging en verzorging van mensen met de ziekte van Parkinson. Venlo: NVNVV, 2003.

Nederlandse Vereniging voor Neurologie. Biemond cursus. Utrecht; NVN, 2000.

Nollet F. De gevolgen van polio op oudere leeftijd. NMZ-bulletin, 2004.

Peppen RPS, Kwakkel G, Harmeling-van der Wel BC, Kollen BJ, Hobbelen JSM, Buurke JH, et al. KNGF-richtlijn beroerte. Amersfoort: Koninklijk Nederlands Genootschap voor Fysiotherapie, 2004.

Perlmand AL, Schulze-Delrieu K. Deglutition and its disorders. San Diego: Singular Publishing Group, 1997.

Projectgroep Voedingsrichtlijn Geriatrie. Voedingsrichtlijn Geriatrie. Richtlijn voor multidisciplinaire preventie en behandeling van ondervoeding, dehydratie en kauw- en slikstoornissen bij geriatrische patiënten in het ziekenhuis. Nijmegen: Kenniscentrum Geriatrie, UMC St Radboud, 2003.

Ritmeijer CAM, Dijkerman E, Kan ARM van, Koenders HM, Kuijvenhoven FT, Meijden NAEM van der, et al. Richtlijn slikproblemen. Utrecht: Nederlandse Vereniging van Verpleeghuisartsen, 2001.

Roos RAC, Tibben A, Kremer HPH. De ziekte van Huntington. Begeleiding en behandeling. Maarssen: Elsevier gezondheidszorg, 2002.

Schols JMGA, Groot CPGM de, Cammen TJM van der, Olde Rikkert GM. Dehydratie bij ouderen, preventie en behandeling, extra aandacht bij ziekte en bij hitteperioden. Utrecht: ActiZ, 2007.

Stichting Geneesmiddelen Bulletin. Geneesmiddelenbulletin. Leidschendam: Ministerie van Sociale Zaken en Volksgezondheid, 2001.

Stochus B, Allescher HD. Drug-induced dysphagia. Dysphagia 1993;8:154-59.

Swart EL, Waal I van der, Wilhem AJ. Orale bijwerkingen van geneesmiddelen. Geneesmiddelenbulletin 2001;35(12):133.

Thomas DR, Ashemne W, Morley JE, Evans WJ. Nutritional management in long time care: development of a clinical guideline. J Gerontol 2000;55A(12):725-34.

Tippett DC. Trachostomy and ventilator dependency: Management of breathing, speaking and swallowing. New York: Thieme, 2000.

Verheul-Koot MA. Nutricia Vademecum. Deel 2 Voeding & ziekte. Maarssen: Elsevier/De Tijdstroom, 1999.

Ververs MTC. Voeding van de oudere mens. Den Haag: Voedingsraad, 1995.

Westra BR, Sanders JB, Sanders RM, Kok RM. Het frontaalsyndroom: een patiënt met een herkenbaar klinisch beeld, maar zonder duidelijke etiologie. Tijdschr Psychiatrie 2007;49(6):399-403.

WHO-FIC Collaborating Centre. Internationale classificatie van het menselijk functioneren (ICF). Houten: Bohn Stafleu van Loghum, 2001.

Wokke JHJ, Visser M de, Vermeulen ME. Neuromusculaire ziekten. Maarssen: Elsevier gezondheidszorg, 1999.

Wright L, Cotter D, Hickson M, Frost G. Comparison of energy and protein intakes of older people consuming a texture modified diet with a normal hospital diet. J Hum Nutr Diet 2005;18:213-19.

10 Toiletgang

Will Somers

10.1 Inleiding stoornissen in de neurale aansturing van de uitscheidingsprocessen van blaas en darm

Een belangrijke taak binnen de zorgverlening is de coördinatie van de dagelijkse toiletgang en het managen van de mictie en defecatie. De uitscheiding is voor veel mensen een speciale en privacygevoelige activiteit, die onder normale omstandigheden meerdere malen per dag moet worden uitgevoerd en die essentieel is voor het onderhouden van onze gezondheid. Voor een optimale uitscheiding is een evenwicht in de samenwerking tussen het centrale zenuwstelsel, het urinewegsysteem en het maag-darmstelsel onontbeerlijk.

De vaardigheid van het continent zijn moet echter wel geleerd worden. Kenmerkend voor het continent zijn is:
- controle kunnen uitoefenen (een bewuste activiteit);
- herkennen van het vullings- en aandranggevoel;
- de aanzet geven tot of onderdrukken (ophouden en onderbreken) – dus het op een sociaal gepast tijdstip in gang zetten – van de automatische functies.

Stoornissen van de blaas- en darmlediging kunnen optreden bij lokale afwijkingen of ziekten van de urinewegen en het maag-darmkanaal, wanneer zenuwbanen zijn onderbroken, of wanneer hogere regulerende centra in de hersenen hun functie niet goed kunnen uitoefenen.

Personen met een neurologische aandoening lopen een veel groter risico op incontinentie en stoelgangproblemen, die vaak aanleiding zijn tot een reductie van de kwaliteit van leven.

10.2 Neurale regulatie van blaas en darmen: functionele aansturing

10.2.1 Regulatie algemeen

Naarmate de blaas- en darmfunctie in een sociaal patroon zijn opgenomen, zoals bij de mens, hebben de hersenen een belangrijke plaats gekregen in de regulatie van deze autonome functies. Bovendien zijn de cerebrale invloeden van belang voor zover een initiatief noodzakelijk is om deze automatische verlopende functies op gang te brengen of te onderdrukken, bijvoorbeeld het uitstellen van de behoefte tot een toilet beschikbaar is. Dit alles staat onder sterke invloed van psychische en emotionele factoren. Het letterlijk in de broek doen van plezier of angst is bij iedereen wel bekend. Onwillekeurig verlies kan dus zomaar optreden. Ook bij een verlaagd bewustzijn treedt verlies van de controle op. Daarnaast kunnen door bijvoorbeeld verhuizing, vereenzaming ontregelingen ontstaan. Controle op de continentie kan dus ook weer gemakkelijk verloren gaan.

De neurale controle van het urineren en defeceren komt op diverse niveaus in het zenuwstelsel tot stand. Naast de mictie- en defecatiereflex, de sympathische en de parasympathische beïnvloeding zijn er diverse hogere centra in de hersenen betrokken die zorg dragen voor een adequate regulatie.

Neurofysiologisch gezien moeten de onderdelen van de onderste urinewegen en darmen gezien worden als aparte organen, die door onze hersenen gedwongen worden om samen te werken. Anatomisch gezien bestaan de onderdelen enerzijds uit een opvanggedeelte en anderzijds uit een sluitspiercomplex (outletsysteem) (zie kader 10.1). Het feit dat dit twee functioneel verschillende organen zijn, uit zich in een verschillende bezenuwing en werking. De functionele activiteiten van deze structuren kunnen worden onderverdeeld in de opslagfunctie of reservoirfunctie en de uitscheidingsfunctie of evacuatiefunctie. Deze structuren zijn tegengesteld actief (zie tabel 10.1).

Kader 10.1 Structuur en functies van de blaas

Structuur
Holle (detrusor)spier (glad spierweefsel):
- blaaslichaam en trichónum (het driehoekig blaasslijmvlies tussen de inmondingen van de urineleiders en de urethra);
- blaashals of urethra met interne sluitspier.

Externe sluitspier (dwarsgestreept spierweefsel):
- bekkenbodemspieren.

Functies
- urineopvang;
- urineopslag;
- urinelozing.

> Tijdens het opslaan of lozen van urine zijn autonome (onwillekeurige) en/of somatische (willekeurige) regulatiemechanismen tegengesteld actief.

Tabel 10.1 Functionele activiteiten tijdens reservoir- en evacuatiefunctie.

tijdens reservoirfunctie en evacuatiefunctie zijn tegengesteld actief:

	blaaslichaam (cholinerge bezenuwing)	blaashals en sluitercomplex (adrenerge bezenuwing)
blaas	functionele activiteit tijdens reservoirfunctie: • glad spierweefsel blaaslichaam in rust (spinaal); • glad spierweefsel proximale urethra en dwarsgestreept spierweefsel sluitercomplex zijn geactiveerd (spinaal - subcorticaal).	functionele activiteit tijdens evacuatiefunctie: • ontspanning spieren bekkenbodem en sluitermechanisme; • contractie spierweefsel blaaslichaam en sluitercomplex.
darm	rectum	sluitercomplex
	functionele activiteit tijdens reservoirfunctie rectum: • glad spierweefsel rectum in rust; • glad spierweefsel en dwarsgestreept spierweefsel sluitercomplex zijn geactiveerd bestaan puborectalis-sling en anorectale hoek.	functionele activiteit tijdens evacuatiefunctie darm: • ontspanning spieren bekkenbodem en sluitermechanisme (verdwijnen puborectalis sling en verstrijken van de anorectale hoek); • uitpersen van ontlasting met behulp van de buikspieren.

Reservoirfunctie blaas

De blaas vult zich met een ratio van 1 ml per minuut. Tijdens de vulling neemt de druk in de blaas geleidelijk toe. Urodynamische studies geven weer dat wanneer de blaas zich vult, de druk in de blaas oploopt van 0 cm water bij een lege blaas tot 5-10 cm water bij een vulling van 100 ml. Deze druk verandert niet totdat ongeveer 400 ml urine in de blaas is verzameld. Door contracties van de blaas (musculus detrusor) kan de druk dan oplopen tot 400 cm of meer water.

Wanneer de blaas zich vult, vindt stimulatie plaats van de reksensoren die zich in de blaaswand bevinden. De reksensoren zenden impulsen naar het sacrale ruggenmergsegment. Vanuit het sacrale segment worden impulsen via de parasympathische vezels teruggezonden naar de blaas, waar ze reflexcontracties (zelfonderhoudend) van de blaas tot gevolg hebben. Deze contracties worden als sensorische informatie vanuit de blaas naar het mictiecentrum in het brein verzonden. Inhiberende (remmende) signalen worden teruggezonden naar de blaas.

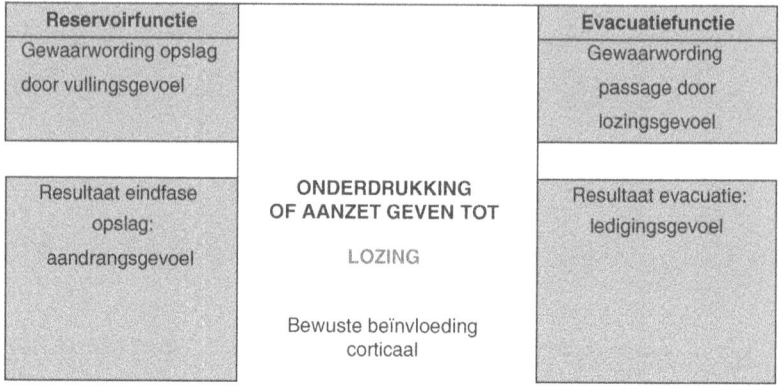

Figuur 10.1
Schematische weergave reservoir- en evacuatiefunctie.

De sympathische stimulatie vanuit het ruggenmergsegment T11-L2 zorgt voor relaxatie van de blaaswand en tegelijkertijd het gesloten houden van de blaashals (interne sfincter). Ook de externe sfincter blijft gesloten (holdingreflex). Deze situatie wordt in stand gehouden en gesuperviseerd door het pontiene centrum, gelegen in de hersenstam. Dit is waarneembaar als vullingsgevoel overgaand in aandranggevoel wanneer de blaas zich verder vult en de contracties van de blaaswand in intensiteit toenemen.

Evacuatiefunctie blaas

De mictiereflex wordt gestimuleerd door de toegenomen druk in de blaas en het zich bewust zijn van de noodzaak om te plassen. De evacuatie wordt in gang gezet door het opheffen van de holdingreflex (ontspanning van de externe sfincter is een bewuste activiteit), gevolgd door ontspanning van de blaashals. Hierdoor loopt er wat urine in de urethra. Het aandranggevoel neemt daardoor toe, omdat de urine in de urethra de contracties van het blaaslichaam doet toenemen. Via de parasympathische kernen ontstaat reflectoir stimulatie van de blaaswand, waardoor de blaas zich bij voldoende spierkracht residuloos kan ledigen (passage- en lozingsgevoel). Dit mechanisme kan onder normale omstandigheden onderbroken worden en opnieuw aangezet.

Reservoirfunctie darm

Het sigmoïd regelt de entree van de ontlasting in het rectum. Het rectum is 15-20 cm lang en kan beschouwd worden als een platte buis waarvan de slijmvlieswanden tegen elkaar liggen. Bij vulling zet vooral met middelste gedeelte sterk uit (ampulla recti). Normaalgesproken komt, soms meerdere malen per dag, een al ingedikte fecesmassa in het rectum. Dit gebeurt veelal in aansluiting op een genuttigde maaltijd. Het uitzetten van de maag bij een maaltijd geeft de hogere centra in ons brein de informatie die noodzakelijk is om al verwerkt voedsel verder te transporteren, door verhoogde en krachtige peristaltische bewegingen van het colon (gastrocolische reflex).

Wanneer de ontlasting het rectum bereikt, geven de reksensoren die aanwezig zijn in de wand deze impulsen door aan de gehele plexus mesentericus en het sacrale ruggenmergsegment. Hierdoor worden de peristaltische bewegingen gecontinueerd en geïntensiveerd. De informatie vanuit de reksensoren verloopt via het sacrale ruggenmergsegment ook naar de hogere centra, waardoor een vullingsgevoel overgaand in aandranggevoel wordt waargenomen.

Evacuatiefunctie darm

De defecatiereflex wordt gestimuleerd door de toegenomen druk in het rectum. Ontspanning van de interne sfincter is het gevolg en contracties van het rectum. De reflex duurt slechts enkele momenten en komt meestal pas terug na uren. Echter door persen kan de reflex weer worden geïnitieerd. De spinale reflexen zorgen ervoor dat de buikmusculatuur zich samentrekt, dat diep wordt ingeademd waarbij de glottis zich sluit en dat de bekkenbodemspieren zich aanspannen. Door willekeurige ontspanning van de externe sluitspier kan de ontlasting uitgedreven worden (passage- en lozingsgevoel). Dit mechanisme kan onderbroken worden door aanspanning van de externe sluitspier.

In grote lijnen betekent dit alles dat het sluitercomplex de hele dag gesloten blijft en zich enkel opent op het moment van mictie of defecatie. Bij het opvullen van de blaas moet de blaasdruk laag blijven zodat vulling tot een bepaalde capaciteit mogelijk is en de sfincter niet opengedrukt wordt. Pathosfysiologisch kunnen we grofweg spreken van opslag- en lozingsstoornissen.

10.2.2 Centrale innervatie van blaas en darmen

Belangrijke centra in de hersenen bevinden zich aan de onderzijde van de lobus frontalis (frontaalkwab), in de hypothalamus, in het limbische systeem en in de formatio reticularis (pons). Via de hersenen komt het *bewuste* vullings- en aandranggevoel tot stand en kunnen de mictie- en defecatiereflex aangezet of onderdrukt worden.

De hogere hersenstructuren worden geïnformeerd over blaas en darmen vooral via de tractus spinothalamicus (pijn, temperatuur, drukverschillen) en de achterstrengen (positie- en vibratiezin). Het vullings- en aandranggevoel komen hierdoor tot stand.

Het outletsysteem van blaas en darmen wordt geïnformeerd via de corticospinale banen, die gedeeltelijk reticulospinaal verlopen. Daardoor is het mogelijk om de mictie- en defecatiereflex te faciliteren (aanzetten) of inhiberen (onderdrukken) ter hoogte van de pons, ook wel het pontiene centrum genoemd.

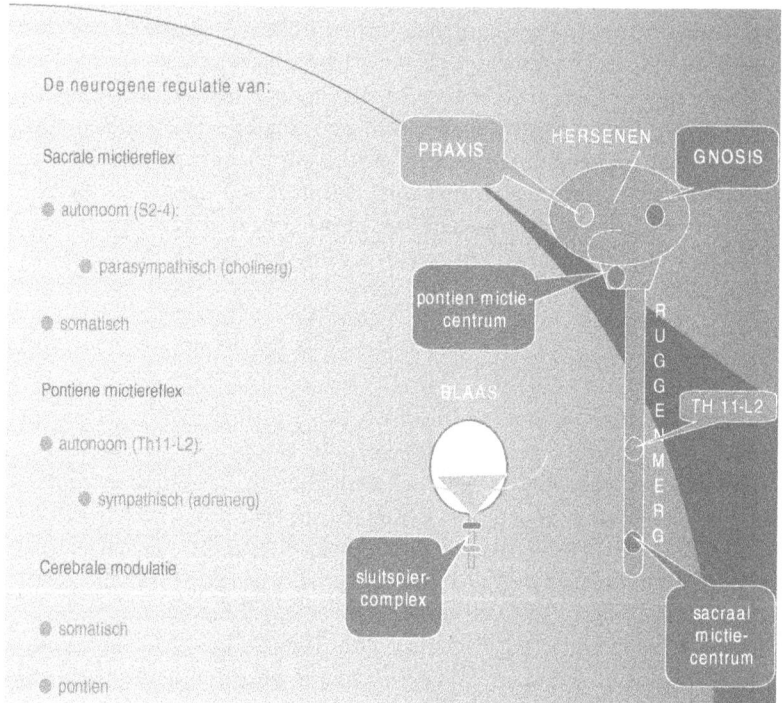

Figuur 10.2
De neurogene regulatie van de blaas.

Wanneer er een onderbreking optreedt tussen het pontiene en het sacrale centrum of tussen het pontiene centrum en de hersenen, verliest het sacrale centrum zijn controle en zal er een ongecoördineerd uitdrijvingsgedrag optreden. Voor een goede functie van de lagere uitscheidingswegen is dan ook een intacte neurale as van belang, verlopend via hersenen, ruggenmerg en perifere zenuwen naar blaas en darm.

10.2.3 Autonome innervatie van de blaas

Innervatie blaas via parasympathicus (exciterende invloed)

De parasympathische innervatie van de musculus detrusor verloopt via de nervus pelvici. De preganglionaire vezels hebben hun oorsprong in het sacrale ruggenmergsegment S2-S4 (zie figuur 10.3). Ze zorgen voor contractie van het blaaslichaam en tegelijkertijd voor ontspanning van de interne sfincter. Tijdens de mictie blijven vezels actief zodat de blaas zich kan ledigen.

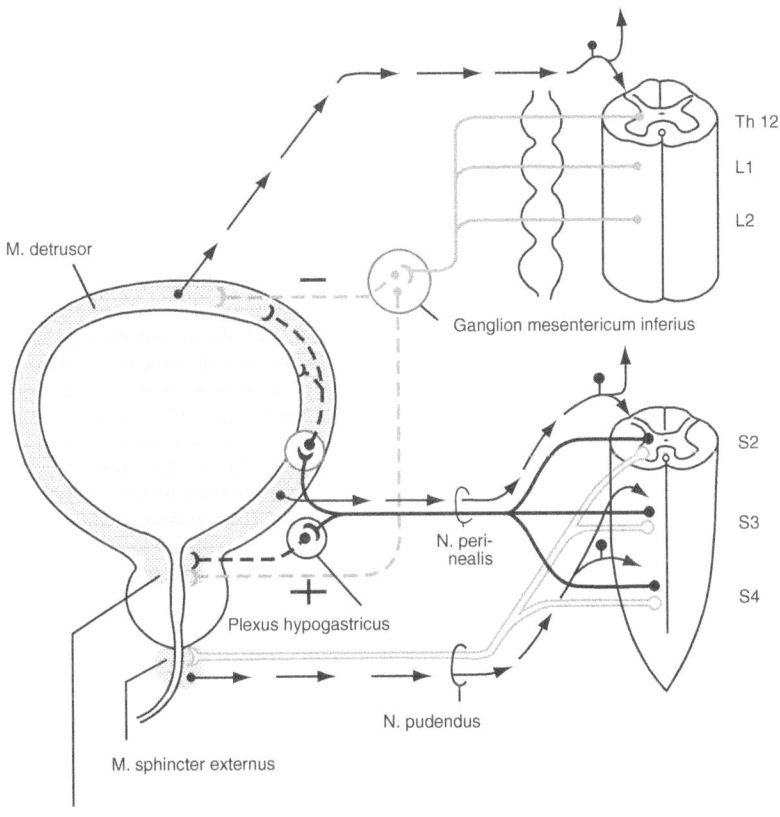

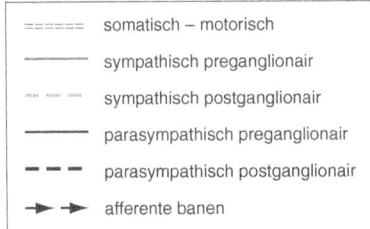

Figuur 10.3
Innervatie van de blaas.

Innervatie blaas via sympathicus (inhiberende invloed)

De sympathische innervatie vindt haar oorsprong in de zijhoorn T11-L2. Functionele activiteit van de vezels zorgt voor activatie van de blaashals en de interne sfincter en voor ontspanning van het blaaslichaam. Deze functie komt tot stand door inhibitie van de postganglionaire parasympathische vezels.

De nervus pudendus bevat somatische efferente vezels uit het segment S2-S4. Functioneel zorgen deze voor een tonische contractie van de externe sfincter. Deze zenuw is vooral van belang bij de willekeurige beïnvloeding van de urinelozing via ontspanning van de externe sfincter en het gebruik van de bekkenbodemspieren.

De sympathische terugkoppeling naar het centrale zenuwstelsel gebeurt via:
- nervus pelvicus: deze voert de informatie uit de reksensoren van de blaaswand naar het ruggenmerg;
- nervus hypogastricus: deze vezels spelen een rol bij pijnsensaties (bij sterke druk/rek, pathologie in de blaas);
- nervus pudendus: deze geeft informatie wanneer urine in urethra vloeit.

Zenuwnetwerk in de blaas (intramurale plexus)

In de blaaswand bevindt zich een netwerk van vezels die een zekere autonome activiteit kunnen generen, de plexus vesicalis. Bij maximale vulling van de blaas ontstaat overloop: de urine komt wel naar buiten maar er is geen actieve ontlediging. In wisselende mate kunnen contracties van de blaaswand vanuit de plexus ontstaan, zodat er enige ontlediging is.

Onderdrukking van de mictiereflex

De mictiereflex zorgt voor ontspanning van de blaashals en de interne urethrasfincter en voor contracties van het blaaslichaam als respons op de eerste passage van urine in de urethra. De uiteindelijke lozing treedt pas op na ontspanning van de externe sfincter.

Onderdrukking kan willekeurig worden beïnvloed door aanspanning van de externe sfincter en de bekkenbodemspieren. Verdere passage van urine in de urethra wordt tegengehouden, waardoor de aandrang weer verdwijnt.

10.2.4 Autonome innervatie van de darm

Innervatie van de darm via de parasympathicus (exciterende invloed)

De parasympathische innervatie wordt in het bovenste gedeelte van het darmstelsel verzorgd door de nervus vagus. De preganglionaire vezels hebben hun oorsprong in het sacrale ruggenmergsegment S2-S4 (zie figuur 10.4). Ze zorgen voor verhoging van de activiteit van de intramurale plexus en voor contractie van de buikspieren; daarnaast initiëren ze diepe ademhaling met sluiting van de glottis, contractie van de bekkenbodemspieren en ontspanning van de sphincter ani internus.

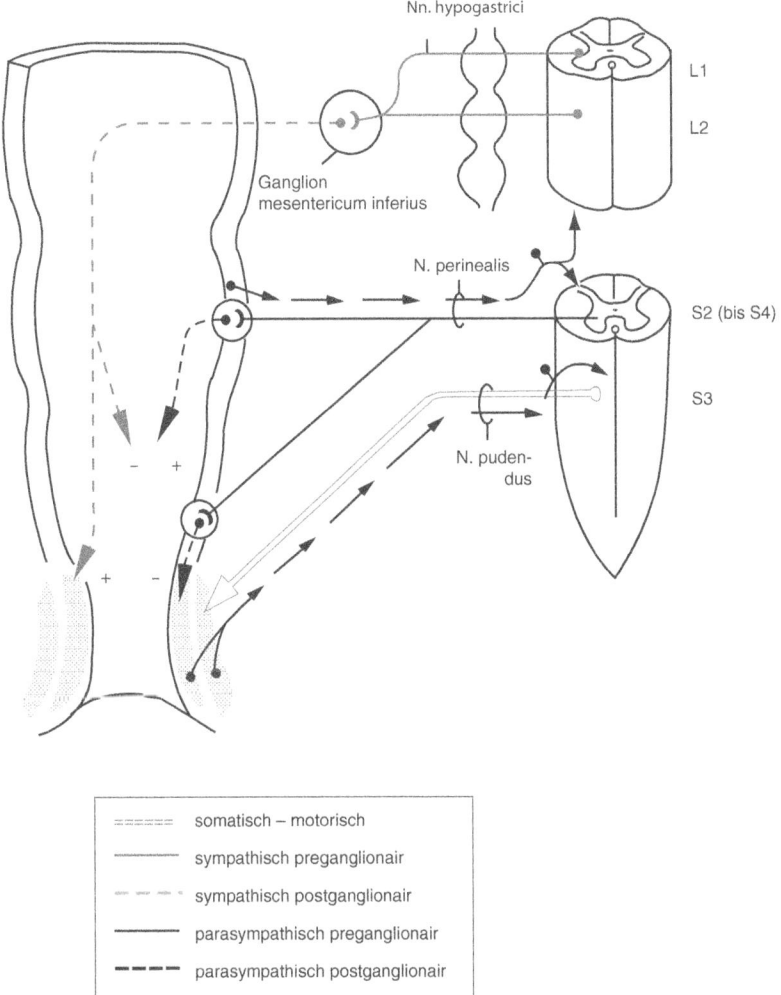

Figuur 10.4
Innervatie van de darm.

Innervatie van de darm via de sympathicus (inhiberende invloed)

De sympathische innervatie vindt haar oorsprong in de zijhoorn van ruggenmergsegment T8-L3. Functionele activiteit van de vezels zorgt voor activatie van de sfinctermusculatuur, zodat de anorectale hoek (puborectalis-sling en levator ani) blijft bestaan en de interne sfincter gesloten blijft. Ze zorgen bovendien voor de verminderde peristaltiek en secretie van de darm.

De nervus pudendus bevat somatische efferente vezels uit het S2-S4-segment. Functioneel zorgen deze voor een tonische contractie van de externe sfincter. Deze zenuw is vooral van belang bij de willekeurige beïnvloeding van de defecatie via de ontspanning van de externe sfincter en het gebruik van de bekkenbodemspieren.

De sympathische terugkoppeling naar het centrale zenuwstelsel verloopt via:
- nervus pelvicus: deze vervoert de informatie uit de reksensoren van het rectum naar het ruggenmerg;
- nervus hypogastricus: deze vezels spelen een rol bij pijnsensaties (bij sterke druk/rek, pathologie in de darm).

Zenuwnetwerk in de darm (intramurale plexus)

In de darmwand bevinden zich twee netwerken van vezels, een aan de binnenzijde (meissner-plexus) en een aan de buitenzijde (auerbach-plexus) van de darmwand. Ze lopen van de slokdarm tot en met de anus en zorgen voor een juiste spanning van de darmwand en een juiste intensiteit en ritme van de darmcontracties. Ze regelen kortom de coördinatie van de peristaltische bewegingen van de darm.

Onderdrukking van de defecatiereflex

De defecatiereflex zorgt voor ontspanning van de interne anale sfincter en voor contracties van de darm als respons op vulling van het rectum met feces. De uiteindelijke lozing treedt op na ontspanning van de externe sfincter en bekkenbodemspieren, waardoor uitpersen mogelijk wordt met behulp van de buikspieren.

Onderdrukking kan willekeurig worden beïnvloed door contractie van de uitwendige sluitspier. De feces worden teruggedrukt tot in het sigmoïd waardoor de aandrang weer verdwijnt.

10.3 Ordening continentiestoornissen en onderbreking van de neurale regulatie

10.3.1 Ordening van continentiestoornissen

Er bestaan diverse ordeningen van de continentiestoornissen. De bekendste is misschien wel die van de symptoombeschrijvende classificatie, gerefereerd aan het urodynamisch onderzoek door de International Continence Society (zie kader 10.2). Een andere mogelijkheid is om de continentiestoornissen te ordenen naar hun pathofysiologische basis, waarbij reservoir- en evacuatiefunctie het uitgangspunt vormen (zie kader 10.2).

Kader 10.2 Begripsomschrijvingen incontinentie

De International Continence Society heeft de verschillende typen incontinentie geordend en de volgende begripsomschrijvingen geformuleerd, die gerefereerd zijn aan het urodynamisch onderzoek.

Beschrijvende symptoomclassificatie

type incontinentie	omschrijving incontinentie

urge- of aandrangincontinentie	onwillekeurig urineverlies kort nadat sterke aandrang is waargenomen;
	• bepalende kenmerken:
	  - frequente lozing (vaker dan 2 uur);
	  - kleine hoeveelheden;
	• oorzakelijke factoren:
	  - afgenomen opslagcapaciteit;
	  - polyneuropathie.

stress- of inspanningsincontinentie	onwillekeurig urineverlies van minder dan 50 ml bij toename van de abdominale druk;
	• bepalende kenmerken:
	  - verlies van urine bij niezen, hoesten, opstaan, lachen, hardlopen of optillen van zware voorwerpen.
	• oorzakelijke factor:
	  - slecht functionerend sluitermechanisme;
	  - zwakke bekkenbodemspieren en omliggend steunweefsel.

gemengde incontinentie	combinatie van stress- en urge-incontinentie

reflexincontinentie	onwillekeurig urineverlies of veegjes ontlasting, met enigszins voorspelbare tussenpozen en bij geringe vullingsgraad;
	• bepalende kenmerken:
	  - geen mictie of defecatiedrang;
	  - geen vullingsgevoel.
	• oorzakelijke factor:
	  - verstoorde impulsgeleiding boven het niveau van de sacrale reflexboog.

Ordening naar pathofysiologische basis
Systematiek van de mictiestoornissen kan ook verkregen worden door deze te beschouwen als stoornissen in de reservoir- en ledigingsfunctie van de blaas. Hierbij worden de functies van het blaaslichaam en sluitercomplex apart bekeken.

reservoirfunctie	blaaslichaam	• detrusoroveractiviteit • verminderde rekbaarheid • overgevoelige blaas (psychisch, infectie)
	sluitercomplex	• sfincterdeficiëntie
evacuatiefunctie	blaaslichaam	• atone blaas
	sluitercomplex	• dyssynergie sfincter (overactief) • benigne prostaathypertrofie • urethrastenose/-strictuur

Deze classificatie is gebaseerd op de pathofysiologische basis van incontinentie en geeft meer informatie dan de beschrijvende symptoomclassificatie. Gebruikt door prof. dr. De Ridder, Universitair Ziekenhuis Gasthuisberg, Leuven.

Bij onderbrekingen in de neurale regulatie van blaas en darm zou een logische ordening, weliswaar arbitrair, uitgaan van de contractietoestand en/of de prikkelbaarheid van de betrokken spieren. Hierbij zijn de neuro-urologische en digestieve stoornissen geclassificeerd naar de plaats van de laesie in het zenuwstelsel en de respons die dat heeft op de blaas- c.q. darmfunctie en het outletsysteem (sfincterfuncties).

10.3.2 Ordening naar anatomische locatie en neurofysiologische innervatie

In de pathofysiologie van de neurale regulatie kunnen kunstmatig drie niveaus worden aangebracht (zie ook tabel 10.2).
– Niveau 1: Anatomische structuren supraspinaal en hogere centra: Laesies bevinden zich corticaal (frontaalkwab) en in subcorticale structuren (zoals hypothalamus, limbische systeem, het pontiene centrum in de hersenstam en de piramidebaan (tractus corticospinalis en tractus reticulospinalis)).
– Niveau 2: Anatomische structuren supranucleair: Laesies bevinden zich in het ruggenmerg, van het pontiene mictiecentrum tot net boven het sacrale ledigingscentrum.
– Niveau 3: Anatomische structuren nucleair of infranucleair S2-S4: Laesies bevinden zich in het ruggenmerg (sacrale mictiecentrum of reflexboog).

Niveau 1: Supraspinaal en hogere centra

De centrale remming (inhibitie) van de hersenen op de lager gelegen mictiecentra valt partieel of totaal weg. Hierdoor zal overactiviteit van de blaas en darm optreden, waarbij het sluitermechanisme intact is. Het aandranggevoel wordt frequenter waargenomen en is moeilijk te onderdrukken zonder ongewild verlies van urine of feces. Zie voor specifieke pathologie kader 10.3.

Tabel 10.2	Overzicht locatie laesies en mogelijke etiologie.
niveau laesie	mogelijke etiologie
corticaal en subcorticaal	CVA, multipele sclerose, Parkinson, hersentumor, hersentrauma, dementie
ruggenmerg boven S2, S3, S4	multipele sclerose ruggenmerg, ruggenmergletsel, tumoren van het ruggenmerg of vasculaire aandoeningen van het ruggenmerg, dwarslaesie
ruggenmerg op niveau S2, S3, S4 of cauda equina	multipele sclerose ruggenmerg en complicaties van chirurgie in het kleine bekken, cauda-equinasyndroom
voorwortel of motorische vezels S2-S4	spina bifida, poliomyelitis, hernia nuclei pulposi, trauma, tumor, amyotrofe laterale sclerose, polyneuropathie
achterwortel of sensibele vezels S2-S4	diabetes mellitus, polyneuropathie

Kader 10.3 Specifieke pathologie niveau 1

Cerebrovasculair accident
Naast het ontstaan van een hyperreflexie door het inhibitieverlies treden vaak sensomotorische en cognitieve beperkingen op. Hierdoor worden waarneming en uitvoering van handelingen bemoeilijkt. Verder zien we vaak een problematische verwerking van drank en eten door ontstane slikproblemen. Hoewel de mening bestaat dat de continentiestoornissen volgens een strak trainingsprogramma kunnen worden aangepakt, is 15% van de patiënten na een jaar nog incontinent.

Multipele sclerose
Bij MS is er sprake van aantasting van de witte stof van de hersenen en van het proximale gedeelte van het ruggenmerg. Er is een verstoorde functie van het pontiene centrum en van de lange banen die de verbinding vormen tussen het pontiene en het sacrale centrum. Blaashyperreflexie treedt op in 87% van de gevallen, waarbij meer dan de helft ook dyssynergieën vertoont.
    Als er geen sfincterdyssynergie of hypertonie bestaat van de bekkenbodemspieren, geven bekkenbodemtherapie en elektrostimulatie een reductie van de frequentie en het aandranggevoel.

Ziekte van Parkinson
Rigiditeit, tremor en akinesie, belangrijke symptomen van Parkinson, worden ook gezien bij de bekkenbodemspieren. Naast de hyperreflexie door vermindering van de centrale inhibitie kan ook een bradykinesie van de sfincter aanwezig zijn. Hierdoor is veel meer tijd nodig om de sluitspier te ontspannen. Dit moet overigens niet verward worden met een dyssynergie van de sluitspieren zoals bij MS of dwarslaesie.

> *Medicatie.* Detrusoroveractiviteit kan redelijk goed behandeld worden met anticholinerge medicatie. Het blaaslichaam is cholinerg bezenuwd. Effecten van de medicatie zijn relaxatie van de blaas en toename van de capaciteit.

Niveau 2: Supranucleair (neurogene blaas en darm)

De coördinatie van het pontiene centrum is verstoord. Naast overactiviteit van blaas en darm treden er ook dyssynergieën op van het sluitercomplex (controleverlies over willekeurig gebruik van de externe sfincter). Afhankelijk van het niveau van de laesie en de banen die zijn aangedaan kunnen de symptomen worden waargenomen zoals vermeld in kader 10.4.

Kader 10.4 Symptomen niveau 2

Corticospinale baan is aangedaan
Plotseling sterk aandranggevoel dat niet onderdrukt kan worden (hierdoor blijft externe sfincter gesloten) en dat in een hoge frequentie optreedt (10-20 keer per etmaal) (spastisch). Er bestaat een intact vullings- en passagegevoel.

Corticospinale baan en achterstrengen zijn aangedaan
Er bestaan loze aandrang en een onderbroken mictie. De evacuatie kan niet goed willekeurig worden begonnen en onderbroken. De lediging geschiedt reflexmatig bij een kleine inhoud (reflex-automatisch). De vullingsgraad wordt niet waargenomen.

Dwarslaesie
Vullings- en aandranggevoel zijn verdwenen waarbij er geen controle meer mogelijk is ten aanzien van het aanzet geven tot of onderdrukken van de uitscheiding. Er bestaat aanvankelijk een slappe verlamming (areflexie). Na enkele weken volgt automatisch-reflexmatige lediging in een periode van eens per 2 à 3 uur. Let in de acute fase op verschijnselen van dysreflexie (zie paragraaf 10.4.2 en 13.4.2).

Niveau 3: Nucleair of infranucleair S2-S4

Het S2-S4-segment lokaliseert het mictiecentrum. Verstoring van dit centrum of van de ruggenmergwortels veroorzaakt een hypoactiviteit van de blaas en darm, wat zich uit in urineretenties en obstipatie. Zie voor specifieke pathologie kader 10.5.

> **Kader 10.5 Specifieke pathologie niveau 3**
>
> *Nucleaire stoornis S2-S4-segment*
> Hierbij is er een toename van de blaascapaciteit en passieve rekking van de interne sfincter. Een vullingsgevoel is afwezig maar er is wel een passagegevoel. Er ontstaat obstipatie met overloopincontinentie of kleine veegjes ontlasting (denervatie).
>
> *Stoornis van voorwortel en/of perifere motorische vezels vanuit S2-S4-segment*
> Door de motorische denervatie van de externe sfincter en bekkenbodemspieren is er wel een vullingsgevoel aanwezig, maar kan geen aanzet worden gegeven tot lozing. Er ontstaan overloopincontinentie en obstipatie.
>
> *Stoornis van achterwortel en/of perifere sensibele vezels vanuit S2-S4-segment*
> Door de sensorische denervatie van de externe sfincter en bekkenbodemspieren zijn vullings- en passagegevoel afwezig. Er is chronische obstipatie, overrekking van het rectum en urineretentie (atonie).
>
> N.B. De darmen zijn minder afhankelijk van de hogere centra door de uitgebreidere intramurale plexus. Bij denervatie (dus na onderbreking van aansturende zenuwen) blijft er functiebehoud. Er blijft dus darmmotoriek, al zal er wel een zekere mate van obstipatie bestaan.

10.4 (Her)leren van controle over automatische functies blaas en darm

Elk mens dient te leren hoe hij mictie en defecatie kan controleren. Hogere corticale functies kunnen hier invloed op hebben, en kunnen het op gang bengen of onderdrukken.

10.4.1 Opbouw van de controle

Bij de geboorte is ons brein nog niet volledig uitgerijpt. We zien dan dat de lediging van blaas en darm nog niet bewust kan worden uitgevoerd. Er is nog geen controle over de automatisch verlopende functies, de spinale reflexen. Onbewuste lediging en incontinentie zijn dan het logische gevolg. Dat we later op een sociaal gepast tijdstip de lozing kunnen laten plaatsvinden, impliceert dat we controle kunnen uitoefenen op deze functies. Controle verkrijgen over deze processen moet dus geleerd worden. De opbouw (zindelijkheidstraining) van de controle kent de volgende fasen, herleid uit het re-afferentiemodel van Jackson (figuur 10.5).
- De input van vulling leren begrijpen.
- De opbouw van gevoel en herkenning.
- De opbouw van onderdrukking.

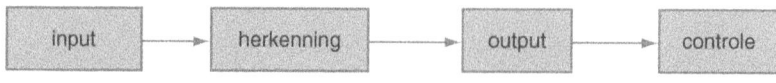

Figuur 10.5
Re-afferentiemodel volgens Jackson.

- Motorische reactie door aanspanning van het sluitermechanisme.
- Controle op de motorische reactie: kunnen onderbreken en hervatten.

Wanneer het onderdrukkingsmechanisme faalt, spreken we van incontinentie. Het herleren of beïnvloeden van de toiletgang is mogelijk wanneer het sacrale mictiecentrum intact is.

10.4.2 Structuur en uitgangspunten van het herleren van controle

Hoewel hiervoor geen significant bewijs bestaat, vormt een individueel aangepast, intensief en consequent uitgevoerd toilettrainingsprogramma tegenwoordig de basis voor het herleren van de controle over de automatische functies. Het programma dient zoveel mogelijk aan te sluiten bij de individuele functionele mogelijkheden en gewoontes, met een flexibel karakter ten aanzien van de levensstijl van de zorgvrager (inventarisatie via Internationale Classificatie van het Menselijk Functioneren, zie figuur 10.6). Het bevorderen, realiseren en in stand houden van een hernieuwd patroon van mictie en defecatie vormt hierbij het uitgangspunt. Dit vereist dus een consequente 24-uursuitvoering. De structuur van het herleren van controle wordt gekenmerkt door een adequate monitoring en vastlegging van de product- en procesaspecten van het continent zijn en coördinatie van de toiletgang. Geschikte hulpmiddelen die ter ondersteuning kunnen worden gebruikt zijn een mictie- en defecatielijst of continentiedagboek.

Vanuit het beschreven re-afferentiemodel kan het onderdrukkingsmechanisme positief worden beïnvloed waardoor de kans op het terugkrijgen van de controle wordt vergroot. Dit gebeurt door:
- streven naar een zo normaal mogelijke blaas- en darmcapaciteit. Belangrijk is dat er geen residuvorming en verhoogde druk ontstaat in blaas en darm. Dit geeft bij de blaas verhoogde kans op infecties en op beschadiging van de hogere urinewegen (hydronefrose). In de darm kan het aanleiding geven tot ontstaan van divertikels, reflux van maagzuur naar slokdarm en mond, of het ontstaan van urineretenties door slechte lediging van het rectum;
- het niet wegnemen van de prikkel die aanleiding geeft tot herkenning van het vullingsgevoel overgaand in het aandranggevoel. Het gebruik van een katheter *à demeure* en laxantia zijn dus niet de aangewezen interventies om het herleren inhoud te geven.
Belangrijke voorwaarden voor het bereiken van een normale toiletgang zijn het hebben van voldoende rompbalans en een adequate voedings- en vochtintake, waarbij het meetbare uitscheidingsvolume tussen de 1500-2000

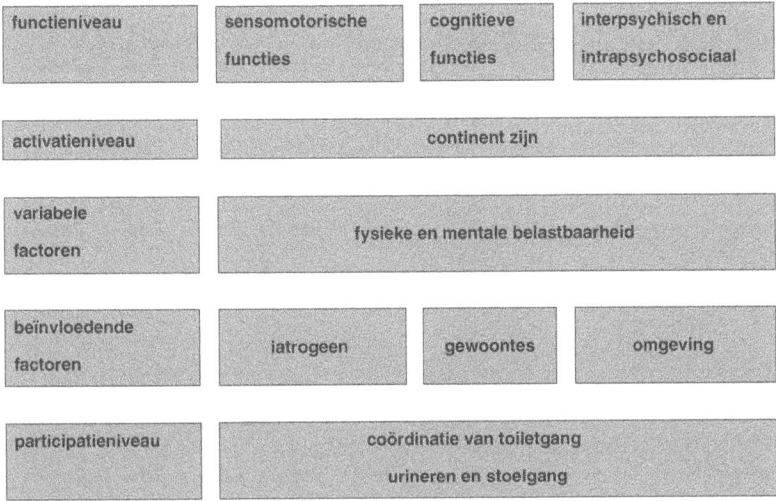

Figuur 10.6
Inventarisatiematrix voor continentiestoornissen afgeleid van de Internationale Classificatie van het Menselijk Functioneren (ICF).

ml per dag bedraagt. Afspraken over de streefwaarden van input en output zijn dan ook noodzakelijk.

De coördinatie van de toiletgang kan bij de corticale en subcorticale aandoeningen problematisch verlopen. Stoornissen in het cognitieve functioneren, alternerend bewustzijn en problemen met de mobiliteit kunnen bepalend aanwezig zijn en het herleren van de controle over de automatische functies ernstig beïnvloeden. Bij diep frontaal gelegen laesies verdwijnt de interpretatiemogelijkheid van de aandrang en weet de patiënt niet meer hoe de uitscheiding in gang gezet moet worden. Bij deze apraxievorm zal het uitdrijvingsproces stap voor stap beschreven en begeleid moeten worden om te komen tot het beoogde resultaat.

De beïnvloeding van de toiletgang door facilitatietechnieken (zie tabel 10.3), prikkeling of oprekking van blaas of darm, kan bij de supranucleaire aandoeningen (TH7 of hoger) aanleiding geven tot het optreden van een mogelijk levensbedreigende reactie van het verstoord reflexsysteem, de dysreflexie (zie tabel 10.4). Verschijnselen en kenmerken van dit fenomeen (zie hiervoor paragraaf 13.4.2) moeten bij de zorgvrager en diens naasten onder de aandacht worden gebracht.

10.4.3 Monitoring verpleegkundige observaties

Om te komen tot uniformiteit van de verpleegkundige observaties en de daaruit voortvloeiende handelwijze is het noodzakelijk een eenduidig begrippenkader te hebben om te monitoren. Parameters kunnen objectiveren omtrent product (urine en feces), proces (waarneembare gevoelens tijdens

Tabel 10.3 Overzicht van technieken om de toiletgang te stimuleren en faciliteren.

techniek	handelwijze
credé-manoeuvre bij atone blaaszondersluitercomplex-dyssynergieën	Plaats de handen plat (of plaats vuist) net onder de navel. Breng de ene hand boven op de andere en druk stevig naar beneden in de richting van de bekkenring. Herhaal dit zes- tot zevenmaal totdat er op deze wijze geen urine meer naar buiten gedreven kan worden.

externe blaasstimulatie bij reflexblaas	• Met vingertoppen herhaalde en krachtige drukimpulsen uitoefenen boven het schaambeen.
	• In halfzit boven het os pubis kloppen; iedere 3 uur 50 keer in een frequentie 7 tot 8× per 5 seconden. Gebruik hierbij slechts één hand.
	• Voer, indien het gewenste effect niet wordt bereikt, gedurende 2 tot 3 minuten elk van volgende technieken uit met tussenpozen van 1 minuut:
	  - kloppen boven de inguinale (liezen) ligamenten op onderbuik;
	  - koude sensatie op de onderbuik;
	  - licht trekken aan het schaamhaar;
	  - strijken langs de glans penis;
	  - strijken langs de binnenkant van de dij.
	• Minimaal elke drie uur gedurende 10 minuten urineren of mictie opwekken.
	• Bij controle over de buikspieren valsalvamanoeuvre gebruiken tijdens opwekken.

biofeedback bekkenbodemspieren	Hierbij wordt een fysiologisch signaal van de bekkenbodem zichtbaar of hoorbaar gemaakt voor de zorgvrager. Doel van deze bekkenbodembehandeling is om de bekkenbodem te ontspannen tijdens de uitdrijving.
inbrengen blaaskatheter intermitterend	Inbrengen van een katheter (periodiek) in de blaas om tijdelijk of permanent urine te laten afvloeien.
stimulatie interne sphincter ani	Toucher van een vinger, voorzien van vingercondoom en glijmiddel, naar achter gericht (geeft ontspanning), waarbij gedurende 1-2 minuten een langzame circulaire beweging wordt gemaakt. Stoppen met de bewegingen als de interne sluitspier zich ontspant. Wacht 30 minuten op een eventuele defecatie.
valsalvamanoeuvre	Vraag de patiënt voorover te gaan zitten en te persen. Hierdoor worden de buik- en bekkenbodemspieren geactiveerd. Daarvoor moet wel een intacte innervatie bestaan vanuit de laagthoracale ruggenmergsegmenten. Een andere mogelijkheid bestaat in het zich van voorovergebogen in een zittende houding opdrukken met de handen aan weerszijden van de toiletbril
abdominale massage	Voer een massage uit van de buik (of instrueer de patiënt om dit zelf te doen) met de klok mee, de richting waarin het colon anatomisch verloopt.
houding	Om de druk in de buikholte verder te verhogen, moeten de knieën hoger gepositioneerd zijn dan de heupen.
manuele verwijdering van feces	Bij voorkeur in zittende positie omdat hierdoor de druk in de buikholte vergroot wordt. Het rectum wordt dan manueel geledigd van ontlasting. De manuele verwijdering kan voorafgegaan worden door abdominale massage en valsalvamanoeuvre.

Tabel 10.4	De dysreflexie	
waarneembare verschijnselen		regelmatig aanwezige verschijnselen
• transpireren boven het niveau van de laesie • rode vlekken op de huid boven de laesie • bleke huid onder het niveau van de laesie • hoofdpijn • gevoel van bezorgdheid over de situatie		• rillingen en het krijgen van kippenvel • ontstaan van paresthesieën • niet scherp kunnen zien • pijn op de borst • metaalsmaak in de mond • verstopte neus
paroxismale verandering van de vitale functies, zich uitend in een tijdelijke hypertensie met een bradycardie of tachycardie		

cyclus) en coördinatie van de toiletgang. Hiervoor zou onderstaande index een hulpmiddel kunnen zijn.

Monitoring product: urine, feces

Macroscopische analyse cultuur urine en feces.
Aspect urine: Kleur, geur, helderheid, frequentie, hoeveelheid per tijdsperiode.
Aspect urine en bestaan van urineverlies:
– graad 1: druppels;
– graad 2: scheutje;
– graad 3: bovenkleding nat of verwisselen verband.

Aspect feces: Kleur, geur, consistentie, frequentie en hoeveelheid.
Aspect feces en bestaan van fecesverlies:
– veegjes – flatulentie.

Monitoring procescyclus Aspecten van urine en feces in combinatie met de waarnemingssensaties tijdens functies:
– vullingsgevoel;
– aandranggevoel;
– lozingsgevoel;
– ledigingsgevoel.

Bestaan van voorspelbare cyclus van vulling en lozing.
Bestaan va een verband tussen verhoogde druk in de buik en verlies van urine of feces.
Bestaan van het vullingsgevoel/aandranggevoel, gepaard gaande met al dan niet ongewilde lozing.

Coördinatie van de toiletgang (planning en uitvoering)

Herkenning van waarnemingsensaties van de functies.

Initiatief nemen tot toiletgang.

Het kunnen onderdrukken/uitstellen van de lozing.
Bestaan van een residu na lozing, met eventuele opbouw van de grootte van het residu.
Kunnen bereiken van het toilet.
Kunnen aannemen en behouden van uitgangspositie.
Toepassen van technieken die stimulerend werken.
Hanteren toiletpapier, toiletsysteem, urinaal, incontinentiemateriaal.

10.5 Verpleegkundig management bij continentiestoornissen

10.5.1 Inventarisatie beperkingen in de toiletgang

Als vertrekpunt om zorg op maat te kunnen leveren bij beperkingen in de toiletgang, is het belangrijk om overzicht te hebben van de activiteit in de premorbide situatie. Zoals vermeld is het continent zijn van vele factoren afhankelijk. Het hebben van een indruk van de zelfredzaamheid en van patronen of cyclus van de individuele toiletgang is dan ook zeer gewenst.

Een verdere inventarisatie van de variabele en beïnvloedende factoren bij de toiletgang draagt bij tot optimalisering van het zorgproces (zie inventarisatiematrix, figuur 10.6). Hierbij kan bijvoorbeeld gedacht worden aan effecten:
- optredend bij verminderde cognitieve en sensomotorische vaardigheden;
- van het moeten verblijven in een andere omgeving;
- van de invloed die al voorgeschreven medicatie heeft op de uitscheidingsprocessen;
- van het normale verouderingsproces op de functionele staat van de urinewegen, het maag-darmstelsel en het zenuwstelsel;
- van eerdere operaties of andere anatomische veranderingen in het kleine bekken.

10.5.2 Diagnostiek

Bij de diagnostiek van de continentiestoornissen die veroorzaakt worden door onderbreking van de neurale regulatie, kan de verpleegkundige belangrijke informatie verzamelen door het bijhouden van een mictie- en defecatielijst of continentiedagboek. Inzicht in de reservoir- en evacuatiefunctie kan geconcretiseerd worden. Vooral de vaardigheid van het kunnen aanzetten tot mictie en defecatie, waarbij na residubepaling geen abnormale parameters worden gevonden, geeft het onderscheid aan tussen ledigings- en reservoirstoornissen.

De ordening die uitgaat van de contractietoestand en/of prikkelbaarheid van de betrokken spieren en de ordening die refereert aan het urodynamisch onderzoek (zoals beschreven in kader 10.2) leveren voor de verpleegkundige diagnostiek geen nieuwe gezichtspunten op. Voor de verdere specificatie van de stoornissen en interventies zijn andere disciplines noodzakelijk.

De conclusie luidt dan ook dat de incontinentiediagnostiek een multidisciplinaire diagnostiek is.

10.5.3 Verpleegkundig management

Het verpleegkundig handelen bij de continentiestoornissen richt zich daardoor, behalve op een zeer nauwkeurige monitoring van de mictie- en defecatiecycli, vooral op preventie en het voorkómen van complicaties, waarbij gestreefd wordt naar een zo groot mogelijke participatie en autonomie van de zorgvrager en diens naasten.

Het verpleegkundig management bij de continentiestoornissen kent de navolgende aspecten:
- zo mogelijk herleren van de controle over de automatische functies van blaas en darm;
- voorkómen van complicaties als gevolg van controleverlies over automatische functies;
- zelfstandigheidsbevordering toiletgang;
- aanleren en instrueren van technieken die deze automatische processen faciliteren;
- instructie over de herkenning van symptomen van autonome dysreflexie;
- instructie over het gebruik van beschermende materialen;
- voorlichting over voedsel- en vochtinname;
- voorlichting over de invloed van voorgeschreven medicatie op het uitscheidingsproces.

10.6 Tot slot

Het zal duidelijk zijn dat beperkingen in de toiletgang bij de neurologische zorgvrager vaak aanwezig zijn. Wanneer deze dagelijks terugkerende activiteit niet goed kan worden uitgevoerd, zal deze telkens weer een onderwerp van beleid blijven. De reductie van de kwaliteit van leven die de meeste zorgvragers hierdoor ervaren, zal in een multidisciplinaire aanpak behandeld moeten worden. Dit hoofdstuk geeft inzicht in de rol die het zenuwstelsel speelt bij de uitscheidingsprocessen van blaas en darm. Inzichten die hopelijk een positieve bijdrage zullen leveren aan het diagnostisch redeneren en het kiezen van de juiste interventies bij beperkingen in de toiletgang.

Literatuur

AANN, Stewart-Amidei C, Kunkel JA. AANN's Neurosience nursing: Human responses to neurologic dysfunction. 2e editie. Philadelphia: Saunders, 2001.

Deutekom M, Dobben A. Plugs for containing faecal incontinence. Cochrane Database of Systematic Reviews 2005, Issue 3. Art. No.: CD005086. DOI: 10.1002/14651858.CD005086.pub2.

Duus P. Neurologisch-topische Diagnostik. Stuttgart: Thieme, 1980.

Hay-Smith J, Herbison P, Ellis G, Morris A. Which anticholinergic drug for overactive bladder symptoms in adults. Cochrane Database of Systematic Reviews 2005, Issue 3. Art. No.: CD005429. DOI: 10.1002/14651858.CD005429.

Jahn P, Preuss M, Kernig A, Seifert-Hühmer A, Langer G. Types of indwelling urinary catheters for long-term bladder drainage in adults. Cochrane Database of Systematic Reviews 2007, Issue 3. Art. No.: CD004997. DOI: 10.1002/14651858.CD004997.pub2.

Jamison J, Maguire S, McCann J. Catheter policies for management of long term voiding problems in adults with neurogenic bladder disorders. Cochrane Database of Systematic Reviews 2004, Issue 2. Art. No.: CD004375. DOI: 10.1002/14651858.CD004375.pub2.

Kahle W. Sesam atlas van de anatomie. Deel 3 Zenuwstelsel en zintuigen. Baarn: HB Uitgevers, 2001.

Kuks JBM, Snoek JW. Klinische neurologie. Houten: Bohn Stafleu van Loghum, 2007.

Mowatt G, Glazener C, Jarrett M. Sacral nerve stimulation for faecal incontinence and constipation in adults. Cochrane Database of Systematic Reviews 2007, Issue 3. Art. No.: CD004464. DOI: 10.1002/14651858.CD004464.pub2.

Nicholas RS, Friede T, Hollis S, Young CA. Anticholinergics for urinary symptoms in multiple sclerosis. (Protocol) Cochrane Database of Systematic Reviews 2003, Issue 2. Art. No.: CD004193. DOI: 10.1002/14651858.CD004193.

Ostaszkiewicz J, Johnston L, Roe B. Habit retraining for the management of urinary incontinence in adults. Cochrane Database of Systematic Reviews 2004, Issue 2. Art. No.: CD002801. DOI: 10.1002/14651858.CD002801.pub2.

Ridder D de. Universitair Ziekenhuis Gasthuisberg Neuro-urologie en incontinentie. Leuven: Neuronieuws 2002;1(17) (april 2002).

Thomas LH, Barrett J, Cross S, French B, Leathley M, Sutton C, et al. Prevention and treatment of urinary incontinence after stroke in adults. Cochrane Database of Systematic Reviews 2005, Issue 3. Art. No.: CD004462. DOI: 10.1002/14651858.CD004462.pub2.

Wallace SA, Roe B, Williams K, Palmer M. Bladder training for urinary incontinence in adults. Cochrane Database of Systematic Reviews 2004, Issue 1. Art. No.: CD001308. DOI: 10.1002/14651858.CD001308.pub2.

11 Arbeid en huishouden

Bart van Oosteren

11.1 Inleiding

Dit hoofdstuk besteedt aandacht aan de begrippen arbeid en huishouden. De volgende vragen staan hierbij centraal: wat wordt verstaan onder arbeid en huishouden? Tegen welke problemen loop je aan bij het verrichten van arbeid en huishouden, wanneer je beperkt bent op motorisch, emotioneel en/of cognitief gebied onder invloed van een neurologische aandoening? Dit laatste wordt aan de hand van een casus (casus 11.1) duidelijk gemaakt. Welke stoornissen op functieniveau komen voor bij neurologische aandoeningen? Van welke ondersteuningsmogelijkheden kunnen mensen met neurologische aandoeningen gebruikmaken om toch nog huishoudelijke taken te kunnen verrichten en aan het arbeidsproces te kunnen deelnemen?

> **Casus 11.1 Suzanne de Hamer (multipele sclerose)**
>
> Suzanne is 42 jaar. Zij en haar man hebben al vanaf hun trouwen een slagerij; daarvóór had haar vader de zaak. Ze hebben geen kinderen.
> Suzanne heeft multipele sclerose en zit daardoor de laatste periode in een rolstoel. Ze kan met stok nog vanuit de rolstoel in twee stappen naar het toilet, of naar bed.
> Het echtpaar woont boven de slagerij; er is een trap van twintig treden tussen het leefgedeelte en de winkel. Haar man is van 's ochtends 7.00 uur tot 's avonds 18.00 uur druk met de winkel. Doordat ze bij de winkel wonen, kunnen ze tussen de middag samen lunchen. Omdat Suzanne vermoeid is en pijn in de spieren heeft, helpt haar man haar 's ochtends met aankleden en 's avonds met uitkleden. Een buurvrouw komt door de week helpen met koken, zodat het echtpaar om 18.00 uur, als haar man klaar is in de slagerij, meteen kan eten. Op basis van de Wet maatschappelijke ondersteuning (Wmo) is een traplift geplaatst, zodat Suzanne af en toe ook in de winkel kan zijn en naar buiten kan gaan.

> Twee keer per week zit Suzanne 's middags een aantal uren achter de toonbank in de winkel. De ene keer is haar man dan naar hun boekhouder, de andere keer werken ze samen in de slagerij en doet hij tussendoor de wekelijkse boodschappen. Suzanne verzorgt ook nog een deel van de administratie van de zaak, neemt bestellingen en telefoontjes aan en schrijft bonnetjes in het kasboek. Het werken kost haar erg veel energie. Aan het eind van de dag is ze doodmoe.

11.2 Arbeid versus huishouden

De begrippen huishouden en arbeid lijken voor zich te spreken. Toch is het goed om eerst aandacht te besteden aan de betekenis ervan, om daarmee te verduidelijken welke bezigheden het betreft. De Internationale Classificatie van het Menselijk Functioneren (ICF) omschrijft huishouden als 'het verwerven van woonruimte, eten, kleding en andere noodzakelijkheden, het schoonmaken en herstellen, het verzorgen van persoonlijke en andere huishoudelijke voorwerpen en het assisteren van andere personen'. Arbeid wordt hier gesplitst in betaald en onbetaald werk. Gemakshalve gaan we hier alleen in op betaald werk. Dit wordt omschreven als 'tegen betaling alle aspecten van werk, beroep of baan uitvoeren, als voltijds of deeltijds werknemer, of als zelfstandig ondernemer, zoals het uitvoeren van de taken in het kader van het werk, op tijd op het werk verschijnen, andere werkenden begeleiden of zelf begeleid worden, en de vereiste taken alleen of in groepsverband uitvoeren'. Zowel bij huishouden als bij arbeid gaat het om het leveren van een *inspanning*. Het grote verschil is dat bij arbeid het maatschappelijk en economisch nut op de voorgrond staan. Bij huishouden gaat het om het nut voor de persoon zelf en eventueel diens directe omgeving. Arbeid vindt meestal buitenshuis plaats. Huishouden zegt vooral iets over de dagelijkse levensverrichtingen en heeft te maken met het handhaven van hygiëne en veiligheid in huis. Handhaving van de dagelijkse zorg is van belang voor zelfstandigheid, autonomie en daarmee het welzijn van de persoon. Arbeid zegt meer iets over de mogelijkheid van persoonlijke ontwikkeling en de bijdrage die de persoon levert aan de maatschappij. Bij huishouden bepaalt men zelf het tempo van de activiteiten; bij arbeid heeft men te maken met de druk die afkomstig is van werkgever of opdrachtgever.

Een werkend iemand die getroffen wordt door hersenletsel is niet alleen een aantal vaardigheden kwijt, maar verliest daarmee ook zingeving. Bovendien levert hij daarmee een groot deel van de daginvulling, het dagritme en vanzelfsprekende sociale contacten in. Bij de uitvoering van huishoudelijke taken is er, wanneer iemand getroffen is door een hersenletsel, de mogelijkheid om te compenseren door inzet van extra hulp. Bij arbeid is dat maar zeer beperkt mogelijk. Er wordt bij arbeid een groter beroep gedaan op het vermogen om prestaties te leveren binnen een bepaalde tijd.

Het is in het belang van de patiënt dat, indien dit maar enigszins mogelijk is, er met hem of haar gewerkt wordt aan de hervatting van de dagelijkse taken. Zal het accent in eerste instantie liggen op zelfzorg en het verrichten van eenvoudige huishoudelijke taken, algauw zal ook het perspectief op arbeid in beeld komen. Werkhervatting hoeft niet noodzakelijk hervatting van fulltime betaalde arbeid te betekenen. Er kan ook sprake zijn van parttime betaalde arbeid, werk in de sociale werkvoorziening (WSW), vrijwilligerswerk, plaatsing op een activiteitencentrum om van daaruit eventueel vrijwilligerswerk te kunnen gaan doen en als laatste de rolwisseling huisman/ huisvrouw.

In de literatuur zijn er nauwelijks studies te vinden naar het uitvoeren van huishoudelijke activiteiten na neurologische aandoeningen. Over arbeid na een neurologische aandoening is meer informatie beschikbaar. Er is vooral veel literatuur over de arbeidsre-integratie van mensen met een niet-aangeboren hersenletsel (NAH). Dit heeft alles te maken met de omvang van de groep patiënten. Er zijn in Nederland per jaar meer dan 60.000 patiënten met een hoofddiagnose die gekarakteriseerd kan worden als niet-aangeboren hersenletsel.

11.3 Neurologische aandoeningen

Er zijn veel boeken geschreven over neurologische aandoeningen en over de eventuele beperkingen die deze aandoeningen met zich meebrengen, zoals het neurologieboek van Hijdra et al. (2003) en *Klinische neuropsychologie* van Van Zomeren et al. (1997). Het is ondoenlijk om alle gevolgen van neurologische aandoeningen en de invloed daarvan op arbeid en huishouden weer te geven in één hoofdstuk. Mensen met neurologische aandoeningen kunnen stoornissen en beperkingen hebben op verschillende gebieden. Deze vragen om een verschillende aanpak.

Om het een en ander duidelijk te maken is de volgende indeling in domeinen gebruikt, ontleend aan het Nederlands Centrum Hersenletsel (2003):
– neurologische stoornissen;
– cognitieve stoornissen;
– veranderingen van persoonlijkheid, emotie en gedrag;
– psychiatrische stoornissen.

Welke beperkingen brengen de verschillende stoornissen nu met zich mee? Bij *neurologische* stoornissen zien we vooral beperkingen in de aansturing van de motoriek van (delen van) het lichaam. Daarbij valt te denken aan coördinatiestoornissen, halfzijdige verlammingen en bewegingsstoornissen. *Cognitieve stoornissen* veroorzaken beperkingen in kennen, waarnemen en overdenken van de buitenwereld. We zien dan bijvoorbeeld problemen in het herkennen van ruimtes, voorwerpen of personen. *Persoonlijkheidsverandering* betekent dat het vroegere karakteristieke persoonlijkheidspatroon door de aandoening veranderd is. De patiënt is een andere persoon geworden dan vóór zijn ziekte, bijvoorbeeld sneller ontremd, emotioneel of juist met minder initiatief. Dit veroorzaakt meestal beperkingen in het contact met de sociale omgeving. Bij terugkeer in leef- of werksituatie geldt dat de partner en de collega's nog uitgaan van de oude persoonlijkheid en hem ook in die hoedanigheid benaderen. Aan die verwachtingen kan de patiënt vaak niet meer voldoen.

Een indeling zoals hierboven is gegeven, roept mogelijk de suggestie op dat patiënten met stoornissen op te delen zijn in categorieën. Het komt echter zelden voor dat iemand met één neurologische aandoening slechts een stoornis in één enkele categorie vertoont. Daarom is het beter om vooral te kijken naar de mens achter de stoornis en de ondersteuning die hij nodig heeft om een zinvol bestaan te leiden. De indeling helpt ons slechts ordening aan te brengen in de problemen.

Casus 11.1 Suzanne de Hamer (vervolg)

Een jaar later gaat het minder goed met Suzanne. Ze heeft in redelijk korte tijd twee zware opflakkeringen ('schubs') van MS gehad. Ze is nu geheel rolstoelafhankelijk en zit tijdelijk in een revalidatiecentrum. In het ziekenhuis is geconstateerd dat de hersenstam ook is aangedaan. De artsen hebben Suzanne verteld dat ze hierdoor een minder gunstige prognose heeft gekregen. Suzanne en haar man zijn hier erg van geschrokken. Naast het feit dat ze rolstoelafhankelijk is geworden is ze nu ook incontinent. De neuroloog heeft gezegd dat de blaasspier te actief is, waardoor de spier al samenknijpt als de blaas nog niet vol is. Het is vreemd dat ze af en toe haar urine niet kan ophouden en tegelijkertijd soms niet kan plassen. Volgens de arts heeft dit te maken met een verstoorde samenwerking met de sluitspier. Binnenkort moet ze voor onderzoek naar de uroloog en waarschijnlijk krijgt ze dan ook medicatie. Wellicht nog vervelender is dat ze ook wat moeite heeft gekregen met het onthouden van nieuwe informatie. Suzanne wordt hier erg onzeker van. De neuroloog heeft haar uitgelegd dat ze niet minder intelligent is geworden en dat het niet zeker is dat het veroorzaakt wordt door een verstoring in de inprenting. Het is namelijk ook goed mogelijk dat er een verstoring in de aandacht is, waardoor ze zich niet goed meer kan concentreren.

De laatste tijd heeft Suzanne ook veel pijn. Eerst dacht ze dat ze kiespijn had maar met haar gebit was niets mis. Van de neuroloog heeft ze nu begrepen dat dit aangezichtspijn is. Suzanne heeft weinig energie. Aan het eind van de dag is ze doodmoe, ondanks het feit dat ze zich noodgedwongen moet beperken in haar activiteiten.

Door alle gebeurtenissen van het afgelopen jaar merkt ze dat ze minder levenslustig is geworden. Ze is nu wat passiever en doet vaker dan voorheen uitspraken als: 'laat maar' of 'ik heb er geen zin meer in'. Haar echtgenoot maakt zich hier zorgen over en vraagt zich af of ze niet depressief aan het worden is. Komt dit nou doordat ze zoveel heeft meegemaakt? Of is het mogelijk dat dit ook veroorzaakt wordt door de MS?

> Beiden gaan een onzekere toekomst tegemoet. Kan Suzanne nog terug
> naar hun huidige woning? Heeft ze niet veel meer hulp nodig dan voorheen?
> Kan ze nog assisteren in de winkel? Kan haar echtgenoot nog blijven werken?

11.4 Spectrum van klachten

Wanneer een patiënt met een neurologische aandoening wordt vergeleken met patiënten die andere ziektebeelden hebben, is het grote verschil dat bij andere ziektebeelden vaak één kenmerkend probleem op de voorgrond staat. Het spectrum van klachten bij neurologische patiënten speelt niet alleen een rol voor de patiënt zelf maar ook voor mensen in zijn omgeving, zoals relatie(s), werkgever en collega's. Ook zij worden geconfronteerd met een hoeveelheid aan beperkingen en veranderingen bij de getroffene. Laten we eens kijken hoe dat bij Suzanne het geval is. Bij Suzanne worden er problemen in de verschillende domeinen (zoals we die hebben gezien in paragraaf 11.3) zichtbaar die impact hebben op zowel Suzanne zelf als op haar omgeving.

11.4.1 Incontinentie

'Suzanne kan af en toe haar urine niet ophouden en tegelijkertijd soms niet plassen.'

Los van de schaamte die aanwezig kan zijn, vooral in het bijzijn van anderen, zijn er ook andere vervelende klachten die bij de incontinentie van Suzanne een rol kunnen spelen. Bijvoorbeeld de regelmatig opkomende, sterke drang om te plassen (beeld lijkend op een blaasontsteking). Soms is de drang zo groot dat het toilet te laat gehaald wordt. Dit wordt mogelijk veroorzaakt door een te actieve blaas, die al samenknijpt wanneer de blaas nog niet vol is. Het plassen zelf kost ook moeite. Het kan zijn dat de sluitspier die de plasbuis afsluit, te actief is. Hierdoor kan er urine achterblijven in de blaas. Dit kan de nachtrust verstoren wanneer iemand er een paar keer per nacht uit moet.

Het verrichten van arbeid en het uitvoeren van huishoudelijke taken kunnen wel doorgaan, maar het mag duidelijk zijn dat het zeer ongemakkelijk is en een vervelend probleem kan zijn, vooral in het bijzijn van collega's. Ook de verstoring van de nachtrust is van invloed op de vermoeidheid en daardoor op het kunnen uitvoeren van arbeid en huishoudelijke taken.

11.4.2 Geheugenproblemen

'Suzanne heeft ook wat moeite gekregen met het onthouden van nieuwe informatie. Zij wordt hier erg onzeker van.'

Geheugenstoornissen zijn niet uniek voor MS. Dat betekent dat deze klachten ook bij mensen zonder MS kunnen voorkomen. Omgekeerd zullen niet alle mensen met MS geheugenstoornissen krijgen. In een aantal gevallen zal bij neuropsychologisch onderzoek worden vastgesteld dat het denken bij de MS-patiënt wat trager is dan bij gezonde leeftijdgenoten. Er kan ook blijken dat de MS-patiënt moeite heeft om nieuwe informatie op te slaan. De geheugenproblemen of vertraagde informatieverwerking kunnen vooral in het werk vérstrekkende gevolgen hebben. Voor huishoudelijke taken is het lastig, maar zijn de geheugenproblemen eenvoudiger te compenseren door bijvoorbeeld een boodschappenlijstje of schema te maken waar de taken op vermeld staan.

11.4.3 Aandachtsstoornissen

'De neuroloog vermoedt dat er bij Suzanne sprake is van een verstoring van de aandacht.'

Concentratie kan bij geheugenstoornissen van Suzanne een rol spelen. Wanneer iemand zijn aandacht er niet bij kan houden, wordt het moeilijker om informatie in zich op te nemen en te onthouden. Concentratie kan onder invloed van meerdere factoren verstoord worden. Somberheid of depressiviteit kan de aandacht in negatieve zin beïnvloeden. Door de aandachtsstoornissen kan het voorkomen dat Suzanne haar taken slordig of niet volledig uitvoert.

11.4.4 Pijn

'Eerst dacht ze dat ze kiespijn had maar met haar gebit was niets mis. Van de neuroloog heeft ze nu begrepen dat dit aangezichtspijn is.'

Er treden bij MS kortdurende pijnaanvallen op, waarbij aangezichtspijn de meest voorkomende is. Daarnaast kan iemand pijn krijgen in het onderste deel van de rug en kunnen pijnlijke krampen (spasticiteit) ontstaan in de benen.

Er zijn allerlei vormen van pijnbestrijding, variërend van pijnstillers tot anti-epileptica en het gebruik van medicinale cannabis. Echter, veel mensen blijven pijnklachten ervaren en dat heeft zijn weerslag op de uitvoering van huishoudelijke taken en het verrichten van arbeid. Door de pijn en/of de (zware) medicatie die hiervoor moet worden gebruikt, kan de concentratie verminderd zijn en treedt er sneller vermoeidheid op. Zware huishoudelijke taken en lichamelijke arbeid kunnen door relatieve overbelasting de pijn ook verergeren. Het is dus zaak om overbelasting zoveel mogelijk te voorkomen.

11.4.5 Depressie

'Suzanne is het afgelopen jaar minder levenslustig geworden. Ze is nu wat passiever en doet vaker dan voorheen uitspraken als: "laat maar" of "ik heb er geen zin meer in".'

Iedereen kan last krijgen van depressiviteit. Er is nog onvoldoende bekend over de relatie tussen MS en depressiviteit. De depressieve klachten kunnen bij Suzanne ook het gevolg zijn van de problemen die een progressieve en chronische aandoening als MS met zich meebrengt (zoals het feit dat iemand zijn baan moet opgeven). Men kan een verminderde 'motivatie' hebben om het huishouden of arbeid uit te voeren. In ernstige gevallen treedt verwaarlozing op.

11.4.6 Vermoeidheid

'Het werken kost Suzanne erg veel energie. Aan het eind van de dag is ze doodmoe.'

Vermoeidheid komt bij MS vrij vaak voor. Net als bij andere MS-klachten wisselen de klachten in ernst. Dagen van extreme vermoeidheid worden afgewisseld door dagen waarop er meer energie is. De vermoeidheidsklachten zijn onvoorspelbaar en daarmee soms moeilijk uit te leggen aan de omgeving. Er kan een beeld ontstaan dat de patiënt met MS lui of ongeïnteresseerd is. Dit kan leiden tot relatieproblemen maar ook relaties op het werk kunnen op gespannen voet komen te staan.

Suzanne zal door op- en neergaande vermoeidheid wisselende prestaties leveren bij arbeid en huishouden. Het is tot slot belangrijk te vermelden dat ernstige vermoeidheid een trigger kan zijn voor nieuwe MS-symptomen.

Kader 11.1 Symptomen van multipele sclerose volgens de ICF

De klachten van Suzanne zijn ook terug te vinden in de International Classification of Functioning, disability and health (ICF). Het is voor verpleegkundigen zinvol om deze te gebruiken, zodat zij kennis kunnen maken met de verpleegkundige diagnosen.

symptoom	volgens ICF (ICPC2, hoofdstukken, symptomen en klachten)
incontinentie	urineretentie/andere symptomen of klachten blaas: prikkelbare blaas
geheugenproblemen	geheugenstoornis
aandachtsstoornissen	aandachtsstoornis
aangezichtspijn	aangezichtspijn/trigeminus neuralgie
depressie	negatief zelfbeeld/depressie
vermoeidheid	algemene moeheid en zwakte

We hebben nu bij deze casus kort in kaart gebracht welke verschillende klachten er vanuit de vier verschillende domeinen kunnen voorkomen onder invloed van een neurologische aandoening, in dit geval MS. Voor Suzanne is de toekomst ongewis en hangt veel af van haar wilskracht, relaties, de hulp die ze kan krijgen en de voorzieningen waarvan ze gebruik kan maken. We zullen de casus vervolgen en laten zien welke hulp voorlopig nodig is voor Suzanne om een draaglijk en waardig bestaan te hebben.

Casus 11.1 Suzanne de Hamer (vervolg)

Suzanne knapt redelijk op in het revalidatiecentrum. Haar belastbaarheid is toegenomen en met twee rustmomenten kan ze de dag goed doorkomen. Ze heeft wel moeten leren om haar energie goed te verdelen over de dag. Heel vervelend is het feit dat haar incontinentieklachten waarschijnlijk blijvend zijn. Ook haar geheugen en aandacht functioneren niet meer als voorheen.

Tijdens de revalidatie blijkt dat het oppakken van haar werk in de slagerij niet meer tot de mogelijkheden behoort. Ze heeft besloten zich te oriënteren op wat voor haar nog wel mogelijk is. Het revalidatiecentrum onderzoekt haar mogelijkheden op de afdeling arbeidsrevalidatie. Ze blijkt te beschikken over goede communicatieve vaardigheden en ze wil graag werk vinden waarbij ze contact heeft met mensen. Suzanne gaat met ontslag uit het revalidatiecentrum nadat ze in contact is gebracht met een medewerker van een re-integratiebureau in haar woonomgeving. Ze kan om te beginnen acht uur in de week werkervaring opdoen als gastvrouw in een klein kantoor, maar moet dan wel eerst een training volgen in het compenseren van haar geheugenproblemen. Hiervoor wordt ze door de huisarts aangemeld bij de Sint Maartenskliniek voor cognitieve revalidatie. Ze start met acht uur per week.

Het werk bevalt Suzanne en haar werkgever zo goed dat ze een arbeidsplaats krijgt aangeboden voor tien uur in de week. De Wet WIA maakt het haar mogelijk om ondersteuning te krijgen bij de uitvoering van haar taken.

11.5 Arbeidsre-integratie na een neurologische aandoening

Binnen onze samenleving wordt steeds meer belang gehecht aan arbeidsparticipatie, ook van mensen met een chronische aandoening. Centraal staat echter dat men zélf een keus kan maken en dat is des te meer van belang bij mensen met een chronische aandoening. Arbeidsparticipatie is een van die keuzes en als iemand graag wil werken moet dan ook gekeken worden of een baan kan worden aangepast aan de mogelijkheden en beperkingen van die persoon.

Ieder mens heeft unieke vermogens waarmee hij een ander van dienst kan zijn. Iemand met niet-aangeboren hersenletsel heeft soms heel andere kwaliteiten en beperkingen dan vóór zijn ziekte. Daardoor zal het lang niet altijd mogelijk of wenselijk zijn om in dezelfde, ongewijzigde werkomgeving terug te keren. Wanneer enige vorm van arbeid nog als optie gezien wordt, is het van belang te onderzoeken welke de beperkingen en mogelijkheden zijn. Van daaruit kan gekeken worden naar aangepast werk in de oude werkomgeving of in een meer geschikte setting en naar de trainings- en ondersteuningsbehoefte. Er wordt dan een re-integratietraject gestart.

De arbeidsre-integratie van mensen met een neurologische aandoening is niet veel anders dan die van andere arbeidsgehandicapten. In 2002 was 14,7% van de potentiële beroepsbevolking arbeidsgehandicapt. Vooral voor de mensen met een niet-aangeboren hersenletsel is het traject naar werk echter wél anders, langduriger en specifieker. Naast praktische aanpassingen moet er rekening worden gehouden met de neuropsychologische en emotionele gevolgen van hersenletsel zoals moeite hebben met werken onder tijdsdruk.

Psychisch welbevinden en zelfwaardering zijn gerelateerd aan het hebben van werk, daarom dient arbeidsrevalidatie een wezenlijk onderdeel van de totale revalidatie te zijn. Werk heeft positieve effecten op revalidatie, kwaliteit van leven, sociale integratie, de situatie thuis, vrijetijdsbesteding en de financiële situatie. Het is daarom van belang dat de terugkeer naar (een vorm van) arbeid in een vroeg stadium na het letsel ter sprake komt.

Momenteel werken dertien revalidatiecentra samen in een netwerk voor arbeidsrevalidatie, Vroege Interventie genaamd. De methodiek die zij gezamenlijk hanteren was aanvankelijk ontwikkeld voor mensen met klachten aan het houdings- en bewegingsapparaat. Deze wordt nu ook toepasbaar gemaakt voor mensen met een NAH en andere aandoeningen.

Wanneer patiënten in een re-integratietraject belanden, op weg terug naar al dan niet betaalde arbeid, kunnen ze te maken krijgen met een veelvoud aan organisaties en professionals. Bij welke organisatie iemand uiteindelijk terechtkomt, is tot op heden afhankelijk van de regio waarin men woont, van de verwijzer (met zijn eigen netwerk) en van de financieringsmogelijkheden.

Iedere organisatie heeft haar eigen activiteiten en richt zich op een of meer onderdelen in het traject van arbeidsintegratie. Hierdoor is er regelmatig overlap, waardoor het voor de patiënt wat onduidelijk wordt bij welke organisatie hij moet aankloppen. In tabel 11.1 wordt een aantal belangrijke organisaties en beroepsgroepen vermeld die betrokken kunnen worden bij het traject naar arbeid.

Elke gemeente heeft dus eigen beleid en eigen re-integratievoorzieningen voor de mensen die volgens de gemeente voor re-integratie in aanmerking komen. De gemeente is verplicht dit re-integratiebeleid en alle voorzieningen vast te leggen in een zogenoemde verordening.

Bovengenoemde organisaties kunnen worden betrokken bij de verschillende stappen in het re-integratietraject. Dit is in kaart gebracht door het NIZW.

Tabel 11.1 Organisaties en beroepsgroepen die een rol spelen bij arbeidsre-integratie.

academische en algemene ziekenhuizen	Eerste behandeling van de aandoening.
revalidatiecentra	Streven naar weer optimaal maatschappelijk functioneren van patiënten.
huisartsen, arbo-artsen	Begeleiding bij het ziekteproces, behandelplan.
CIZ (Centrum indicatiestelling zorg)	Geeft indicatie voor professionele zorg en hulpmiddelen.
MEE Nederland – Vereniging voor ondersteuning van mensen met een beperking.	Biedt onafhankelijke, laagdrempelige cliëntondersteuning aan mensen met een handicap, functiebeperking of chronische ziekte.
CCE (Centrum voor Consultatie en Expertise)	Komt bij mensen met een bijzondere zorgvraag in actie als er sprake is van gedragsproblemen of als de kwaliteit van leven ernstig wordt aangetast. Wanneer zorgverleners geen oplossing meer zien, zet het CCE onafhankelijke deskundigen in die advies en ondersteuning op maat bieden.
zorginstellingen	Bieden integrale zorg aan mensen met een verstandelijke, lichamelijke of visuele beperking.
speciaal onderwijs	Bereidt voor op de arbeidsmarkt.
UWV (Uitvoeringsinstituut Werknemers Voorzieningen)	Nederlandse overheidsinstelling die verantwoordelijk is voor het uitvoeren van de werknemersverzekeringen WW, WAO, WIA en de Ziektewet. Daarnaast heeft het UWV een rol bij de uitvoering van de Wajong, TW en WAZ. UWV beoordeelt of een werknemer/verzekerde recht heeft op een uitkering. Daarnaast verstrekt UWV de uitkeringen. UWV is verantwoordelijk voor re-integratie van werklozen en arbeidsongeschikten die geen werkgever meer hebben. Daartoe schakelt het UWV private re-integratiebedrijven in.
Organisaties Begeleid Werken	Dit zijn organisaties die begeleiding naar arbeid bieden en ondersteuning als een cliënt op een betaalde werkplek extra begeleiding nodig heeft en zonder deze begeleiding dreigt uit te vallen.
Re-integratiebedrijf	Begeleidt mensen naar werk, bijvoorbeeld door passend werk te zoeken of door het aanbieden van trainingen en cursussen. Verschillende organisaties kunnen een re-integratiebedrijf voor een cliënt inschakelen, zoals het UWV, gemeente of werkgever.

11 Arbeid en huishouden

Rea-college	Verzorgt beroepsopleidingen voor mensen met een arbeidshandicap die geen regulier onderwijs kunnen volgen: het doel is werk.
gemeenten	In de Wet werk en bijstand (WWB) is geregeld dat de gemeente mensen met een bijstandsuitkering, een IOAW- of IOAZ-uitkering, een nabestaandenuitkering en mensen die niet uitkeringsgerechtigd zijn (de 'nuggers') moet ondersteunen bij het verkrijgen van algemeen geaccepteerd werk. In welke vorm die ondersteuning wordt gegeven en aan welke mensen precies (welke doelgroepen), mag elke gemeente zelf bepalen. Re-integratie is geen algemeen recht.
Wmo	Sinds 1 januari 2007 is er een nieuwe wet, de Wet maatschappelijke ondersteuning (Wmo). Het maatschappelijke doel van de Wmo is 'meedoen'. De wet moet ervoor zorgen dat mensen zo lang mogelijk zelfstandig kunnen blijven wonen en mee kunnen doen in de samenleving, al of niet geholpen door vrienden, familie of bekenden. Dat is de onderlinge betrokkenheid tussen mensen. En als dat niet kan, is er ondersteuning vanuit de gemeente. De gemeente ondersteunt bijvoorbeeld vrijwilligers en mantelzorgers. De Wmo regelt ook de hulp bij het huishouden en zorgt voor goede informatie over de hulp en informatie die mensen kunnen krijgen.

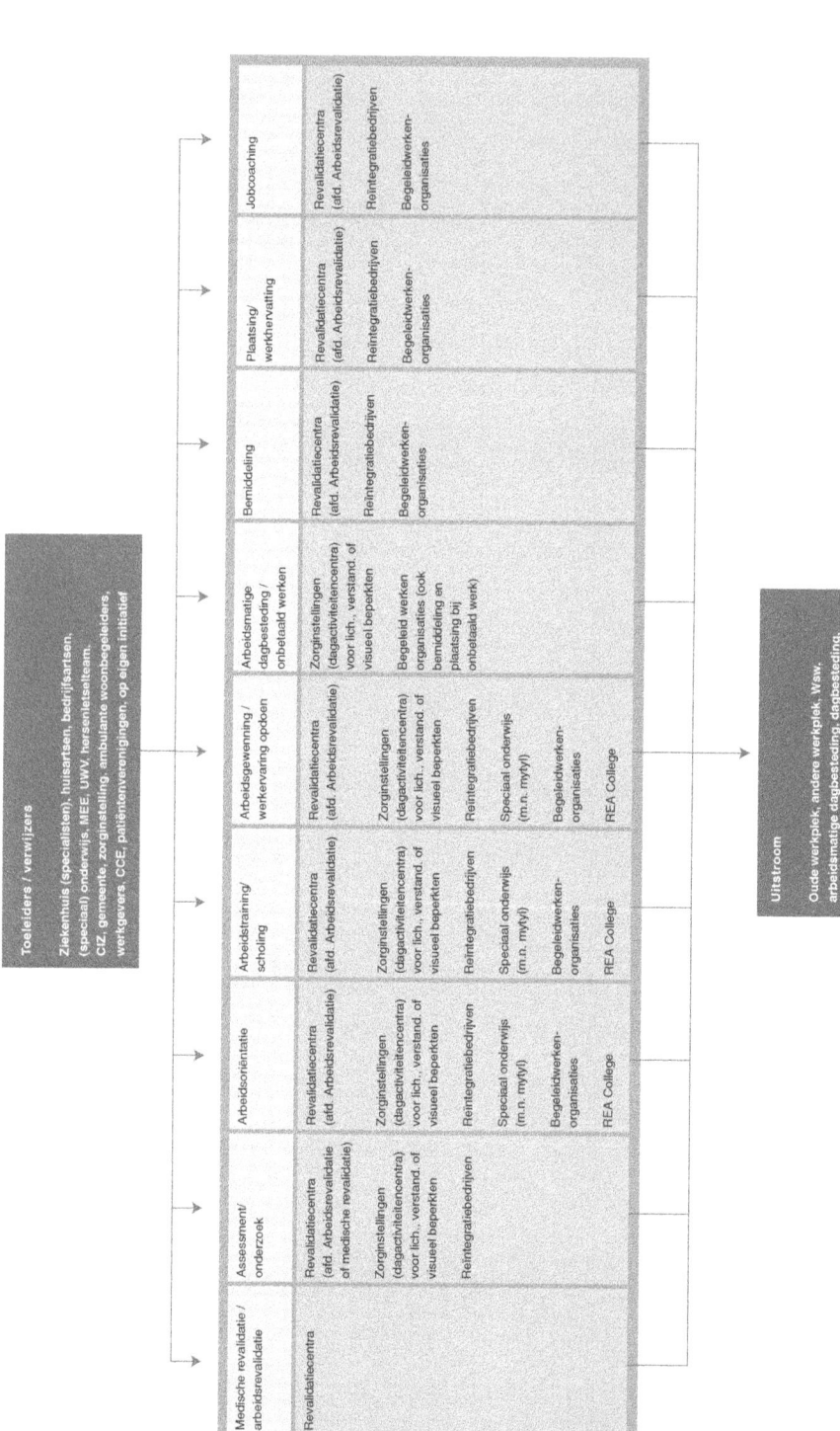

Figuur 11.1
Schema arbeidsintegratie voor mensen met niet-aangeboren hersenletsel, 2005. (Bron: NIZW, inmiddels Vilans).

Websites

Voor het vinden van specifieke en specialistische informatie over huishouden, arbeid en re-integratie van mensen met een (neurologische) aandoening wordt hieronder een lijst met websites weergegeven. Er moet bij vermeld worden dat er veel meer sites zijn, maar dat getracht is om voor de verschillende onderdelen van het traject een aantal belangrijke sites te vermelden.

website	informatie over
www.boogh.nl	Boogh is specialist in het organiseren van activiteiten en arbeid voor volwassenen met niet-aangeboren hersenletsel en mensen met een lichamelijke handicap.
www.cce.nl	Het Centrum voor Consultatie en Expertise (CCE) wil mensen met een bijzondere zorgvraag een menswaardig bestaan geven. Het CCE komt in actie als er sprake is van gedragsproblemen of als de kwaliteit van leven ernstig wordt aangetast. Wanneer reguliere zorgverleners geen oplossing meer hebben voor cliënten in de langdurige zorg, zet het CCE onafhankelijke deskundigen in, die advies en ondersteuning op maat bieden. Dit geeft mensen nieuwe mogelijkheden en perspectief. De opgedane kennis en ervaring draagt het CCE over aan zorgverleners voor een betere kwaliteit van de zorg.
www.grootklimmendaal.nl	Groot Klimmendaal biedt specialistische revalidatiezorg voor kinderen, jongeren en volwassenen met een (dreigende) beperking met als doel optimaal te participeren in de samenleving.
www.heliomare.nl	Heliomare geeft professionele aandacht aan mensen met een beperking. Heliomare ondersteunt kinderen, jongeren en volwassenen bij wonen, arbeidsintegratie, onderwijs, dagbesteding, revalidatie en sport.
www.invra.nl	Dit is een organisatie die zich richt op wonen en arbeid, waarbij de nadruk in de begeleiding vooral ligt op de mogelijkheden van de cliënt.
www.mee.nl	MEE is er voor iedereen met een beperking. MEE adviseert, ondersteunt en wijst de weg. MEE is een bureau bij u in de buurt en helpt bij vragen op het gebied van onderwijs, opvoeding, wonen, werken, sociale voorzieningen, inkomen, vervoer en vrije tijd.
www.reacollegenederland.nl	Het Rea-college Nederland ondersteunt mensen met een beperking door hun scholing en werk te bieden.

website	informatie over
www.revalidatie.nl	Op deze portal is alles te vinden over revalidatie in Nederland: voor mensen die (gaan) revalideren, voor specialisten en voor alle geïnteresseerden.
www.sintmaartenskliniek.nl	De Sint Maartenskliniek is een ziekenhuis dat als enige in Nederland volledig gespecialiseerd is in houding en beweging. Men kan terecht voor behandeling van eenvoudige tot zeer complexe aandoeningen op het gebied van orthopedie, reumatologie en revalidatiegeneeskunde.
www.uwv.nl	Hier vindt u informatie voor werknemers en uitkeringsgerechtigden over de werknemersverzekeringen bij ziekte (ZW), werkloosheid (WW) en arbeidsongeschiktheid (WAO, WIA, Wajong, WAZ) en over uitkeringen bij zwangerschap, adoptie en pleegzorg (WAZO).
www.werkenrode.nl	Pluryn ondersteunt mensen met een handicap bij wonen, werken, leren en vrije tijd. Dat gebeurt vanuit een groot aantal vestigingen in Gelderland, Noord- en Midden-Limburg en Noordoost-Brabant.

Literatuur

Besseling JJM, Verboon FC. Arbeidsparticipatie van arbeidsgehandicapten. TBV 2004;12(4);105-11.

Deelman BG, Eling PATM, Haan EHF de, Zomeren AH van. Klinische neuropsychologie. 8e dr. Amsterdam: Boom, 2004.

Hijdra A, Koudstaal PJ, Roos RAC. Neurologie. Maarssen: Elsevier gezondheidszorg, 2003.

Houten D van. De standaardmens voorbij. Maarssen: Elsevier/De Tijdstroom, 1999.

Mulder A. Arbeidsparticipatie van mensen met niet-aangeboren hersenletsel. Utrecht: NIZW, 2005.

Nederlands Centrum Hersenletsel. Niet-aangeboren hersenletsel en arbeid, informatie voor arbeidsbegeleiders. Utrecht: Lemma BV, 2003.

O'Neill JH, Zuger RR, Fields A, Fraser R, Pruce T. The Program Without walls: Innovative approach to state agency vocational rehabilitation of persons with traumatic brain injury. Arch Phys Med Rehabil 2004;85(2):S68-S72.

WHO-FIC Collaborating Centre. Internationale classificatie van het menselijk functioneren (ICF). Houten: Bohn Stafleu van Loghum, 2001.

Yasuda S, Wehman P, Targett P, Cifu D, West M. Return to work for persons with traumatic brain injury. Am J Phys Med Rehabil 2001;80(11):852-64.

12 Dagbesteding en vrije tijd

Karin Kanselaar

12.1 Inleiding

Een zinvolle dagbesteding is belangrijk in het leven van mensen. Dit is zeker het geval wanneer je door ziekte beperkt bent in je mogelijkheden. Toch worden er veel knelpunten geconstateerd op het gebied van dagbesteding en vrije tijd binnen zowel de intramurale zorg als de zorg in de thuissituatie. Volgens dit rapport werd in de intramurale zorg geconstateerd dat er een gebrek was aan rust- en richtinggevende omgeving; het ontbrak aan een duidelijke structuur. In de thuissituatie werd geconstateerd dat er een gemis was aan een op de aandoening afgestemd dagbestedings- en activiteitenprogramma, vooral voor de groep met niet-aangeboren hersenletsel (NAH). Vooral bij mensen met cognitieve problemen sloot het aanbod niet of slecht aan op de mentale capaciteiten. Gelukkig zijn er na het uitbrengen van dit rapport meerdere initiatieven geweest om deze knelpunten te bestrijden.

Dagbesteding en vrije tijd vormen een wezenlijk onderdeel van het menselijk functioneren. Ze worden in de Internationale Classificatie van het Menselijk Functioneren (ICF) dan ook beschreven binnen de component van activiteiten en participatie. Hieronder vallen ook arbeid en huishouden, die in hoofdstuk 11 besproken zijn.

In dit hoofdstuk worden de diverse ontwikkelingen beschreven rond dagbesteding en vrije tijd in relatie tot mensen met NAH. Allereerst wordt ingegaan op de huidige wet- en regelgeving ten aanzien van deze voorzieningen: de Wet maatschappelijke ondersteuning (Wmo) en de Algemene Wet Bijzondere Ziektekosten (AWBZ). (Deze regelgeving wordt regelmatig aangepast zodat wijzigingen na publicatie van dit boek mogelijk zijn.) Daarna worden alle mogelijke deelgebieden ten aanzien van dagbesteding en vrije tijd beschreven. Waar mogelijk is gekeken naar onderbouwing vanuit de literatuur. Echter tot op heden is er weinig tot geen onderzoek gedaan op dit onderwerp.

12.2 Wet- en regelgeving

12.2.1 Wet maatschappelijke ondersteuning (Wmo)

Participeren in de samenleving is niet voor iedereen even vanzelfsprekend. Ouderdom, handicaps en psychische problemen kunnen hindernissen opwerpen om volledig mee te draaien in de maatschappij. Op 1 januari 2007 is de Wmo in werking getreden. In de Wmo zijn de Wet voorzieningen gehandicapten (WVG), de Welzijnswet en het onderdeel huishoudelijke verzorging uit de AWBZ, enkele subsidieregelingen voor bijvoorbeeld mantelzorg en begeleid wonen en de Openbare Geestelijke Gezondheidszorg samengebracht. Het doel van de Wmo is: 'meedoen'. De regering wil ervoor zorgen dat burgers zo lang en zo zelfstandig mogelijk kunnen blijven deelnemen aan de samenleving. De Wmo draagt dus bij aan het bevorderen en behouden van de zelfredzaamheid en de maatschappelijke participatie van burgers (www.rechtopwmo.nl).

De Wmo wordt uitgevoerd door de gemeenten. Hoe zij dit doen bepalen ze voor een groot deel zelf en de uitvoering kan dus per gemeente verschillen.

Prestatiegebieden

De Wmo omschrijft de maatschappelijke ondersteuning in negen prestatiegebieden. Deze prestatiegebieden worden ook wel beleidsterreinen genoemd. De prestatiegebieden zijn:
- het bevorderen van sociale samenhang en leefbaarheid in dorpen, wijken en buurten;
- op preventie gerichte ondersteuning van jeugdigen met problemen met het opgroeien en van ouders met problemen met opvoeden;
- het geven van informatie, advies en cliëntondersteuning;
- het ondersteunen van mantelzorgers en vrijwilligers;
- het bevorderen van deelname aan het maatschappelijk verkeer en van het zelfstandig functioneren van mensen met een beperking of een chronisch psychisch of psychosociaal probleem;
- het verlenen van voorzieningen aan mensen met een beperking of een chronisch psychisch of psychosociaal probleem ten behoeve van het behoud van hun zelfstandig functioneren of hun deelname aan het maatschappelijk verkeer;
- maatschappelijke opvang, waaronder vrouwenopvang en opvang bij huiselijk geweld;
- het bevorderen van openbare geestelijke gezondheidszorg, met uitzondering van het bieden van psychosociale hulp bij rampen;
- het bevorderen van verslavingsbeleid.

Voorzieningen

De gemeente heeft de opdracht om voorzieningen te treffen die beperkingen compenseren die personen ondervinden in de zelfredzaamheid en de maatschappelijke participatie.

Hierbij gaat het om het voeren van het huishouden en/of het zich verplaatsen in en om het huis en/of het zich lokaal verplaatsen per vervoermiddel en/of het ontmoeten van medemensen en op basis daarvan sociale contacten aangaan.

Een individuele voorziening kan worden verstrekt in natura, in de vorm van een Persoonsgebonden Budget (PGB) of in de vorm van een financiële vergoeding. In natura betekent dat de voorziening bestaat uit goederen of diensten, bijvoorbeeld een rolstoel, aanpassingen in huis, of een persoon die huishoudelijke ondersteuning komt verlenen. Een PGB is een vergoeding die bestaat uit één bedrag voor de kosten voor een bepaalde voorziening. De cliënt mag zelf bepalen wie deze voorziening verzorgt. De laatste vorm is de financiële tegemoetkoming. Deze bestaat uit een bedrag om producten en diensten mee te betalen (www.rechtopwmo.nl).

Eigen bijdrage

Deze is afhankelijk van het inkomen. Er wordt echter niet gekeken naar het eigen vermogen (eigen woning, spaargeld). Wel wordt er gekeken naar de eigen bijdrage voor de AWBZ.

Aanvragen Wmo

Dit gebeurt bij de gemeente waarin de persoon met hulpvraag woont. Meestal bestaat hiervoor een zogeheten 'zorgloket' in het gemeentehuis of dependance.

Centrum indicatiestelling zorg (CIZ)

Wanneer iemand zorg nodig heeft, kan er een beroep worden gedaan op zorg die wordt betaald uit de AWBZ. Het CIZ onderzoekt of iemand recht heeft op deze zorg. Van het CIZ wordt gebruikgemaakt voor verpleging of hulp bij (langdurige) ziekte, handicap en ouderdom. Hulp bij het huishouden en voorzieningen als een rolstoel of een woningaanpassing worden aangevraagd bij de gemeente (zie hierboven onder Wmo).

Wanneer er gebruik wordt gemaakt van zorg die betaald wordt uit de Algemene Wet Bijzondere Ziektekosten (AWBZ), dan onderzoekt het CIZ of er aanspraak kan worden gemaakt op AWBZ-zorg, en zo ja, hoeveel zorg en hoe lang. Het zorgkantoor regelt dan de zorg waar recht op is.

De AWBZ onderscheidt zes soorten zorg, die 'functies' worden genoemd:
1 *Persoonlijke verzorging*: als er thuis hulp nodig is bij de dagelijkse verzorging, zoals douchen, aankleden, scheren, pillen innemen, ogen druppelen of naar het toilet gaan.
2 *Verpleging*: als er thuis medische hulp nodig is, bijvoorbeeld wondverzorging, injecties, of hulp bij het zelf leren injecteren.
3 *Ondersteunende begeleiding*: als er thuis hulp nodig is bij het organiseren van praktische zaken in het dagelijkse leven. Denk aan hulp bij het indelen van dag.
4 *Activerende begeleiding*: als er thuis ondersteuning nodig is bij het leren omgaan met de gevolgen van een aandoening of handicap. Denk aan gesprekken of therapie om gedrag te veranderen.
5 *Verblijf*: als mensen niet meer zelfstandig kunnen blijven wonen. Denk aan een tijdelijk of permanent verblijf in een verpleeg- of verzorgingshuis.
6 *Behandeling*: als er behandeling nodig is voor het herstel van een aandoening of handicap of om te voorkomen dat de aandoening of handicap erger wordt. Denk aan begeleiding en hulp vanuit een verpleeghuis.

Of iemand in aanmerking komt voor AWBZ-zorg, hangt af van de persoonlijke situatie. De indicatiesteller kijkt daarvoor naar de gezondheid en de thuissituatie. Hierbij speelt een rol wat mensen bijvoorbeeld nog zelf doen en wat eventuele huisgenoten zouden kunnen doen. Wanneer huisgenoten kunnen helpen, is professionele AWBZ-zorg niet nodig.

Bij het bepalen of iemand recht heeft op AWBZ-zorg, wordt rekening gehouden met gebruikelijke zorg, mantelzorg en respijtzorg maar ook aan andere grenzen die er worden gesteld aan de AWBZ-zorg. Hieronder wordt het verschil tussen deze vormen van zorg omschreven.

Bij gebruikelijke zorg gaat de AWBZ ervan uit dat huisgenoten voor elkaar zorgen. Ouders doen dat bijvoorbeeld voor hun kinderen; zij voeden ze op en verzorgen ze, ook als hun kind een gezondheidsprobleem heeft. Ouders hebben hierin een ouderlijke zorgplicht. We noemen dit gebruikelijke zorg. Gebruikelijke zorg valt niet onder de AWBZ-zorg. Een andere vorm is de mantelzorg. Wanneer iemand kortdurend zorg nodig heeft, wordt er in eerste instantie van uitgegaan dat de partner helpt bij de dagelijkse verzorging, zoals eten, drinken, wassen en aankleden. Als deze zorg langer dan drie maanden duurt, wordt dit mantelzorg genoemd. Het (tijdelijk) wegvallen van mantelzorg valt onder de AWBZ-zorg. Respijtzorg is tijdelijke overname van zorg die anders gegeven wordt door de mantelzorg. In paragraaf 12.3.4 wordt dit verder omschreven. Verder zijn er nog andere grenzen aan AWBZ-zorg. Als er hulp nodig is bij wonen of welzijn, kan er op meerdere wetten of voorzieningen een beroep worden gedaan. Soms gaat zo'n wet vóór op de AWBZ. Dat noemen we 'voorliggende voorzieningen'. Bijvoorbeeld: voor de maaltijdvoorziening kan gebruikgemaakt worden van de maaltijdendienst Tafeltje-dek-je. Deze voorliggende voorziening wordt niet betaald vanuit de AWBZ.

12.3 Dagbesteding

12.3.1 Activiteitencentra/dagbesteding

Dagbesteding bevat de functies ondersteunende begeleiding en activerende begeleiding; deze zijn bedoeld voor mensen met een handicap die niet kunnen werken en niet (meer) naar school gaan. Het gaat om mensen met onder andere een lichamelijke beperking of niet-aangeboren hersenletsel. Zeker deze laatste groep is vaak ruim vertegenwoordigd.

Een activiteitencentrum biedt mogelijkheden zoals:
- scholing en training (computercursussen, taalcursus);
- creatieve cursussen zoals textielbewerking, tekenen en schilderen;
- begeleiding naar (vrijwilligers)werk zoals zorgboerderij of horeca;
- tussenmenselijke interacties en relaties;
- sport, recreatie en ontspanning;
- productiewerk.

12.3.2 Dagopvang/dagverzorging

De dagopvang is bedoeld voor mensen die dreigen te vereenzamen, of ter ontlasting van de mantelzorger. Men kan deelnemen aan verschillende activiteiten zoals handwerken en gymnastiek. Ook worden er vaak trainingen gegeven zoals concentratieoefeningen. De dagverzorging is een vorm van opvang en begeleiding die aan thuiswonende ouderen wordt aangeboden. Onder dagverzorging wordt verstaan: het verlenen van hulp, verzorging en/of begeleiding aan thuiswonende ouderen met als doel dat deze ouderen zo lang mogelijk zelfstandig in hun eigen woning kunnen blijven wonen.

Een specifiek voorbeeld van dagopvang is de zorgboerderij. De zorgboerderij kan verschillende functies vervullen. Zo wordt op de zorgboerderij het agrarisch werk gecombineerd met zorg. In de meeste gevallen gaat het om dagbesteding, dagopvang of arbeidstraining. De meeste zorgboerderijen bieden dagbesteding voor mensen die om welke reden dan ook zorg en begeleiding nodig hebben. Zij kunnen bijvoorbeeld op de zorgboerderij meehelpen als 'hulpboer'. Het werk bestaat dan bijvoorbeeld uit eieren rapen, dieren voeren, het erf vegen of plantjes poten. Mensen kunnen ook op de boerderij verblijven zonder te werken. Daarnaast bieden sommige boerderijen de mogelijkheid om ook op de boerderij te wonen of te logeren.

12.3.3 Dagbehandeling/dagrevalidatie

Dagbehandeling is vaak gekoppeld aan een verpleeg- of verzorgingshuis en bestaat uit onder andere fysiotherapie, ergotherapie en logopedie. De activiteiten zijn gericht op het stimuleren en begeleiden van het revalidatieproces d.m.v. de verschillende therapieën. Er is aandacht voor doelgerichte activiteiten, individueel en in groepsverband.

12.3.4 Respijtzorg

Mantelzorgers die langdurig en intensief zorgen voor partner, kind, familielid of kennissen moeten ook nog tijd en energie overhouden voor werk, hobby's, recreatie en sociale contacten. Vanuit dit besef is de aandacht voor respijtzorg toegenomen. Respijtzorg bestaat uit tijdelijke overname van zorg om de mantelzorger te ontlasten. Dat kan eenmalig zijn (een vakantie voor de patiënt) of periodiek (een dagdeel per week oppas aan huis voor iemand die lijdt aan vasculaire dementie). Maar het kan ook een complete overname van de zorg zijn, zodat de mantelzorger ook echt vrijaf heeft. Dat betekent dus dat alle taken van de mantelzorger worden overgenomen, van persoonlijke verzorging tot afwassen, wandelen, spelletjes doen en waken.

Verder kan respijtzorg worden gegeven aan huis, bijvoorbeeld vrijwillige thuishulp, oppas thuis door vrijwilligers of betaalde krachten. Maar ook buitenshuis, bijvoorbeeld weekendopvang, dagactiviteiten en nachtopvang. Als laatste kan er ook sprake zijn van een combinatie, bijvoorbeeld een vakantie voor dementerenden en hun partner of een respijtweekend voor mantelzorgers, gecombineerd met opvang voor de zorgbehoevende.

12.3.5 Indicatiestelling

Om in aanmerking te komen voor de diverse vormen van dagbesteding is een indicatie nodig van het Centrum indicatiestelling zorg (CIZ). Mantelzorgers kunnen een indicatie voor respijtzorg krijgen wanneer zij zorg op zich nemen waarvoor een indicatie van het CIZ had kunnen worden afgegeven.

12.4 Vervoer

Autorijden is voor de meeste mensen een belangrijk onderdeel van het dagelijks leven. Het zorgt voor zelfstandigheid en mobiliteit. Vaak mogen mensen ten gevolge van neurologisch letsel (tijdelijk) niet meer autorijden. Dit betekent een periode van afhankelijkheid en verminderde mobiliteit, wat door veel mensen als een grote beperking wordt ervaren. De periode dat zij niet mogen autorijden is afhankelijk van de aandoening. Het Centraal Bureau Rijvaardigheid (CBR) beoordeelt of iemand geschikt is om auto te rijden. Deze beoordeling gebeurt aan de hand van de 'Regeling eisen geschiktheid 2000' van het Ministerie van Verkeer en Waterstaat. Vaak is voor deze beoordeling een specialistisch rapport vereist van bijvoorbeeld de neuroloog en/of oogarts. Hulpverleners hebben geen meldingsplicht. Deze ligt bij de patiënt zelf. Vanwege verzekeringstechnische maar ook civielrechtelijke kwesties is het van belang om deze procedure te volgen.

Om ervoor te zorgen dat mensen toch in staat zijn om zich te verplaatsen, zonder hiervoor te veel afhankelijk te zijn van derden, is er een aantal mogelijkheden.

12.4.1 Openbaar vervoer

Trein

Op stations, perrons en in treinen zijn steeds vaker verschillende voorzieningen voor reizigers met een functiebeperking. Deze voorzieningen bestaan uit: liften, hellingbanen en roltrappen en tevens zorgen geleidelijnen er op een groot aantal stations voor dat mensen met een visuele handicap gemakkelijker hun weg kunnen vinden. Wanneer mensen niet meer zelfstandig kunnen reizen, kan er een beroep worden gedaan op assistentieverlening van de NS.

OV-begeleidingskaart

Mensen die als gevolg van hun handicap niet in staat zijn om zelfstandig van het openbaar vervoer gebruik te maken, kunnen een OV-begeleidingskaart aanvragen. Met deze kaart, die op naam staat van degene met de handicap, kan een begeleider gratis meereizen. Deze kaart is bruikbaar voor alle lijnen van de NS, stads- en streekbussen, trams en metro's. De kaart is aan te vragen bij de NS; de aanvraag wordt beoordeeld door een onafhankelijke medisch adviseur.

Belbus/wijkbus

Deze voorziening is per gemeente anders geregeld. Mensen kunnen hiervan gebruikmaken voor korte afstanden binnen de eigen woonplaats. Dit gebeurt tegen een kleine vergoeding.

12.4.2 Vervoersregelingen

Sociaal vervoer

Dit is bedoeld om gehandicapten die niet (meer) met het openbaar vervoer kunnen reizen toch in staat te stellen om hun sociale contacten te onderhouden. Onder sociale contacten wordt onder andere verstaan het bezoeken van familie en vrienden, gaan winkelen in een winkelcentrum of naar een sportvereniging gaan. Wanneer mensen vanwege hun handicap of mobiliteitsbeperking niet meer in staat zijn om gebruik te maken van het openbaar vervoer (regiotaxi), dan kunnen ze eventueel in aanmerking komen voor een financiële tegemoetkoming in de kosten voor een (rolstoel)taxi of eigen auto. Dit wordt geregeld via de Wet maatschappelijke ondersteuning (Wmo) en is inkomensafhankelijk. Buiten de regio wordt dit verzorgd door Valys. Om hiervoor in aanmerking te komen moet er sprake zijn van een WVG-indicatie voor vervoer, rolstoel of scootmobiel. Of mensen moeten in bezit zijn van een OV-begeleiderskaart (zie eerder) of gehandicaptenparkeerkaart.

Gehandicaptenparkeerkaart

Hiervoor komen personen in aanmerking bij wie sprake is van een handicap van blijvende of progressieve aard. Deze handicap moet wel worden vastgesteld door middel van een medische keuring door de GGD. De kaart is geldig in heel Europa. Bij de gehandicaptenparkeerkaart wordt onderscheid gemaakt tussen een bestuurderskaart en passagierskaart. Een *bestuurderskaart* is alleen geldig als de gehandicapte zelf de auto bestuurt. Wanneer iemand van vervoer van anderen afhankelijk is, kan men een *passagierskaart* aanvragen. Met deze gehandicaptenparkeerkaart kan geparkeerd worden op een algemene gehandicaptenparkeerplaats. Een gehandicaptenparkeerplaats kan aangevraagd worden door mensen die in bezit zijn van een gehandicaptenparkeerkaart (bestuurderskaart). Een andere voorwaarde is dat deze mensen niet verder dan 50 meter meer kunnen lopen.

12.5 Hobby en vrije tijd

Vrije tijd is een wezenlijk onderdeel van het dagelijks leven. Hobby's, sporten, of er een dagje op uit trekken zijn allemaal manieren om de vrije tijd door te brengen. Bovendien versterkt het samen sporten, spelen, uitgaan of op vakantie gaan de sociale contacten. Bij veel reguliere verenigingen kunnen ook mensen met een beperking terecht. Daarnaast zijn er veel verenigingen die speciaal zijn opgericht voor mensen met een beperking.

Soms kunnen mensen door hun beperkingen niet meer dezelfde hobby's uitoefenen als voorheen. Het is dan belangrijk om op zoek te gaan naar activiteiten die zij nog wel kunnen ondernemen, zoals een (aangepaste) sport, computeren, muziek maken of tuinieren. Zie voor ondersteuning bij het aangaan van nieuwe of aangepaste vrijetijdsbestedingen de ondersteunende instanties, waarover meer in paragraaf 12.6. Ook revalidatiecentra en/of (eerstelijns) ergotherapeuten besteden veel aandacht aan het vinden van een hobby en aan aanpassingen die nodig zijn om deze activiteiten uit te voeren.

12.5.1 Sporten

Sporten is voor iedereen belangrijk, ook voor mensen met een neurologische aandoening. Het verbetert de lichamelijke conditie, geeft meer zelfvertrouwen en levert een bijdrage aan de sociale interactie. Tevens vermindert het spanning en zorgen. Vaak zijn mensen bang om zich fysiek in te spannen omdat ze bijvoorbeeld bang zijn om opnieuw een beroerte te krijgen of een epileptische aanval. Deze angst is (in de meeste gevallen) niet terecht en het is belangrijk om mensen zich hiervan bewust te laten worden. Sport levert een belangrijke bijdrage aan het welzijn van mensen, dus ook mensen met een handicap moeten de mogelijkheid krijgen om te sporten. De NebasNsg (Nederlandse bond voor gehandicaptensport) creëert en waarborgt sport- en bewegingsmogelijkheden voor gehandicapten (www.nebas.nl). Via deze bond kunnen mensen informatie krijgen over aangepaste sporten in hun omgeving. Vaak zijn de kosten lager dan bij een normale sportschool. Er is geen verwijzing nodig van een specialist om hiervan gebruik te kunnen maken. Tegenwoordig hebben steeds meer fysiotherapeuten een eigen fitnessruimte die hun cliënten kunnen gebruiken zonder extra kosten, omdat patiënten met neurologische aandoeningen via de zorgverzekeraar vaak recht hebben op langdurige fysiotherapeutische behandeling.

12.5.2 Reizen

Er is een aantal reisorganisaties dat zich specifiek richt op reizen voor mensen met een functiebeperking of chronisch ziekte. Zo organiseert de SRG (Stichting Recreatie Gehandicapten) groepsreizen voor mensen met een lichamelijke handicap. Naast organisatie van de reis bieden zij ook tijdens de vakantie persoonlijke ADL-hulp en begeleiding (www.srg-vakanties.nl). Hierbij gaat het om zowel binnenlandse als buitenlandse reizen. De Nederlandse Branchevereniging Aangepaste Vakanties (NBAV) is een overkoepelende organisatie voor aanbieders van aangepaste reizen en/of accommodaties voor mensen met een lichamelijke of verstandelijke beperking of chronische ziekte (www.nbav.nl). Zij geeft de 'blauwe gids' uit waarin een groot aantal reisorganisaties staat vermeld dat aangepaste reizen voor gehandicapten organiseert, zoals watersportvakanties voor gehandicapten door de NebasNsg (www.nebas.nl).

Verder zijn er nog de bekende organisaties als het Rode Kruis en De Zonnebloem waar mensen met een handicap terechtkunnen.

12.6 Ondersteunende instanties

Er zijn vele ondersteunende instanties die zich bezighouden met de zorg rondom mensen met NAH. Sommige werken echter alleen regionaal. Het is in dit kader niet mogelijk om van al deze instanties een compleet overzicht te bieden, daarom is ervoor gekozen om alleen de belangrijkste organisaties te benoemen die bovendien een duidelijke overkoepelende functie hebben. Vaak hebben deze instanties een goed inzicht in het regionale aanbod en hebben zij een goede sociale kaart van hun regio. Voor deze instanties is (meestal) geen verwijzing nodig.

12.6.1 Hersenletselteam

Mensen met niet-aangeboren hersenletsel, familieleden en hulpverleners kunnen individuele vragen voorleggen aan een regionaal advies- en informatiepunt.

Dit informatiepunt kan informatie geven over de zorgmogelijkheden die in de betreffende regio aanwezig zijn, maar ook adviseren welke behandeling of begeleiding het meest geschikt is. Zo'n advies wordt uitgebracht door een hersenletselteam, waarin belangrijke disciplines vertegenwoordigd zijn. Hersenletselteams zijn regionaal georganiseerd en werken aan een goede zorg en een goede samenwerking tussen instellingen in hun regio. Tevens beschikken zij over een sociale kaart van hun regio.

12.6.2 Centrum voor Consultatie en Expertise (CCE)

Deze centra zetten zich in voor mensen met bijzondere zorgvragen, onder andere op het gebied van niet-aangeboren hersenletsel. Het CCE komt in beeld als de reguliere zorgverlening vastloopt en de zorgvrager onder druk staat. De centra werken onafhankelijk en vanuit dit perspectief kijken de consulenten van het CCE naar complexe zorgvragen en mobiliseren ze expertise en vaardigheden. Zij kunnen worden ingeschakeld door professionals maar ook door de hulpvrager zelf.

12.6.3 MEE Nederland

Dit is een instantie die onafhankelijke en laagdrempelige cliëntondersteuning geeft aan alle mensen met een handicap, functiebeperking of chronische ziekte. Zij adviseert, ondersteunt en wijst mensen de juiste weg bij vragen op het gebied van onderwijs, opvoeding, wonen, werken, sociale voorzieningen, inkomen en vervoer. Meestal zijn er meerdere vestigingen per regio.

12.6.4 Steunpunt mantelzorg

Mantelzorgers zorgen vaak langdurig en onbetaald voor een chronisch zieke, gehandicapte of hulpbehoevende partner, ouder, kind of ander familielid, vriend of kennis. Zij zijn dus geen beroepsmatige zorgverleners, maar geven zorg omdat zij een persoonlijke band hebben met degene voor wie ze zorgen. Mantelzorgers zorgen soms 24 uur per dag, kunnen de zorg niet zomaar beëindigen en verrichten soms verpleegkundige handelingen. Om deze groep mensen te ondersteunen zijn er regionale Steunpunten mantelzorg, die vertegenwoordigd zijn in een landelijke organisatie genaamd Mezzo. Zij komen op voor de belangen van mantelzorgers en organisaties die mantelzorgers ondersteunen door het geven van steun, informatie en advies.

12.6.5 Sensis

Sensis ondersteunt mensen met een visuele handicap. Een speciaal team brengt de visuele mogelijkheden en beperkingen van deze groep in kaart. Zij bieden ondersteuning bij vragen over vaardigheden, mobiliteit, werk, computergebruik en vrije tijd. Met trainingen en revalidatie helpen zij mensen bij het leren omgaan met een visuele beperking. Tevens ondersteunen zij bij de emotionele verwerking van slechtziend of blind zijn. Dat doen zij individueel en in groepsbijeenkomsten.

12.6.6 Patiëntenverenigingen

Vrijwel iedere neurologische aandoening wordt vertegenwoordigd met een patiëntenvereniging. Deze organisaties kunnen helpen bij specifieke, ziektegerelateerde vragen en leveren bovendien een belangrijke bijdrage aan de zorg voor patiënten en naastbetrokkenen in de thuissituatie. Zij komen op voor de belangen van mensen die zelf een neurologische aandoening hebben (gehad), of die iemand in hun naaste omgeving hebben die door zo'n aandoening is getroffen. Vanuit de patiëntenvereniging worden ook groepsbijeenkomsten georganiseerd, waarbij uitwisseling van ervaring en dus lotgenotencontact centraal staat. Trainingen en cursussen leren patiënten, partners en kinderen om te gaan met de gevolgen van de neurologische aandoening. Voor veel mensen is het lid worden van een patiëntenvereniging een (te) grote drempel. Oorzaken hiervan zijn vaak onvoldoende informatie en beeldvorming. Het is daarom belangrijk om patiënten en partners goed te informeren over de mogelijkheden bij patiëntenverenigingen. Een zorgvuldige timing is hierbij van belang; het merendeel krijgt pas in de chronische fase interesse. Door goede samenwerking tussen patiëntenverenigingen en zorgverleners in vooral de chronische (nazorg)fase kunnen meer mensen geholpen worden de drempel naar een patiëntenvereniging te nemen.

Websites

www.cce.nl	Centrum voor Consultatie en Expertise
www.ciz.nl	Centrum indicatie zorg
www.hersenletsel.nl	Hersenstichting Nederland
www.nbav.nl	Nederlandse branchevereniging aangepaste vakanties
www.nebas.nl	Gehandicaptensport Nederland
www.rechtopwmo.nl	Recht op Wmo
www.srg-vakanties.nl	Stichting recreatie gehandicapten

13 Seksualiteit en (neuro)verpleegkundige zorg

Marria Wester

13.1 Inleiding

Seksualiteit is een veelbesproken onderwerp in onze maatschappij. De media en reclamebedrijven maken daar gretig gebruik van. Hun uitingen rond dit onderwerp variëren van televisie- en radio-uitzendingen over hiv/aids of seksueel geweld en voorlichtingsprogramma's tot porno. Reclame richt zich vooral op seksueel stimulerende beelden en het neerzetten van het ideale seksbeeld: jong, mooi en met een hoog gehalte aan sexappeal.

In de verpleegkundige praktijk echter blijkt dit onderwerp veel hoofdbrekens op te leveren en seksualiteit wordt zelden of alleen met veel moeite ter sprake gebracht. Seksualiteit bestrijkt vele gebieden: seksueel gedrag en relatievorming, seksuele identiteit en geaardheid, seksuele wensen en verlangens, problemen met seksueel functioneren door psychische problemen en/of een fysieke aandoening. Bijna alle neurologische stoornissen zijn van invloed op het seksueel functioneren.

Daarnaast wordt de complexiteit van het onderwerp bepaald door vragen, als:
– Wat is seksueel gezond functioneren en wie bepaalt de grens van wat normaal of gezond is?
– Wat zijn hindernissen voor het seksueel welzijn en wat zijn de effecten van neurologische stoornissen op het seksueel functioneren?
– Is er behoefte aan informatie en steun op het gebied van seksualiteit bij de persoon die aan een neurologische aandoening lijdt of zijn partner?
– Hoe ervoeren de patiënt en zijn partner seksualiteit voordat er sprake was van ziek zijn?
– Hoe staat de neuroverpleegkundige tegenover het praten over seks met de neurologische patiënt en zijn partner en is de seksuele vorming van de verpleegkundige van invloed op die gespreksvoering?
– Hoe wordt het door de patiënt ervaren dat een verpleegkundige zich met een dergelijk gevoelig onderwerp gaat bemoeien?

In dit hoofdstuk wordt getracht op deze vragen een antwoord te geven.

Eerst wordt uitgelegd wat wordt verstaan onder seksueel gezond functioneren en wat de rol van het centrale zenuwstelsel daarin is. Vervolgens zal de invloed van verschillende aandoeningen op het seksueel functioneren onder de loep worden genomen, om daarna te bepalen wat de verpleegkundige hulpverlening moet zijn op dit gebied.

> **Casus 13.1 Mevrouw Bruggink (ziekte van Parkinson)**
>
> Mevrouw Bruggink (62 jaar) en haar man bespreken op het verpleegkundig spreekuur de vermoeidheidsklachten en de rigiditeit van de spieren van mevrouw. Ze geeft aan dat ze zich lusteloos voelt en tot niets in staat is. De verpleegkundige vraagt haar hoe het gaat met slapen. Haar echtgenoot bromt dat ze niets anders doet dan slapen, waarna zijn vrouw hem boos en gekwetst aankijkt. De verpleegkundige vraagt of ze vaak wakker wordt 's nachts en of ze het bed uit moet om naar het toilet te gaan. Haar echtgenoot reageert: 'Was dat maar waar.' De verpleegkundige vraagt wat hij met zijn opmerking bedoelt en of hij misschien iets wil bespreken. In eerste instantie zegt hij dat het niet zo belangrijk is. Maar wanneer de verpleegkundige hem confronteert met zijn opmerkingen die duiden op onvrede, vertelt hij dat hij ervan baalt dat hij bijna geen aandacht krijgt van zijn vrouw, ook niet op seksueel gebied. Hij ervaart dit als een echt probleem maar lijkt dit niet met zijn vrouw te kunnen bespreken. 'We knuffelen zelfs niet meer.' Volgens hem denkt zijn vrouw dat dit direct moet leiden tot seksuele activiteiten. Mevrouw verdedigt zich en geeft aan dat ze moe is en dat dit bij de ziekte van Parkinson hoort en dat zij daar toch niets aan kan doen. Ze merkt verdrietig op dat hij zijn heil maar ergens anders moet zoeken.
> De verpleegkundige vraagt op welke manier mevrouw Bruggink problemen ervaart op het gebied van intimiteit en seksualiteit en of ze hier misschien over wil praten. Mevrouw zegt dat ze vindt dat haar man daarover niet steeds aan haar hoofd moet zeuren. Ze vindt het moeilijk om erover te praten. Ze is ziek en daardoor erg vermoeid, ze heeft helemaal geen zin in al dat gedoe. Bovendien is het hebben van gemeenschap pijnlijk en niet prettig, dus het loopt steeds op een teleurstelling uit voor beiden.
> *Bron: Kar en Onstenk, 2006.*

13.2 Seksuele gezondheid

Seksuele gezondheid werd nog niet zo lang geleden alleen gedefinieerd in termen van reproductieve gezondheid. Op seks buiten het huwelijk rustte een taboe. Al was het er wel, er kon maar beter niet over gepraat worden. Met de komst van hiv/aids, geweldsdelicten en 'gender-based' geweld en seksuele disfuncties werd er meer onderzoek gedaan dan alleen naar reproductieve functies van seksualiteit. Seksuele gezondheid is veelomvattend en beperkt zich niet tot productiviteit (instandhouding van de soort).

De definitie van seksuele gezondheid van de World Health Organization (WHO) 2006 (nog niet geaccordeerd) luidt:

'Seksuele gezondheid omvat somatische, emotionele, intellectuele, psychische en sociale aspecten in relatie tot seksualiteit en wordt niet gekenmerkt door de afwezigheid van ziekte of gebreken. Seksualiteit vereist een positieve en respectvolle benadering van seksualiteit en seksuele relaties. Het veronderstelt de mogelijkheid om er plezier aan te beleven, dat het veilig is, vrij van dwang, discriminatie en geweld. Seksuele gezondheid kan alleen worden bereikt en worden behouden als de seksuele rechten van ieder individu worden gerespecteerd, beschermd en nagekomen.'

Positieve kanten van seksualiteit en het in stand houden van de soort zijn basale drijfveren in het leven van de mens en vormen een fundamentele factor in de gezondheid en het welzijn van de mens. Seksualiteit kan zorgen voor geluk, kwaliteit van leven, en een goed sociaal en professioneel functioneren.

Negatieve kanten van seksualiteit zijn ongelijkwaardigheid tussen seksen, seksueel misbruik, seksueel overdraagbare aandoeningen (SOA's) en ongewenste zwangerschap. Een op de vijf cliënten in de geestelijke gezondheidszorg is slachtoffer van seksueel geweld (Hoïng en Vanwesenbeeck, 2004).

Volgens een onderzoek van Gianotten en Whipple et al. (2006) blijkt er een steeds duidelijker verband tussen seksuele expressie enerzijds en anderzijds levensduur, hartziekten, borstkanker, immuniteit, gezonde slaap, jeugdigheid en fit-zijn, endometriose en andere menstruatieklachten, rug- en hoofdpijn, algemene kwaliteit van leven, depressie en suïcidaliteit, stress, gevoel van eigenwaarde, sociaal functioneren en spiritualiteit.

Seksualiteit kent vele kanten. Dat betekent dat de gezondheidszorg zich niet alleen moet richten op het bestrijden van negatieve gevolgen van seksualiteit maar ook op het bevorderen van seksuele gezondheid.

Het is moeilijk te definiëren wat seksueel normaal is. Is het normaal als een mens geen behoefte heeft aan seks? Moet seks gaan om seksuele beloningen, zoals klaarkomen, of mag seks ook bedreven worden om allerlei andere beloningen, uiteenlopend van intimiteit tot een blij gezicht bij een ander? Of wanneer is seksualiteit overmatig, een seksverslaving of wanneer is het dwangmatig/obsessief? Is er een norm te bepalen en hoe denkt men over seks.

De opvatting van de gemiddelde Nederlander over seksualiteit is door onderzoek uit 2006 van Vanwesenbeek en Bakker voor de Rutgers Nisso Groep (RNG) als volgt samengevat: De Nederlander is minder liberaal dan vaak wordt gedacht als het gaat over seksualiteit maar scoort nog wel meer liberaal dan conservatief. Mannen komen er wat betreft hun opvattingen over seksualiteit in het onderzoek van Bakker en Wesenbeeck iets conservatiever uit dan vrouwen: grofweg vier op de tien mannen en drie op de tien vrouwen vinden dat een 'man zich moet gedragen als een man en een vrouw zich als een vrouw'. Vrouwen hebben vergeleken met een onderzoek van 15 jaar geleden meer vooruitgang geboekt in vergelijking met mannen op het gebied van seksuele vrijheid. De acceptatie van homoseksualiteit kan in Nederland beter. Prostitutie wordt door één op de twintig personen en iets meer door vrouwen veroordeeld, abortus door grofweg één op de negen en relatief sterk door mannen. Aan de opvatting dat laagopgeleide groepen en groepen met een religieuze achtergrond, in het bijzonder de islamitische, qua seksuele opvatting relatief conservatief zijn, wordt nog overtuigend vastgehouden. Op de vraag wat als normaal wordt beschouwd is geen eenduidig antwoord te vinden. Seksuele gezondheid wordt sterk verbonden aan de verhoudingen tussen de seksen en de sociale positie van de vrouw.

> **Kader 13.1 Freud en seksualiteit**
>
> Freud had eind negentiende eeuw zijn eigen theorie, die later door velen werd verworpen:
> 'Het feit dat mens en dier geslachtelijke behoeften hebben, vindt in de biologie uitdrukking in het axioma van een *geslachtsdrift*. De omgangstaal kent voor de geslachtsdrift geen aanduiding die met het woord *honger* correspondeert; de wetenschap gebruikt de term *libido*.' 'Haar bron is een toestand van opwinding in het lichaam, haar doel is het verwijderen van die opwinding; op haar pad van de bron naar het doel wordt het instinct psychisch werkzaam. Wij stellen het ons voor als een hoeveelheid energie die in een bepaalde richting drukt. Aan deze druk wordt de naam *Trieb* (drive, drift) ontleend... Een instinct onderscheidt zich van een stimulus door het feit dat het voortkomt uit bronnen van stimulatie in het lichaam, en dat het werkzaam is als een constante kracht en dat het subject het niet kan vermijden door te vluchten, zoals dat mogelijk is bij een externe stimulus' (Francher, 1999).

13.3 Seksueel functioneren: het zenuwstelsel

Veel neurologische aandoeningen zijn chronisch van aard. Elke neurologische aandoening brengt specifieke seksuele problemen met zich mee. Om dit te kunnen begrijpen geeft kennis van het centrale zenuwstelsel met betrekking tot het seksueel functioneren en disfunctioneren meer inzicht.

Een groot deel van de seksualiteit speelt zich af in de hersenen. Daar ontstaan het seksuele verlangen en de seksuele fantasieën. Daar worden seksuele prikkels verwerkt en vertaald in termen van genot of afkeer. In de hersenen liggen de herinneringen opgeslagen die verantwoordelijk zijn voor de seksuele vorming en de seksuele beleving van het moment. Daar worden seksuele impulsen gereguleerd en het orgasme en de seksuele ervaring worden er verwerkt. Zo kunnen de hersenen beschouwd worden als het begin- en eindpunt van het seksuele proces, als het seksuele regelcentrum waar de biologische, psychische en sociale aspecten verwerkt worden.

Tijdens seks doorloopt het menselijk lichaam een aantal stadia, samengevat als de seksuele responscyclus.

De seksuele responscyclus werd voor het eerst beschreven door Masters en Johnson in 1970. Vijf jaar later verrijkte Helen Kaplan dit model door er de fase 'seksueel verlangen' aan toe te voegen.

De seksuele responscyclus bestaat uit de volgende vijf fasen:

1. seksueel verlangen;
2. seksuele opwinding;
3. plateaufase;
4. orgasme;
5. herstel- of ontspanningsfase.

Het model is niet zaligmakend omdat het te weinig zegt over de psychologische aspecten van seks en sterk gericht is op de mannelijke seksbeleving en op geslachtsverkeer, maar het biedt voldoende inzicht om vat te krijgen op de verschillende seksuele problemen die kunnen voorkomen in de verschillende fasen.

13.3.1 Seksueel verlangen

Het seksuele verlangen, zin om te vrijen, interesse in seks, behoefte aan seks, lust en geslachtsdrift, kortom 'libido', ontstaat vooral in de hersenen. De basale hypothalamus, de limbische cortex en de temporale kwab zijn de centra die hoogstwaarschijnlijk het verlangen en de seksuele activiteit regelen. In de hypothalamus-hypofyseas wordt testosteron gemaakt. Testosteron is bij mannen en vrouwen de brandstof voor het seksuele verlangen. Voor het handhaven van het seksuele verlangen of libido is een bepaalde hoeveelheid testosteron nodig. De productie en vrijmaking van testosteron zijn afhankelijk van de concentratie prolactine, die zelf weer onder invloed staat van dopamine in de hypothalamus. Er zijn sterke aanwijzingen dat het libido versterkt kan worden door dopamineagonisten. De hypothalamus-hypofyseas raakt bij een hersentrauma gemakkelijk beschadigd. Daardoor daalt de testosteronspiegel vaak en kan maandenlang laag blijven. Deze spiegel kan ook dalen door bepaalde medicijnen, ziekte, vetzucht, rouw en roken.

Neurotransmitters zoals dopamine, noradrenaline en serotonine spelen een rol bij denken, voelen en motivatie. Mensen verschillen in de hoeveelheid en activiteit van deze stoffen. Dergelijke verschillen spelen ook een rol bij de aandacht en interesse voor seks en de beleving van seks.

Volgens het 'incentive motivation model' van Bindra is zin in seks het resultaat van een emotionele reactie op seksuele prikkels (reëel, virtueel of gefantaseerd). Motivatie is het samenspel tussen de gevoeligheid van het responssysteem en prikkels die in de omgeving aanwezig zijn. Motivatie is volgens deze zienswijze nauw verweven met emotiemechanismen. Emotie en motivatiemechanismen interageren zodanig dat het soms moeilijk is ze te onderscheiden. Emoties gaan gepaard met fysiologische veranderingen die het lichaam voorbereiden op actie. Er treden veranderingen op in het autonome en het somatische zenuwstelsel. Bij een seksuele emotie treden er specifieke genitale reacties op, de geslachtsdelen raken meer doorbloed en de seksuele stimulus stuurt via het brein signalen naar de spieren ter voorbereiding van de seksuele actie.

Hormonen en hormoonschommelingen zijn ook van invloed op de seksuele motivatie en gedrag. Hormonen faciliteren seksuele behoeften en gedrag via specifieke gebieden in de hersenen die betrokken zijn bij de seksuele informatieverwerking.

Verlangen wordt gewekt door aantrekkelijke en belonende situaties in de omgeving. Dit kan een bewust maar ook een onbewust proces zijn. Het gaat vooraf aan de seksuele opwinding of zin krijgen in seks. Maar verlangen naar seks kan ook bestaan zonder opgewonden raken en zin in seks krijgen kan ook nadat men met vrijen is begonnen. Het seksuele verlangen hoeft per definitie niet fase één te zijn.

13.3.2 Seksuele opwinding

Een tweedimensionale afbeelding zoals een foto is al genoeg om seksueel opgewonden te raken. Dit is bij mannen sterker het geval dan bij vrouwen. Confrontatie met seksuele stimuli leidt tot actiegeneigdheid, en deze actiegeneigdheid zet aan tot daadwerkelijke actie afhankelijk van de omgeving waarin men zich bevindt.

De lichamelijke uiting van seksuele opwinding is vooral de doorbloeding van de penis en de vagina. Bij de man uit zich dat in een erectie en bij de vrouw wordt dat merkbaar door de lubricatie (vochtig worden van de vagina), toename van hartslag, bloeddruk en spierspanning, tepels worden stijver en de borsten worden groter.

Sensorische informatie (bijv. seksuele situaties) wordt in het brein omgezet in aansturing van motorreacties (in het autonome en het somatische zenuwstelsel). Holstege introduceerde in Nederland het begrip, het 'emotional motor system'. Holstege onderscheidt het somatisch motorsysteem en het emotionele motorsysteem. Het somatisch motorsysteem wordt aangestuurd vanuit de motorische cortex en zorgt voor controle over bijvoorbeeld oog- en nekbewegingen vanuit de hersenstam. Via dit systeem worden willekeurige bewegingen aangestuurd. Het emotionele motorsysteem wordt aangestuurd vanuit structuren die deel uitmaken of verbonden zijn met het emotionele circuit van het brein, het limbische systeem en voornamelijk de amygdala. Via het emotionele motorsysteem worden specifieke emotionele gedragspatronen in gang gezet, bijvoorbeeld cardiovasculaire veranderingen of voortplantingsgedrag, en meer algemene veranderingen, bijvoorbeeld in spierspanning. Het gaat hierbij om onwillekeurige motorische veranderingen.

Mogenson et al. (1980) en meer recent LeDoux (2001) schetsen de interactie van het limbische systeem (het emotiecircuit) en het motorische systeem (het motivatiecircuit) als volgt (zie figuur 13.1). De schakel tussen het limbische (amygdala) en het motorische (basale ganglia) systeem is de nucleus accumbens. De nucleus accumbens krijgt direct informatie van het limbische systeem en indirect via het ventrale tegmentale gebied. Het ventrale tegmentale gebied is de bron van de mesolimbische-dopaminerge verbindingen naar de nucleus accumbens. Die geeft informatie door aan de globus pallidus, die weer informatie doorgeeft naar gebieden van de cortex en hersenstam die beweging aansturen. De verbinding tussen het emotionele circuit en het motorische circuit is nodig omdat de primaire behoeften omgezet moeten worden in acties om die behoeften te bevredigen. De neurotransmitter dopamine speelt een belangrijke rol in het motivatiecircuit. Dopamine is lang gezien als de neurotransmitter die verantwoordelijk is voor de ervaring van bevrediging. Recent neurofysiologisch onderzoek laat zien dat dopamine betrokken is bij de initiatie van acties om behoeften te bevredigen, bij het signaleren van belonende stimuli en bij aandachtsprocessen en de selectie van acties.

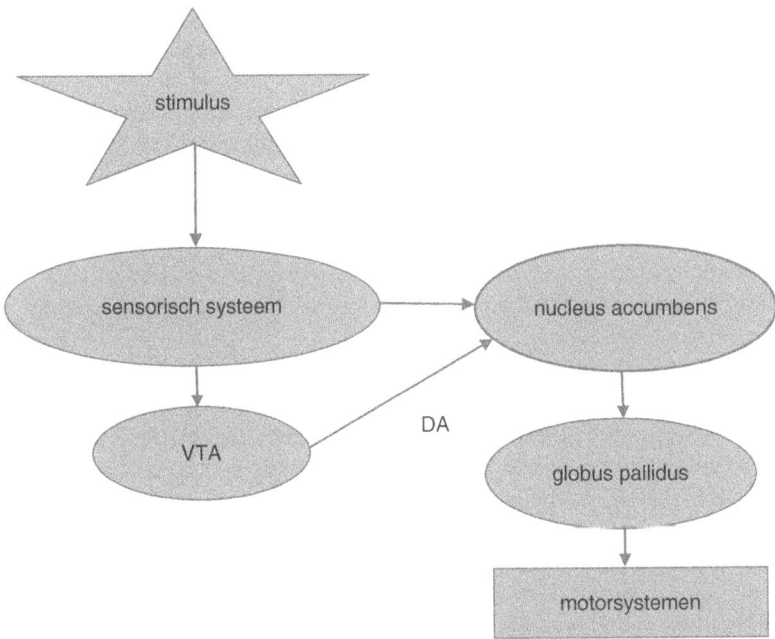

Figuur 13.1
Het limbisch systeem. Het motivatiecircuit: de amygdala ontvangt informatie vanuit het sensorische systeem. Deze informatie wordt doorgegeven aan de nucleus accumbens. Dopamine (DA) -cellen in het ventrale tegmentale gebied (VTA) worden gestimuleerd door de amygdala en laten dopamine vrij in de nucleus accumbens. Dopamine versterkt het signaal dat vanuit de accumbens naar de globus pallidus gaat, die op zijn beurt motorsystemen activeert.

13.3.3 Plateaufase

De plateaufase kan van korte of langere duur zijn. Kort omdat de prikkels intens zijn en niet in bedwang te houden. Langer omdat men bewust het orgasme nog even uit wil stellen. Maar het kan ook langer duren door angst, storende aspecten in de omgeving, een gebrek aan concentratie, of zich ongemakkelijk voelen door lichamelijke tekortkomingen. Kortom mentale processen zijn van invloed op de kwaliteit en duur van de plateaufase.

13.3.4 Orgasme

Het lichamelijke aspect van het orgasme bestaat bij mannen uit het samentrekken van de bekkenbodemspieren en de zaadlozing. Dit kan ook buiten de hersenen om geschieden bij mannen met een dwarslaesie en met behulp van een vibrator. Dat geeft echter geen orgasmegevoel. Het orgasmegevoel wordt ervaren in de hersenen als de verbinding tussen ruggenmerg en hersenen intact is.

Het orgasme is van korte duur maar van enorme intensiteit. Er ontstaat een onwillekeurige samentrekking van spieren, maximale versnelling van de hartslag, verhoging van de bloeddruk, veranderingen in de ademhaling, ritmische samentrekking van de vagina, vochtafscheiding van de vagina enzovoort. Bij de man bestaat het orgasme uit twee delen: emissie en expulsie. Tijdens de emissiefase sluit de binnenste kringspier van de blaas. In de expulsiefase vindt de zaadlozing plaats. Door een buikoperatie bij de man kan het voorkomen dat het zaad niet meer vrijkomt of in de blaas terechtkomt. De zenuwvezels die de ejaculatie verzorgen lopen door de buik. Het klaarkomgevoel wordt wel ervaren.

Gert Holstege, neuroloog-anatoom bij het Universitair Medisch Centrum Groningen, deed onderzoek naar orgasme en wat er zich op dat moment in de hersenen afspeelt. Eerst onderzocht hij heteroseksuele mannen en later heteroseksuele vrouwen. Door middel van PET-scan werd de activiteit van het brein tijdens het orgasme zichtbaar gemaakt. Tijdens de stimulatie om te komen tot het orgasme was een toename van de doorbloeding van de temporale en frontale hersenkwabben te zien. Tijdens het orgasme werd heel verrassend zichtbaar dat er een deactivatie was van de amygdala, bij vrouwen duidelijker dan bij mannen. De amygdala is een onderdeel van het limbische systeem en nuttig voor het ervaren van angst en het voorbereiden van het lichaam om te vluchten in noodsituaties. De amygdala heeft ook een belangrijke geheugenfunctie, vooral bij emotionele gebeurtenissen. Een voorzichtige conclusie van deze bevinding is dat mensen vrij van angst moeten zijn om een orgasme te kunnen krijgen. Volgens Holstege voelt de vrouw tijdens het orgasme geen emoties. De kleine hersenen bleken zeer goed doorbloed tijdens het orgasme. Wat daarvan de oorzaak of functie is, is nog niet helemaal duidelijk. Mogelijk spelen de kleine hersenen toch een rol bij emoties of heeft het te maken met de bewegingen die onwillekeurig gemaakt worden tijdens het orgasme.

Het beloningscentrum in de hersenen is zeer goed doorbloed tijdens een orgasme. Dit centrum is ook actief als heroïne- en cocaïnegebruikers hun roes beleven.

13.3.5 Herstelfase

In deze fase komt het lichaam weer tot rust. Een gevoel van totale ontspanning en bevrediging kan het resultaat zijn. Als het vrijen als een mislukking wordt beschouwd, kan een diep verdrietig gevoel achterblijven.

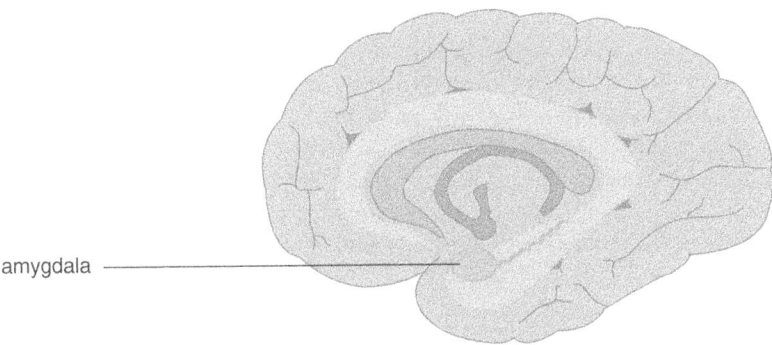

Figuur 13.2
De amygdala voegt een emotionele inhoud toe aan de cognitie en associeert biologische driften met specifieke stimuli, bijvoorbeeld het speuren naar voedsel of naar een geschikte partner.

Er is een verschil tussen mannen en vrouwen in de mate van herstel. Vrouwen kunnen gemakkelijk terugkeren naar de plateaufase terwijl mannen meer tijd nodig hebben. In de herstelfase wordt de seksuele ervaring geëvalueerd. Deze evaluatie kan weer invloed uitoefenen op de seksuele ontwikkeling in de toekomst.

13.4 Problemen met seksualiteit door neurologische stoornissen

De hoogste prevalenties van seksuele problematiek in onderzoeken bij chronisch zieken of gehandicapten worden gevonden bij mensen met aandoeningen aan het zenuwstelsel, zoals multipele sclerose (81% van de mannelijke en 60% van de vrouwelijke MS-patiënten heeft een seksuele disfunctie), terwijl mensen met reuma wat betreft hun seksueel functioneren nauwelijks afwijken van een gezonde controlegroep. Bij de meeste mensen met een chronische lichamelijke ziekte of handicap neemt de seksuele activiteit af als gevolg van de aandoening: bij twee derde van de door hen onderzochte MS-patiënten is er sprake van een (sterke) afname in de seksuele tevredenheid (Bender et al., 2005). Kimura, Murata, Shimoda en Robinson (2001) onderzochten seksuele problemen bij honderd Amerikaanse CVA-patiënten. Bij 21% van de mannen en 28% van de vrouwen was er vóór de beroerte sprake van ontevredenheid met het seksueel functioneren, terwijl dit ná de beroerte bij 59% van de mannen en 44% van de vrouwen het geval was.

Bij veel neurologische aandoeningen is er een verstoring in de sensoriek en motoriek en dat heeft directe gevolgen voor de seksualiteit. Echter, niet alles kan worden toegeschreven aan het neurologische lijden. In de premorbide situatie kan er ook sprake zijn geweest van een matig of problematisch seksueel functioneren door ouder worden, medicatiegebruik zoals antihypertensiva, alcoholmisbruik of andere oorzaken. Hoe beter en rijker het seksleven in de premorbide situatie was, hoe beter men in staat lijkt oplossingen te zoeken als men aan een chronische aandoening komt te lijden.

Het is onmogelijk om in dit boek alle neurologische aandoeningen op te nemen waarbij seksueel disfunctioneren aan de orde zou kunnen zijn. Daarom is de keuze gemaakt om relatief grote patiëntengroepen te beschrijven: mensen met hersenletsel door een beroerte, tumor of trauma, dwarslaesie, MS, ziekte van Parkinson en epilepsie. De verschillende patiëntenverenigingen leveren op dit gebied heel goed werk. Het is de moeite waard om de websites van de patiëntenverenigingen te raadplegen als het gaat om specifieke seksuele problemen voor deze patiëntengroepen.

13.4.1 Beroerte en seksuele problemen

Elk jaar krijgen in Nederland 30.000 mensen een beroerte. In het eerste jaar na de beroerte overlijden 12.500 patiënten. Van de mensen met een beroerte is 75% ouder dan 75 jaar. Afhankelijk van de lokalisatie van de beschadiging door een bloeding (20%) of een infarct (80%) ontstaan er problemen variërend van een halfzijdige verlamming, afasie, apraxie, agnosieën, geheugenproblemen en persoonlijkheidsveranderingen, tot vermoeidheid, angst, gebrek aan zelfvertrouwen enzovoort.

Monga et al. deden onderzoek bij patiënten één jaar na een beroerte. Daaruit bleek dat slechts 30% van de mannen en 31% van de vrouwen tevreden waren over hun seksuele leven in vergelijking met 84% en 60% vóór de beroerte. Viitanen et al. onderzochten een groep mensen vier tot zes jaar na een beroerte. Hiervan bleek 40% tevreden in vergelijking met 84% in een referentiegroep. De ontevredenheid ging vooral over de motorische problemen en afhankelijkheid in activiteiten. Een recent Zweeds onderzoek van Carlsson et al. naar de kwaliteit van leven één jaar na een beroerte wees uit dat de deelnemers ervoeren dat de beroerte hen cognitief en emotioneel had veranderd. Zij zagen zichzelf als een ander persoon en waren bang voor een herhaling van een beroerte. Deze veranderingen hadden een enorme impact op hun relationele leven en daardoor weer op hun seksleven. Van de 75 onderzochte mensen gaf 70 tot 80% aan ontevreden te zijn over hun leven na de beroerte. Naast motorische stoornissen was er een positieve samenhang tussen de cognitieve en emotionele stoornissen en seksuele problemen.

Bij een gestoorde motoriek, bijvoorbeeld een halfzijdige verlamming, lukt het niet meer om een bepaalde houding aan te nemen bij het vrijen, of men kan de partner niet meer strelen op de oude vertrouwde manier. Ook de partner lijdt hieronder. Deze interactie heeft dan weer een nadelig effect op de seksuele beleving van beiden.

De sensibiliteit kan verstoord zijn. De gevoeligheid van de erogene zones is minder of verdwenen. De strelende hand ondervindt niet meer de aangename sensatie, is onhandig of voelt de reactie van de partner niet. Bij een tactiele agnosie worden op corticaal niveau de prikkels niet adequaat vertaald.

Na een hersenletsel hebben mensen soms moeite met impulsbeheersing en raken seksueel ontremd. Dit kan zich uiten door verbale ontremming in de vorm van schuttingtaal of door handtastelijkheden.

Beschadigingen aan de linkerzijde van het brein hangen samen met meer seksuele problemen dan beschadigingen in de rechterhelft. De linkerhemisfeer bevat in de meeste gevallen het taalcentrum; taalbegrip en -productie zijn belangrijke voorwaarden voor een seksuele relatie. Het zelfbeeld en de stemming van de patiënt bij wie de linker hersenhelft is aangedaan zijn vaak negatief.

Neurologische stoornissen brengen ook andere fysieke ongemakken met zich mee zoals spasmen, pijn, incontinentie en contracturen. Het is niet altijd duidelijk of de seksuele problemen voortkomen uit fysieke functiebeperkingen of uit psychologische problemen.

In de acute fase zullen de problemen minder op de voorgrond staan. In de revalidatiefase is seksualiteit een probleem als ieder ander probleem dat het gevolg is van een beroerte. Toch blijkt dat veel patiënten en hun partners ontevreden zijn over de aandacht die dit onderwerp krijgt van de professionele hulpverleners.

Kader 13.2 ICF: rol van mentale functies bij seksualiteit

Veel mentale functies die het seksuele beleven beïnvloeden, zoals energieniveau (b1300), motivatie (b1301) en begeerte (b1302), zijn opgenomen in het hoofdstuk Stoornissen van de Internationale Classificatie van het Menselijk Functioneren (ICF). Hoofdstuk 6 beschrijft de mentale en fysieke functies gerelateerd aan geslachtsverkeer, inclusief de fase van seksuele arousal (belangstelling en opwinding), het voorspel en de ontspanningsfase.

Specifieke mentale functies als aandacht, auditieve en visuele perceptie maar ook geur, smaak en tast, het ervaren van zelf, lichaamsbeeld en psychomotorische functie zijn terug te vinden in de ICF onder hoofdstuk 1 (ICF 2001).

13.4.2 Dwarslaesie en seksuele problemen

Een dwarslaesie is een beschadiging van het ruggenmerg. In de meeste gevallen ontstaat die beschadiging door een trauma, soms door een tumor. Per jaar doen zich tussen de 200 en 300 nieuwe gevallen voor. De grootste groep dwarslaesiepatiënten is onder de dertig jaar en bestaat grotendeels uit mannen (70%).

De klachten die ontstaan zijn afhankelijk van de plaats van de laesie. Er wordt onderscheid gemaakt naar:
- hoogte van de laesie: cervicaal, thoracaal, lumbaal of conus-caudaletsel;
- incompleet letsel, de sensibiliteit blijft nog enigszins intact;
- 'central-cord'-letsel; een beschadiging van het gebied om het centrale kanaal, meestal ten gevolge van een bloeding (hematomyelie);
- syndroom van Brown-Séquard: motorische uitval aan de kant van het letsel waarbij de sensibiliteit gedissocieerd gestoord is; dat betekent dat pijn- en temperatuurzin aan de tegenovergestelde zijde gestoord zijn;
- conus-caudasyndroom, waarbij het onderste deel van het ruggenmerg en de paardenstaart zijn uitgevallen.

Het onderzoek op het gebied van seksualiteit en dwarslaesie is sterk gericht op mannen en hun onvermogen om een erectie te krijgen. Naar de beleving van seksualiteit is veel minder onderzoek gedaan en nóg minder naar de seksuele gevolgen van een dwarslaesie voor vrouwen.

Omdat de grootste groep dwarslaesiepatiënten in een levensfase verkeert waarin de kinderwens een belangrijk onderwerp is, is er veel onderzoek gedaan naar de seksuele activiteit van mannen.

Een Amerikaans onderzoek van Alexander, Sipki en Findley uit 1993 onder 38 mannen met een dwarslaesie bleek 78 tot 95% van de mannen nog geïnteresseerd in seks en was 67% na één jaar weer seksueel actief. De coïtusfrequentie bleek afgenomen maar de waardering van orale seks en knuffelen nam toe. De seksuele activiteiten werden sterk beïnvloed door de houding van de partner. Het seksuele verlangen was na het trauma 78%, vóór het trauma 97%. De seksuele tevredenheid werd veel lager gewaardeerd na de dwarslaesie. Van de respondenten was 41% niet tevreden met hun seksuele leven.

Wat verandert er in neurologisch opzicht op seksueel gebied? Twee segmenten van het ruggenmerg zijn van vitaal belang bij de zenuwvoorziening rondom seksualiteit.

1 T11-L2: *Psychogene prikkels* (zien, ruiken, proeven en voelen van seksueel opwindende sensaties) worden vanuit de hersenen uitgestuurd naar het ruggenmerg op niveau T11-L2. De signalen worden verstuurd naar de geslachtsorganen; lichamelijke reacties zoals het optreden van een erectie, vochtafscheiding en zwelling van de schaamlippen en de clitoris zijn het resultaat.
2 S2-S4: *Reflectoire erecties* ontstaan door directe stimulatie (bijv. wrijven of strelen) van de geslachtsorganen of het gebied daaromheen. Zij worden reflectoir genoemd, omdat ze ontstaan door een reflexboog tussen het genitale gebied en het ruggenmerg. Bij aanraking en stimulering van de geslachtsorganen komen deze signalen binnen in het ruggenmerg op de ruggenmergsegmenten S2-S4. Vanaf dat punt gaat er direct weer een prikkel terug naar de geslachtsorganen door middel van een (volledig onwillekeurige) reflex, waardoor de lichamelijke reacties nog versterkt worden. De hersenen hebben geen invloed op deze vorm van een erectie.

Bij mensen met een complete dwarslaesie boven niveau T11-L2 zorgt de beschadiging van het ruggenmerg ervoor dat sensorische prikkels (het gevoel) van onder het niveau van de dwarslaesie niet aankomen in de hersenen. Prikkeling van de geslachtsdelen wordt men niet bewust gewaar; bij mannen kan er wel een reflexmatige erectie opgewekt worden. Ook psychogene prikkels richting de geslachtsorganen worden niet door het ruggenmerg getransporteerd; een eventuele reflexmatige erectie wordt dus niet beïnvloed door seksuele opwinding.

Bij mensen met een dwarslaesie onder het niveau T11 is een psychogene reactie soms wel mogelijk, afhankelijk van de precieze locatie waar de psychogene prikkels worden ontvangen en uitgezonden. Bij een dwarslaesie tussen niveau L2 en S2 is zowel een psychogene reactie als een reflectoire reactie mogelijk. Tussen niveau S2 en S4 is een reflectoire reactie niet mogelijk; in theorie zou een psychogene reactie wel mogelijk zijn maar in de praktijk blijkt deze zelden aanwezig.

Door het wegvallen van de besturende en regulerende invloed van de hersenen veroorzaakt een dwarslaesie in de vroege (acute) fase een volledige uitval van allerlei functies. Blaas, darmen en bloedvaten gaan zelfstandig functioneren. Dit noemt men de spinale-shockfase. Deze kan drie tot zes weken duren. Op het gebied van een falende circulatie kunnen dwarslaesiepatiënten met een hoge laesie in de acute fase in shock raken. Door een passief overvuld raken van de zwellichamen van de penis kan een priapisme (pathologische erectie) optreden. Dit is erg pijnlijk en heeft niets te maken met seksueel verlangen of seksuele opwinding.

Een verandering van de innervatie van de bloedvaten van de huid onder het niveau van de laesie zorgt ervoor dat de verlamde huidvaatjes zich niet meer door middel van contractie aanpassen aan de wisselende behoeften van de huid. Daardoor kan in zeer korte tijd – soms binnen een paar uur – uitgebreide decubitus ontstaan.

Een zeldzaam maar wel ernstig fenomeen is de autonome dysreflexie, die bij het vrijen kan ontstaan door een orgasme of het gebruik van een vibrator. Ook zaken als een overvolle blaas of darmen of een wondje kunnen de oorzaak zijn.

Autonome dysreflexie komt voor bij mensen met een dwarslaesie boven niveau Th5-6. Het is een reactie van het zenuwstelsel op een prikkeling van het ruggenmerg onder het niveau van de laesie.

De klachten zijn:
- snel opkomende, heftig kloppende hoofdpijn;
- zweten boven het niveau van de laesie;
- hoge bloeddruk;
- rood gezicht;
- een bekneld gevoel op de borst;
- vlekken voor de ogen;
- versnelde of vertraagde hartslag.

Het is belangrijk dat deze situatie niet te lang duurt omdat er sprake is van een stijging van de bloeddruk. Een te hoge bloeddruk kan een bloeding in de hersenen veroorzaken.

Het kan verholpen worden door:
- te gaan zitten;
- de oorzaak weg te nemen als deze bekend is.

In de chronische fase blijft het gevaar voor decubitus bestaan omdat de sensibiliteit gestoord kan zijn. Incontinentie heeft niet alleen een zeer nadelig effect op het ontstaan van decubitus maar ook op seksualiteit.

Naast al deze ingrijpende lichamelijke problemen wordt de lichaamsbeleving anders na een dwarslaesie. Afhankelijk van het aanpassingsvermogen van de dwarslaesiepatiënt en zijn partner vraagt het opnieuw genieten van seks een periode van revalidatie. Soms zijn daar kunstgrepen voor nodig, zoals vooraf katheteriseren of laxeren, wat de spontaniteit van seks niet ten goede komt.

Veranderde sensibiliteit van de huid of in het genitale gebied door een dwarslaesie veroorzaakt een enorme verandering in de zintuiglijke beleving van seksualiteit.

De relatie en de seksuele creativiteit vóór de laesie zullen een rol spelen in het opnieuw vinden van een kwalitatief goed seksleven. Veel van de adaptatietaken rondom seksualiteit en dwarslaesie hebben te maken met anders voelen of met het verwerken van en een andere betekenis leren geven aan het (seksueel) niet meer voelen. Nieuwe erogene zones moeten worden ontdekt door seksueel experimenteren en zoeken naar andere plekken van sensuele stimulatie; daar zijn moed en goede communicatie voor nodig.

Als mensen vóór het ontstaan van de dwarslaesie moeilijk over seksualiteit konden praten, zal dit na het trauma niet veel anders zijn. Na het trauma worden ze er min of meer toe gedwongen, vooral als er een kinderwens bestaat. Seksualiteit moet een onderdeel zijn van de revalidatie maar volgens veel studies laat de kwaliteit van seksuele revalidatie te wensen over. Het onderwerp komt alleen ter sprake op verzoek van de patiënt en/of zijn partner.

Reproductie en urinelozing zijn over het algemeen gemakkelijker te bespreken dan problemen met seksuele functies. Urine-incontinentie is dikwijls storend ten aanzien van seksueel gedrag. Fertiliteitsproblemen kunnen seksuele problemen veroorzaken en seksuele problemen kunnen weer fertiliteitsproblemen veroorzaken.

Seksueel gedrag is bewegen. Alle problemen met bewegen zullen impact op seksuele gedragingen hebben. Er kan onderscheid worden gemaakt tussen fijne en grove motorische bewegingen en passief en actief seksueel gedrag. Verlamming, spasmen en gebrek aan controle van willekeurige bewegingen zullen tot seksuele beperkingen leiden. Spasmen worden uitgelokt door een lichte streling, bewegingen vanuit het bekken of het spreiden van de benen.

Voor veel mensen is het zoeken naar wat nog wel mogelijk is. De hoogte van de dwarslaesie heeft invloed op de ernst van de beperkingen rondom bewegen en zal navenant problemen met seksueel gedrag geven.

13.4.3 Multipele sclerose en seksuele problemen

Multipele sclerose (MS) is een ziekte van het centrale zenuwstelsel waarbij het myeline rondom zenuwen ontstoken raakt en littekens gaat vormen. De prikkelgeleiding in de getroffen zenuw wordt daardoor verstoord, met als gevolg neurologische uitvalsverschijnselen als sensibiliteitsstoornissen, evenwichtsproblemen, visusstoornissen, spierzwakte en cognitieve problemen.

MS komt vaker voor in landen met een gematigd klimaat dan in warme landen. In Nederland komt MS bijvoorbeeld minder vaak voor dan in Zweden, maar vaker dan in Italië. Het is niet duidelijk hoe dat komt. Nederland telt ongeveer 16.000 mensen met MS. Elk jaar komen er ongeveer 270 patiënten bij. Vrouwen krijgen vaker MS dan mannen (ongeveer anderhalf keer zo vaak) en blanke mensen vaker dan gekleurde mensen. De meeste patiënten zijn tussen de 25 en 45 jaar als de eerste klachten optreden. Tegenwoordig wordt ook bij jongeren onder de 25 jaar de diagnose MS gesteld. Onder vrouwen neemt de ziekte sterker toe dan onder mannen.

Uit een enquête van Vrugging et al. (1995) onder 51 MS-patiënten bleek dat 81% van de mannen en 61% van de vrouwen problemen ervaart op het gebied van seksueel functioneren en dat deze problemen hen sterk bezighouden.

De belangrijkste oorzaken voor een minder bevredigend of gestaakt seksleven is bij vrouwen het onvermogen om een orgasme te krijgen en een verminderd seksueel verlangen. In andere onderzoeken komt naar voren dat vermoeidheid een groot probleem is en/of pijn, spasmen, gevoelloosheid, verminderde mobiliteit, spierzwakte tijdens de seksuele activiteit en problemen met incontinentie voor urine en defecatie. Vrouwelijke rolstoelgebonden MS-patiënten gaven aan meer last te hebben van seksuele disfuncties. Opwindings- en orgasmestoornissen hangen samen met de zwakte van de bekkenbodemspieren en incontinentieproblemen. De kwaliteit van het orgasme hangt af van gevoelloosheid van romp en geslachtsorganen. Veel vrouwen gaven aan zich minder aantrekkelijk te voelen.

Mannen hebben in veel gevallen last van erectieproblemen. In een onderzoek van Dupont heeft één op drie mannen met MS geen erectie meer; meer dan de helft heeft ernstige problemen met het krijgen van een erectie en ervaart het krijgen van een orgasme als onplezierig. Mannen zijn ontevredener over hun seksuele disfuncties dan vrouwen. Ook bij mannen is er een sterke correlatie tussen incontinentieproblemen en seksuele disfuncties (erectieproblemen).

Bij mannen veroorzaken de lichamelijk problemen die zich voordoen bij MS vaker seksuele disfuncties vergeleken met de psychologische problemen. Bij vrouwen is dit andersom.

13.4.4 Ziekte van Parkinson en seksuele problemen

De oorzaak van de ziekte van Parkinson is onbekend. De ziekte treedt voornamelijk op bij ouderen. Er is een geleidelijk verlies van dopaminerge neuronen in de substantia nigra. De vier hoofdsymptomen zijn tremor, bradykinesie en hypokinesie, rigiditeit en houdings- en evenwichtsstoornissen. De diagnose wordt op basis van deze hoofdsymptomen gesteld. Deze fysieke kernsymptomen zijn verantwoordelijk voor de typische parkinsonverschijnselen zoals het maskergelaat, verminderd oogknipperen, de voorovergebogen houding en afwezigheid van meebewegen van de armen, micrografie, propulsie, retropulsie, het 'tandradfenomeen' en pijn in spieren en gewrichten. Het kwijlen wordt veroorzaakt door de in het kader van de bewegingsarmoede optredende verminderde spontane slikbeweging. Bij ongeveer 60% van de patiënten is tremor in rust het eerste symptoom van de ziekte.

Naast degeneratie van dopamineproducerende neuronen vindt ook degeneratie plaats van andere neuronen, waaronder adrenerge, serotonerge en cholinerge neuronen. Hiermee hangen de autonome functiestoornissen en de psychische klachten samen die optreden bij parkinsonpatiënten. Het betreffen autonome stoornissen zoals orthostatische hypotensie, obstipatie, blaas- en seksuele klachten en psychische problemen zoals cognitieve stoornissen, overmatige slaperigheid, angst en depressie (ca. 50% van de patiënten heeft last van depressie).

Bij 40-70% van de parkinsonpatiënten ontstaat in de loop van de ziekte dementie. Als de dementie start vóór het verschijnen van de motorische symptomen, spreekt men van lewylichaampjesdementie, anders van Parkinson-disease-dementie. Vooral bij deze dementerende parkinsonpatiënten treden ook psychotische verschijnselen op. Verder heeft ten minste 70% van de patiënten met de idiopathische vorm van Parkinson een gestoorde of afwezige reukzin.

Alle bovenstaande problemen hebben effect op de seksualiteit. De non-verbale communicatie wordt bemoeilijkt door de verstarde gelaatsuitdrukking, het maskergelaat en de stijve houding. De verstoorde motoriek brengt met zich mee dat een aanraking die als streling bedoeld is niet zo wordt ervaren. Door het verminderde reukvermogen valt een belangrijk seksueel genot weg. Feromonen zijn chemische geurstoffen die werkzaam zijn in de onderlinge aantrekkingskracht (of afkeer) van dieren en mensen. Verbale communicatie verloopt moeilijk door de monotone stem en het steeds sneller gaan praten.

Klaus Beier (Institut für Sexualforschung und Sexualmedizin, Humboldt Universiteit Berlijn) deed in Duitsland een retrospectief onderzoek onder 2100 patiënten met de ziekte van Parkinson. Er werd hen een vragenlijst voorgelegd over verschillende aspecten van levenskwaliteit, waaronder seksualiteit. Het seksuele leven voor en na de diagnose werd in kaart gebracht. Een groot nadeel van het onderzoek is dat er niet specifiek gekeken werd naar het stadium waarin de ziekte verkeerde. Klachten bij mannelijke patiënten van verminderde zin in seks en erectieproblemen stegen van 8 tot 50%; seksuele problemen bij vrouwen van 10 tot 25%. Bijzonder resultaat was dat de partners van mannen met de ziekte van Parkinson een nog sterkere toename van problemen rapporteerden (6-30%) dan vrouwen die zelf de ziekte hadden. Als voornaamste reden voor de toegenomen seksuele problemen werd de verminderde controle over spierbewegingen genoemd, een belangrijk symptoom bij de ziekte.

Behandeling van de ziekte leidt niet zonder meer tot vermindering van de seksuele problematiek. Zo had van de mannen die levodopa gebruikten meer dan 50% problemen met opwinding, terwijl 30 tot 40% van de vrouwen ondanks/dankzij levodopa problemen heeft met alle aspecten van de seksuele responscyclus.

Tot 60% van de mannen met de ziekte van Parkinson vertoont een erectiele disfunctie (ED), soms gepaard gaande met verminderd libido en het onvermogen een orgasme te krijgen. Het mechanisme hiervan is niet duidelijk.

Ook hypoandrogenisme (verminderd testosteron) werd gerapporteerd in een onderzoek van Okun et al. (2002). Bij patiënten met de ziekte van Parkinson kan de hogere prevalentie van ED gerelateerd worden aan motorische symptomen en het gebruik van antiparkinsonmedicatie. ED kan het gevolg zijn van een verminderde dopaminerge tonus en een hogere incidentie van depressie. Depressie is vaak al aanwezig vóór de aanvang van de motorische symptomen. Evaluatie van deze depressieve kenmerken mag ook hier uiteraard niet vergeten worden. De spierrigiditeit zorgt bovendien voor bemoeilijkte seksuele activiteit. Sommige antiparkinsonmedicatie (bijvoorbeeld pergolide) kan het libido verhogen. Studies tonen een gunstig effect aan van sildenafil (Viagra®) bij mannen met de ziekte van Parkinson die problemen hebben met het krijgen van een erectie.

13.4.5 Epilepsie en seksuele problemen

Epilepsie is een aandoening gekenmerkt door herhaalde epileptische aanvallen die niet zijn uitgelokt door enige direct vast te stellen oorzaak.

Een epileptische aanval wordt verondersteld het gevolg te zijn van abnormale en excessieve ontladingen van neuronen in de schors van de grote hersenen. De klinische verschijnselen zijn plotselinge, voorbijgaande, abnormale veranderingen van het bewustzijn; motorische, sensibele, autonome of psychische verschijnselen, waargenomen door de patiënt of een omstander.

De incidentie van epilepsie is 40 tot 70 per 100.000, de prevalentie 0,5 tot 1%. De cumulatieve incidentie/prevalentie over het leven is 2 tot 5%. Er is een bimodale verdeling: een eerste piek in de eerste decade (voornamelijk in het eerste jaar) en een tweede piek na het 65e jaar.

In Nederland zijn vooral de (kinder)neuroloog en de kinderarts betrokken bij de diagnostiek en behandeling van patiënten met epilepsie. Voor de algemene afdeling Klinische Neurofysiologie vormt het indicatiegebied epilepsie de belangrijkste bron voor EEG-aanvragen.

Vroeger werden aan epilepsie allerlei seksuele afwijkingen toegeschreven. Mensen met epilepsie zouden meer of juist minder behoefte hebben aan seks. De meningen waren in dit opzicht nogal verdeeld. Ook zouden epileptische aanvallen uitgelokt kunnen worden door seksuele handelingen: vooral zelfbevrediging werd als verdacht beschouwd. Tegenwoordig zijn de meeste deskundigen ervan overtuigd dat epilepsie niet gepaard gaat met een afwijkende seksualiteit. Toch wordt in de literatuur de erectiele disfunctie vaak beschreven in combinatie met epilepsie.

Erectiele disfunctie komt voor bij meer dan twee derde van alle epilepsiepatiënten. Het voorkomen is afhankelijk van de frequentie en het type van de aanvallen en hun focus. De leeftijd bij het ontstaan van epilepsie is eveneens een beïnvloedende factor. De etiologie van erectiele disfunctie is echter niet duidelijk en is afhankelijk van meerdere factoren, met neurologische, endocriene, iatrogene, cognitieve, psychiatrische en psychosociale oorzakelijke factoren. Bovendien kan de frequentie van de aanvallen relevant zijn, aangezien succesvolle epilepsiechirurgie kan resulteren in een verbeterde seksuele functie, zelfs wanneer de anticonvulsieve medicatie verder gegeven wordt.

Sommige anti-epileptica (fenytoïne, fenobarbital, carbamazepine; leverenzyminducerende anti-epileptica) doen de concentratie van het sekshormoonbindend globuline toenemen en verlagen de vrije androgeenspiegel, wat een hormonale verklaring voor de erectiele disfunctie kan geven. Anderzijds kan hyperventilatie tijdens opwinding weer een aanval uitlokken, wat vermijdingsgedrag induceert. Als behandeling zijn PDE-5-remmers (fosfodi-esterase-type-V) – type vardenafil, tadalafil of sildenafil – eerste keus.

Veel mensen zijn bang om tijdens het orgasme een aanval te krijgen. Het komt echter veel vaker voor dat tijdens de herstelfase een aanval optreedt.

13.5 Taken van de neuroverpleegkundige op het gebied van seksualiteit

De neuroverpleegkundige heeft een taak in het signaleren en bespreekbaar maken van het probleem en in het helpen oplossen van de seksuele disfuncties bij neurologische patiënten in multidisciplinair verband.

Maar wat is het juiste moment in de fasen van een neurologische aandoening voor het signaleren en bespreekbaar maken? In de acute fase van bijvoorbeeld een beroerte zijn de meeste mensen nog zo bezig met het verwerken van de verandering in hun leven dat het probleem seks nog wel eens terzijde wordt geschoven. Toch komt er een moment dat men er weer mee geconfronteerd wordt. Voor de dwarslaesiepatiënt is het weer anders; het komt meestal onverwacht in een fase in het leven dat seks juist heel belangrijk is vanwege de kinderwens, een verliefdheid of net begonnen huwelijk.

De parkinsonpatiënt komt er zeer geleidelijk achter dat het niet meer lukt of wordt geconfronteerd met een andere beleving door de dopamineagonisten. MS-patiënten kampen met hun gevoelsstoornissen en extreme vermoeidheid enzovoort. Voor epilepsiepatiënten ligt de oorzaak van seksuele problemen misschien in de medicatie of in de angst om een aanval te krijgen.

Seksuele problemen en disfuncties worden behandeld door een seksuoloog, een psycholoog of een arts. De rol van de verpleegkundige begint bij de patiënt die een probleem heeft, of bij wie op grond van de stoornissen verwacht kan worden dat er problemen gaan ontstaan. Soms is luisteren naar de problemen al voldoende, in andere situaties is het bespreekbaar maken van seksualiteit van belang. Het is aan de verpleegkundige en de patiënt samen om te beslissen wanneer doorverwijzing naar een seksuoloog gewenst is.

De *hermeneutische cirkel* is een hulpmiddel om een zo goed mogelijk beeld te krijgen van de patiënt en zijn seksuele problemen. Dat wil zeggen een beeld van de emotionele draagkracht, het begrip, cognitief functioneren, ontwikkelingsniveau, sociale factoren en lichamelijke factoren en de invloed daarvan op het seksuele functioneren.

13.5.1 De hermeneutische cirkel en het doel ervan

Na een grondige anamnese:
- Seksuele problemen duidelijk krijgen, zoals erectiestoornissen, vaginisme, pijn bij het vrijen, verschil in behoeften en verlangens, lichaamsbeleving, lichamelijke beperkingen enzovoort.
- Diagnosticeren of het een seksueel probleem is of een seksuele afwijking betreft.
- De wisselwerking lichamelijk, emotioneel en sociaal doorgronden.
- Een op de patiënt gericht voorlichtings- of hulpverleningsprogramma opstellen (mono- of multidisciplinair).
- Een respectvolle communicatie over dit onderwerp tot stand brengen die recht doet aan de belevingswereld van de patiënt en zijn partner.

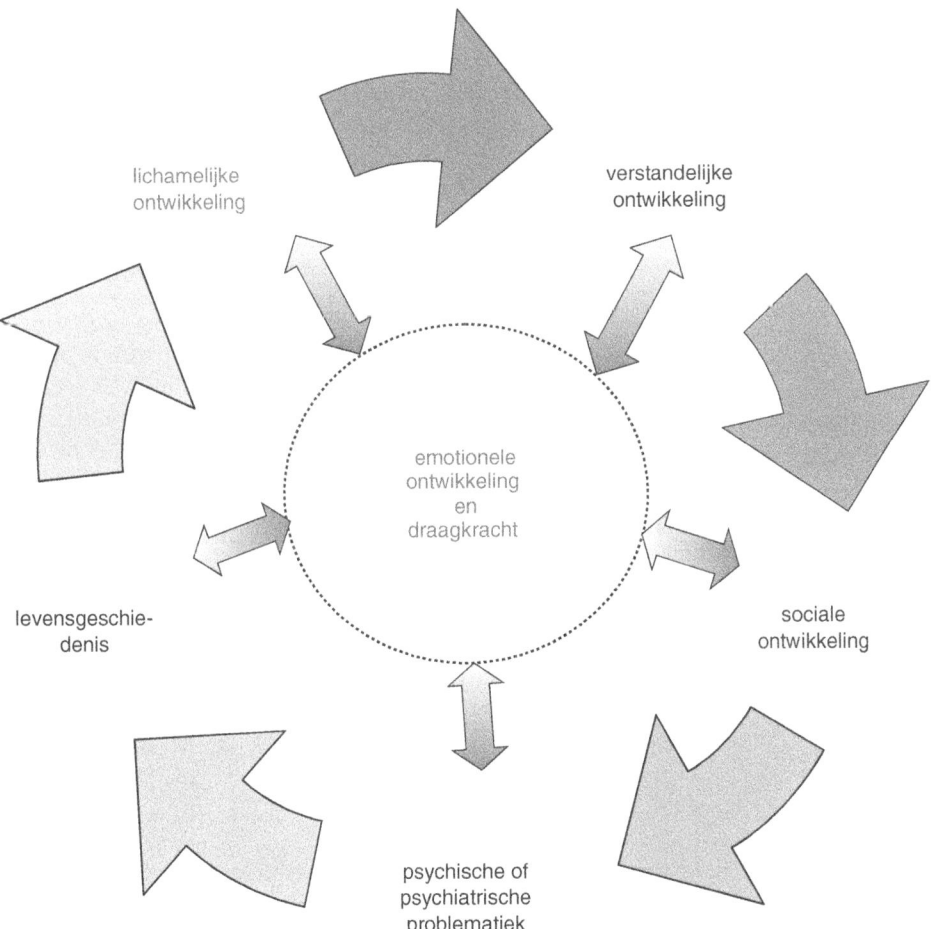

Figuur 13.3
De hermeneutische cirkel. Bron: Bosch en Suykerbuyk, 2004.

In de hermeneutische cirkel kan een aantal onderwerpen worden geplaatst die bij seksuele problemen om een nadere analyse vragen. Deze onderwerpen worden hierna kort besproken.

Lichamelijke ontwikkeling

Bijna alle mensen doorlopen tijdens hun leven dezelfde lichamelijke processen. Het is dus van belang rekening te houden met de leeftijdsfase waarin de betrokkene zich bevindt. Gaat het om een kind, een puber, een volwassene of de oudere mens? Het blijkt dat iedere levensfase – als we de lichamelijke ontwikkeling bezien – andere vragen met zich meebrengt op het gebied van seksualiteit en relatievorming.

Verstandelijke ontwikkeling

Wat kan iemand begrijpen? Wat raakt iemand en hoe wordt dit vertaald en in welke situatie? Het is in de communicatie belangrijk je aan te sluiten bij dit niveau. Mensen met een matig geheugen moeten niet vermoeid worden met uitgebreide informatie of vragenlijsten. Kennis van iemands begrip draagt bij aan de kennis van diens hulpvragen en aan een meer op maat toegesneden seksuele voorlichting.

Emotionele ontwikkeling

In de hermeneutische cirkel is de emotionele ontwikkeling bewust in het midden geplaatst. Die keuze is terug te voeren op het spanningsveld waarin mensen met een neurologische aandoening geplaatst worden: 'Ik kan het wel maar ik kan het niet aan.' 'Tegenover de – soms ogenschijnlijke – macht van de cognitie, het verstand, staat vaak de onmacht van het sociaal-emotionele; vaak kunnen patiënten niet aan wat ze verstandelijk lijken uit te dragen. Ondersteuning dient dan ook vaak plaats te vinden op het vlak van het sociaal-emotionele' (Bosch en Suykerbuyk, 2004). Vandaar dat we hier spreken van de emotionele draagkracht.

Immers, hoe slechter ontwikkeld het emotionele niveau van functioneren is, hoe moeilijker het is om adequaat aangepast gedrag te vertonen. Mensen die na een hersenletsel last hebben van emotionele vervlakking of ontremming ontwikkelen ook geen geweten op dit terrein.

Sociale ontwikkeling

Sociale en emotionele ontwikkeling worden vaak in één adem genoemd. Hoe gaat de patiënt met een ander om? In welke levensfase verkeert hij of zij? In hoeverre is er mogelijkheid geweest tot experimenteren met anderen? Hoe is de inhoud van de sociale contacten geweest? Welke invloed hebben deze (al dan niet seksuele) sociale contacten gehad op de uiteindelijke seksuele identiteit van deze patiënt? Een jongen van 14 jaar heeft misschien nog geen seksuele ervaring met een ander maar wel met masturbatie. Dat is anders dan een echtpaar dat 25 jaar samen is en een rijk seksueel verleden kent.

Persoonlijke levensgeschiedenis

Iedere mens is geworden tot wie hij nu is en heeft zijn of haar unieke geschiedenis. Deze is van grote invloed op hoe een mens zichzelf beleeft en ziet. Identiteit is gebaseerd op een aantal bouwstenen. Bij persoonlijke levensgeschiedenis denken we aan:
- opvoedingsgeschiedenis;
- ontwikkelingsgeschiedenis;
- bijzondere gebeurtenissen ('life events');
- de vraag of iemand seksuele opvoeding genoten heeft, wat iemand heeft meegekregen op dit gebied;
- afkomst, milieu, religie, cultuur.

13.5.2 PLISSIT-model

Naast de hermeneutische cirkel kan het PLISSIT-model worden gebruikt. Dit model kan door verschillende disciplines worden gebruikt om een antwoord te geven op seksuele vragen.

PLISSIT bestaat uit vier stappen:
1. het geven van toestemming (Permission giving) om te praten over seksualiteit;
2. informatie verstrekken (Limited Information);
3. advies geven (Specific Suggestions);
4. als dat gewenst is het voorschrijven van en overgaan tot een gespecialiseerde behandeling (Intensive Therapy).

Permission giving

De verpleegkundige moet in deze fase de gelegenheid creëren om over seksualiteit te praten. Dat vereist een respectvolle benadering en goed, geconcentreerd luistergedrag. Het blijft een gevoelig onderwerp.

Toestemming geven staat in dit model gelijk aan: geruststellen, aanmoedigen en ruimte geven om de patiënt zijn verhaal te laten vertellen. 'Permission giving' opent de weg naar:

Limited Information

Seksuele problemen die ontstaan zijn door neurologische stoornissen of de psychologische gevolgen van deze stoornissen roepen veel vragen op. De eerste is vaak: is het normaal dat ik dit heb in deze situatie en komt het weer goed? Soms is het voldoende om aan te geven wat de oorzaak is. Het probleem is daarmee niet opgelost maar de geruststelling kan al voldoende zijn.

Limited staat in deze fase voor eenvoudig en beknopt. Het moet informatie zijn die toegesneden is op de situatie en de belevingswereld van de patiënt. De hermeneutische cirkel is een prima hulpmiddel hierbij.

Specific Suggestions

In deze fase kan de verpleegkundige dieper op de situatie ingaan. Vooraf moet dan onderzoek zijn gedaan naar het ontstaan van de problemen en in het multidisciplinaire team overleg gepleegd over de beste oplossing. De hermeneutische cirkel zal helpen bij het maken van een adequate analyse.

Intensive therapy

In deze fase is het raadzaam om, als de problemen te specialistisch zijn voor de verpleegkundige, de patiënt door te verwijzen naar de professionals in de organisaties die hierin gespecialiseerd zijn.

13.6 Tot slot

Neurologische aandoeningen hebben grote invloed op het seksueel functioneren van de patiënt en zijn partner. De neuroverpleegkundige krijgt inzicht in deze problematiek door haar of zijn kennis te vergroten van de werking van het zenuwstelsel en de invloed van de verschillende neurologische aandoeningen op het seksueel functioneren. Seksualiteit is complex en wordt door de neurologische stoornissen nog complexer. Door het toepassen van de hermeneutische cirkel en het PLISSIT-model uit dit hoofdstuk zal de neuroverpleegkundige de patiënt een helpende hand kunnen bieden bij deze problemen.

Literatuur

Achterberg Th, Eliens AM, Strijbol NCM. Effectief verplegen deel 2. Handboek ter onderbouwing van het verpleegkundig handelen. 2e, geheel herziene druk. Dwingelo: Kavanah, 2005.
Bakker F, Vanwesenbeeck I. Seksuele gezondheid in Nederland. Delft: Eburon, 2006.
Bender J, Höing M, Dam A van, Visser T, Berlo W van. Is revalidatie aan seks toe? Het bevorderen van seksuologische zorg in revalidatieteams. Utrecht : Rutgers Nisso Groep, 2005.
Bosch E, Suykerbuyk E. Seksuele voorlichting aan mensen met een verstandelijke handicap, de kunst van het verstaan. Derde druk. Soest: Uitgeverij Nelissen, 2004.
Everaerd W. Het psychofysiologisch laboratorium en seksuele disfuncties. Tijdschr Seksuologie 2003;27:83-87.
Francher RE. Pioneers of psychology. 3rd edition. New York/London: Norton & Company, Inc., 1999.
Gelmers HJ. Neurologie voor verpleegkundigen. Assen: Van Gorcum, 2008.

Hoïng M, Dam A van, Visser T, Berlo W van. Is revalidatie aan seks toe? Projectnummer 67-208. Utrecht: Rutgers Nisso Groep, 2005.

Hoïng M, Vanwesenbeeck I. Hulpverlening aan slachtoffers van seksueel geweld: Omvang, aard en kwaliteit. Tijdschr Seksuologie 2004;28(1):22-35.

Kalat JW. Biological psychology. Wadsworth? Belmont USA: Thomson learning, 2001.

Karczmar AG. Exploring the vertebrate central cholinergic nervous system. New York: Springer, 2007.

Kedde H, Berlo W van, Sexual satisfaction and sexual self images of people with physical disabilities in the Netherlands. Sex Disabil 2006;24:53-68.

Levin RJ. Sexual desire and the deconstruction and reconstruction of the human female sexual response model of Masters and Johnson. In: Everhard W, Laan E, Both S (Eds.). Sexual appetite, desire and motivation: energetics of the sexual system. Amsterdam: Koninklijke Nederlandse Akademie van Wetenschappen, 2001.

Sanders EACM. Parkinson handboek. Een beknopte leidraad voor de praktijk. Utrecht: Academic Pharmaceutical Productions BV, 2002.

T'Sjoen G, Mahmoud A, Comhaire F. Neurologische oorzaken van erectiele disfunctie. Neuron 2004;9(6):22-26.

Vonk R. Cognitieve sociale psychologie: psychologie van het dagelijkse denken en doen. Utrecht: Lemma, 2001.

WHO-FIC Collaborating Centre. Internationale classificatie van het menselijk functioneren (ICF). Houten: Bohn Stafleu van Loghum, 2001.

Websites

www.bbc.co.uk/science/humanbody/sex/add_user.shtml: Interactieve site om het brein te leren kennen, ook interessant op het gebied van seksualiteit.

noorderlicht.vpro.nl/afleveringen/22311684

www.sexualhealth.com/article/read/disability-illness/rediscovering-sex-after-disability-illness-trauma/72

14 De rol van naasten, hulpverleners en zorgsystemen

Marjan Hurkmans en Go Verheijden

14.1 Inleiding

Bij het ontstaan van een neurologische aandoening is het belangrijk om te onderkennen dat de aandoening en haar consequenties niet alleen de persoon met het letsel zelf treffen maar ook de familie. Het is vaak een angstige, onzekere periode waarin een gezonde persoon een patiënt wordt met een onzekere toekomst. Deze periode – maar ook deze toekomst – wordt gedeeld met belangrijke anderen, in eerste instantie vooral de naaste familie: ouders, partner en kinderen. Het onderkennen van zowel de ondersteunende als de belemmerende rol van ieder betrokken gezins-/familielid is noodzakelijk voor een zo positief mogelijk verloop van de revalidatieperiode én de periode daarna.

In de Internationale Classificatie van het Menselijk Functioneren (ICF) wordt een breed scala van externe factoren beschreven. Ze zijn geordend beginnend bij de onmiddellijke omgeving van het individu, zoals de naaste familie, en eindigend bij de omgeving in het algemeen, bijvoorbeeld flora en fauna. In 2004 is er een selectie gepubliceerd van de belangrijkste ICF-categorieën voor CVA-revalidatie. Dit is de Brief ICF Stroke Core Set, die uit 18 factoren bestaat. Drie van deze factoren zijn externe factoren:
1 naaste familie;
2 hulpverleners in de gezondheidszorg, gezondheidsdiensten en voorzieningen;
3 systemen en beleid met betrekking tot gezondheidszorg.

Het is aannemelijk dat deze drie factoren ook van belang zijn bij andere neurologische aandoeningen.

In dit hoofdstuk zal worden ingegaan op de betekenis van externe factoren voor het functioneren van een persoon met een neurologische aandoening. De nadruk zal worden gelegd op de rol van de naaste familie, hoe zij omgaan met de veranderde situatie en hun copingstrategieën. Daarnaast zullen de rol en de verantwoordelijkheden van de neuroverpleegkundige aan bod komen en zal inzicht worden gegeven in een aantal ontwikkelingen binnen de gezondheidszorg die van invloed zijn op het functioneren van een persoon met een neurologische aandoening.

> **Casus 14.1 Hans Koster**
>
> Hans Koster, 43 jaar, is aan het werk als bedrijfseconoom wanneer hij plotseling hevige hoofdpijn krijgt en het bewustzijn verliest. Onderzoek in het ziekenhuis wijst uit dat hij een bloedig CVA heeft doorgemaakt in de rechterhemisfeer. Hans blijft een maand opgenomen in het ziekenhuis en gaat vervolgens drie maanden klinisch revalideren, waarna een intensieve poliklinische revalidatiefase volgt. Hans is getrouwd en heeft twee kinderen, een zoon en een dochter van 9 en 7 jaar. De klinische periode is emotioneel erg belastend. Hans heeft veel angsten en is overgevoelig voor geluid en drukte. De partner en kinderen kunnen niet begrijpen waarom hun man/vader zo boos reageert wanneer zij enthousiast binnenkomen.
> Poliklinisch krijgt Hans fysiotherapie, ergotherapie en ondersteuning van de psycholoog. Er is sprake van een parese van de linkerarm, krachtsverlies links en snelle vermoeidheid. Hans kan binnenshuis lopen met een vierpoot en leert buitenshuis omgaan met een scootmobiel. Daarnaast wordt neuropsychologisch onderzoek verricht om overige gevolgen van het CVA nader te diagnosticeren. Hans is aangemeld bij een Activiteitencentrum, hoewel hij in de toekomst graag zijn werk weer wil oppakken. In de thuissituatie wordt duidelijk dat de situatie voor iedereen veranderd is. Hans heeft ondersteuning van zijn partner nodig bij het douchen en aankleden en kan administratieve en financiële zaken die hij vroeger thuis regelde niet meer uitvoeren. De relatie en rollen zijn totaal veranderd. Hans reageert vaak boos en negatief op de kinderen omdat ze volgens hem geen rekening met hem houden, bijvoorbeeld wanneer ze een spelletje spelen op de spelcomputer. De kinderen herkennen hun vader niet meer en zijn bang dat er weer iets ergs met hem gebeurt. Ze kunnen zich niet goed concentreren op school. Het gezin had voor het CVA veel sociale contacten. Nu komt er bijna geen bezoek meer. Via de revalidatiearts wordt een speltherapeut ingeschakeld voor de kinderen en er is systeemondersteuning ingezet.

14.2 De betekenis van externe factoren voor het functioneren met een neurologische aandoening

14.2.1 Wat wordt onder externe factoren verstaan?

De ICF geeft een beschrijving van de externe factoren. Ze verwijzen naar alle aspecten van de externe of extrinsieke wereld die de achtergrond van iemands leven vormen en als zodanig iemands functioneren beïnvloeden. Externe factoren omvatten de al dan niet door mensen gemaakte fysieke wereld en zijn verschijnselen, andere mensen in verschillende relaties en rollen, attitudes en waarden, sociale systemen en dienstverlening, beleid, regels en wetten. In de ICF worden de externe factoren gecodeerd vanuit het perspectief van de zorgvrager, in dit geval de persoon met een neurologische aandoening. Deze factoren moeten worden betrokken bij elke component van het menselijk functioneren. Daarbij kan iedere factor belemmerend of steunend van aard zijn. Bijvoorbeeld de echtgenote van iemand met een CVA kan steunend zijn door te helpen bij de persoonlijke verzorging en kan tegelijkertijd belemmerend zijn, omdat ze haar man uit angst niet alleen een boodschap wil laten doen.

14.2.2 Waarom zijn externe factoren van belang voor de neuroverpleegkundige?

Een neuroverpleegkundige dient te weten welke invloed externe factoren hebben. Welke factoren zijn steunend en kunnen daartoe worden ingezet en welke factoren zijn belemmerend maar kunnen mogelijk zo beïnvloed worden zodat ze steunend worden? Naast het inventariseren van stoornissen, activiteiten en participatieproblemen, is het daarom van belang om ook de externe factoren te inventariseren bij iedere individuele patiënt.

De invloed van de neuroverpleegkundige is vanzelfsprekend wisselend. Door de contacten die de neuroverpleegkundige heeft met de naaste familie is directe beïnvloeding mogelijk. Richting voorzieningen, systemen en beleid met betrekking tot de gezondheidszorg heeft de individuele verpleegkundige minder invloed, maar ze kan door lid te worden van een beroepsvereniging een gesprekspartner worden van de overheid en dus op deze wijze invloed uitoefenen op de externe factoren.

14.3 De naaste familie

Vanuit de systeemtheorie is het gezin te beschouwen als een systeem. Er is altijd sprake van dynamiek, waarbij vragen een rol spelen als: Hoe zijn de onderlinge relaties? Hoe is de relatie met de partner, in welke levensfase bevinden de patiënt en diens partner zich, welke rollen vervullen beiden, is er sprake van intimiteit, delen ze van gevoelens en seksualiteit? Zijn er kinderen, hoe oud zijn ze, in welke ontwikkelingsfase zitten ze en wat vraagt dat van de opvoedingstaken van de ouders? Daarom worden in dit hoofdstuk de uitgangspunten van deze systeemtheorie gehanteerd:
– alle componenten binnen het systeem zijn met elkaar verbonden;
– het systeem ontwikkelt zich gedurende de levenscyclus;
– een verandering voor een van de componenten impliceert verandering voor alle componenten van het systeem;
– ieder systeem is uniek.

Een partner vervult binnen een relatie verschillende rollen. Er zijn drie specifieke rollen te onderscheiden waarin veranderingen kunnen optreden wanneer de andere partner een neurologische aandoening krijgt:

1 de rol van verzorger, omdat de partner bepaalde handelingen niet meer kan uitvoeren;
2 de rol van cliënt, wanneer de informele zorg leidt tot psychische en emotionele spanningen;
3 de rol van maatje, familielid, omdat de gevolgen van de neurologische aandoening de onderlinge relaties in het gezinssysteem beïnvloedt en vooral de emotionele en seksuele relatie tussen de partners.

Per rol zal worden aangegeven wat dit betekent in iedere fase en zal worden ingegaan op de rol van de neuroverpleegkundige in de begeleiding hiervan. Omdat het van belang is om onderscheid te maken tussen de begeleiding van volwassenen en kinderen, wordt in deze paragraaf apart ingegaan op de rol van de kinderen.

14.3.1 De rol van de partner als verzorger

Op het moment dat Hans, de hoofdpersoon uit casus 14.1, wordt opgenomen op de afdeling neurologie van het ziekenhuis, worden de verpleegkundigen onderdeel van het systeem waarin Hans leeft of zich begeeft. In de acute fase heeft het medisch handelen prioriteit, maar de verpleegkundige moet tegelijkertijd aandacht hebben voor de angst en onzekerheid waarin Hans en zijn gezin zijn terechtgekomen. Er zijn veel vragen; wat is er met Hans aan de hand, wordt hij weer beter en hoe kunnen wij hem hierin ondersteunen? Vanaf het eerste moment is het van belang dat de verpleegkundige hierover met het gezin in gesprek gaat. Een gesprek waarin ruimte is voor het stellen van vragen, het uitspreken van verwachtingen en het aangeven van grenzen. Het expliciet maken van deze grenzen schept duidelijkheid in de zorgsituatie en voorkomt problemen voor wat betreft wederzijdse verwachtingen. Tijdens de revalidatiefase wordt duidelijk dat Hans vanwege de parese blijvend ondersteuning nodig heeft bij zijn verzorging. De verpleegkundige overlegt met de vrouw van Hans of zij betrokken wil worden bij de dagelijkse verzorging, waardoor zij de handelingen en vaardigheden kan ontwikkelen die hiervoor nodig zijn, zodat zij deze ondersteuning later thuis ook kan bieden. Wat iemand wil en kan bijdragen aan de verzorging kan per individu erg verschillend zijn. Het kan nogal wat voor je relatie betekenen dat je niet meer alleen de partner maar ook de verzorger van je partner bent. Het is belangrijk dat de vrouw van Hans de ruimte krijgt om over haar rol na te denken, dat ze eigen keuzes kan maken en dat haar persoonlijke grenzen worden gerespecteerd.

Door het verzorgen van en de zorg om de partner met een neurologische aandoening, komt soms ook de gezondheid van de gezonde partner onder druk te staan. Wanneer daarvoor onvoldoende aandacht is, kan ook de partner patiënt worden. Dit vraagt van de verpleegkundige ook expliciete aandacht voor de partner, om zo de begeleiding te kunnen afstemmen op wat deze persoon in deze situatie nodig heeft, kan en aankan. Het is dus niet alleen nodig om aandacht en zorg te hebben voor de patiënt met niet-aangeboren hersenletsel (NAH) maar ook om goed te blijven kijken en informeren naar de situatie van de partner. Open vragen als: hoe gaat het nu met u, wat houdt u nu bezig, wat zou ik op dit moment voor u kunnen doen, kunnen daarbij ondersteunend zijn. En door te laten voelen en benoemen dat de partner altijd bij de verpleegkundige of een van haar collega's terecht kan, wordt voor de partner ook ruimte gecreëerd om vragen te stellen en gevoelens te uiten.

De vrouw van Hans heeft nu ook grotendeels alleen de zorg voor en de zorg om de kinderen, wat het risico op het uit balans raken van draagkracht en draaglast nog meer vergroot. De verpleegkundige kan een belangrijke rol spelen in het signaleren van dreigende overschrijding van de draagkracht. Zo kan er bijvoorbeeld in een multidisciplinair overleg besproken worden of het betrekken van de maatschappelijk werkende of psycholoog ondersteunend kan zijn. Hierdoor kan mogelijk voorkomen worden dat de partner patiënt wordt.

Tijdens de revalidatiefase bekijkt de verpleegkundige of er in de thuissituatie praktische voorzieningen of aanpassingen nodig zijn en schakelt hiervoor eventueel een ergotherapeut in. Ook in deze fase blijft het geven van informatie belangrijk.

Kader 14.1 Zorg voor de mantelzorg

In de richtlijn *Zorg voor de mantelzorg* wordt een aantal aanbevelingen gedaan rond voorlichting. Deze aanbevelingen kunnen ook als leidraad gebruikt worden bij de ontwikkeling van voorlichtingsprotocollen voor andere neurologische aandoeningen. Aandachtspunten bij het bieden van voorlichting zijn:
- stem af op de vrager;
- bied informatie gefaseerd aan;
- check of informatie is begrepen;
- bied individuele uitleg naast schriftelijke informatie;
- bied in alle fasen informatie;
- maak afspraken in het multidisciplinair overleg over wie welke informatie biedt;
- maak gebruik van informatiemateriaal dat ontwikkeld is door patiëntenverenigingen;
- maak gebruik van de opgebouwde deskundigheid van patiënt en naasten.

In de chronische fase kan een verpleegkundige (tijdelijk) ondersteuning bieden in de thuissituatie. Vooral in deze fase is er aandacht voor overbelasting van de partner. Is er voldoende sociale steun? Wanneer gesignaleerd wordt dat er overbelasting dreigt, kan respijtzorg worden aangeboden. Respijtzorg is tijdelijke en volledige overname van de zorg van een mantelzorger met het doel om die mantelzorger vrijaf te geven.

14.3.2 De rol van de partner als cliënt

Het moeten gaan bieden van verzorging kan (enorme) gevolgen voor de partner hebben. Of de partner deze taak op zich kan nemen en daarbij zelf fysiek en emotioneel gezond kan blijven is afhankelijk van vijf categorieën kenmerken: kenmerken van de persoon met hersenletsel (fysieke en cognitieve stoornissen, of gedragsproblemen), demografische kenmerken van de verzorgende (leeftijd, gezondheid), psychologische factoren (copingstrategie, ervaren van samenhang en depressieve symptomen), relationele aspecten ((dis)harmonie in de relatie en tevredenheid over het huwelijk) en sociale factoren (sociale steun en eenzaamheid). Het vroegtijdig in kaart brengen van deze kenmerken en daarop inspringen kan voorkomen dat de verzorgende partner cliënt wordt. Onderzoek wijst uit dat vooral gedragsverandering en onvoorspelbaarheid van gedrag van de persoon met een neurologische aandoening stressoren zijn waardoor de verzorgende cliënt kan worden. Het in kaart brengen van de bovengenoemde kenmerken dient multidisciplinair opgepakt te worden. In het multidisciplinair overleg dienen afspraken gemaakt te worden over wie welke kenmerken inventariseert en welke instrumenten daarvoor gebruikt worden.

Naast het inventariseren van kenmerken heeft de neuroverpleegkundige ten aanzien van de partner de taak om educatie te geven met betrekking tot algemene dagelijkse levensverrichtingen (ADL) en omgang met de veranderde ander. In de klinische situatie dient vooral informatie gegeven te worden over wat het gezin te wachten staat in de thuissituatie na ontslag. Onderzoek wijst uit dat hoe beter de educatie aansluit, hoe kleiner de kans op fysieke en/of emotionele problemen bij de partner.

14.3.3 De rol van de partner als gezinslid

De gevolgen van hersenletsel worden iedere dag gevoeld door alle betrokkenen. De premorbide balans is verstoord, er moet een nieuw evenwicht worden gevonden. De wederkerigheid in de relatie kan verstoord zijn, bijvoorbeeld doordat er sprake is van afasie waardoor er niet of heel beperkt gecommuniceerd kan worden, of doordat door de hersenbeschadiging het invoelingsvermogen is aangetast. Wanneer de wederkerigheid in de partnerrelatie verandert, verandert daarmee vaak ook de rol van intimiteit en seksualiteit. Degene met het hersenletsel beleeft de eigen situatie soms heel anders dan de partner en de kinderen en ook dit kan spanningen oproepen. Daarnaast kunnen gevoelens van verlies, verdriet en boosheid druk zetten op het gezinssysteem.

Het is voor de vrouw van Hans moeilijk om de balans te vinden tussen aandacht voor Hans, de kinderen en zichzelf. In de acute fase bouwt de verpleegkundige contact op met het gezin en geeft hen informatie op maat. Ze legt bijvoorbeeld aan de vrouw van Hans en zijn kinderen uit dat Hans door de hersenbeschadiging sneller overprikkeld raakt en geeft hen adviezen hoe hiermee om te gaan. In de revalidatiefase geeft zij uitleg over de (blijvende) gevolgen en leert ze vaardigheden aan. Ze biedt ondersteuning bij het uitwisselen van ervaringen met anderen. In de chronische fase speelt de verpleegkundige een rol in de nazorg, waarbij gesignaleerd kan worden of er extra ondersteuning of verwijzing nodig is naar een Steunpunt Mantelzorg en/of hersenletselorganisatie. Voor psycho-educatie en counseling kan systeemondersteuning in deze fase veel voor het gezin betekenen.

14.3.4 De rol van de kinderen

Wanneer kinderen nog thuis wonen en vader of moeder krijgt hersenletsel, dan heeft dat ook voor het kind grote gevolgen. De meeste kinderen hebben het zwaar en regelmatig ontstaan daardoor ontwikkelings- en opvoedingsproblemen. Daarom is het van belang om specifieke aandacht en steun te bieden aan de kinderen.

Het is in de begeleiding van gezins- en familieleden belangrijk een onderscheid te maken tussen volwassenen en kinderen. De begeleiding van kinderen moet op een andere manier gebeuren dan die van volwassenen. Praten is vaak niet de beste oplossing om gevoelens te laten uiten of informatie te geven. Specifieke begeleiding (speltherapie, speciaal voorlichtingsmateriaal) gericht op (jonge) kinderen is noodzakelijk, maar bijna altijd afwezig. Ook voor kinderen zijn groepsbijeenkomsten zoals door patiëntenverenigingen worden aangeboden van belang, zodat ze merken dat ze niet de enigen zijn die problemen hebben met hun familielid met hersenletsel.

Bij de kinderen van Hans is er gelukkig wel speltherapie ingezet. Zij kunnen op deze manier hun gevoelens op een voor hen veilige en bekende manier uiten en verwerken. Tijdens de therapie wordt duidelijk dat ook de beide kinderen uit de casus een eigen wijze van omgaan met de situatie hebben. Een van de kinderen speelt tijdens de therapie vaak de verzorgende van vader, terwijl het andere kind het niet over thuis heeft en steeds bij vriendjes speelt. Beiden geven zo informatie waardoor hun proces zo persoonlijk mogelijk gevolgd, gediagnosticeerd en ondersteund kan worden. Zoals eerder gezegd: ieder systeem is uniek maar ook iedere persoon binnen dat systeem is uniek. Het is van belang om het onderscheid te zien, zodat alle personen in het gezin zo goed mogelijk kunnen worden ondersteund.

14.4 Coping van de naasten

Hoe het gezinssysteem het hersenletsel van Hans en de veranderingen in hun leven verwerkt en doormaakt, is voor een belangrijk deel afhankelijk van hun copingstrategie. De copingstrategie kan steunend of belemmerend zijn in dit proces en kan per gezinslid verschillend zijn. Coping is de reactie van een individu op een stressvolle gebeurtenis. Stress wordt ervaren wanneer iemand denkt of voelt niet in staat te zijn tot een adequate reactie op een gebeurtenis. 'Het interpreteren van en het reageren op moeilijke omstandigheden zijn twee afzonderlijke processen: *appraisal* en *coping*. Appraisal is het cognitieve proces met als doel het interpreteren en evalueren van een situatie. Coping is de manier waarop iemand gedragsmatig, cognitief en emotioneel op de aanpassingsvereisende omstandigheden reageert. Lazarus en Folkman definiëren coping als continu veranderende cognitieve en gedragsmatige pogingen gericht op het kunnen omgaan met specifieke eisen. Het gaat om interne of externe eisen waarvan het individu verwacht dat die zijn eigen mogelijkheden zullen overtreffen.' Zij onderscheiden de probleemgeoriënteerde coping en de emotiegeoriënteerde coping. Bij de probleemgeoriënteerde coping schat iemand in de probleemsituatie nog positief te kunnen beïnvloeden, er kan nog actie worden ondernomen gericht op het verbeteren van de situatie, de oorzaak van de stress. Bij de emotiegeoriënteerde coping wordt de oorzaak niet aangepakt maar wordt geprobeerd om de emotionele gevolgen, de stress te reduceren. De probleemgeoriënteerde copingstijl blijkt meer effectief en steunend dan de emotiegeoriënteerde copingstijl. Er kunnen verschillende copingstijlen gehanteerd worden in verschillende situaties maar vaak is er wel een bepaalde voorkeursstijl of een bepaalde aanpak vanuit persoonskenmerken.

> **Casus 14.1 Hans Koster (vervolg)**
>
> Hans en de andere gezinsleden blijken heel verschillend met alle veranderingen om te gaan. Hans interpreteert de veranderde situatie bij zichzelf maar ook de veranderingen binnen zijn gezin anders dan zijn vrouw en kinderen. Hij is vanwege de hersenbeschadiging onvoldoende in staat om alle veranderingen en de consequenties daarvan voor ieder persoonlijk te overzien. Hij voelt wel dat hij geen grip heeft op de situatie en probeert moeilijke situaties dan ook vaak te vermijden. Voor zijn vrouw en kinderen wordt het hierdoor extra zwaar. Hans verwijt zijn kinderen bijvoorbeeld dat ze hem treiteren door herrie te maken en wordt soms extreem boos terwijl ze aan het spelen zijn. De vrouw van Hans legt het hem iedere keer weer uit en toch gebeurt iedere keer hetzelfde. Ze probeert maar vooral bezig te zijn om niet te hoeven voelen hoeveel pijn het doet maar kan soms het geluk van andere gezinnen niet aanzien. Hans en zijn vrouw hanteren vanuit respectievelijk onvermogen en onmacht een emotiegerichte copingstijl. Ze zijn (nog) onvoldoende in staat om problemen actief aan te pakken. In deze fase is er meer ondersteuning nodig vanuit de omgeving.
>
> Eenieder in het gezin rouwt op een eigen manier om wat er niet meer is en om het feit dat Hans niet meer is wie hij was. De vrouw van Hans vertelt dat ook zij niet meer is wie ze was: 'Ik was meestal vrolijk, had veel plezier met Hans, de kinderen, onze familie en vrienden. Nu voel ik me vaak zo alleen. Ik ben getrouwd en heb nog een man, maar eigenlijk is hij er niet meer.'

Het feit dat de persoon waarom gerouwd wordt nog leeft, onderscheidt dit rouwproces van andere rouwprocessen. Hoewel alle rouwprocessen in fasen verlopen, is de adaptatie bij een rouwproces na hersenletsel wezenlijk verschillend. In de beginfase ontstaat er na de eerste schok en onzekerheid vaak weer hoop. Bepaalde functies herstellen zich en vaardigheden keren terug.

In een latere fase kan blijken dat het herstel begrensd is en niet volledig zal zijn. Dit wordt door de naasten niet altijd onderkend. In deze fase is het voor professionele verzorgers belangrijk om deze ontkenning ook als functionele coping te kunnen zien voor deze perso(o)n(en) in deze situatie. De emotie en angst kunnen zo groot worden dat er een depressie dreigt, waardoor niet meer adequaat kan worden omgegaan met de situatie. De adaptatie wordt dan (onbewust) vertraagd zodat de emoties gedoseerd kunnen worden toegelaten en verwerkt: Voor verpleegkundigen betekent dit dat ze op dit moment nog terughoudend moeten zijn met informatie. Dit betekent niet dat belangrijke informatie wordt onthouden, maar dat deze bewust en aangepast gegeven moet worden. Als professionele hulpverlener kun je soms beter helpen door iets (nog) niet te doen.

In het gezin van Hans bleek de vrouw van Hans in een latere fase van het proces steeds beter in staat om problemen actief aan te pakken. Voor haar was de periode waarin zij afleiding zocht noodzakelijk om met de veranderingen om te kunnen gaan. Het adequaat kunnen duiden van de functie van gedrag in een bepaalde situatie of fase en van daaruit de professionele attitude en handelen bepalen, vraagt om zorgvuldigheid en afstemming met alle betrokken professionals.

14.5 Hulpverleners in de gezondheidszorg

14.5.1 Hulpverleners en sectoren

Kenmerkend voor mensen met neurologische aandoeningen is de grote impact die de aandoening heeft op hun leven en hun omgeving. Vragen die hieruit voortvloeien, variëren niet alleen per aandoening maar ook per fase. Door deze diversiteit aan vragen is de ondersteuning niet beperkt tot één specialist, maar tot een groot aantal hulpverleners.

Hans en zijn familie komen in het ziekenhuis in contact met de neuroloog, neuroverpleegkundigen, paramedici en psycholoog. In de revalidatiefase is de revalidatiearts verantwoordelijk voor de behandeling en krijgt Hans therapie van andere paramedici. In de chronische fase wordt Hans aangemeld bij de lichamelijk-gehandicaptenzorg en zal hij in contact komen met activiteitenbegeleiders. De systeemondersteuning die hij en zijn gezin ontvangen, wordt aangeboden door een gedragskundige. De kinderen krijgen ondersteuning van een speltherapeut. Bij elkaar opgeteld is dit een groot aantal hulpverleners met allemaal een eigen stukje expertise die een antwoord geven op de zorgvragen en behoeften van Hans en zijn familie. In het traject dat Hans is gegaan zijn ook andere keuzes te maken. Zo kan de ADL-zorg die door de partner wordt gedaan voor een deel overgenomen worden door de thuiszorg en kan er zorg ter ontlasting van de thuissituatie ingezet worden, ook wel respijtzorg genoemd.

Bij alleenstaanden voor wie zelfstandig wonen niet meer mogelijk is, is wonen binnen een kleinschalige woonvorm binnen de gehandicaptenzorg een optie. Ook de leeftijd van een zorgvrager bepaalt mede het traject dat iemand gaat. Zo gaan zorgvragers ouder dan 65 meestal revalideren en wonen in een verpleeghuis. Bij specifieke hulpvragen zoals bij epilepsie kan er verwezen worden naar een epilepsiecentrum en voor gedragsproblematiek is er een aantal ggz-organisaties gespecialiseerd op het gebied van niet-aangeboren hersenletsel.

Kader 14.2 Project De Wandeling

De ziekenhuisfase is voor naasten een intensieve periode waarin zij contact hebben met diverse hulpverleners. Deze periode maakt een grote indruk en ook na lange tijd kunnen zij voorbeelden geven van zowel de goede als minder goede ervaringen. Binnen het project De Wandeling zijn mantelzorgers en verpleegkundigen al wandelend met elkaar in gesprek gegaan om deze ervaringen te delen. Zo gaf een mevrouw aan dat de verpleegkundige die aan haar vroeg 'Hoe is het nu met u?' aanvoelde dat ze het moeilijk had en een goeie was. Maar er zijn ook minder goede ervaringen die naasten meenemen in de contacten met andere hulpverleners. Het zich niet houden aan afspraken of onvoldoende informeren zijn veelgehoorde signalen. Wat mantelzorgers ook opvalt, is dat hulpverleners soms hun eigen kennis niet toepassen en dat niet in de gaten hebben. Een aantal mantelzorgers vertelde over situaties waarbij hulpverleners bijna in één adem vertelden dat de aandoening invloed heeft op het geheugen van de patiënt en dat ze alle informatie over het ontslag al aan de patiënt verteld hadden, dus dat dat al geregeld was.

14.5.2 Multidisciplinaire samenwerking: de rol en verantwoordelijkheden van de neuroverpleegkundige

Om een holistische mensvisie als grondslag voor de hulpverlening te kunnen behouden is multidisciplinaire samenwerking onontbeerlijk. De neuroverpleegkundige neemt in een samenwerkingsverband een bijzondere positie in omdat zij de enige discipline is die 24 uur per dag aanwezig is, wanneer er sprake is van intramurale zorg. Vanuit die 24-uurs aanwezigheid heeft de verpleegkundige bij uitstek de positie om het overzicht te houden en de coördinatie te verzorgen. In de intramurale setting is het multidisciplinair overleg langzamerhand gemeengoed geworden. In de thuissituatie is dit nog minder vanzelfsprekend. De kern van de samenwerking, uitgaande van de vraag van de patiënt en zijn omgeving, is het afstemmen en inzetten van verschillende functies om zo effectief mogelijk aan de vraag tegemoet te komen. Samen bereik je meer dan alleen. De vraag is of de kwaliteit van de samenwerking altijd dusdanig is dat dit in de praktijk ook geldt. De verpleegkundige optredend als gelijkwaardig teamlid is medeverantwoordelijk voor deze kwaliteit. In de literatuur wordt een aantal voorwaarden genoemd waaraan functionele

samenwerking tussen organisaties of disciplines moet voldoen om succesvol te zijn. Deze kunnen gebruikt worden om de eigen samenwerking onder de loep te nemen. Vier van deze voorwaarden worden kort belicht:
- *Interdependentie* (wederzijdse afhankelijkheid). Er kan gekeken worden naar gezamenlijke protocollen: zijn wederzijdse afspraken te vinden in de dossiers, welke informele en formele overlegmomenten zijn er?
- *Interdependentiebewustzijn*. Wederzijdse afhankelijkheid alleen is niet voldoende om tot een samenwerkingsverband te komen. Professionals moeten ook het belang ervan inzien. Dit is te achterhalen door naar de mening van iedere professional te vragen over de rol van de andere professies.
- *Kennis van elkaars middelen*. Betrokken professionals moeten op de hoogte zijn van elkaars middelen om zodoende te weten wat men elkaar te bieden en te vragen heeft. Is bijvoorbeeld bekend welke cursussen gevolgd worden; zijn er afspraken om bij elkaar op werkbezoek te gaan?
- *Positieve balans baten en kosten*. Om samen te werken moet door alle partijen geïnvesteerd worden in de vorm van tijd, geld en energie. Die investering vindt alleen plaats wanneer de partners ervan overtuigd zijn dat het meer oplevert dan erin geïnvesteerd wordt. Dit kan worden nagegaan door de hoeveelheid tijd te berekenen die men besteedt aan afstemming en coördinatie. Is iedereen altijd aanwezig op de afgesproken momenten?

14.5.3 Voorzieningen, systemen en beleid met betrekking tot de gezondheidszorg

Effectieve samenwerking tussen hulpverleners is alleen mogelijk als de juiste voorwaarden worden gecreëerd. Binnen de Nederlandse gezondheidszorg wordt vaak gebruikgemaakt van ketens en netwerken om de zorg aan patiënten met een complexe zorgvraag te verbeteren. Kenmerkend voor ketenzorg is dat het primaire proces een vaste volgorde kent. Bij netwerken is dit niet het geval en kan de patiënt een eigen route volgen. In de periode tussen 2002 en 2004 is de ontwikkeling van stroke-services gestimuleerd door de doorbraakprojecten die zijn ondersteund door het Kwaliteitsinstituut voor de gezondheidszorg CBO. Zowel organisatorisch als zorginhoudelijk is de zorg voor CVA-patiënten verbeterd door de gepubliceerde richtlijnen, die vooral betrekking hebben op de acute zorg in het ziekenhuis, de revalidatie en de huisartsenzorg. In 2006 is de stichting Kennisnetwerk CVA opgericht, die tot doel heeft om landelijk de verdere verbetering van de zorg voor CVA-patiënten te stimuleren. De overheid heeft daarnaast verspreid over het land regionale advies- en informatiepunten ingericht waar mensen met niet-aangeboren hersenletsel, familieleden en hulpverleners individuele vragen kunnen voorleggen en waar informatie gegeven wordt over de zorgmogelijkheden in de betreffende regio. Adviezen worden uitgebracht door een hersenletselteam, waarin belangrijke disciplines vertegenwoordigd zijn. Voor de specifieke ondersteuning van mantelzorgers zijn in het gehele land steunpunten mantelzorg te vinden.

Naast het overheidsbeleid dat steunend is voor de zorgverlening, is er ook een aantal ontwikkelingen gaande dat een belemmerend effect heeft. De zorg voor en behandeling van mensen met neurologische aandoeningen wordt gefinancierd uit verschillende verzekeringen zoals de basisverzekering en Algemene Wet Bijzondere Ziektekosten (AWBZ). Daarnaast is een aantal functies verschoven uit de AWBZ naar de Wet maatschappelijke ondersteuning (Wmo), waar de gemeenten verantwoordelijk voor zijn. Dat is dus nóg een partij waar de patiënt en zijn omgeving mee te maken krijgen.

De overheid stimuleert zorgorganisaties om te komen tot meer ondernemerschap, waarbij de patiënt zich meer als klant opstelt en eigen verantwoordelijkheid neemt. In de praktijk laten organisaties meer marktgericht ondernemersgedrag zien, waarbij organisaties meer en meer concurrenten van elkaar worden. Dit komt niet ten goede aan de bereidheid om met elkaar samen te werken. Gezien deze ontwikkelingen wordt het steeds belangrijker om de specifieke expertise van de neuroverpleegkunde in de zorg aan mensen met neurologische aandoeningen te beschrijven in protocollen en richtlijnen. De neuroverpleegkundige dient hierin initiatieven te nemen en zorg te dragen voor de input.

Websites, mantelzorg en familiezorg

website	informatie over
www.hartstichting.nl	de richtlijnen van de Nederlandse Hartstichting
www.kennisnetwerkcva.nl	informatie over een CVA
www.hersenstichting.nl/alles-over-hersenen/hersenaandoeningen/hersenletselteams.html	informatie over de hersenletselteams
www.gingkozorgtrajecten.nl	specifiek voor de ondersteuning van kinderen: aandacht en steun voor jonge kinderen van CVA-patiënten in het revalidatiecentrum. Een protocol dat eenvoudig kan worden aangepast voor andere diagnosen en andere instellingen.
www.mezzo.nl	meer informatie over mantelzorg is te vinden bij Mezzo. Deze organisatie komt op voor de belangen van mantelzorgers, organisaties die mantelzorgers ondersteunen en lokale en regionale organisaties die vrijwilligers in de zorg inzetten
www.familie-academie.nl	meer informatie over familiezorg is te vinden bij de Familie Academie. Deze organisatie richt zich op onderzoek, scholing en praktijk, gericht op familiezorg en zorgverantwoordelijkheid. Het hart van de Familie Academie is de scholing van beroepskrachten en managers in de gezondheidszorg

Literatuur

Beneken genaamd Kolmer DM. De kunst van het ontmoeten: onderzoek, scholing en praktijk in de familiezorg. Delft: Eburon, 2007.

Bos GAM, Visser-Meily JMA, Struijs JN, Baan CA, Triemstra AHM, Sixma HJ, et al. Zorgen voor CVA-patiënten. Arbeidsmarkt en zorgvraag: achtergrondstudies. Den Haag: RVZ, 2006.

Brooks DN, Campsie L, Symington C, Beattie A, McKinlay WW. The effects of severe head injury on patient and relative within seven years of injury. J Head Trauma Rehabil 1987;2:1-13.

Eilander H, Belle-Kusse P van, Vrancken P. Hersenletsel: Achtergronden en aanpak. Den Haag: Lemma, 2006.

Expertise Informele Zorg. Respijtzorg in Nederland; Een eerste verkenning, samenvatting. Utrecht: NIZW, 2003.

Geyh S, Cieza A, Schouten J, Dickson H, Frommelt P, Omar Z, et al. ICF core stets for stroke. J Rehabilitation Med 2004;44 (Suppl):135-41.

Hendrix H, Konings J, Doesburg J, Groot M de. Functionele samenwerking. Werkboek voor samenwerkingsverbanden in de zorgsector. Baarn: Nelissen, 1992.

Jong A de. Evaluatierapport project 'de Wandeling'. Utrecht: Stichting VLG, BOZ, Lectoraat Verpleegkundige en paramedische zorg voor mensen met chronische aandoeningen. Utrecht: Hogeschool van Utrecht, 2005.

Lazarus RS, Folkman S. Stress, appraisal and coping. New York: Springer Publishing Company, 1984.

Leach LR, Frank RG, Bouman DE, Farmer J. Family functioning, social support and depression after TBI. Brain Injury 1994;7:599-606.

Leaf LE. Traumatic brain injury affecting family recovery. Brain Injury 1993;6:543-46.

Lezak MD. Psychological implications of traumatic brain damage for the patients's family. Rehabil Psychol 1986;31:241-50.

Linn RT, Allen K, Willer BS. Affective symptoms in the chronic stage of traumatic brain injury: a study of married couples. Brain Injury 1994;2:135-47.

Novack TA, Richards JS. Coping with denial among family members. Arch Phys Med Rehabil 1991;72:521-22.

Rosenthal M, Young T. Effective family intervention after traumatic brain injury: theory and practice. J Head Trauma Rehabil 1988;3:42-50.

Visser-Meily A. Caregivers, partners in stroke rehabilitation. Utrecht: Print Partners Ipskamp, 2005.

WHO-FIC Collaborating Centre. Internationale classificatie van het menselijk functioneren (ICF). Houten: Bohn Stafleu van Loghum, 2001.

Bijlage: De inzet van hulpmiddelen

Geert Teerling

Inleiding

In de zorg voor de neurologische patiënt maakt de neuroverpleegkundige gebruik van diverse hulpmiddelen die in de zorgverlening aan deze groep noodzakelijk zijn.

Zo worden in het verpleegkundig proces diverse instrumenten gebruikt voor het vaststellen van de vitale parameters zoals temperatuur, bloeddruk, ademhaling en zuurstofsaturatie. Voor de bewaking van de patiënt worden diverse monitoren gebruikt waarop vitale parameters continu zichtbaar of opvraagbaar zijn. In de verzorging van de patiënt worden speciale bedden, matrassen, glijplanken, liften, douchestoelen, douchezitjes, in hoogte verstelbare wastafels en toiletten en speciale douchebrancards gebruikt om het functioneren van de patiënt en het werk van de verpleegkundige te faciliteren.

In dit hoofdstuk over hulpmiddelen worden echter niet direct de hulpmiddelen van een verpleegafdeling bedoeld. Deze hulpmiddelen zijn erg divers en contextspecifiek en mede afhankelijk van het budget van een instelling. In deze bijlage wordt naar de inzet van hulpmiddelen gekeken vanuit het perspectief van de patiënt. Het gaat daarbij meer over de wijze waaróp de hulpmiddelen worden ingezet bij patiënten die aan onze zorg worden toevertrouwd. Wanneer wordt in welke setting nu welk instrument ingezet? Is dat gebaseerd op een probleem van de patiënt die we moeten verzorgen, wordt het gekozen omdat het de zorgverlening voor de verpleegkundige vergemakkelijkt, of is het om arbo-technische redenen verplicht in de instelling?

Hulpmiddelen voor mensen met functioneringsproblemen

De Procesbeschrijving Hulpmiddelenzorg

In de International Classification of Functioning (ICF) is een apart onderdeel ingericht voor hulpmiddelen voor mensen met functioneringsproblemen. Er is een procesbeschrijving opgesteld voor hulpmiddelenzorg die uitgaat van het perspectief van de patiënt. De procesbeschrijving brengt de gehele keten van activiteiten in de hulpmiddelenzorg in beeld en beschrijft het proces van het signaleren van een probleem tot aan de evaluatie van het gebruik van het geleverde hulpmiddel. Daarnaast zijn de activiteiten om te komen tot het leveren van een hulpmiddel uitgewerkt in acties voor een patiënt en voor een hulpverlener. Per activiteit is weergegeven binnen welke kaders kan worden gewerkt.

Het doel van een dergelijke procesbeschrijving is, zoals bij de ICF als geheel, de eenheid van taal om een zo goed mogelijke communicatie en informatie-uitwisseling tussen partijen te bewerkstelligen. De procesbeschrijving creëert eenheid van taal en geeft daarmee professionals en patiënten een leidraad voor een uniforme informatie-uitwisseling over hulpmiddelenzorg.

De procesbeschrijving is bedoeld voor iedereen die te maken krijgt met het opstellen en uitdragen van hulpmiddelenzorg en is van belang in alle situaties waarbij hulpmiddelen worden ingezet. Zo kan de procesbeschrijving eveneens gebruikt worden voor het opstellen van protocollen, voor regelgeving en voor het opstellen van bijvoorbeeld verpleegkundige richtlijnen bij transfers en/of verplaatsingen. Tevens kan de procesbeschrijving gebruikt worden bij het opstellen van de aanvraagformulieren en foldermateriaal voor patiënten, dan wel voor het opstellen van scholingsmodules of trainingsmateriaal.

De procesbeschrijving gezien vanuit het perspectief van de patiënt volgt de volgende stappen:
1 Ik heb een probleem met mijn gezondheid en/of functioneren.
2 Dit is mijn zorgvraag.
3 Ik heb wel/niet een hulpmiddel nodig en ik weet welk(e) hulpmiddel(en) dat is (zijn).
4 Aan deze eisen moet mijn hulpmiddel voldoen (koppeling tussen verwachtingen en productkenmerken).
5 Dit is de beste keus voor mij; het hulpmiddel is aan mij geleverd en ik begrijp hoe ik het moet gebruiken.
6 Ik gebruik het hulpmiddel.
7 Het hulpmiddel doet wat het voor mij moet doen. Ik ben in staat om problemen tijdig te onderkennen.

Vanuit dit perspectief worden diverse acties van de patiënt gevraagd: bijvoorbeeld om het probleem beter te omschrijven dan wel duidelijk te krijgen wat het probleem precies is. Wanneer de patiënt zelf in staat is om deze vragen te beantwoorden, is het aan de zorgverlener om actie te ondernemen zodat er per item een uitkomst voor de patiënt is.

Bijvoorbeeld: Als de patiënt het probleem van een functie onderkent, bijvoorbeeld het zich verplaatsen van a naar b, zal hij gaan zoeken naar een oplossing. Aangezien hij niet alle informatie over hulpmiddelen heeft, zal hij bij een zorgverlener/zorgdeskundige te rade gaan. Die zorgverlener zal samen met hem het probleem gaan benoemen en zal voorlichting geven over de wijze waarop het probleem kan worden verholpen. De patiënt kan zich op basis van de informatie van de zorgverlener realiseren dat hij een probleem heeft met het zich verplaatsen van a naar b en weet welke route hij kan volgen om het op te lossen.

De acute fase

In de neurologische zorgverlening is de context waarin de patiënt zich bevindt medebepalend voor de acties van de patiënt en de acties van de zorgverlener/zorgdeskundige. In de acute fase zal de zorgverlener voornamelijk voor de patiënt moeten besluiten welke hulpmiddelen nodig zijn voor het oplossen van een probleem. De systematiek om te komen tot het leveren van een hulpmiddel als bijvoorbeeld een tillift zal op dezelfde wijze kunnen plaatsvinden, alleen zal de patiënt hierbij minder betrokken zijn of worden.

De revalidatiefase

Met de procesbeschrijving in de hand kan de neuroverpleegkundige, als zorgverlener in de revalidatiefase, zoveel mogelijk in samenspraak met de patiënt het verpleegkundig proces volgen en ook ten aanzien van hulpmiddelen behandeldoelen vaststellen. De neuroverpleegkundige kan vaststellen of het hulpmiddel tillift gebruikt moet worden omdat er anders bij een transfer te veel van een patiënt gevraagd wordt. Daarmee wordt voorkomen dat de patiënt te vermoeid raakt voor andere acties zoals eten, een ADL-training of toiletgang. Of de keuze kan vallen op een glijplank omdat die het maken van transfers vergemakkelijkt zonder dat het te veel energie kost. Het is aan de neuroverpleegkundige om na te gaan welk beoogd functioneren geformuleerd moet worden op basis van wat de patiënt wil, kan en – vanuit het perspectief van de zorgverlener – mag.

De chronische fase

Voor de neuroverpleegkundige met een patiënt in de chronische fase is de procesbeschrijving een hulpmiddel om ook weer samen met die patiënt na te gaan welke hulpmiddelen het zelfstandig functioneren kunnen bevorderen. De patiënt zal op basis van de informatie van de verpleegkundige kennis kunnen nemen van de verschillende mogelijkheden en onmogelijkheden en een programma van eisen opstellen dat voorgelegd kan worden aan de instelling die het hulpmiddel kan leveren.

Procesbeschrijving en ISO 9999

Door gebruik van de procesbeschrijving en de elektronisch beschikbare classificatie van hulpmiddelen vanuit ISO 9999 kan zowel de patiënt als de zorgdeskundige de juiste hulpmiddelen inzetten op het juiste moment. Het proces geeft richting aan een koppeling tussen 'mensgerelateerd beoogd gebruik' en 'productgerelateerd beoogd gebruik'.

ISO 9999 bevat een classificatiesysteem van hulpmiddelen voor mensen met functioneringsproblemen. De classificatie is gerelateerd aan de classificatie van de WHO-Family of International Classifications. In ISO 9999 worden hulpmiddelen (inclusief software) geclassificeerd naar hun functie. De classificatie bestaat uit drie hiërarchische niveaus en de codes bestaan uit drie groepen met elk twee getallen. In de classificatie worden voor elk niveau codes, titels, toelichtingen, inclusies, exclusies en referenties gegeven (NEN Mediscope nr.3/2007).

ISO 9999 is bedoeld om de onderlinge communicatie te bevorderen over ge- en verbruik van hulpmiddelen voor gehandicapten en ouderen. Het gaat hierbij vooral om het toepassen van de classificatie binnen informatiesystemen over hulpmiddelen, in het kader van het verstrekken van hulpmiddelen vanuit sociale en gezondheidsregelingen, voor de registratie en administratie van hulpmiddelen en vele andere aspecten van hulpmiddelen voor mensen met een handicap. Zowel de ontwikkelaars, leveranciers en verstrekkers als de gebruikers hebben hiermee de beschikking over een gestructureerd overzicht van technische hulpmiddelen.

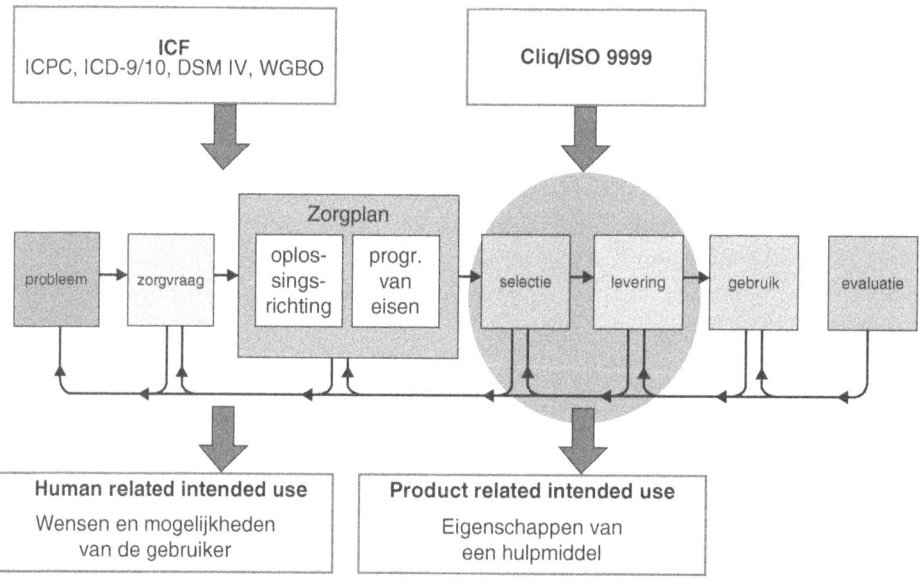

Figuur 1
Procesbeschrijving Hulpmiddelenzorg is de basis voor Cliq.

Informatieve websites

Op de website www.nictiz.nl/ is onder 'standaardisatie' een verfijning van de ISO 9999 te vinden, genaamd Cliq. De Cliq-classificatie voegt drie niveaus toe aan de ISO 9999, onder andere gebruikmakend van de Nederlandse vertaling van de ICF. In de Cliq-classificatie wordt de individuele zorgvraag centraal gesteld. Cliq legt namelijk de koppeling tussen de eigenschappen van een hulpmiddel enerzijds en de wensen en mogelijkheden van de toekomstige gebruiker anderzijds, zoals beschreven in de Procesbeschrijving Hulpmiddelenzorg die door het College voor Zorgverzekeringen (CVZ) in samenwerking met het veld is opgesteld (www.nvvs.nl).

Op de website www.handy-wijzer.nl staan diverse hulpmiddelen, geclassificeerd volgens de indeling van de ICF, die ingezet kunnen worden in de zorgverlening aan patiënten met een neurologische aandoening, of in de chronische fase gebruikt kunnen worden door de patiënten zelf. Ook staan op deze website verwijzingen naar wet- en regelgeving, bedrijven en organisaties.

Literatuur

Technische hulpmiddelen voor personen met een handicap. Classificatie en terminologie. NEN Mediscope nr.3/2007. Delft: Nederlands Normalisatie-Instituut, 2007.

Over de redactie

Drs. *Paul van Keeken* (1956) is als verplegingswetenschapper verbonden aan het Nijmeegs Kenniscentrum Neurorevalidatie van het UMC St Radboud. Hij werkt sinds 1980 in diverse functies in de neuroverpleging met neurorevalidatie als expertise. Hij is gastdocent bij diverse instituten en opleidingen, is vicevoorzitter van de vereniging Verpleegkundigen & Verzorgenden Nederland, afdeling Neuro & Revalidatie, en is voorzitter van de European Association of Neuroscience Nurses (EANN). Relevante publicaties van zijn hand verschenen er op het gebied van neurorevalidatie, slikstoornissen bij volwassenen en NeuroBlend (waaronder het Europese Competentieprofiel).

Drs. *Berna Rood* (1966) werkt als verpleegkundig expert en gezondheidswetenschapper bij het Nijmeegs Kenniscentrum Neurorevalidatie en de afdeling neurologie van het UMC St Radboud. Berna werkt sinds 1990 met neurologische patiënten, met als specifiek aandachtsgebied de neurorevalidatie zowel in het ziekenhuis als het verpleeghuis. Ze is docent neurorevalidatie bij diverse instituten en opleidingen. Er staan diverse publicaties op haar naam op het gebied van CVA, cognitie, slikstoornissen bij volwassenen en neurorevalidatie.

Dr. *J.C. (Hanna) van Hemert-van der Poel* (1960) volgde haar opleiding tot neuroloog in het AMC te Amsterdam (voltooid 1994) en was werkzaam als vrijgevestigd neuroloog in het Gelre Ziekenhuis te Zutphen van 1996 tot 2003, gevolgd door verdere specialisatie in de epilepsiezorg en slaapgeneeskunde bij Stichting Epilepsie Instellingen Nederland (SEIN) te Zwolle. Daarnaast is zij sinds 1997 werkzaam als consulent neurologie bij Winnock BV, een multidisciplinair re-integratiecentrum voor mensen met chronische klachten.

Marria Wester (1955) werkt als freelance verpleegkundig docent voor het Nijmeegs Kenniscentrum Neurorevalidatie van het UMC St Radboud en voor het Netwerk Palliatieve Zorg 's-Hertogenbosch-Bommelerwaard, Oss, Uden-Veghel. Zij heeft haar expertise op het gebied van de neuroverpleegkunde ontwikkeld tijdens de 15 jaar dat zij als cursusdocent werkte voor de vervolgopleiding neuroverpleegkunde in Vught. Zij heeft een bestuursfunctie bij Verpleegkundigen & Verzorgenden Nederland, afdeling Neuro en Revalidatie, waar zij zich inzet voor de ontwikkeling van onderwijs en de erkenning van de verpleegkundige neurologieopleiding.

Prof. dr. *Jan B.M. Kuks* (1955) is neuroloog op het Universitair Medisch Centrum in Groningen met bijzondere aandacht voor neuromusculaire aandoeningen. Zijn expertise betreft vooral myasthenie. Daarnaast is hij in deeltijd werkzaam op het onderwijsinstituut van de medische faculteit in een leidende rol binnen het geneeskundecurriculum. Hij doceert aan de Hanzehogeschool in Groningen voor de opleidingen Physician Assistant en Advanced Nurse Practitioner en is ook betrokken bij de organisatie daarvan. Van zijn hand verschenen bij BSL het leerboek *Klinische neurologie* (voorheen: Oosterhuis), het *Casusboek praktische neurologie* en een boek over consultvoering.

Drs. *Henk C.W. Hoff* (1944) is neuroloog en werkte tot zijn pensioen in het Kennemer Gasthuis te IJmuiden en Haarlem. Hij publiceerde diverse artikelen in vaktijdschriften, over halswervelfracturen na trauma capitis, de ziekte van Wernicke en over hypokaliëmische periodieke paralyse als enige uiting van hyperthyreoïdie.

Over de auteurs

Daphna Hoefnagel (1976) (MPA) is werkzaam als Physician Assistant bij de afdeling neurochirurgie van het Erasmus MC te Rotterdam. Sinds 2004 is zij werkzaam op deze afdeling. Ook geeft zij geregeld onderwijs aan intensivecare- en spoedeisendehulpverpleegkundigen. Tevens neemt zij deel aan klinisch-wetenschappelijk onderzoek.

Drs. *Marjan Hurkmans* (1968) heeft gewerkt als neuroverpleegkundige binnen het revalidatiecentrum Tolbrug en op de afdeling neurologie van het UMC St Radboud. Na haar studie gezondheidswetenschappen is ze als adviseur aan de slag gegaan bij het Brabants Ondersteuningsinstituut Zorg (BOZ) voor het Brabants NAH (niet-aangeboren hersenletsel) Netwerk. Tussen 2004 en 2008 heeft ze voor Stichting Voorzieningen Lichamelijk Gehandicapten (VLG) gewerkt als NAH-coördinator. In die periode heeft ze het door haar bedachte concept 'De Wandeling' uitgewerkt en uitgevoerd. Sinds 2008 werkt Marjan als projectmanager voor het Zorgnetwerk Midden-Brabant en is ze coördinator van het NAH-netwerk Midden-Brabant.

Drs. *J.G. (Hanneke) Kalf* (1961) is als logopedist en wetenschappelijk onderzoeker verbonden aan de afdeling Revalidatie van het UMC St Radboud in Nijmegen. Zij heeft zich gespecialiseerd in neurologische stoornissen bij volwassenen, in het bijzonder orofaryngeale slikstoornissen. Na haar masterstudie in de klinische epidemiologie aan de Universiteit van Amsterdam in 2005 startte zij met haar dissertatie 'Drooling and dysphagia in Parkinson's disease'. Tevens houdt ze zich bezig met de wetenschappelijke evaluatie van logopedische zorg, onder meer voor parkinsonpatiënten in opdracht van het ParkinsonCentrum Nijmegen (ParC).

Karin Kanselaar, MANP (1968), is Nurse Practitioner neurologie op de CVA nazorgpoli in het UMC St Radboud in Nijmegen. Na haar verkorte hbo-V ging ze werken op de afdeling neurologie met als aandachtsgebied de zorg rondom CVA-patiënten. Vanaf 1999 hield ze zich bezig met het opzetten van de CVA nazorgpoli en het verpleegkundig spreekuur. Ze is verpleegkundig docent neurorevalidatie en voorzitter van de werkgroep CVA van de V&VN-afdeling Neuro & Revalidatie en als gastdocent betrokken bij de vervolgopleiding neurologie en neurochirurgie.

Dr. *Carlo Leget* (1964) is als universitair hoofddocent zorgethiek verbonden aan de Universiteit van Tilburg. Hij promoveerde in 1997 op een studie naar leven en dood in de theologie van Thomas van Aquino. Daarna werkte hij als universitair docent moraaltheologie in Utrecht en als universitair docent medische ethiek in Nijmegen. Hij specialiseerde zich in ethiek en spiritualiteit van de palliatieve zorg en publiceerde onder meer twee boeken over dit thema: *Ruimte om te sterven* (2003) en *Van levenskunst tot stervenkunst* (2008).

Bart van Oosteren, MANP (1976), is Nurse Practitioner neurorevalidatie in de Sint Maartenskliniek, Nijmegen en GGZ Oost Brabant, Boekel. Na het hbo-V is hij zich gaan toespitsen op cognitieve en gedragsmatige problemen na hersenletsel. In dat kader heeft hij de *master of advanced nursing practice* gevolgd. Hij houdt zich bezig met behandeling, begeleiding, coaching, onderzoek en ketenzorg voor deze specifieke doelgroep.

Drs. *Miebet van der Smagt-Duijnstee* (1965) is verpleegkundige op de afdeling neurologie van het ziekenhuis Bronovo te Den Haag. Na haar opleiding tot verpleegkundige (1988) en haar studie verplegingswetenschap in Maastricht (1993) heeft zij onderzoek gedaan naar de behoeften van familieleden van CVA-patiënten in het ziekenhuis (2001). In 2007 rondde ze de neurologieopleiding voor verpleegkundigen in Utrecht af.

Will Somers (1956) is sinds 2004 senior verpleegkundige in het UMC St Radboud Ziekenhuis, afdeling neurologie/medium care. Tot die tijd was Somers werkzaam als verpleegkundige specialist neurologie in ziekenhuis Bernhoven Oss-Veghel, waarbij de innovatie en deskundigheidsbevordering van de neurologische zorgverlening centraal stond. Sinds 1995 is Somers lid van de landelijke neurorevalidatiewerkgroep van de NVNV, afdeling N&R.

Geert F. Teerling, MMI (1956), van origine verpleegkundige met ervaring in de neurologie, revalidatie en thuiszorg, is momenteel werkzaam als senior adviseur bij het Nederlands Instituut voor Accreditatie Instellingen in de Zorg (NIAZ). Daarvóór was hij coördinator kwaliteitszorg in het ziekenhuis Nij Smellinghe met specifieke aandacht voor de neurologische zorgverlening. Hij is bestuurslid van V&VN-afdeling Neuro & Revalidatie en lid van het bestuur van de European Association of Neuroscience Nurses (EANN). Hij is betrokken bij de opzet van een Europees E-learningprogramma voor neuroverpleegkundigen: NeuroBlend (www.neuroblend.eu).

Drs. *Go Verheijden* (1959) is 25 jaar werkzaam in de LG/MG-sector. Daarnaast werkte ze bij de Stichting Voorzieningen Lichamelijk Gehandicapten (VLG). In 2000 sloot ze de studie Pedagogische Wetenschappen af aan de VU in

Amsterdam. Vanaf 2001 werkte ze als orthopedagoog bij Stichting VLG en – na de fusie – bij Stichting Samenwerkende Woon- en Zorgvoorzieningen. In deze functie geeft zij systeemondersteuning aan gezinnen waarvan een van de leden is getroffen door NAH.

Renske de Vries (1961) is sinds 1984 werkzaam als logopedist in het UMC Groningen, Centrum voor Revalidatie, waar zij vooral patiënten ziet in de acute fase na een CVA, maar ook andere neurologische patiënten met spraak-, taal- of slikproblemen. Daarnaast is zij sinds 2007 werkzaam als docent dysartrie op de opleiding Logopedie van de Hanzehogeschool te Groningen.

Register

A

a. basilaris	49, 50
a. carotis	49, 50
a. cerebelli anterior inferior	50
a. cerebelli posterior inferior	50
a. cerebelli superior	50
a. cerebri anterior	49, 50
a. cerebri media	49, 50
a. cerebri posterior	49, 50
a. communicans anterior	50
a. communicans posterior	50
a. spinalis anterior	50
a. vertebralis	50
aa. lenticulostriatae	50
aandacht	60, 66, 102, 192
–, delen van -	66
–, flexibiliteit van	67
–, selectieve	66
–, vasthouden van -	66
–, verdelen van -	66
aandachtsgebied	
–, veranderen van -	66
aandachtsstoornissen	6, 66, 154, 214, 280
–, en eten en drinken	232
aandrangincontinentie	263
aangezichtspijn	280
aangezichtsverlamming	
–, voedingsproblemen bij	249
aanvragen Wmo	291
aanwijssysteem	177
abdominale massage	270
acceptatie	13
actiepotentiaal	34
actietremoren	90
activatieniveau	60
activiteiten	
–, herleren	13
activiteitencentrum	293
acute centrale hersenbeschadiging	224
acute fase	
–, beroerte	150
–, CVA	224
–, hulpmiddelen	341
–, interventies persoonlijke verzorging	226
–, neuroverpleegkundig handelen	10
–, subduraal hematoom	224
–, van een beroerte	11
acute inflammatoire polyradiculoneuritis	148
ademhalingsbewegingen	185
ademhalingsinsufficiëntie bij spierziekten	148
ademhalingsreflex	88
ademhalingsstoornissen	65
afagie	231
afasie	6, 76, 169
–, hoofdsyndromen van	170
–, prevalentie	166
–, typen	76
afdeling Neuro & Revalidatie	30
affectieve componenten	70
affectieve stoornis	155
affectieve vervlakking	63
afferente zenuwen	35
afonie	85
afweerreacties	89
ageusie	82, 235
agnosie	6, 71, 168, 218
–, akoestische	72
–, spatiële	72, 218

–, tactiele	72, 218	arbeidsparticipatie	282
–, visuele	71, 218	arbeidsre-integratie	283
agonisten	185	–, rol van gemeenten	285
agonistspier	86	arousal	60, 192
agrafie	77, 170	–, verlaagd	232
agrammatisme	170	arousalniveau	60
aica	50	–, verhoogd	213
akinesie	195	–, verlaagd	211
akoestische agnosie	72	arousalstoornis	60
alertheid	60	arteriële trombose	130
alexie	77, 169	articulatie	85
algemene dagelijkse levensverrichtingen (ADL)	209	ASIA-schaal	140
algemene mentale functies	60	–, notatie	140
Algemene Wet Bijzondere Ziektekosten (AWBZ)	291	aspiratie	238
–, recht op	292	–, stille	238
ALS	9, 147, 166, 205	aspiratiepneumonie	9, 238
–, voedingsproblemen bij	247	associatieve schors	71
amnestische afasie	76, 77	asymmetrische tonische nekreflex	89
amygdala	309	atactische dysartrie	86
amyotrofe laterale sclerose (ALS)	9, 147, 166, 205	ataxie	6, 89
–, voedingsproblemen bij	247	atelectase	145
analgesie	84	atrofie	86
analgetica	153	auditieve agnosie	168
anartrie	173	auditieve cortex	47
angst	157	auditieve perceptie	70
animale systeem	184	auditieve systeem	191
anomische afasie	169	auerbach-plexus	262
anosmie	72, 82	automatisch geheugen	68
anosognosie	74	automatische bewegingspatronen	187
antagonisten	185	automatische geheugenstoornis	217
antagonistspier	86	automatische handelingen	233
antegraad geheugen	68	–, herleren van	216
antegrade geheugen	68	autonome dysreflexie	143, 313
A-one	194	–, tekenen bij dwarslaesie	143
apneu		autonome ganglia	37
–, centrale	65	autonomie	99, 103
apneutest	160	autonoom zenuwstelsel	35, 36
appraisal	331	autorijden	294
apraxie	6, 78, 220	AWBZ-zorg	
–, en eten en drinken	233	–, recht op -	292
–, ideatoire	220, 233		
–, ideomotorische	79, 221, 233	B	
–, mond-	172, 233	backward chaining	221
–, verbale	171	bagatelliseren	171
aqueduct	37	balans	200
arachnoidea	37	–, hoofd-	240
arbeid		–, romp-	240, 268
–, ICF-definitie	276	Balint	

–, syndroom van -	81	–, ongecontroleerde	206
barbituraten	124	bewegingspatronen	
barthel-index	131, 194	–, automatische	187
basale ganglia	46, 187, 189, 194	bewegingsreacties	
–, functie van -	189	–, onwillekeurige	89
basale kernen	69	bewuste geheugen	68
basale stimulatie	212	bewustzijn	60
Battle		–, verlaagd	211
–, teken van -	129	–, wisselend	224
Beauchamp en Childress		bewustzijnsstoornissen	61, 211
–, beginselen van -	98, 99	bewustzijnsvermindering	154
Becker		biofeedback bekkenbodemspieren	270
–, spierdystrofie van -	205	blaas	
becker-spierdystrofie	148	–, autonome innervatie	259
begeerte	64	–, evacuatiefunctie	254, 256
beginselen van Beauchamp en Childress	98, 99	–, functionele aansturing	254
behoud		–, reservoirfunctie	254, 255
–, van functies en activiteiten	13	–, structuur en functies van -	254
beïnvloedende factoren		blaaskatheter	270
–, eet- en drinkproblematiek	232	blaaslediging	
bekkenbodemspieren		–, verstoorde	88
–, biofeedback	270	bloeddrukmeter	
belbus	295	–, automatische	151
Bell		bloeddrukschommelingen	150
–, voedingsproblemen bij paralyse van -	249	bloeding	
benodigde zorg		–, intracerebrale	131
–, vaststellen van -	23	–, subarachnoïdale	132
beroepsbeoefenaar		BMI	243
–, rol van -	23	Body Mass Index (BMI)	243
beroepsdeelprofiel	6	Boogh	287
beroepsspecifieke taken	25	botlap	
beroepsvereniging Verpleegkundigen & Verzorgenden Nederland	5	–, wegnemen	122
		bradykinesie	195
beroerte	129, 199	Brief ICF Stroke Core Set	325
–, acute fase	150	brilhematoom	129
–, seksuele problemen	310	broca-afasie	76, 77, 169, 170
besluitvorming	106	bronchospasmen	145
best interest	104	Brown-Séquard	
bewegen	183	–, syndroom van -	141
–, en seksualiteit	314	brughoektumor	82
–, geleid actief	216	bulbaire dysartrie	86
bewegingen		bulbaire laesie	231
–, bepalen van sequentie bij complexe	78	bulbaire zwakte	150
–, onwillekeurige	90		
–, willekeurige	89	C	
bewegingsarmoede	195	CBF	116
bewegingsfuncties	86	CCE	284, 287, 298, 299
bewegingsonrust		cellen van Schwann	34

Centraal Bureau Rijvaardigheid (CBR)	294	–, onderzoek van -	112
centraal myelumsyndroom	142	commandoniveau	
centraal zenuwstelsel	37, 38	–, centrale zenuwstelsel	188
–, oorzaken gestoorde functie	110	commotio cerebri	126
central-cord-letsel	311	communicatiehulpmiddelen	177
centrale apneu	65	communicatieschrift	177
centrale zenuwstelsel	110	communicatiestoornis	
–, niveaus	187	–, voorlichting	179, 329
Centrum indicatiestelling zorg	291	communicerende hydrocefalus	117
Centrum indicatiestelling zorg (CIZ)	294	compensatiestrategie	216, 217
Centrum Indicatiestelling Zorg (CIZ)	284	–, interne	221
Centrum voor Consultatie en Expertise (CCE)		compenseren	
	284, 287, 298, 299	–, van functies en activiteiten	13
cerebellair systeem	56	complementering	71
cerebellaire dysartrie	86	complex regionaal pijnsyndroom (CRPS)	153
cerebellum	44, 85, 187, 189, 200	concentratie	66
cerebral blood flow	116	concentratiestoornissen	6, 280
cerebral perfusion pressure	116	congruentie	70
cerebrale autoregulatie	150	consequentialisme	96
cerebrale cortex	69	consistentie van voedsel	239
cerebrovasculair accident	265	continentie	253
–, voedingsproblemen bij	245	continentiedagboek	268, 272
Checklist Individual Strength (CIS)	65	continentiestoornissen	
cheyne-stokes-ademhaling	65	–, diagnostiek	272
Childress		–, inventarisatiematrix	269
–, en Beauchamp	98	–, ordening	262
chronische fase		–, verpleegkundig handelen bij	273
–, hulpmiddelen	341	contre-coupletsel	126
–, interventies persoonlijke verzorging	226	contusio cerebri	126
–, rol verpleegkundige	329	conus-caudasyndroom	143
circulus arteriosus van Willis	49	coördinatieniveau	
cirkel van Willis	50	–, centrale zenuwstelsel	188
CIZ	291	coördinatieprobleem	90
classificatiesysteem van hulpmiddelen	342	coördinatiestoornissen	200
clippen	133	coping	331
Cliq-classificatie	342	copingstijlen	332
closed-loopmodel	191	corneareflex	116
coach		corpora mammillaria	50
–, rol van -	22	cortex	37, 69, 186
cognitief model van Ellis & Young	167	–, auditieve	47
cognitieve bewegingsstrategieën	198	–, frontale	47
cognitieve functies	47, 66	–, motorische gebieden	186
–, hogere	74	–, pariëtale	47
cognitieve problemen	6	–, visuele	47, 80
cognitieve stoornissen	201	corticale functiestoornissen	80
coilen	133	corticobasale degeneratie	196
coma	61	corticosteroïden	124
comapatiënt		coup	126

CPP	116	–, klinische	242
craniëctomie		depressie	281
–, decompressieve	122	depressiviteit	70
credé-manoeuvre	270	desoriëntatie	62, 155, 157
critical-illness-myopathie (CIM)	149	–, in persoon	214
critical-illness-polyneuropathie (CIP)	149	–, in tijd	214
cues	198	deugden	101
Curschmann-Steinert		diabetische neuropathie	205
–, ziekte van -	148	diagnose stellen	232
Cushing		diencephalon	47
–, trias van -	118	diepe gevoel	54
CVA		dieptesensibiliteit	83
–, acute fase	224	diffuse axonal injury (DAI)	127
–, slikproblemen	245	doelgericht handelen	184
cytotoxisch oedeem	116	domeingroep	31
		donorprocedure	159
D		dopamine	194, 307
dagbehandeling	293	dorsale ganglia	35
dagbesteding	289, 293	DOS-schaal	156
dagopvang	293	draaiduizeligheid	82
dagverzorging	293	drainage	
darm		–, neurochirurgische	138
–, autonome innervatie	260	driftbeheersing	64
–, evacuatiefunctie	257	driften	64
–, functionele aansturing	254	drinken	
–, reservoirfunctie	257	–, definitie	229
declaratieve geheugen	68	droge mond	239
decompressieve craniëctomie	122	dropped-head-syndroom	248
decorumverlies	63	drukmeting	
decubitus	145, 313	–, intracraniële	120
defecatielijst	268	–, intraventriculaire	120
defecatiereflex	88, 257	Duchenne	
–, onderdrukking van	262	–, spierdystrofie van -	205
degeneratieve aandoeningen	63	duchenne-spierdystrofie	148
dehydratie	243	duizeligheid	82
–, opsporen van	244	dura mater	37
delier	61, 154	dwanghuilen of -lachen	70
–, behandeling van	156	dwarslaesie	140, 266
–, klinische verschijnselen	154	–, circulatie bij	144
delierobservatieschaal	156	–, en seksuele problemen	311
dementie	196, 225	–, prognose van	146
–, lewylichaampjes-	316	–, pulmonale complicaties	145
–, Parkinson-disease-	316	dysartrie	76, 85, 172
–, taal- en spraakstoornissen bij	166	–, atactische	86
dementiebeelden	63	–, bulbaire	86
denkstoornis	154	–, cerebellaire	86
deontologisch denken	96	–, compensaties en hulpmiddelen bij	179
depletie		–, prevalentie	166

–, pseudobulbaire	86
–, slappe	86
–, spastische	86
dysfagie	
–, orofaryngeale	237
dysfonie	85
–, hyperkinetische	85
–, hypokinetische	85
dysgeusie	235
dysgrafie	170
dyskinesie	197
dyslexie	169
dysreflexie	269
–, autonome	313
dystonie	87, 90
dystrophia myotonica	148
E	
EANN	31
ecologisch model	192
effectoren	56
efferente zenuwen	35
egocentrisch gedrag	63
eigen bijdrage	291
eiwitbehoefte	
–, verhoogde	242
Ellis & Young	
–, cognitief model van	167
emotie	66, 192
emotiecircuit	306
emotiegeoriënteerde coping	332
emotiestoornissen	217
emotioneel motorsysteem	306
emotioneel-motorisch systeem	187
emotionele labiliteit	70
emotionele problemen	6
emotionele stoornissen	70
emotionele vervlakking	70
EMV-score	60, 112
encefalitis	138
encefalopathie	
–, interne oorzaken	135
–, metabole	135
–, postanoxische	134
endoscopische gastrostomie	158
energie	64
energieniveau	64
–, verlaagd	214

enteroceptie	49
enteroceptieve gewaarwording	35
epiduraal hematoom	127
epilepsie	
–, erectiele disfunctie bij	317
–, litteken-	131
–, posttraumatische	129
–, seksuele problemen bij	317
episodisch geheugen	68
episodische geheugen	68
epithalamus	47
erectie	
–, pathologische	313
–, reflectoire	312
erectiele disfunctie	315, 316
–, bij epilepsie	317
ergotherapie	221
erogene zones	314
ervaren van zelf en tijd	79
eten	
–, definitie	229
eten en drinken	
–, hulpmiddelen bij	241
–, lichaamshouding bij	240
–, medicatie en	241
ethiek	93
–, en recht	97
ethisch stappenplan	105
etiologische factoren	
–, eet- en drinkproblematiek	232
eudaimonisme	96
European Association of Neuroscience Nurses (EANN)	31
Europees Competentie Profiel (ECP)	6
Europees Functie Profiel (EFP)	23
evacuatiefunctie blaas	254, 256
evacuatiefunctie darm	257
evaluatie van de zorg	24
evenwicht	53
evenwichtsmotoriek	185
evenwichtsorgaan	82
evenwichtsproblemen	195
evenwichtsreacties	89
evoked potentials (EP)	49
ex-afferentie	185
executieve functies	74
expliciet geheugen	68
exproprioceptie	190

exproprioceptieve informatie	191	–, vitale	6
externe blaasstimulatie bij reflexblaas	270	functies van aan het oog verwante structuren	81
externe factoren neurologische aandoening	326	functiestoornissen	
externe stimulus	66	–, algemene mentale	211
externe strategieën	221	–, hogere cognitieve	218
exteroceptie	35, 49, 190	–, sensorische	222
exteroceptieve gewaarwording	35	functie-uitval	110
exteroceptieve reflex	189	Functionele Ambulante Categorieën (FAC)	204
exteroceptieve reflexen	189	functioneringsniveau	
extinctie	74	–, optimaal	226
extrapiramidaal systeem	85		
–, functie van -	189	G	
extrapiramidale systeem	46, 56	ganglia	
		–, autonome	37
F		–, basale	46
familie	327	–, dorsale	35
familiezorg		gastrocolische reflex	257
–, meer informatie -	336	gastro-oesofageale reflux	241
fantoompijn	84	GCS	112
faryngeale fase	236, 237	gebruikelijke zorg	292
faryngeale slikstoornis	231	gedrag	66
Fatigue Severity Scale (FSS)	65	gedragsmatige problemen	6
feces		gedragsverandering	330
–, manuele verwijdering	271	gegeneraliseerde spierzwakte	147
–, monitoring	271	gehandicaptenparkeerkaart	296
fecesverlies	271	gehandicaptenparkeerplaats	296
feromonen	316	gehandicaptensport	296
final common path	186	geheugen	67, 192
financiële tegemoetkoming	291	–, antegraad	68
flexibiliteit		–, antegrade	68
–, gestoorde	75	–, automatisch	68
–, van aandacht	67	–, bewuste	68
–, verstoorde	219	–, declaratief	68
flexiehouding	198	–, episodisch	68
fonologische stoornissen	169	–, episodische	68
formatio reticularis	189	–, expliciet	68
forward chaining	221	–, impliciet	68
freezing	195	–, procedureel	68
Freud	304	–, retrograad	68
Fröhlich, Andreas	212	–, semantisch	68
frontaal systeem	69	–, zintuiglijk	67
frontale cortex	47, 188	geheugenproblematiek	6
frontale hersenkwab	74	geheugenstoornis	68, 155, 216, 280
frontalekwabsyndroom	63	–, automatische	217
frozen shoulder	200	–, procedurele	217
führen	233	gehoor	52
functies		gehoorstoornis	168
–, herleren	13	gehooruitval	82

gekruiste strekreflex	88	hematomyelie	142
geld-teltremor	91	hematoom	126
geleid actief bewegen	216	–, bril-	129
gemengde incontinentie	263	–, epiduraal	127
gemiddelde arteriële bloeddruk (MAP)	116	–, intracerebraal	128
generalisatie	13	–, subduraal	127, 224
Gespreksboek	177, 178	hemianesthesie	6
gestoord ziekte-inzicht	233	hemianopsie	6, 80
gestoorde zelfcontrole	75	hemi-inattentie	73
gestoorde zelfcorrectie	75	hemiplegie	6
geur	235	hemisferen	37
geurperceptie	70	hemisferische taalstoornis	
gewaarwording		–, rechter	77
–, enteroceptieve	35	herleren	
–, exteroceptieve	35	–, van functies en activiteiten	13
–, proprioceptieve	35	hermeneutische cirkel	318, 319
gewichtstoename	234, 240	herpesencefalitis	138
gewichtsverlies	234, 247	hersenabces	138
gezin	327	hersenbeschadiging	
Gilles de la Tourette		–, acute centrale	224
–, syndroom van -	90	hersendood	61, 159
Glasgow Coma Scale (GCS)	60, 112, 125	–, apneutest bij	160
glia	33	–, neurologisch onderzoek bij	159
globale afasie	76, 169, 170	hersenen	
gnosis	192	–, vascularisatie	49
gnostische sensibiliteit	54, 83, 236	hersenfuncties	
grammaticale stoornissen	170	–, uitval van -	110
grenzen		hersenletsel	
–, aangeven van -	328	–, penetrerend	128
grijpreflex	112	–, primair	125
grijze stof	39, 46	–, secundair	125
Groot Klimmendaal	287	hersenletselteam	297, 335
grote hersenen	46	hersenoedeem	116
Guillain-Barré		hersenschors	37
–, syndroom van -	84	hersenstam	43, 187
guillain-barré-syndroom	148, 205	–, onderzoek van de	114
–, voedingsproblemen bij	248	hersenstamreflexen	46
gyri	46	hersentumor	225
		hersenvliezen	37
H		hersenzenuwen	44
Haemophilus-meningitis	137	herstelfase	308
handelen	78	–, interventies persoonlijke verzorging	226
handelingsconcept	78	heterotope ossificatie	146
handelingsplan	78	hiërarchische organisatie	186
handicap		hobby	296
–, visuele	298	Hoehn en Yahr-schaal	194
handmotoriek	179	hoestreflex	238
Heliomare	287	hogere cognitieve functies	74

–, stoornissen van	218	hypothalamus	47
holdingreflex	256	hypothermie	124
hoofdbalans	240	hypotone dehydratie	243
hoorfuncties	82	hypotonie	6, 185, 200, 223
hormonen	305		
horner-syndroom	115	**I**	
houdingsmotoriek	185	ICF	3, 59, 165, 192, 209, 229, 276, 289, 325
houdingsreacties	89	–, codering in	59
huilreflex	88	–, externe factoren neurologische aandoening	326
huishouden		ICP	116
–, ICF-definitie	276	ideatoire apraxie	78, 220, 233
hulpmiddelen	199, 207, 339	ideomotorische apraxie	79, 221, 233
–, acute fase	341	ileus	144
–, bij eten en drinken	241	impliciet geheugen	68
–, chronische fase	341	impulscontrole	
–, classificatiesysteem	342	–, verstoorde	235
–, Cliq-classificatie	342	impulsief gedrag	64
–, mobiliteit	199	impulsiviteit	75
–, revalidatiefase	341	–, verhoogde	220
Hulpmiddelenzorg		incentive motivation model	305
–, procesbeschrijving	342	incontinentie	279
hulpverleners	333	–, gemengde	263
–, samenwerking tussen	335	–, typen	263
hunkering	64	individuele voorziening	291
Huntington		infectie	
–, voedingsproblemen bij ziekte van -	246	–, intracraniële	136
hydrocefalus	117	–, meningokokken-	137
–, communicerende	117	informatieverwerking	67
–, obstructie-	117	–, tempo van -	214
hyperalgesie	84	initiatiefverlies	75
hyperfunctie	110	inklemming	118
hyperkinesie	6	–, neerwaartse transtentoriële	119
hyperkinetische dysfonie	85	–, opwaartse transtentoriële	120
hypersecretie	145	–, soorten	119
hypertensie	150	–, subfalciene	118
hypertone dehydratie	243	–, tonsillaire - in het foramen magnum	120
hypertonie	6, 185, 223	–, uncale	119
hypertoon zout	123	input manager	19
hyperventilatie	123	inspanningsincontinentie	263
hypnogram	66	instelreacties	89
hypoandrogenisme	317	integratieve taalfuncties	76
hypodermoclyse	244	intellectuele functies	62
hypofyse	47, 50	intelligentie	
hypogeusie	82, 235	–, definitieniveaus	63
hypokinesie	195	intensiteit	66
hypokinetische dysfonie	85	intentie	192
hyposensibiliteit	231	interdependentie	335
hyposmie	82	interdependentiebewustzijn	335

intern gegeneraliseerde voorstelling 234
International Classification of Functioning,
  Disability and Health 59, 165
Internationale Classificatie van het Menselijk
  Functioneren 3, 192, 209, 229, 276, 289, 325
internationale samenwerking 31
interne compensatiestrategie 221
interne sphincter ani
  –, stimulatie van - 270
interoceptieve reflex 190
interstitieel oedeem 117
intracerebraal hematoom 128, 131
intracranial pressure 116
intracraniële drukmeting 120
intracraniële drukverhoging 116
  –, behandeling van 121
  –, symptomen van 118
intracraniële infectie 136
intramurale plexus 260, 262
intraveneuze vochttoediening 238
intraventriculaire drukmeting 120
inventarisatiematrix
  –, voor continentiestoornissen 269
invra 287
ischemisch infarct 130
ISO 9999 342
isotone dehydratie 243

J
Jackson
  –, re-afferentiemodel van - 267

K
kauwproces 237
keelfase 237
Kennisnetwerk CVA 335
ketenzorg 335
kindercontusie 129
kinderen
  –, begeleiding van - 331
kleden 209
kledingapraxie 78
klieren 56
klinimetrie 193
klinisch redeneren 193
klinische depletie 242
klinische neuropsychologie 75
kokerzien 80

kokhalsreflex 238
koorts 152
kortetermijngeheugen 67
krachtsvermindering 200
kunstspeeksel 239
kwaliteit van leven 13

L
laatste levensfase 17
labiliteit
  –, emotionele 70
labyrint 82
langetermijngeheugen 67
lemniscale systeem 54
leraar
  –, rol van - 22
letterbord 179
Letterbord 180
levodopa 197
lewylichaampjesdementie 316
libido 305
lichaamshouding
  –, handhaven van - 185
lichaamshouding bij eten en drinken 240
lichaamstemperatuur
  –, handhaving van de 185
  –, verhoogde 152
liggen in bed 202
Lightwriter 179, 180
limbisch systeem 47, 69, 187, 307
liquor 37
liquorverlies 128
Listeria-meningitis 137
littekenepilepsie 131
locked-in-syndroom 61
loden-pijpfenomeen 195
Logemann
  –, vier fasen volgens - 230
longoedeem 145
loopvaardigheidstraining 204
lotgenotencontact 299
lucide interval 127

M
maligne media-infarct 131
Malnutrition Screening Tool (MST) 243
Malnutrition Universal Screening Tool (MUST) 243
man in the barrel-syndroom 142

mannitol	123
mantelzorg	197, 292
–, informatie over -	336
–, Steunpunt	298
–, steunpunten	335
–, zorg voor	329
mantelzorger	294, 298
manuele verwijdering van feces	271
MAP	116
massage	
–, abdominale	270
MD	249
mean arterial pressure	116
medicatie	
–, en eten en drinken	241
–, invloed op slikfunctie	241
medulla oblongata	43
MEE	287
MEE Nederland	284, 298
meesturen	216, 233
meissner-plexus	262
meningen	37
meningitis	136, 224
–, Haemophilus-	137
–, Listeria-	137
–, tuberculeuze	137
meningokokkeninfectie	137
mentaal neglect	234
Mental Practice	204
mentale flexibiliteit	74
mentale functies	66
mentale functiestoornissen	211
mesencephalon	43, 115
metabole encefalopathie	135
methodisch (be)handelen	193
Mezzo	298
mictie- en defecatielijst	273
mictiecentrum	255
mictielijst	268
mictiereflex	88, 256
–, onderdrukking van	260
Mini Nutritional Assessment (MNA)	242
MNA	242
mobiliteit	192
–, observeren van	192
mobiliteitsbeperkingen	
–, revalidatie bij -	201
Mobility Milestones	201

mond- en keelmotoriek	231
mondapraxie	172, 233
mondfase	237
mondhygiëne	237, 238
monotoon spreken	171
moraal	94
morfinomimetica	153
motivatie	64
motivatiecircuit	306, 307
motoriek	184
–, evenwichts-	185
–, houdings-	185
–, onbewuste	184
motorisch neglect	74
motorisch systeem	184
motorische banen	186
motorische hersenzenuwen	231
motorische reflexfuncties	88
motorische schors	188
motorische schorsgebieden	186
motorische stoornissen	183
motorische voorhoorn	36
motorische voorhoorncellen	186
motorische zenuwen	35
motorscore	
–, bepalen van -	112
motorsysteem	306
MSA	217
M-score	112
MST	243
multidisciplinaire samenwerking	26, 334
multipele sclerose	64, 225, 265, 275
–, en seksuele problemen	314
–, symptomen	281
–, terminaal	15
–, voedingsproblemen bij	247
multipele systeematrofie	196
multisysteematrofie	217, 225
Multi-systeemontregeling	10
MUST	243
myalgie	84
myasthenia gravis	64, 86, 148, 205, 225
–, voedingsproblemen bij	248
myeline	34
myelumsyndroom	
–, centraal	142
myoklonie	90
myotone dystrofie	166

–, voedingsproblemen bij	249	niet-schaden	99
myotonie	249	Nijmeegse methode voor moreel beraad	105
		nociceptieve pijn	55, 84, 152
N		normen	94
NebasNsg	296	nosoagnosie	171
Nederlandse Branchevereniging Aangepaste Vakanties (NBAV)	297	nystagmus	81
neerwaartse transtentoriële inklemming	119	**O**	
neglect	6, 72, 73, 215, 216, 234	observatieschaal	193
–, bij intern gegenereerde voorstelling	74	obstructiehydrocefalus	117
–, intern gegeneraliseerde voorstellingen	234	occipitaalkwab	80
–, mentaal	234	oedeem	116
nekhernia	225	–, vasogeen	117
nervus cochlearis	52	oefentherapie	206
nervus facialis	52	oesofageale fase	237
nervus glossopharyngeus	52	omgeving	192
nervus olfactorius	50	onbewuste motoriek	184
nervus opticus	51	onbewuste processen	62
nervus vestibularis	53	onderkoeling	135
neuro-acute zorg	10	ondervoeding	158, 238, 242
neurochirurgische drainage	138	–, screeningsinstrumenten	242
neurodegeneratieve ziekten	224	–, ziektegerelateerde	242
neurogene pijn	84	ongepast taalgebruik	171
neurogene shock	143	on-off-verschijnselen	197
neurogliacellen	33	onrust	154
neurologische verschijnselen	155	ontremd gedrag	64, 235
neuromusculaire aandoeningen	204	ontremming	63
–, hulpmiddelen	207	ontwerper	
–, indeling	205	–, rol van -	22
neuron	33	onvoldoende orale intake	242
neuronale circuits	187	onwillekeurige bewegingen	89, 90, 185
neuropathie		onwillekeurige systeem	184
–, diabetische	205	oogstand	114
neuropathische pijn	55, 152	oorsuizen	82
neuropsychologische functies	47	oppervlaktesensibiliteit	83
neurorevalidatie	11	oprichtreacties	89
neurovasculaire aandoening	129	opstaan	203
neuroverpleegkunde		optimale functioneringsniveau	226
–, domeinen	9	opwaartse transtentoriële inklemming	120
–, uitgangspunten	9	opwinding	
neuroverpleegkundige		–, seksuele	306
–, invloed van	327	orale fase	236
–, kerncompetenties	26	orale intake	
–, taakgebieden	23	–, onvoldoende	242
neuroverpleegkundige taken		orale transportfase	237
–, acute fase	10	organisatie	
–, seksualiteit	318	–, verstoorde	219
niet-aangeboren hersenletsel (NAH)	277	Organisaties Begeleid Werken	284

organisatiespecifieke taken	25	–, visuele	70
organisatiestoornis	75	–, visuospatiële	70
orgasme	308	perceptiestoornissen	218
oriëntatie	62	persevereren	79
oriëntatiestoornissen	213	persoon	192
orofaryngeale dysfagie	237	persoonlijke verzorging	209
orthesen	204, 207	persoonlijkheid	63
outletsysteem	258	persoonlijkheidsveranderingen	64
OV-begeleidingskaart	295	Persoonsgebonden Budget (PGB)	291
overloopblaas	88	PGB	291
		pia mater	38
P		pica	50
palliatieve fase		Pick	
–, interventies persoonlijke verzorging	226	–, ziekte van -	235
palliatieve sedatie	15	pijn	80, 152, 222, 280
palliatieve zorg	13	–, behandeling van	153
pallinopsie	80	–, in het mond- en keelgebied	236
paragrammatisme	170	–, neurogene	84
parallelle organisatie	187	–, neuropathische	55
paralyse van Bell		–, nociceptieve	55, 84
–, voedingsproblemen bij	249	–, verpleegkundige zorg bij	153
parese	200, 206	pijnbestrijding	152, 280
–, slappe	87	pijngevoel	54
pariëtale cortex	47	pijngewaarwording	84
Parkinson		pijnreflex	88
–, problemen bij de ziekte	196	piramidale systeem	55
–, voedingsproblemen bij ziekte van -	246	planning	
–, ziekte van -	317	–, verstoorde	219
–, ziekte van, erectiele disfunctie	316	planningstoornis	75
–, ziekte van, interventies	196	plateaufase	307
–, ziekte van, seksuele problemen	315	plexus vesicalis	260
Parkinson-disease-dementie	316	PLISSIT-model	321
partner		Pluryn	288
–, als verzorger	328	pneumonie	145
–, rol als cliënt	330	–, aspiratie-	238
–, rol als gezinslid	330	poliomyelitis	147
partnerrelatie		polymyositis	148
–, wederkerigheid in de -	330	polyneuropathie	84, 205, 225
partnerrollen	327	pons	43
passief oefenen	207	poppenogenfenomeen	160
pathologische erectie	313	postanoxische encefalopathie	134
patiëntenverenigingen	299, 310	posttraumatische amnesie (PTA)	126
penetrerend hersenletsel	128	posttraumatische epilepsie	129
penumbra	130	prealabele voorwaarden hersendood	159
perceptie	68, 70, 192	prefrontale cortex	69
–, auditieve	70	premotorische schors	188
–, tactiele	70	preorale fase	230
–, van geur en smaak	70	prestatiegebieden	290

priapisme	313	reflectoire erectie	312
prikkelbaarheid		reflex	88, 189
–, verhoogd	70	–, defecatie-	257
primair hersenletsel	125	–, exteroceptieve	189
primaire stoornissen	71	–, gastrocolische	257
principebenadering	98	–, gekruiste strek-	88
probleemgeoriënteerde coping	332	–, hoest	238
procedurele geheugen	68	–, interoceptieve	190
procedurele geheugenstoornis	217	–, kokhals-	238
Procesbeschrijving Hulpmiddelenzorg	339	–, proprioceptieve	190
professionele rollen	19	–, spierrek-	42
Project De Wandeling	334	–, spinale	42, 267
proprioceptie	35, 49, 83, 190	–, tonische nek-	89
proprioceptieve gewaarwording	35	–, voetzool-	43
proprioceptieve reflex	190	–, wurg-	238
prosodie	86	reflexblaas	88
prosopagnosie	81	–, externe blaasstimulatie bij	270
pseudobulbaire dysartrie	86	reflexboog	88
pseudobulbaire verschijnselen	231	reflexincontinentie	263
psychogene prikkels		reflexmatige bewegingen	184
psychomotoriek	184, 190	reflux	
psychomotorische stoornis	155	–, gastro-oesofageale	241
PTA	126	refractaire symptomen	15
pupilinspectie	114	regelkringen	189
pupilreactie op licht	114	regisseur	
pupilreflex	81	–, rol van -	21
		rehydratievorm	244
Q		reisorganisaties	297
Quetelet Index	243	reksensoren blaas	255
		REM-slaap	65
R		reservoirfunctie blaas	254, 255
rabdomyolyse	148	reservoirfunctie darm	257
rapid eye movement	65	respijtzorg	292, 294, 329
Rea-college	285	respiratoire insufficiëntie	145
Rea-college Nederland	288	responsiviteit	102
re-afferentie	185, 236	retrograad geheugen	68
re-afferentiemodel van Jackson	267	reuk	50, 82, 235
Realiteits Oriëntatie Training (ROT)	20	revalidatie	
reboundfenomeen	123	–, bij mobiliteitsbeperkingen	201
receptoren	33	–, bij schedel-hersenletsel	144
rechter hemisferische taalstoornis	77	–, seksuele	314
rechterhemisfeerlaesie	178	revalidatiecentra	283
rechtvaardigheid	99	revalidatiefase	
recombinant tissue-plasminogen activator (rt-PA)	130	–, hulpmiddelen	341
		–, interventies persoonlijke verzorging	226
rectum	257	richtreacties	89
recurring utterance	76	rigiditeit	195
referred pain	55	rijbroekanesthesie	142

Rivermead Mobility Index	194	–, bij epilepsie	317
rolstoel	291, 295	–, bij multipele sclerose	314
–, goede houding	207	–, bij ziekte van Parkinson	315
–, opbouwen	202	–, dwarslaesie	311
rolstoelrijden	203	–, prevalenties	309
rompbalans	240, 268	seksuele responscyclus	304
ROT	20	seksuele revalidatie	314
routinematige handelingen	217	selectieve aandacht	66
rouwproces	332	semantische geheugen	68
ruggenmerg	38, 39, 187	semantische stoornissen	169
–, aandoeningen aan het	225	sensibiliteit	35
–, vascularisatie	40	–, diepte-	83
ruggenmergreflex	88	–, gnostische	54, 83
rughernia	225	–, oppervlakte	83
rusttremoren	90	–, vitale	84
		sensibiliteitsstoornissen	6, 200, 206, 222, 236
S		Sensis	298
sacral sparing	142	sensomotoriek	190
schadelijke stimulus	84	sensomotorische problemen	6
schedelbasis	82	sensorische functies	80
schedelbasisfractuur	128	sensorische functiestoornissen	222
schedel-hersenletsel		sensorische modaliteit	71
–, op basis EMV-score	126	sensorische stimulatietechnieken	234
–, revalidatie bij -	144	sensorische stimuli	70
–, traumatisch	125	sensorische systemen	49
schors		sequentie bepalen bij complexe bewegingen	78
–, associatieve	71	Short Nutritional Assessment Questionnaire	
schouder-handsyndroom	200	(SNAQ)	243
schouderpijn	200, 203	Sint Maartenskliniek	288
schriftelijk gesprek	175	skew deviation	114
Schwann		slaap	65
–, cellen van -	34	slaapcyclus	65
scootmobiel	295	slaap-EEG	65
secundair hersenletsel	125	slaapproblemen	65
sedatie	122	slaapstadia	65
seksualiteit		slaap-waakritme	
–, neuroverpleegkundige taken	318	–, verstoord	155
–, psychogene prikkels	312	slapen	60
–, rol mentale functies	311	slappe dysartrie	86
–, zenuwvoorziening	312	slappe parese	87
seksueel functioneren	301	slikken	231
–, zenuwstelsel	304	slikklachten	9
seksueel verlangen	305	slikproces	237
–, verminderd	315	–, indeling	230
seksuele gezondheid	302	slikprotocol	9
seksuele opwinding	306	slikreflex	88, 231
seksuele problemen		slikscreening	238
–, beroerte en	310	slikstoornissen	231, 233, 236, 237

–, faryngeale	231	spraak	
–, na CVA	245	–, monotone	171
–, symptomen	237	–, vloeiendheid van	170
sliktherapie	247	spraak, monotone	171
sling	203	spraakmelodie	86
slokdarmfase	237	spraakversterker	179
sluitercomplex	257	spreken	
smaak	52, 82, 235	–, vloeiendheid en ritme van	86
smaakcentrum	235	stabalans	203
smaakperceptie	70	stareflex	88
smaakstoornissen	235	status epilepticus	138
smaakverlies	235	Steinert	
small volume resucitation	123	–, ziekte van -	166
SNAQ	243	stem	85
sociaal vervoer	295	stemming	70, 192
somatoagnosie	79, 222	stemmingsstoornissen	70, 155, 234
somatomotorisch systeem	35, 306	Steunpunt mantelzorg	298
sondevoeding	238	steunreacties	89
spasmen	6, 314	Stichting Recreatie Gehandicapten	297
spasticiteit	55, 87, 200, 202	stille aspiratie	238
spastische dysartrie	86	stimulatie interne sphincter ani	270
spatiële agnosie	72, 218	stimulatietechnieken	
speekselsecretie		–, sensorische	234
–, verminderde	239	stoornis	
spierdystrofie		–, in organisatie	75
–, duchenne-	148	–, in planning	75
spierdystrofie van Becker	205	Stop Walking When Talking-test (SWWT)	204
spierdystrofie van Duchenne	205	strategietraining	13
spieren	56	stressincontinentie	263
–, dwarsgestreepte	56	stroke unit	131
spierfuncties	86	stroke-protocol	7
spierkracht		stroke-service	335
–, trainen van -	202	subarachnoïdaal bloed	128
spierkrampen	206	subarachnoïdale bloeding	132
spiernecrose	149	subcorticale niveau	187
spierrekreflex	42	subduraal hematoom	127, 224
spierspanning		–, acute fase	224
–, regelen van-	185	subfalciene inklemming	118
spiersterkte	86	substantia nigra	44, 194
spierstijfheid	195	substituted judgement	104
spiertonus	87	sulci	46
spierziekten	204	supervisor	
spierzwakte	223	–, rol van -	22
–, gegeneraliseerde	147	supranucleaire aandoening	196
spinale reflex	42, 267	synaps	33, 86
spinale shock	143, 313	syndroom	
sport	296	–, man in the barrel	142
–, gehandicapten-	296	syndroom van Balint	81

syndroom van Brown-Séquard 141, 311
syndroom van Gilles de la Tourette 90
syndroom van Guillain-Barré 84, 148
syndroom van Wernicke-Korsakov 159
syntactische stoornissen 170
syrinx 147
systeemtheorie 327

T
taak 192
  –, beroepsspecifieke 25
  –, organisatiespecifieke 25
taakgroep 31
taal- en spraakstoornissen
  –, bij dementie 166
  –, communicatieve problemen door 174
  –, prevalentie 166
taalbegripstoornissen 169
taalexpressie 76
taalfuncties
  –, integratieve 76
taalgebruik
  –, ongepast 171
taalmodaliteiten 167
taalmodellen 167
taalproductiestoornissen 169, 175
taalreceptie 76
taalstoornissen 76, 220
Taalzakboek 177
tactiele agnosie 72, 218
tactiele perceptie 70
tast 83
tastfunctie 72
teamvorming 28
teken van Battle 129
telencephalon 46
teleologisch denken 96
temperament 63
temperatuurzin 84
testosteron 305
thalamus 47, 69, 187
tics 90
tijd
  –, ervaren van - 79
Timed Up and Go Test 204
toegenomen eetlust 234
toiletgang 253
  –, coördinatie 272

–, facilitatietechnieken 269
–, inventarisatie beperkingen 272
toilettrainingsprogramma 268
tonische nekreflex 89
tonsillaire inklemming in het foramen magnum 120
tonus 185
tracheacanule 241
transient ischemic attack (TIA) 130
transmitters 33
trauma capitis 126
traumatisch schedel-hersenletsel (TSH) 125
tremor 6, 90, 195
  –, actie- 90
  –, geldtel- 91
  –, rust- 90
trias van Cushing 118
trichónum 254
trombo-embolieën
  –, veneuze 146
trombose
  –, arteriële 130
  –, veneuze sinus- 134
Trunk Control Test 203
TSH 125
tuberculeuze meningitis 137
tumor 249
  –, hersen- 225

U
uithoudingsvermogen 64
uitvalsverschijnselen 224
uitvoering van de zorg 24
Uitvoeringsinstituut Werknemers
  Voorzieningen (UWV) 284
uitvoeringsniveau
  –, centrale zenuwstelsel 189
uncale inklemming 119
uncus 47
urge-incontinentie 263
urine
  –, monotoring 271
urineverlies 271
utilisme 96

V
V&VN 5
vakkundigheid 102
valneiging 82, 196, 201

valsalvamanoeuvre	270	Visueel-Analoge Schaal (VAS)	194
Valys	295	visuele agnosie	71, 168, 218
vasculair parkinsonisme	196	visuele cortex	47, 80
vascularisatie		visuele functies	80
–, van de hersenen	49	visuele handicap	298
vasogeen oedeem	117	visuele perceptie	70
VAS-schaal	203	visuele stimuli	80
vaststellen van de benodigde zorg	23	visuele systeem	53, 191
vegetatief systeem	184	visuospatiële perceptie	70
vegetatieve toestand	61	visusstoornis	168
veiligheid	226	vitale capaciteit (VC)	149
veneuze sinustrombose	134	vitale functies	6
veneuze trombo-emboliëen	146	vitale sensibiliteit	54, 84, 236
ventrolaterale systeem	54	vloeiendheid en ritme van spreken	86
verantwoordelijkheid	102	vloeiendheid van spraak	170
verantwoordelijkheidsgevoel	64	vochttoediening	
verbale apraxie	171	–, intraveneuze	238
verbale communicatie	167	vochttoediening, intraveneuze	238
verbale zelfregulatie	215	voeding	158
vergrijzing	5	voedingssonde	158
verhoogd arousalniveau	213	voedingstoestand	238
verhoogde eiwitbehoefte	242	voedsel	
verlaagd arousal	232	–, consistentie van -	239
verlaagd arousalniveau	211	voetzoolreflex	43
verlaagd bewustzijn	211	voorbereidende orale fase	237
verlaagd energieniveau	214	voorlichting	
verlamming	90	voorliggende voorzieningen	292
verminderde eetlust	234	voorziening in natura	291
verminderde speekselsecretie	239	voorzieningen	291
vermoeidheid	60, 64, 201, 281, 315	–, trein	295
–, en eten en drinken	233	–, voorliggende	292
verpleegkundige diagnose	232	vrije tijd	289, 296
verpleegkundige niveaus	5	Vroege Interventie	283
Verpleegkundigen & Verzorgenden Nederland (V&VN)	29	W	
verstoorde impulscontrole	235	waak-slaapritme	65
verstoorde zelfcontrole	220	waakzaamheid	60
verstoorde zelfcorrectie	220	waarden	94
vervlakking		waarneming	71
–, emotionele	70	waarnemingsstoornis	155
vervoer		Wandeling, Project De	334
–, sociaal	295	wassen en kleden	209
–, WVG-indicatie	295	watersliktest	238
vervoersregelingen	295	WCZ	103
vervolgopleiding	31	wederkerigheid in de partnerrelatie	330
vestibulaire functies	82	weldoen	99
vestibulaire kernen	189	werkgeheugen	68
vibratie	84	werkgroep	30

werkhervatting	277	–, efferente	35
wernicke-afasie	76, 77, 169, 170	–, motorische	35
wernicke-korsakov-syndroom	159	zenuwimpulsen	186
Wet cliëntenrechten zorg (WCZ)	103	zenuwstelsel	
Wet maatschappelijke ondersteuning	285, 290	–, autonoom	35, 36
Wet maatschappelijke ondersteuning (Wmo)		–, centraal	37, 110
–, aanvragen	291	ziekte van Curschmann-Steinert	148
Wet op de geneeskundige behandelingsovereenkomst (WGBO)	103	ziekte van Huntington	
		–, voedingsproblemen bij	246
WFNN	31	ziekte van Parkinson	166, 194, 225, 265, 317
WGBO	103	–, erectiele disfunctie	316
wijkbus	295	–, interventies	196
willekeurige bewegingen	89, 184, 185	–, problemen bij de -	196
willekeurige systeem	184	–, seksuele problemen bij	315
Willis		–, voedingsproblemen bij	246
–, circulus arteriosus van -	49	ziekte van Pick	235
–, cirkel van -	50	ziekte van Steinert	166
wilsbekwaamheid	103	ziektebeleving	8
witte stof	39	ziekte-inzicht	
Wmo	285, 290	–, gebrek aan -	6
woningaanpassing	291	–, gestoord	233
woordvindingsproblemen	76, 170	–, stoornis in -	74
World Federation of Neuroscience Nurses (WFNN)	31	zien	51
		zijventrikels	37
wurgreflex	238	zindelijkheidstraining	267
WVG-indicatie voor vervoer	295	zintuiglijk geheugen	67
		zitbalans	203
X		zitten in de stoel	202
xerostomie	239	zoekend mondgedrag	171
		zorg	
Y		–, evaluatie van -	24
Young	167	–, uitvoering van -	24
		zorgboerderij	293
Z		zorgethiek	100
zelf		–, deugden in de	102
–, ervaren van -	79	–, fasen	101
zelfcontrole		zorghouding	101
–, gestoorde	75	zorgloket	291
–, verstoorde	220	zorgnetwerk	335
zelfcorrectie		zorgplanning	24
–, gestoorde	75	zuigreflex	88
–, verstoorde	220	zure-maltasedeficiëntie	148
zelfregulatie		zwachtelen	
–, verbale	215	–, van de voet	204
zenuwcel	33		
zenuwen			
–, afferente	35		

GPSR Compliance
The European Union's (EU) General Product Safety Regulation (GPSR) is a set of rules that requires consumer products to be safe and our obligations to ensure this.

If you have any concerns about our products, you can contact us on

ProductSafety@springernature.com

In case Publisher is established outside the EU, the EU authorized representative is:

Springer Nature Customer Service Center GmbH
Europaplatz 3
69115 Heidelberg, Germany

www.ingramcontent.com/pod-product-compliance
Ingram Content Group UK Ltd.
Pitfield, Milton Keynes, MK11 3LW, UK
UKHW051249180426
11947UKWH00020B/1616